SAÚDE TOTAL

SAÚDE TOTAL

O PLANO DEFINITIVO PARA A PERDA DE PESO E UMA VIDA SAUDÁVEL

WILLIAM DAVIS

Tradução
WALDÉA BARCELLOS

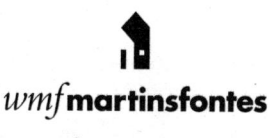

SÃO PAULO 2017

Este livro pretende ser apenas uma obra de referência, não um manual de medicina. As informações aqui oferecidas destinam-se a ajudar o leitor a ter mais dados para tomar decisões sobre a sua saúde. Elas não pretendem substituir nenhum tipo de tratamento que tenha sido prescrito por seu médico. Se suspeitar que está com algum problema de saúde, recomendamos que procure ajuda médica competente.

Neste livro, a menção a empresas, organizações ou autoridades específicas não significa endosso a elas por parte do autor ou da editora. Da mesma forma, a menção a empresas, organizações ou autoridades específicas não significa que elas endossem este livro, seu autor ou a editora.

Os endereços de internet fornecidos no livro estavam corretos no momento da impressão.

Tradução autorizada da edição em inglês de WHEAT BELLY TOTAL HEALTH,
de William Davis, MD. Publicado originalmente por Rodale Books, New York, New York.
Copyright © 2014, William Davis, MD
Copyright © 2016, Editora WMF Martins Fontes Ltda.,
São Paulo, para a presente edição.

Publicado por acordo com a Agência Riff, The Cooke Agency
International e Rick Broadhead & Associates.

Todos os direitos reservados. Este livro não pode ser reproduzido, no todo ou em parte, armazenado em sistemas eletrônicos recuperáveis nem transmitido por nenhuma forma ou meio eletrônico, mecânico ou outros, sem a prévia autorização por escrito do editor.

1ª edição 2016
2ª tiragem 2017

Tradução *Waldéa Barcellos*
Preparação do original *Ana Caperuto*
Acompanhamento editorial *Lígia Azevedo*
Revisões *Paola Morsello*
Marisa Rosa Teixeira
Produção gráfica *Geraldo Alves*
Paginação *Studio 3 Desenvolvimento Editorial*

Dados Internacionais de Catalogação na Publicação (CIP)
(Câmara Brasileira do Livro, SP, Brasil)

Davis, William
  Saúde total : o plano definitivo para a perda de peso e uma vida saudável / William Davis ; tradução Waldéa Barcellos. – São Paulo : Editora WMF Martins Fontes, 2016.

  Título original: Wheat belly total health.
  ISBN 978-85-469-0091-6

  1. Dieta sem glúten 2. Dieta sem trigo 3. Perda de peso 4. Saúde I. Título.

16-04705　　　　　　　　　　　　　　　　　　　　　　CDD-613.25

Índices para catálogo sistemático:
1. Saúde total : Perda de peso : Promoção da saúde   613.25

Todos os direitos desta edição reservados à
Editora WMF Martins Fontes Ltda.
Rua Prof. Laerte Ramos de Carvalho, 133 01325.030 São Paulo SP Brasil
Tel. (11) 3293.8150 Fax (11) 3101.1042
e-mail: info@wmfmartinsfontes.com.br http://www.wmfmartinsfontes.com.br

*A todos os leitores que tiverem a audácia,
a coragem e a convicção para rebelar-se contra as recomendações
dietéticas convencionais e descobrirem o que a verdadeira
nutrição pode fazer pela saúde humana.*

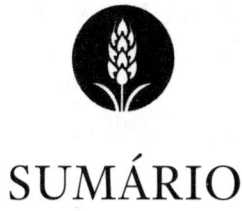

SUMÁRIO

Agradecimentos		IX
Introdução		XI

PRIMEIRA PARTE — NÃO EXISTE CEREAL BOM: Apascentado, alimentado com gramíneas e engordado

Capítulo 1	Libere sua vaca interior: a vida sem grãos	3
Capítulo 2	Eles que comam capim	23
Capítulo 3	O reino dos grãos	49
Capítulo 4	Seu intestino foi prejudicado: afrontas intestinais causadas pelos grãos	61
Capítulo 5	Grãos, cérebros e dores no peito	85

SEGUNDA PARTE — A VIDA SEM GRÃOS: Restaure o estado natural da vida humana

Capítulo 6	A vida sem grãos: o início	127
Capítulo 7	O dia a dia da vida sem grãos	167

TERCEIRA PARTE	SEJA UM CAMPEÃO SEM GRÃOS: Os passos seguintes para cultivar uma saúde total sem grãos	
Capítulo 8	Corrija deficiências nutricionais causadas pelos grãos	207
Capítulo 9	Recuperação plena da síndrome pós-traumática do intestino afetado pelos grãos	230
Capítulo 10	Domine o metabolismo sem grãos: reconquiste o controle sobre a glicose no sangue, o colesterol, a saúde óssea e as inflamações	253
Capítulo 11	Tireoide irritada: uma armadilha para o peso e a saúde	294
Capítulo 12	Desregulação endócrina: problemas no *front* das glândulas	317
Capítulo 13	Pare de se sabotar: como se recuperar da autoimunidade	328
Capítulo 14	E se o peso não se alterar?	342
Capítulo 15	Mais lúcido, mais inteligente, mais veloz: o desempenho sem grãos	377
Epílogo		391
Apêndice A	Receitas para a saúde total	401
Apêndice B	Dificuldades com os grãos: fique de olho em fontes ocultas de grãos	418
Apêndice C	Uma lista de compras sem grãos	422
Apêndice D	Informações úteis	427
Notas		429
Índice remissivo		471

AGRADECIMENTOS

QUANDO ALGO GERA um fenômeno tão amplo e revolucionário quanto o movimento Barriga de Trigo, ele se torna maior do que qualquer indivíduo. Embora tenha começado como um esforço pessoal meu para entender por que ocorriam transformações espantosas em termos de saúde quando pacientes no meu consultório excluíam da dieta todos os produtos do trigo, a iniciativa cresceu, transformando-se numa série de projetos que, em minha opinião, estão mudando a forma como todos encaramos os alimentos e a nutrição.

Com a expansão da Equipe Barriga de Trigo, inúmeras pessoas se mostraram importantes como promotoras desta causa, em especial deste novo livro, *Saúde total*, o maior e mais abrangente na linha Barriga de Trigo até hoje, além de todos os projetos que complementam esta obra.

Relaciono a seguir algumas das pessoas cuja contribuição foi essencial para este projeto e outros a ele relacionados:

Meu agente, Rick Broadhead, que luta por esta causa como se fosse dele. Eu nunca poderia ter encontrado um defensor mais afável, porém ferrenho.

Minhas editoras na Rodale, Jennifer Levesque e Anne Egan, ajudaram a elaborar esta mensagem para que se adequasse às necessidades de um público ansioso por ouvir e entender mais sobre os motivos pelos quais esta abordagem não intuitiva funciona. Apesar do cenário instável do mercado editorial, elas ajudaram a transmitir a mensagem Barriga de Trigo a um público assediado por mensagens dietéticas concorrentes e muitas vezes contrárias. A vice-presidente/diretora editorial da Rodale Books, Mary Ann Naples, e a vice-presidente/diretora editorial adjunta, Kristin Kiser, promoveram um trabalho de apoio à causa Barriga de Trigo, revelando-se essenciais para projetos como, por exemplo, o especial sobre Barriga de Trigo a ser transmitido na televisão aberta. Minha agente de publicidade na Rodale, Emily Eagan Weber, foi magistral ao lidar com os caprichos da mídia, e conseguiu manter esta mensagem à vista do público; enquanto Chris DeMarchis foi incansável na solução de muitos dos detalhes logísticos do livro.

Este projeto de *Saúde total* não ocorreu isoladamente, mas se desenvolveu como parte de uma ampla faixa de projetos que interagem, em termos benéficos, com todos os envolvidos, contribuindo direta ou indiretamente para o projeto final. Entre os integrantes da Equipe Barriga de Trigo estão meu amigo de longa data Chris Kliesmet, que ajudou a refinar essas ideias desde o primeiro instante; Gari e Patti Miller, que lutam pelos projetos de alimentação e educação; Paul e Anne MacInnis, que administram meus compromissos de palestras, minhas viagens e projetos na mídia; e Cindy Ratzlaff, consultora de mídias sociais que ajudou a tornar a experiência Barriga de Trigo *online* uma interação mais cativante, estimulante e divertida.

Naturalmente, sou gratíssimo pela paciência e apoio de minha mulher e companheira, Dawn, que precisou suportar minhas horas intermináveis de desatenção, do tipo que acompanha a tarefa de escrever um livro. Agora que a preocupação com o processo da escrita terminou, não haverá mais olhares de estranheza. Meu foco se voltou novamente para ela.

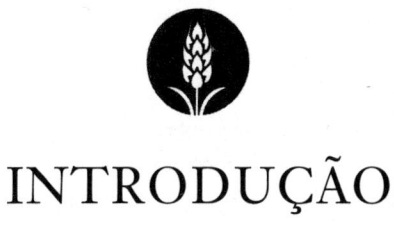

INTRODUÇÃO

VOCÊ FOI ESMAGADO

Derrotado, desmoralizado, desestimulado, você teve sua vida e sua saúde arrasadas pelos "grãos integrais saudáveis". O pior da turma é o trigo moderno: o Judas da "sabedoria" dietética, déspota da cumbuca do café da manhã, tirano do balcão da padaria, o queridinho semianão do agronegócio. Cataratas estavam brotando nos seus olhos; suas artérias estavam se enrijecendo; sua pele, ficando enrugada e atacada por erupções; suas articulações, doloridas, com artrite; seus órgãos, inflamados; sua gordura abdominal, crescendo; seu nível de açúcar no sangue, subindo; e, nos homens, até mesmo seios podiam estar surgindo. Sua mente estava anuviada; a lista dos seus remédios estava cada vez maior; e sua agenda era prejudicada por corridas malucas até o banheiro mais próximo – tudo isso enquanto você era levado a consumir uma quantidade cada vez maior dos alimentos que *todas* as recomendações oficiais sobre nutrição o aconselhavam a consumir... até você, em consequência das revelações apresentadas em *Barriga de trigo*, dar um basta em toda essa confusão.

Você teve a audácia de excluir alimentos que recebem a aprovação de órgãos dedicados a fornecer orientação alimentar. Você desafiou o Departamento de Agricultura dos Estados Unidos [United States Department of Agriculture – USDA] e seus programas MyPlate [meu prato] e MyPyramid [minha pirâmide]. Você zombou das recomendações do Departamento de Saúde Pública dos Estados Unidos. Desdenhou os conselhos da Associação Americana de Cardiologia, da Associação Norte-Americana de Diabetes e da Academia de Nutrição e Dietética. Debochou dos malabarismos do *lobby* do trigo e dos grupos de comercialização do trigo, quando eles, desesperados, lançaram inúmeras tentativas, uma depois da outra, para controlar o prejuízo. Você eliminou grãos da dieta como um abcesso purulento que se recusava a sarar até ser lancetado e descobriu que a saúde e o vigor começavam a ressurgir.

Eu mesmo passei por isso. Quando eliminei da minha vida todos os "grãos integrais saudáveis", meu diabetes se reverteu até eu sentir que, seguramente, já não era diabético; fiquei livre do embotamento mental que persistia não importava quantas xícaras de café eu bebesse; e consegui aliviar os sintomas desagradáveis da síndrome do intestino irritável. Meu nível de triglicerídeos baixou de 350 para 42 mg/dL, meu HDL aumentou de 27 para 97 mg/dL, e simplesmente desapareceram os pensamentos sombrios e a disposição de ânimo negativa contra os quais eu lutara por muitos anos. Fiz o *contrário* dos conselhos de saúde amplamente aceitos e experimentei uma transformação na saúde.

Chegar à conclusão de que as orientações nutricionais convencionais têm tanto valor quanto uma goma de mascar velha grudada na calçada só pode deixar a pessoa cética quanto à possibilidade de conselhos referentes à saúde serem objetivos, imparciais e embasados na ciência, em primeiro lugar. Na melhor das hipóteses, conselhos dietéticos eram orientados por dados incompletos ou mal interpretados, com um exército de nutricionistas e "especialistas" fazendo inadvertidamente o trabalho sujo de disseminar a informação. Na pior, tratava-se de conselhos que atendiam às ambições do agronegócio e de outros interesses poderosos, todos trabalhando para tornar a dieta humana uma *commodity* – sim, transformá-la em *commodity*, ou seja, extrair o máximo ganho financeiro, ao nos convencer de que a dieta humana deveria ser dependente de alimentos baratos, sem diferenciação de qualidade, sem identificação de origem, comercializados e submetidos à arbitragem em larga escala e ansiosamente desejados pela população. Sim, você foi esmagado.

Quando eliminamos a fina camada de *marketing*, de ciência forjada, de apelo da conveniência e das garras da compulsão, descobrimos que, como civilização, cometemos um enorme engano alimentar cerca de 10 mil anos atrás. Confundimos as sementes de gramíneas – de início, consumidas por desespero – com alimentos. Então permitimos que esse erro se ampliasse, considerando-as não apenas como a descoberta de um produto alimentício, mas como um alimento *ideal* para o consumo humano. Reconhecer os males do trigo moderno em *Barriga de trigo* foi o primeiro passo, mas agora podemos dar outro passo importante e eliminar *todos* os cereais. Uma vez que consigamos isso, avançaremos ainda mais pelo caminho que leva à saúde total, identificando e desfazendo todos os efeitos perniciosos que acumulamos durante os anos em que consumimos grãos, e que podem persistir mesmo depois da retirada dos grãos da alimentação. É por isso que chamo esta abordagem de Saúde Total.

Em *Saúde total*, vamos examinar de modo mais detalhado por que esse desvio alimentar causou mais sofrimento e doenças em seres humanos do que todas as guerras do mundo juntas. Vamos estudar por que e como especialistas participaram dessa histeria geral, até mesmo levando órgãos e políticas do governo a aceitar esse engodo, e criando um exemplo de loucura coletiva maior do que os julgamentos de bruxas em Salém ou a disseminação do medo do Perigo Vermelho, fazendo com que práticas absurdas, como a sangria com sanguessugas ou lobotomias frontais, parecessem apenas esquisitices. Avançaremos mais então nessa viagem de descoberta, falando sobre como você pode, depois de desfazer essa confusão provocada pelos grãos, recolher os pedaços e reconstruir a dieta, corrigindo o peso, a condição hormonal e outros aspectos da saúde que possa ter considerado fora do seu alcance.

Existem aspectos da vida que estão além da sua área de influência – a genética, a família, o número que você calça, por exemplo –, mas a maioria dos fatores que influenciam sua existência diária está, de fato, sob seu controle. Eliminar os grãos é o primeiro passo corajoso, mas há muitos outros passos a serem dados para corrigir totalmente os anos de abuso da saúde que você suportou. Neste livro, há estratégias extraordinariamente revigorantes para você avaliar, destinadas a curar os danos sofridos durante os tempos em que consumiu grãos e a elucidar a confusa massa de problemas de saúde que surgiram. Uma vez que esteja numa dieta sem grãos, você pode descobrir que ficou com perturbações da flora intestinal e da função digestiva, carências nutricionais e distúrbios crônicos, como a osteoporose. Todas elas precisarão ser tratadas. Você poderá descobrir que já não são necessários medicamentos prescritos anteriormente para tratar uma longa série de perturbações da saúde relacionadas aos grãos. Algumas pessoas levam sua dieta por outros desvios pouco saudáveis, como inserir na dieta grãos isentos de glúten ou adoçantes prejudiciais à saúde, e descobrem que, embora não estejam tão mal como quando consumiam grãos, estão fazendo concessões em termos de saúde que *não precisavam* ser feitas. Todas essas questões precisam ser enfrentadas para você encontrar seu caminho de volta à saúde total, sem grãos.

Prepare-se para ouvir revelações sobre a dieta e a saúde que você provavelmente nunca ouviu, mesmo que tenha sido um leitor voraz do *Barriga de trigo* original. Em *Saúde total*, minha atitude é a de que as regras não se aplicam; que se danem as vacas sagradas, o céu é o limite. Meu objetivo não é o de provocar nem de assustar, mas o de informar sem a influência dos interesses do agronegócio e sem a parcialidade de uma epidemiologia falha. Vou fazer perguntas difíceis, enquanto descarto noções preconcebidas, para chegar à raiz da sabedoria alimentar. Ali nós descobrimos que, sem os grãos, não apenas desaparece uma longa lista de transtornos crônicos em termos de saúde, mas a pessoa também se torna capaz de atingir novos patamares de saúde e de desempenho vital, que anteriormente só lhe pareciam possíveis na imaginação.

Nós livramos esse imperador das suas roupas novas, enquanto vemos sua enorme barriga de trigo e suas mamas encolherem, suas articulações inchadas tornarem-se flexíveis, sua pele seborreica ficar limpa. Observamos mais vantagens em termos de saúde que ele obteve ao evitar todos os outros grãos, e então nós o vestimos com tecidos dignos de um rei. Esse rei será você, em toda a sua glória e nobreza, sem grãos.

A EXPERIÊNCIA DE VIVER SEM GRÃOS: UM SUCESSO

Eu não poderia ter escrito *Saúde total* três anos atrás, quando foi publicado o *Barriga de trigo* original. Foram tantas as pessoas que se engajaram nessa mudança de estilo de vida, tantos os médicos e profissionais de saúde que vieram a adotar esses conceitos, tantas as novas lições aprendidas à medida que foi crescendo a rejeição mundial à mensagem dos "grãos integrais saudáveis" que foi gerado um fluxo constante de conhecimentos novos e inesperados. *Saúde total* concentra a sabedoria obtida por milhões de pessoas que adotaram a vida sem grãos e redescobriram o que significa estar vivo com plena saúde. Estamos desfazendo coletivamente o trabalho grosseiro dos seres humanos ao longo de trezentas gerações; e fazemos isso enquanto os nutricionistas, o Departamento de Agricultura dos Estados Unidos e outros defensores do *status quo* vaiam, protestam e lançam insultos ao verem seus últimos quarenta anos de trabalho desmoronar sob seus pés.

A Era da Informação expande-se com o fortalecimento da sabedoria do público, compartilhada a velocidades altíssimas e refutando a "sabedoria" convencional com a mesma rapidez com que mensagens de texto de teor sexual podem derrubar a carreira de um congressista. Nós aprendemos, por exemplo, que a intolerância ao trigo de fato significa intolerância a *todos* os grãos, já que, no final das contas, todos eles são gramíneas geneticamente aparentadas. (Sim, *gramíneas*, exatamente como o que você tem aí no quintal ou que é consumido por cabras e cavalos. Examinaremos em detalhes as implicações dessa simples percepção biológica.) Aprendemos que praticamente todo mundo se beneficia com o restabelecimento da flora intestinal saudável após a remoção dos grãos da dieta. Aprendemos que a carência de iodo está ressurgindo e pode prejudicar os esforços para a perda de peso e a melhora da saúde. Muitos eliminaram o trigo da dieta e passaram a ter maior energia, mas não vivenciaram o pleno retorno do vigor da juventude porque resíduos de percloratos de fertilizantes sintéticos e branqueadores da farinha de trigo bromada, encontrados em *bagels* e pizzas, afetaram a função da tireoide, prejudicando sua capacidade de controlar o peso corporal, enfraquecendo seu cabelo antes do tempo e deixando mais lento o funcionamento de seus intestinos. À medida que um número cada vez maior de pessoas dizia não aos grãos, nós reconhecemos que, embora a eliminação dos grãos da dieta seja poderosa, pode haver transtornos metabólicos que impedem a perda de peso e, portanto, devem ser tratados, por mais meticulosa que seja a dieta. Adquirimos uma melhor compreensão de que distúrbios autoimunes, inflamatórios e neurológicos exigem mais esforços no sentido de maximizar o potencial para uma recuperação da saúde total. Chegamos à conclusão de que todo o conjunto de benefícios da eliminação dos grãos da dieta vai além, digamos, da perda de peso, associando-se para formar uma série espantosamente poderosa de práticas que restauram a saúde, atuam contra o envelhecimento, conservam a juventude, melhoram o desempenho geral e prolongam a vida.

Mesmo que você já tenha obtido uma vitória importante em termos de saúde com a eliminação do trigo, entender as estratégias apresentadas em *Saúde total* e colocá-las em prática poderá fazer seus esforços pela saúde avançarem ainda mais. Se você está entre as muitas pessoas que perderam 15, 25, 50 quilos, ou mesmo mais do que isso, de gordura visceral induzida por trigo, revertendo um ou mais problemas de saúde, há outros passos que pode dar para continuar a melhorar sua saúde.

Ou pode ser que você esteja entre aqueles que, sem o trigo, não apresentaram um pleno retorno à saúde. Pode ser que você ainda se encontre lutando com os 30 quilos ou mais que quer perder, além de ter dores nas articulações, erupções cutâneas e outros problemas de saúde. Pode ser que você se pergunte se existe alguma coisa que possa fazer para recuperar a saúde sem recorrer a prescrições de medicamentos e procedimentos médicos. Ou talvez agora você se dê conta de como se sente bem sem o trigo e esteja motivado para obter a saúde total de todos os modos possíveis, para garantir uma saúde ideal a longo prazo. Também pode ser que a mensagem da vida sem trigo seja uma novidade total para você. Nesse caso, este é o seu guia definitivo para se livrar dos grãos. Não importa em que categoria você se encaixe, este é o lugar certo para encontrar respostas.

Somos lembrados de que os seres humanos são realmente adaptáveis, capazes de se recuperar rapidamente, têm boa forma, são vigorosos e possuem uma capacidade natural, inata, para serem saudáveis, esbeltos e felizes – desde que não permitam que nenhum grão entre em seu corpo e que sejam corrigidos todos os transtornos à saúde decorrentes do consumo de grãos.

A VIDA SEM GRÃOS: DESEMPENHO ELEVADO E SEM LIMITES

Governos despóticos oprimem seu povo. Pesados custos de tratamentos de saúde prejudicam o avanço da economia. Cinquenta quilos a mais de gordura corporal sobrecarregam a bacia, os joelhos e os pés, que não estão bem equipados para sustentar esse nível de carga. Eles gemem, rangem e vão se desfazendo debaixo desse peso. Da mesma forma, a mistura de componentes nos grãos solapa o funcionamento do organismo humano da cabeça aos pés. Basta descarregar esses pesos esmagadores e as pessoas ficam livres, a economia é estimulada, as articulações são aliviadas e o desempenho do ser humano é liberado.

Descontando os efeitos nocivos dos grãos à saúde e à vida, entramos na discussão de *desempenho:* como fica seu desempenho emocional, mental, profissional e físico, uma vez que os principais obstáculos tenham sido removidos. Isso se aplica a realizações na escola, no trabalho, nos relacionamentos, nos esportes – em praticamente todas as situações que encontramos na vida. Significa almejar ter a melhor sensação e a melhor aparência possíveis para conseguir aquele charme a mais que pode fazer a diferença entre *ir levando* a vida e viver a *todo vapor*. A saúde total é evidente ao olhar. Dá para vê-la na pele mais lisa, na barriga mais chapada, nas pernas livres de inchaços, no caminhar ágil e na facilidade e vigor do movimento em todas as direções. Ela também se reflete em termos internos, por meio de um sono mais profundo, de ciclos menstruais menos turbulentos, do fim das dores de cabeça e de uma digestão sem problemas.

Além de ciclos menstruais menos perturbadores, as mulheres poderão experimentar um aumento da fertilidade e reduções nos níveis perniciosamente altos de estrogênio. Elas também voltam a ter noção do que é se sentir bem a maior parte do tempo, ou o tempo todo, em vez de só raramente ou nunca. O desempenho sexual masculino melhora à medida que os homens passam a apresentar níveis mais baixos de estrogênio, níveis mais elevados de testosterona e redução do tamanho de mamas embaraçosamente desenvolvidas.

Em muitos casos, a saúde total pode ser medida. Você pode ter como objetivo uma perfeita saúde metabólica, refletida em avaliações de níveis de triglicerídeos e colesterol, glicemia, hemoglobina A1c (glicemia a longo prazo), exames da tireoide, bem como análises para determinar as taxas de vários nutrientes. Ela também pode se refletir em aferições como, por exemplo, a pressão arterial e a porcentagem de gordura corporal.

Embora você possa andar, correr ou saltar com mais facilidade, maior velocidade, a uma distância maior e mais alto, sem as dores, os desconfortos e a perda de energia causados pelos grãos, competidores de alto desempenho gozam de vantagens semelhantes, e cresce o número de atletas profissionais que estão adotando o estilo de vida sem grãos. Neste livro, examinamos como ganhar maior vantagem competitiva, com estratégias que vão além da eliminação dos grãos da dieta. Às vezes, os passos adicionais são incrivelmente simples, como, por exemplo, a correção de carências de iodo e ferro; em outros casos, as soluções são mais elaboradas, como as estratégias necessárias para restaurar e manter a saúde intestinal e desfazer os efeitos da desregulação endócrina. Contudo, a meta é revelar seu potencial individual e atingir os níveis mais altos de desempenho na saúde e na vida, de todas as formas razoavelmente possíveis. Não estamos tentando criar uma raça sobre-humana de homens e mulheres livres de grãos, mas podemos alcançar níveis de desempenho vital que anteriormente tivemos apenas de modo passageiro, se tanto.

Muitos desses esforços poderiam não ter sido necessários se, para começar, não tivéssemos sido atacados sem perceber por esses erros nutricionais. Se tivéssemos crescido sem a exposição a esses grãos criados em laboratório, com seus efeitos singulares de destruição da saúde, ou sem os distúrbios dos hormônios sexuais e da tireoide causados por grãos, agravados pela avalanche de produtos químicos industriais, prejudiciais às glândulas endócrinas, no qual estamos mergulhados, as coisas poderiam ser diferentes. Se também tivéssemos tido o privilégio de viver ao ar livre num clima subtropical, dormindo uma perfeita noite de sono reparador, todas as noites, sem sermos expostos ao estresse crônico e implacável da vida moderna, bem, pode ser que assim nosso corpo estivesse funcionando plenamente o tempo todo. Porém, não é o que acontece com a maioria das pessoas. Ainda bem que, uma vez que tenhamos entendido o que deu errado, podemos corrigir a situação e, na maioria dos casos, recuperar plenamente nossa capacidade inata para altos níveis de desempenho vital.

COMO CONQUISTAR A SAÚDE TOTAL EM TRÊS PASSOS: NEM MAIS NEM MENOS

Saúde total é apresentado em três partes que formam uma sequência lógica e necessária, que você *precisa* observar se seu objetivo for a saúde total. Assim como se deve aprender a engatinhar antes de andar, ou estudar álgebra antes de conseguir acompanhar aulas de cálculo integral, a saúde total se desenrola numa progressão natural.

Por exemplo, você não pode recuperar a saúde enquanto os grãos continuarem a fazer parte da sua dieta. A saúde *não pode* ser perfeita enquanto pãezinhos multigrãos, torradas de centeio ou *tacos* feitos com farinha de milho geneticamente modificado ainda fizerem parte da sua experiência alimentar. Você pode até nem estar consciente de que os grãos estão exercendo seus efeitos nocivos enquanto trata de sua vida, trabalhando, dormindo, esperando sentado no *drive-thru* ou assistindo a *Keeping Up with the Kardashians*. Talvez você não se dê conta, por exemplo, de que um aumento extraordinário na permeabilidade intestinal está sendo gestado em segredo, esperando para, com o tempo, detonar no seu corpo um distúrbio autoimune que poderá resultar, por exemplo, nas dificuldades da fala, na falta de coordenação e na fraqueza muscular da esclerose múltipla. Ou certa opacidade pode estar se acumulando nas lentes dos seus olhos, prejudicando sua visão com uma nuvem leitosa, aguardando o diagnóstico de catarata quando você estiver com 53 anos, apesar da "dieta balanceada" e dos programas de exercícios que você vem seguindo nos últimos trinta anos. Ou uma deterioração gradual das funções mentais pode se desenvolver sem que você perceba, até que um dia descobre que não se lembra de onde estacionou o carro, do caminho de volta para casa ou quem é essa desconhecida com quem você está dividindo a cama. Só porque você não percebeu, não quer dizer que essas coisas não existam. Elas existem, sim, por melhor que você esteja se sentindo. E precisam ser corrigidas antes mesmo que você comece a ter esperança de uma saúde total.

Na Primeira Parte, discuto por que a eliminação de *todos os* grãos, o trigo e qualquer outro cereal, é essencial se você quiser começar sua viagem de volta à saúde total. É essencial porque nenhuma quantidade de outros alimentos saudáveis, suplementos nutricionais, exercícios ou medicamentos pode contrabalançar plenamente os efeitos nocivos à saúde causados pelos grãos se eles permanecerem na sua dieta. A exclusão dos grãos da dieta é correta em termos evolutivos para um membro da espécie *Homo sapiens*. Ela é condizente com sua fisiologia e seu metabolismo; e é o início – mas não o fim – da sua viagem de retorno à saúde total.

Na Segunda Parte, tratamos de como exatamente realizar essa viagem, incluindo como você poderá sobreviver ao processo de retirada dos opiáceos presentes nos grãos – provavelmente o maior desafio a ser superado nessa viagem de volta à saúde e, se você não estiver adequadamente informado e equipado, aquele que pode gerar o resultado oposto ao desejado, fazendo com que você volte a seus hábitos anteriores de consumo de grãos. Ensino a reconhecer quando você tiver sido exposto novamente a proteínas relacionadas que forçam seu corpo a reviver a turbulência que você achava que tinha eliminado e ameaçam desfazer tudo o que conseguiu conquistar. Também examino como seu corpo se adapta a essa nova situação na vida sem grãos e por que e como a adaptação pode não estar completa enquanto você não assumir o controle e *torná-la* completa.

Na Terceira Parte, falo sobre como buscar a maior saúde possível, uma vez que você tenha eliminado todos os efeitos destrutivos dos grãos sobre a sua saúde: como atingir novos patamares de energia, sono, clareza mental, disposição, funcionamento intestinal, saúde endócrina, saúde metabólica, exercícios e desempenho físico. Aplicaremos todas as lições aprendidas no caminho, à medida que descobrirmos que, sem os grãos, a vida e a saúde são de fato totalmente maravilhosas.

A muitos de nós, forçados a aceitar esse mantra dos "grãos integrais saudáveis", nunca foi mostrado o caminho para alcançar a saúde total com tranquilidade e sem esforço. Uma vez que sejam exorcizadas as perturbações à saúde provocadas pelos grãos, e que você reconheça que seus pretensos benefícios para a saúde são de fato noções fictícias, tudo vai melhorar muito. Sem os grãos, coisas incríveis começam a acontecer praticamente sob todos os aspectos. *Isso* é o que significa Saúde Total.

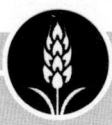

PRIMEIRA PARTE

NÃO EXISTE CEREAL BOM

Apascentado, alimentado com gramíneas e engordado

CAPÍTULO 1

LIBERE SUA VACA INTERIOR: A VIDA SEM GRÃOS

Peixinhos de aquário não comem salsichas.
– John Cleese, "Como alimentar um peixinho de aquário",
O circo voador de Monty Python

COMO ESTÁ LENDO este livro, concluo que você pertence à espécie *Homo sapiens*. É provável que você não seja uma girafa, um sapo ou um pica-pau. Você também não é um ruminante, aquelas criaturas taciturnas que comem capim.

Os ruminantes, como as cabras e as vacas, e seus antepassados selvagens, os íbex e os auroques, apresentam adaptações evolutivas que lhes permitem consumir gramíneas. Eles dispõem de dentes que não param de crescer para compensar o desgaste resultante dos fitólitos, partículas silicosas presentes nas folhas de gramíneas. Produzem mais de 100 litros de saliva por dia, têm estômagos com quatro câmaras que abrigam microrganismos especializados na digestão de componentes das gramíneas e incluem uma câmara que mói e regurgita o alimento sob a forma de um bolo alimentar que será mastigado mais uma vez, além de um cólon longo, em espiral, que também abriga microrganismos capazes de digerir o que sobrou das gramíneas. Em outras palavras, os ruminantes possuem um sistema gastrointestinal especializado no consumo de gramíneas.

Você não tem a aparência, o cheiro nem o comportamento dos ruminantes. Então, por que ia querer comer como eles?

É claro que aqueles de vocês que abandonaram o trigo não o fazem. Mas, se você continua acreditando no consumo de "grãos integrais saudáveis", tornou-se vítima da crença de que as gramíneas deveriam ser sua fonte principal de calorias. Da mesma maneira que o capim dos campos do Kentucky e o azevém no seu quintal pertencem à família biológica *Poaceae*, também pertencem a ela o trigo, o centeio, a cevada, o milho, o arroz, o trigo-sarraceno, o sorgo, o triticale, o painço, o *teff** e a aveia.

Os seus dentes se desenvolvem duas vezes durante a vida, e param por aí, deixando que você se arranje pelo resto da existência com um conjunto formado antes da puberdade, que irrompeu por volta de 10 anos de idade. Você produz não mais que um litro de saliva por dia; possui três compartimentos estomacais a menos, sem a população de organismos estranhos e sem a função de moagem; não rumina o bolo alimentar e tem um cólon não espiralado, linear, relativamente desinteressante. Essas adaptações permitem que você seja onívoro – mas *não* que consuma gramíneas.

Membros primitivos da nossa espécie se nutriam por meio do consumo de animais encontrados mortos ou caçados, como, por exemplo, gazelas, tartarugas, aves e peixes; e do consumo das partes comestíveis de plantas, o que incluía frutos como as castanhas, além de raízes e sementes, bem como de cogumelos. Seres humanos famintos instintivamente consideravam tudo isso alimento. Cerca de 10 mil anos atrás, durante um período de aumento da temperatura e da seca no Crescente Fértil, seres humanos observaram os íbex e auroques alimentando-se de *einkorn*, o remoto predecessor do trigo moderno. "Será que podemos comer aquilo também?", perguntaram-se nossos antepassados onívoros e famintos. E comeram. E é claro que passaram mal: vômitos, cólicas e diarreia. No mínimo, eles simplesmente expeliram as plantas sem ser digeridas, já que falta aos humanos um aparelho digestório como o dos ruminantes. É inquestionável que as gramíneas em sua forma intacta não são apetitosas. De algum modo, descobrimos que, para os humanos, a única parte comestível da planta *einkorn* era a semente – não as raízes, nem a haste, nem as folhas, nem a espiga inteira –, apenas a semente. E até mesmo ela só podia ser consumida depois de ter a sua casca externa removida e de ter sido mastigada ou

....
* Planta anual nativa das terras altas da Etiópia e da Eritreia. (N. do E.)

moída entre pedras para, então, ser aquecida numa cerâmica grosseira, ao fogo. Só então podíamos consumir as sementes dessa gramínea, como um mingau, prática que nos atendeu bem em tempos de desespero, quando havia escassez de carne de íbex, ovos de aves e figos.

Aventuras semelhantes, em termos de consumo de gramíneas, ocorreram com o teosinto e o maís (os antepassados do milho moderno) nas Américas; com o arroz, nos charcos da Ásia; com o sorgo e o painço, na África Subsaariana. Todos exigiam manipulações semelhantes para permitir que a parte comestível – a semente – fosse consumida por seres humanos. Algumas gramíneas, como o sorgo, por exemplo, apresentavam outros obstáculos: seu teor de venenos (como o ácido cianídrico ou cianureto) causa a morte súbita quando a planta é consumida antes de estar madura. Enquanto os seres humanos selecionavam variedades do cereal com sementes e espigas maiores, a evolução natural das gramíneas levou a variedades de trigo como o emmer, a espelta e o *kamut*, à medida que o trigo trocava genes com outras gramíneas selvagens.

O que aconteceu com aqueles primeiros humanos, famintos e desesperados, que descobriram como tornar comestível esse único componente das gramíneas – a semente? Parece incrível, mas antropólogos sabem disso há anos. Os primeiros seres humanos a consumir o alimento gramíneo dos íbex e auroques tiveram cáries terríveis; sofreram encolhimento dos ossos do maxilar e da mandíbula, o que resultou em apinhamento dos dentes; tiveram carência de ferro e manifestaram escorbuto. Eles também sofreram uma redução no comprimento e no diâmetro dos ossos, o que provocou uma perda em altura de 12 cm nos homens e 7,5 cm nas mulheres[1].

A deterioração da saúde dental é de especial interesse, já que as cáries dentárias eram incomuns antes do consumo das sementes de gramíneas, afetando menos de 1% de todos os dentes encontrados, apesar de não existirem escovas de dente, cremes dentais, água fluoretada, fios dentais e dentistas. Muito embora os membros de nossa espécie não tivessem nenhuma noção de higiene bucal (além da possibilidade de usar um graveto para tirar as fibras da carne de javali de entre os dentes), a cárie dental simplesmente não era um problema que atingisse muitos deles antes do início do consumo de grãos. A ideia de selvagens desdentados está totalmente errada: eles desfrutavam de dentes fortes e íntegros pela vida inteira. Foi só depois que os seres humanos começaram a recorrer às sementes de gramíneas em busca de calorias que bocas com dentes tortos e estragados começaram a aparecer em crianças e adultos. Desde então, a cárie tornou-se evidente em 16% a 49% de todos os dentes encontrados, associada à perda de dentes e a abcessos, tornando os problemas dentários tão comuns quanto o cabelo rebelde entre os humanos do Período Neolítico agrícola[2].

Em suma, 10 mil anos atrás, quando começamos a consumir as sementes de gramíneas, essa fonte de alimento pode ter nos permitido sobreviver mais um dia, uma semana ou um mês durante épocas em que começaram a rarear os alimentos que tínhamos consumido instintivamente ao longo dos 2,5 milhões de anos anteriores. Mas esse expediente representa um padrão dietético que constitui apenas 0,4% – menos da metade de 1% – de nosso tempo na Terra. Essa mudança no destino dietético teve um preço substancial. Do ponto de vista da saúde bucal, os seres humanos permaneceram na Idade das Trevas Dentárias, desde a primeira vez em que provaram mingau até os tempos recentes. A história dispõe de uma grande quantidade de descrições de dores de dente, abcessos bucais e esforços desajeitados e dolorosos para extrair dentes condenados. Você se lembra de George Washington e sua dentadura de madeira? Foi só no século XX que surgiu a moderna higiene dentária, e nós por fim conseguimos manter a maior parte de nossos dentes durante a vida adulta.

Avancemos rapidamente para o século XXI: o trigo moderno representa agora 20% de todas as calorias consumidas pelos seres humanos. As sementes do trigo, do milho e do arroz, somadas, compõem 50%[3] delas. Sim, as sementes de gramíneas fornecem metade de todas as calorias humanas. Tornamo-nos uma espécie consumidora de sementes de gramíneas, um desdobramento aplaudido com entusiasmo por órgãos como o USDA, que nos ensina que aumentar nosso consumo para 60% das calorias ou mais é um objetivo dietético louvável. É uma situação que também é comemorada por todos aqueles que comercializam cereais em escala internacional, já que as sementes de gramíneas têm uma duração prolongada (de meses a anos), o que permite o transporte transoceânico, são fáceis de armazenar, não exigem refrigeração e há procura por elas no mundo inteiro – todas as características desejáveis num alimento transformado em *commodity*. A transformação de produtos alimentícios em *commodities* comercializáveis em escala global permite o surgimento de manipulações financeiras, como a compra e venda de futuros, *hedges* e complexos instrumentos de derivativos – as ferramentas do megacomércio. Não é o tipo de coisa que se possa fazer com mirtilos orgânicos ou com o salmão do Atlântico.

Examine a anatomia de um membro da espécie *Homo sapiens* e você não poderá evitar a conclusão de que você *não* é um ruminante, não tem nenhuma das características digestivas de adaptação dessas criaturas e somente consegue consumir as sementes das gramíneas – o alimento do desespero – aceitando um declínio em sua saúde. Mas as sementes das gramíneas *podem*, sim, ser usadas para alimentar as massas a baixo custo, rapidamente e em grande escala, ao mesmo tempo em que geram lucros enormes para quem controla o fluxo desses alimentos transformados em *commodities*.

GRAMÍNEAS NINJAS MUTANTES

As sementes de gramíneas, mais conhecidas como "grãos" ou "cereais", sempre foram um problema para nós, criaturas não ruminantes. Mas, com a intromissão de geneticistas e do agronegócio, o que já era ruim ficou pior.

Quem leu o *Barriga de trigo* original sabe que o trigo moderno já não é a planta tradicional, de 1,30 m de altura, de que todos nos lembramos. Ele agora é uma planta de 45 cm de altura, com o caule curto e grosso, uma espiga comprida e sementes maiores. Sua produtividade é muito maior do que a de seus antecessores tradicionais. Essa variedade de trigo de alto rendimento, hoje a queridinha do agronegócio, não foi criada por meio de modificação genética, mas por meio de hibridizações repetitivas, com o cruzamento do trigo com outras gramíneas para a introdução de novos genes (afinal de contas, o trigo é uma gramínea), bem como de *mutagênese*, com o uso de altas doses de raios X, raios gama e produtos químicos para induzir mutações. Isso mesmo: o trigo moderno é, num grau considerável, uma gramínea que contém uma série de mutações, com apenas algumas delas mapeadas e identificadas até o momento. No entanto, esse tipo de incerteza nunca intimida o agronegócio. Proteínas mutantes específicas? Nenhum problema. O USDA e a FDA [Food and Drug Administration – órgão de controle de alimentos e medicamentos dos Estados Unidos] também disseram que está tudo bem com elas, que elas são perfeitamente adequadas para consumo pelo público.

Ao longo dos anos, houve muitos esforços para modificar o trigo geneticamente, como, por exemplo, por meio do uso da tecnologia do DNA recombinante, para inserir ou excluir um gene. No entanto, a resistência do público desestimulou esforços para levar ao mercado o trigo geneticamente modificado (GM), tanto que hoje nenhum trigo à venda é, na terminologia da genética, "geneticamente modificado". (Houve, porém, algumas queixas recentes por parte da indústria, o que torna a perspectiva de um trigo realmente GM uma realidade provável no futuro próximo.) Todas as alterações introduzidas no trigo moderno resultam de métodos anteriores à tecnologia necessária para criar alimentos GM. Isso não quer dizer que os métodos usados para mudar o trigo sejam salutares. Na realidade, os métodos incipientes e imprecisos usados para alterar o trigo, como a mutagênese química, podem até ser *piores* do que a modificação genética, produzindo no código genético um número *maior* de mudanças não previstas do que o punhado de modificações introduzidas pela tecnologia do DNA recombinante[4].

Por outro lado, o milho e o arroz foram geneticamente modificados, além de terem sofrido outras alterações. Por exemplo, cientistas introduziram genes no material genético do milho para torná-lo resistente ao herbicida glifosato e para que a planta produza o *Bacillus thurigiensis* (Bt), uma bactéria que produz uma toxina que mata insetos, enquanto o arroz foi geneticamente modificado para tornar-se resistente ao herbicida glufosinato e para produzir betacaroteno (uma variedade denominada Golden Rice [arroz dourado]). Problema: embora, na teoria, a ideia da mera inserção de um gene bobinho pareça simples e direta, ela é tudo menos isso. Os métodos de inserção de genes permanecem rudimentares. O local da inserção – em que cromossomo, dentro ou ao lado de outros genes, com ou sem vários elementos de controle –, para não falar na perturbação de efeitos epigenéticos que controlam a expressão dos genes, não tem como ser controlado com a tecnologia atual. E é um equívoco dizer que apenas *um* gene é inserido, já que os métodos usados exigem *vários* genes. (No Capítulo 2, examinaremos a natureza de alterações específicas em grãos GM.)

O trigo, o milho e o arroz que compõem 50% da dieta humana no século XXI não são o mesmo trigo, milho e arroz do século XX. Eles não são o trigo, o milho e o arroz da Idade Média, nem aqueles da Bíblia, ou do império egípcio. E, decididamente, eles não são o mesmo trigo, milho e arroz que foram colhidos por aqueles famintos seres humanos primitivos. Eles são o que chamo de "Frankengrãos": hibridizados, mutantes, modificados geneticamente para atender aos desejos do agronegócio e, agora, disponíveis no supermercado, na loja de conveniência ou na escola perto de você.

O trigo: o que mudou... e por que as mudanças são tão ruins?

Todas as variedades de trigo, incluindo variedades tradicionais, como a espelta e o farro, causam problemas aos seres humanos, não ruminantes, que as consomem. Mas o trigo moderno é o pior.

O trigo moderno tem uma *aparência* diferente: o caule é mais curto e mais grosso, e as sementes são maiores. A redução na altura resulta de mutações nos genes Rh (*reduced height* [estatura reduzida]) que especificam o código da proteína giberelina, responsável pelo controle de comprimento do caule. Esse único gene mutante é acompanhado de outras mutações. Logo, alterações nos genes Rh são acompanhadas de *outras* mudanças no código genético da planta do trigo[6]. A questão é mais complexa do que parece à primeira vista.

Gliadina

Embora o glúten costume ser apontado como a fonte dos problemas causados pelo trigo, na realidade é a gliadina, uma proteína que compõe o glúten, a culpada por muitos dos efeitos destruidores da saúde causados pelo trigo moderno. Há mais de duzentas formas de gliadina, nenhuma delas completamente digerível[6]. Uma mudança importante que surgiu ao longo dos últimos cinquenta anos, por exemplo, é o aumento da expressão de um gene chamado Glia-α9, responsável pela produção de uma proteína gliadina considerada o mais poderoso desencadeador da doença celíaca. Embora o gene Glia-α9 esteja *ausente* da maioria das variedades de trigo do início do século XX, ele agora está presente em quase *todos* os cultivares modernos[7], uma provável explicação para o aumento de 400% apresentado pela doença celíaca desde 1948[8].

Novas variantes da gliadina são parcialmente digeridas, transformando-se em pequenos peptídeos, que entram na corrente sanguínea e, então, se ligam a *receptores de opiáceos* no cérebro humano – os mesmos receptores ativados pela heroína e pela morfina[9]. Os pesquisadores chamam esses peptídeos de "exorfinas", ou compostos exógenos semelhantes à morfina. Entretanto, os peptídeos derivados da gliadina não geram nenhum "barato", mas de fato provocam um aumento do apetite e do consumo de calorias. Estudos revelam aumentos regulares de 400 calorias por dia, originárias principalmente de carboidratos.

Glúten

O glúten (gliadina + gluteninas) é o que confere à massa do trigo sua viscosidade característica. Ele é um aditivo comum em alimentos processados, como molhos, sopas instantâneas e pratos congelados, o que significa que, em média, uma pessoa ingere entre 15 e 20 gramas (g) por dia[10] de glúten. O glúten foi manipulado geneticamente para melhorar as características das gluteninas para a panificação. Com esse objetivo, geneticistas cruzaram repetidamente variedades de trigo, cruzaram o trigo com outras gramíneas para a introdução de novos genes e usaram produtos químicos e radiação para induzir mutações. Os métodos de cruzamento usados para alterar a qualidade do glúten não resultam em mudanças previsíveis. A hibridização de duas plantas de trigo diferentes gera até 14 tipos de proteínas gluteninas nunca antes encontradas por seres humanos[11].

Aglutinina do germe de trigo

As modificações genéticas impostas ao trigo alteraram a estrutura da aglutinina do germe de trigo (WGA, na sigla em inglês), uma proteína que fornece ao trigo proteção contra mofos e insetos. A estrutura da WGA no trigo moderno, por exemplo, difere daquela de cultivares antigos desse cereal[12]. A WGA é tóxica e indigerível, resistente a toda e qualquer transformação no organismo humano, e não sofre alterações ao ser cozida, assada ou submetida à fermentação natural. Diferentemente do glúten e da gliadina, que exigem uma suscetibilidade genética para exercer parte de seus efeitos negativos, a WGA provoca danos de modo direto. A WGA *sozinha* é suficiente para gerar lesões intestinais semelhantes às geradas pela doença celíaca ao perturbar a função das microvilosidades, os "pelos" de absorção das células intestinais[13].

Fitatos

O ácido fítico (ou fitatos) é uma forma de armazenamento de fósforo no trigo e outros cereais. Como os fitatos também proporcionam resistência a pragas, os esforços de melhoramento de cereais ao longo dos últimos cinquenta anos selecionaram variedades com maior teor de fitatos. O trigo, o milho e o painço modernos, por exemplo, contêm, cada um, 800 miligramas (mg) de fitatos por 100 g de farinha. O teor de fitatos aumenta com o teor de fibras. Por isso, a recomendação de aumentar a quantidade de fibras de sua dieta com o consumo de mais "grãos integrais saudáveis" também eleva o teor de fitatos. Uma quantidade tão baixa quanto 50 mg de fitatos pode desativar a absorção de minerais, em especial do ferro e do zinco[14]. Crianças que consomem grãos ingerem de 600 a 1.900 mg de fitatos por dia, enquanto culturas que consomem grãos com avidez, como os mexicanos modernos, ingerem de 4.000 a 5.000 mg de fitatos por dia. Esses níveis estão associados a deficiências de nutrientes[15].

Inibidores da α-amilase e outros alérgenos

As alergias ao trigo estão se tornando mais comuns. No trigo moderno, foram identificados muitos alérgenos que não estão presentes em variedades antigas ou tradicionais da planta[16]. Os mais comuns são os *inibidores da α-amilase,* responsáveis por causar urticárias, asma, cólicas, diarreia e eczema. Em comparação com variedades mais antigas, a estrutura dos modernos inibidores da α-amilase difere em 10%, o que significa que ela pode diferir em até algumas dúzias de aminoácidos. Como qualquer alergologista lhe dirá, apenas alguns aminoácidos podem representar a diferença entre nenhuma reação alérgica e uma grave reação alérgica, ou mesmo um choque anafilático. Funcionários da indústria da panificação costumam apresentar um distúrbio chamado *asma de padeiro.* Existe também um distúrbio peculiar chamado *anafilaxia induzida por exercício, dependente do trigo* (AIEDT), uma alergia grave, que pode ser fatal, provocada por exercícios praticados após o consumo de trigo. Os dois transtornos são causados por uma alergia a gliadinas[17]. Muitas outras proteínas sofreram mudanças durante os últimos quarenta anos: proteínas de transferência de lipídios, ômega-gliadinas, inibidores de tripsina, serpinas e gluteninas. Todas provocam reações alérgicas.

A VIDA FORA DO "MUUUVIMENTO" A FAVOR DOS GRÃOS

O início do consumo de grãos por seres humanos coincide com o surgimento da domesticação de animais. Descobrimos que algumas espécies herbívoras, como os auroques e os íbex, quando confinadas e procriando em cativeiro, podiam ser aproveitadas na alimentação humana. Enquanto domesticávamos essas criaturas, transformando-as em vacas e cabras, elas nos mostraram que sua dieta de gramíneas era algo que também podíamos tentar imitar. Elas também contribuíram para doenças humanas, transmitindo-nos a varíola, o sarampo, a tuberculose e os rinovírus causadores do resfriado.

Embora grande parte do mundo seguisse o exemplo dos ruminantes e adotasse uma dieta cada vez mais dependente das sementes de gramíneas, nem todas as culturas entraram por esse desvio dietético de 10 mil anos atrás. Em muitas regiões do mundo, uma série de sociedades de caçadores-coletores nunca aceitou os grãos, contando, em vez disso, com tradicionais cardápios onívoros. As dietas seguidas por essas sociedades refletem, portanto, em grande parte, as dietas dos seres humanos pré-neolíticos, ou seja, dietas anteriores ao desenvolvimento da agricultura. Ao longo dos últimos séculos, o mundo moderno invadiu o espaço dessas sociedades primitivas, especialmente quando a terra ou outros recursos eram valiosos. (Pensemos na população nativa do noroeste dos Estados Unidos e do Canadá, na costa do Pacífico, ou nas populações aborígines da Austrália.) Cada exemplo fornece um laboratório virtual para observar o que acontece com a saúde quando se muda de uma dieta tradicional, livre de cereais, para uma dieta moderna, repleta de grãos.

Temos de agradecer essas revelações a antropólogos culturais e médicos em trabalho de campo. Cientistas estudaram, por exemplo, o povo san, do sul da África, a população da ilha de Kitava, na Papua-Nova Guiné, e os povos do Xingu, na floresta tropical brasileira, todos eles consumidores de alimentos obtidos em seus *habitats* singulares. É claro que nenhum desses povos consome modernos alimentos processados, o que significa nada de cereais, nenhum acréscimo de açúcar, nenhuma gordura hidrogenada, nenhum conservante e nenhum corante alimentício artificial. As pessoas que seguem essas dietas ancestrais apresentam, com regularidade, baixo peso corporal e baixo índice de massa corporal (IMC); estão livres da obesidade; apresentam pressão arterial normal, glicemia normal e respostas normais à insulina, além de níveis mais baixos de leptina (o hormônio da saciedade) e melhor saúde óssea[18]. O índice de massa corporal, que reflete uma proporção entre o peso e a altura, é normalmente de 22 ou menos, em comparação com nossas crescentes fileiras de pessoas com IMC de 30 ou mais, representando o número 30 o limite amplamente aceito para a obesidade. A pressão arterial média de uma mulher do Xingu é de 102/66 mmHg, em comparação com nossas pressões sanguíneas típicas de 130/80 ou mais. O povo do Xingu apresenta menos osteoporose e menos fraturas.

O povo hadza, do norte da Tanzânia, é um bom exemplo de uma sociedade de caçadores-coletores que, apesar do contato com ocidentais, manteve seus métodos tradicionais de obter alimentos[19]. As mulheres cavam em busca de raízes e colhem partes comestíveis de plantas, enquanto os homens caçam com arcos e flechas com ponta envenenada, além de recolher mel de abelhas. O IMC médio dessa população? Em torno de 20. Com o vigor mantido até a idade avançada, com avós que ajudam a criar os netos enquanto as mães coletam alimentos e os preparam. Apesar de um estilo de vida que parece exigir muito em termos físicos, o gasto total de energia dos hadza *não é diferente* do observado em pessoas modernas – não é maior nem menor do que, digamos, o gasto médio de um contador ou um professor[20]. A atividade é distribuída de modo um pouco diferente, é claro, com os caçadores-coletores apresentando a tendência a explosões de atividade intensa, seguidas de descanso prolongado, e as culturas modernas ordenando gradativamente a atividade ao longo do dia; mas análises detalhadas do dispêndio de energia entre povos primitivos não revelam praticamente *nenhuma diferença*. Isso coloca em discussão a noção de que o excessivo ganho de peso moderno pode ser atribuído a estilos de vida cada vez mais sedentários[21]. (Vale ressaltar que isso não se aplica a todas as culturas de caçadores-coletores; os povos luo e kamba, do Quênia rural, por exemplo, apresentam altos níveis de dispêndio de energia. O que importa aqui é que diferenças de peso não se explicam exclusivamente por diferenças no dispêndio de energia.)

Os seres humanos são criaturas adaptáveis, como prova a grande variedade de dietas encontrada no mundo inteiro. Algumas dependem quase exclusivamente de carne, órgãos e gordura de animais, como a dieta tradicional do povo inuíte do extremo norte da região noroeste da América do Norte. Algumas dietas são ricas em amidos provenientes de raízes (tais como inhame, batata-doce, cará e mandioca) e frutas, como a dos nativos da ilha de Kitava, na Papua-Nova Guiné, ou a dos ianomâmis da floresta equatorial brasileira.

A incorporação de alimentos provenientes das glândulas mamárias de bovinos provocou a expressão de um gene de persistência da lactase, que permite a alguns adultos o consumo de leite, queijo e outros produtos que contêm lactose (açúcar) após os primeiros anos de vida – uma vantagem para a sobrevivência. Os massais, um povo seminômade da África central, são um exemplo notável. Em sua maioria pastores de cabras, ovelhas e gado bovino, eles, por tradição, consomem boa quantidade de carne crua e sangue de vaca misturado com leite. E fazem isso há milênios. Esse estilo de vida permite que eles não apresentem doença cardiovascular, hipertensão, diabetes nem excesso de peso[22].

Esse é o tema recorrente em todas as sociedades primitivas. Uma dieta tradicional, de composição variada e alto teor de nutrientes, mas sem grãos nem a adição de açúcares, permite que essas pessoas sejam imunes a todas as doenças crônicas "da afluência". Até mesmo o câncer é raro[23]. Isso não quer dizer que povos que seguem estilos de vida tradicionais não sucumbam a doenças. É claro que eles adoecem. Mas a variedade de problemas de saúde é totalmente diferente. Eles têm infecções, como a malária e a dengue, sofrem de infestações de nematoides do trato gastrointestinal, além de apresentarem lesões traumáticas decorrentes de quedas, lutas com outros humanos ou animais, bem como lacerações, o que reflete os perigos de uma vida sem ferramentas modernas, sem conforto, sem governos centrais ou um atendimento de saúde moderno.

O que acontece quando uma cultura que evitou a adoção da agricultura e do consumo de grãos se depara com pães modernos, biscoitos e salgadinhos? Essa invasão pelos alimentos modernos já ocorreu inúmeras vezes no cenário mundial, sempre com os mesmos resultados: ganho de peso e obesidade num nível espantoso, cáries, gengivite e periodontite, perda de dentes, artrite, hipertensão, diabetes, depressão e outros transtornos psiquiátricos – todas as modernas doenças da afluência. Como um disco quebrado, esse mesmo refrão vem se repetindo incessantemente em populações variadas, em todos os continentes.

Foi observado que entre 40% e 50% dos pimas, indígenas do sudoeste da América, eram obesos e diabéticos, muitos sem dentes[24]. Em tribos nativas dos estados do Arizona, do Oklahoma e das duas Dakotas (a do Sul e a do Norte), de 54% a 67% da população apresenta sobrepeso ou está obesa[25]. Povos que habitam regiões circumpolares do Canadá e da Groenlândia apresentaram, todos eles, aumentos dramáticos na incidência de obesidade e diabetes[26]. Entre os ilhéus do Pacífico, como o povo nauru da Micronésia, 40% dos adultos são obesos com diabetes[27]. Dietas modernizadas deixaram populações aborígines da Austrália em situação desesperadora em termos de saúde, com risco 22 vezes maior de complicações do diabetes, índice de mortalidade oito vezes maior por problemas cardiovasculares e seis vezes maior por AVC em comparação com os australianos não aborígines[28].

Até recentemente, os massai, da África central, os samburu, do Quênia, e os fulani, da Nigéria, apresentavam bem pouco sobrepeso ou obesidade, nenhuma hipertensão e tinham baixos valores de colesterol total (125 mg/dL). Quando eles são transferidos para ambientes urbanos, a hipertensão e a obesidade explodem, com 55% da população apresentando sobrepeso ou obesidade[29]. Pessoas que deixam de ser caçadoras-coletoras desenvolvem anemia ferropriva e carência de folatos à medida que fazem a transição da caça e da coleta de plantas silvestres para alimentos adquiridos, em especial o milho[30]. O dr. Roberto Baruzzi, um médico brasileiro, estudou os caçadores-coletores da região do Xingu, no Brasil, nas décadas de 1960 e 1970, e encontrou pessoas esbeltas, sem nenhum excesso de gordura corporal discernível, diabetes, doenças cardiovasculares, úlceras ou apendicite. Um levantamento repetido em 2009, após trinta anos de contato com a alimentação moderna, encontrou 46% das pessoas com sobrepeso ou obesas, 25% dos homens hipertensos e a maioria da população com anormalidades nos exames de colesterol (como nível baixo de colesterol HDL ou elevado de triglicerídeos) e cáries dentárias generalizadas[31]. Outra recente avaliação, de indígenas aruaque da região do Xingu, registrou 66,8% de homens e mulheres com sobrepeso ou obesos, 52,1% de mulheres com obesidade abdominal e 37,7% de homens com hipertensão[32].

Todos esses grupos representam seres humanos que não dispõem das tolerâncias *parciais* desenvolvidas pelas sociedades agrícolas ao longo de 10 mil anos, que lhes permitem consumir as sementes de gramíneas. Consequentemente, mais ainda do que nós, eles apresentam reações exacerbadas ao consumo de grãos e açúcares.

É lamentável que as doenças da modernização estejam entrelaçadas com as doenças da pobreza, considerando-se a existência desintegrada e marginalizada que os indígenas costumam levar, submetidos ao tratamento opressor da sociedade moderna. É típica a dependência excessiva de açúcares e cereais baratos que caracteriza as dietas desses recém-chegados ao mundo moderno, com a substituição de vegetação colhida, por exemplo, por farinhas, alimentos prontos e doces. E quando foi necessária ajuda ocidental, em decorrência da fome e da má distribuição de alimentos (o que é comum quando caçadores-coletores são afastados de seu estilo de vida tradicional), será que mandamos remessas de carne, salmão, cocos ou pepinos? Não. Despachamos cereais – trigo, milho, arroz –, que servem de alimento tanto para os seres humanos como para o gado.

O diabetes tipo 2, em especial, é a doença adquirida definidora quando populações de caçadores-coletores adotam os hábitos alimentares e de saúde do mundo moderno. Tanto é que antropólogos rotularam o diabetes de "o preço da civilização". E, naturalmente, todos nós, seres humanos modernos, por sermos caçadores-coletores em nosso núcleo genético, estamos sofrendo de diabetes a uma taxa sem precedentes. Calcula-se que essa doença moderna afligirá um terço de todos os adultos nos próximos anos, além de uma proporção crescente de crianças e adolescentes[33]. O mundo dos humanos obtém agora 50% de suas calorias de sementes de gramíneas e está aumentando o consumo de sacarose e frutose. Enquanto isso, estamos recebendo recomendações de *aumentar* ainda mais nossa dependência de "grãos integrais saudáveis" no mundo desenvolvido, enquanto recorremos a grãos baratos e acessíveis, de qualquer tipo, no mundo menos desenvolvido. Nessas circunstâncias, não podemos esperar redução alguma nessa pandemia global, criada pelo próprio ser humano – a menos que rejeitemos de uma vez por todas a noção de consumir sementes de gramíneas.

Dr. Weston Price: instantâneos da ocidentalização

No início do século XX, o dr. Weston Price era um dentista com clínica em Cleveland, Ohio. Ele se preocupava com a quantidade de cáries que encontrava em seus pacientes, em particular em crianças, e ficava intrigado com relatos de que "selvagens" (pessoas que moravam em condições primitivas) eram praticamente isentos de problemas dentários. Por isso, o dr. Price fez algo extraordinário: ele deixou sua casa e, junto com a mulher, Florence, começou uma viagem de dez anos pelo mundo inteiro para registrar os hábitos dietéticos de culturas primitivas, documentando suas conclusões com exames meticulosos de dentes e da estrutura facial e mais de 15 mil fotografias. Seus esforços fornecem um extraordinário registro visual da aparência de culturas primitivas e do que acontece com seres humanos primitivos quando eles começam a consumir alimentos modernos.

Suas viagens o levaram aos inuítes do Alasca, aos indígenas do noroeste da América do Norte, da costa do Pacífico e do centro do Canadá, aos melanésios e polinésios, aos aborígines da Austrália, ao povo maori, da Nova Zelândia, aos descendentes da antiga cultura chimu, na costa do Peru, e a tribos da África, entre elas, massais, quicuios, cambas, luos, muhimas, pigmeus, baitus e dinkas. Em cada local, ele examinou e fotografou dentes, rostos e outras características que julgou interessantes. Em suma, o dr. Price produziu um registro fascinante de pessoas seguindo seu estilo de vida tradicional num momento em que este estava prestes a terminar.

Em todas as culturas, sem exceção, das dezenas que estudou, ele descobriu que eram incomuns a cárie dentária, a perda de dentes, abcessos ou infecções dentárias, que normalmente afetavam não mais do que de 1% a 3% (e, às vezes, nenhum) dos dentes examinados. Ele também percebeu a ausência de gengivite e periodontite; bem como notou que havia poucos dentes tortos ou apinhados, ou mesmo nenhum. Enquanto mantinha registros meticulosos, ele também observou que a estrutura facial das pessoas era diferente, os povos primitivos apresentavam o que ele chamou de "arcos faciais e dentários perfeitamente formados", sem estreitamento das passagens nasais.

Ainda mais notável foi o dr. Price procurar especificamente membros dessas culturas que tivessem feito recentemente a transição para o consumo de "alimentos do homem branco" – pessoas que negociavam com os ocidentais que visitavam sua terra ou viviam nos limites dela para obter pães, massas e doces. Em todos os casos, ele observou um aumento espantoso da cárie dentária, que afetava de 25% a 50% dos dentes examinados, acompanhada de gengivite, periodontite, perda de dentes, abcessos infecciosos, dentes tortos e apinhados, bem como redução no tamanho do osso da maxila (centro da face) e da mandíbula (osso do queixo). Não eram incomuns bocas quase sem dentes em adolescentes e em jovens adultos.

As dietas tradicionais dessas sociedades consistiam normalmente em peixes, moluscos, crustáceos e algas do tipo *kelp*, entre as culturas litorâneas; e carne e órgãos de animais, produtos não pasteurizados do leite, plantas, castanhas, cogumelos e insetos comestíveis, em culturas localizadas no interior. Com apenas duas exceções (os suíços do Vale de Lötschental, isolados pelos Alpes, que consumiam um pão tosco de centeio, e o povo celta das ilhas Hébridas Exteriores, que consumiam aveia natural), era notável a ausência de cereais, açúcares e alimentos industrializados. (Os suíços revelaram uma quantidade intermediária de cáries dentárias, mais do que as outras culturas estudadas, enquanto a população celta não apresentava esse problema.)

O que é ainda mais espantoso acerca das observações do dr. Price quanto à raridade das cáries dentárias e das deformidades bucais é que nenhuma dessas culturas praticava qualquer tipo de higiene dental: nada de escovas de dente, creme dental, flúor na água ou fio dental, nem de dentistas ou ortodontistas. Embora as observações do dr. Price não possam ser usadas para identificar com precisão as distinções nutricionais entre culturas modernas e tradicionais, mesmo assim suas conclusões causam impacto. Quem desejar ler o texto do dr. Price poderá encontrá-lo numa reimpressão recente[34].

Esse "experimento" social também ocorreu na direção oposta: um *retorno* a um estilo de vida e a uma dieta tradicionais após um período de ocidentalização. Em 1980, a dra. Kerin O'Dea, enquanto trabalhava no Royal Children's Hospital, em Melbourne, efetuou um experimento extraordinário. Ela pediu a dez indivíduos aborígines diabéticos e com sobrepeso, que seguiam o estilo de vida ocidental, mas ainda se lembravam do estilo de vida anterior, que voltassem a suas origens, nas regiões não urbanizadas do noroeste da Austrália, e seguissem sua antiga dieta, de caçadores-coletores, constituída de carne de canguru, peixes de água doce e inhame. Eles começaram sua aventura com altos níveis de glicemia, de 209 mg/dL, em média, triglicerídeos altos, de 357 mg/dL, além de níveis anormais de insulina. Após sete semanas vivendo no mato, matando animais e comendo alimentos coletados no ambiente, os dez perderam em média oito quilos de peso corporal e reduziram sua glicemia para 119 mg/dL e os seus triglicerídeos para 106 mg/dL[35]. Dos dez participantes originais, cinco voltaram sem diabetes. Numa palestra em 2005, a dra. O'Dea comentou: "Fiquei surpresa com a mudança nas pessoas quando elas voltaram para sua terra natal. Elas estavam confiantes e seguras, sentindo orgulho de seus conhecimentos das técnicas locais. Na ocasião, não tivemos como avaliar indicadores do estado psicossocial, mas a observação sugeriu uma mudança muito positiva."[36]

Procure hoje por todos os cantos da Terra e você descobrirá que a única população sobrevivente de caçadores-coletores que não foi afetada pela dieta moderna é a dos sentinelenses, povo da ilha Sentinela do Norte, no oceano Índico. Como sua língua é muito diferente de todas as línguas das terras vizinhas, acredita-se que os sentinelenses estejam isolados desde que os primeiros seres humanos modernos, em termos anatômicos, migraram para essa parte do mundo, 60 mil anos atrás[37]. Tentativas de visitar sua ilha foram recebidas com saraivadas de flechas, lanças e pedras, de modo que as observações são limitadas. Pelo que se pode ver, porém, eles são magros e saudáveis, caçando, pescando e coletando alimentos sem a "vantagem" da agricultura.

Precisamos tomar cuidado para não encarar a vida dos caçadores--coletores como algo idílico ou livre de problemas. Eles tinham uma boa quantidade de problemas. Embora seja muito difundida a crença de que o estresse é um fenômeno moderno, isso é um absurdo. O que é mais estressante? Lutar para pagar suas contas ou ver uma tribo invasora e sanguinária assassinar seus amigos, sequestrar as mulheres e escravizar as crianças? Precisamos observar algumas das práticas de culturas primitivas, como o encolhimento de cabeças pelos jivaro, indígenas da Amazônia, ou o canibalismo, pelos caribes, nativos das Pequenas Antilhas e Venezuela, para nos lembrarmos de que o mundo dos humanos pode ser um lugar inóspito. Desde o início, nossa existência é caracterizada pela violência infligida e sofrida pelos humanos. Embora sem dúvida a violência ainda faça parte da vida moderna, restrições legais e políticas que se fizeram necessárias, à medida que as populações humanas desenvolviam uma confiança maior na prática da agricultura, reduziram sua frequência na rotina diária muito mais do que, digamos, 50 mil anos atrás. Sim, existe um aspecto positivo na agricultura e na civilização.

O desenvolvimento da civilização e o cultivo das sementes de gramíneas: dois processos que seguiram paralelamente ao longo dos dez últimos milênios e resultaram em conceitos como os de vida sedentária, propriedade da terra e governo centralizado, e muitos outros fenômenos que agora aceitamos como parte da vida moderna. Mas, quando observamos o que acontece com culturas antes não expostas às sementes de gramíneas que, então, são forçadas a consumi-las, vemos um microcosmo ampliado daquilo que o resto do mundo está vivenciando.

ALIMENTE-SE COMO UM EGÍPCIO

Cáries e infecções dentárias, dentes tortos, carência de ferro e de folato, diabetes, degeneração das articulações, ganho de peso, obesidade: acabei de descrever a pessoa moderna mediana. Peguemos um membro de uma cultura primitiva que siga sua dieta tradicional e demos a ele os alimentos processados do homem moderno – aí incluídos os irresistíveis produtos das sementes de gramíneas – e, dentro de alguns anos, nós lhe teremos dado todos os mesmos problemas que nos afligem, ou problemas piores. Sim, sem a "civilização moderna", eles poderiam ter sucumbido às ambições gananciosas de algum violento clã vizinho; mas, com os cereais na sua vida, eles terão de entrar em combate ostentando uma cintura de 110 cm, com os dois joelhos fracos e a boca sem a metade dos dentes.

Embora a obesidade e as doenças a ela associadas sejam praticamente ausentes em culturas de caçadores-coletores, nenhuma delas é totalmente nova. As doenças da afluência surgiram até mesmo antes de geneticistas introduzirem alterações nos grãos. Tanto Hipócrates, médico grego do século III a.C., quanto Galeno, médico romano do século II d.C., fizeram estudos detalhados de pessoas obesas. William Wadd, médico de Londres do início do século XIX, que, ao longo de sua vida, examinou "corpulentos", fez a seguinte observação depois da autópsia de um obeso:

> O próprio coração era uma massa de gordura. O omento [porção do peritônio, membrana que reveste externamente os intestinos] era um grosso avental de gordura. Todo o canal intestinal estava embutido em gordura, como se sebo derretido tivesse sido despejado na cavidade abdominal; e o diafragma e as *parietes* [paredes dos órgãos] do abdômen devem ter se distendido ao máximo para sustentar a pressão extrema e constante de uma massa tão pesada. Tamanha era a obstrução mecânica das funções de um órgão essencial à vida, que o assombroso não era ele ter morrido, mas ter vivido.[38]

A novidade é que o sobrepeso e a obesidade passaram de *curiosidade* à *epidemia*. A situação que enfrentamos no século XXI é ainda mais espantosa porque epidemiologistas modernos e autoridades de saúde declaram ou que não estão claras as causas da epidemia de sobrepeso, obesidade e doenças que as acompanham ou que a culpa por elas deveria recair nos ombros do público glutão e sedentário. Mas as respostas podem ser descobertas por meio da observação de sociedades primitivas que não são atingidas por *nenhum* dos problemas que nos afligem.

É claro que não é só a presença dos cereais que distingue a vida primitiva da vida moderna. Os caçadores-coletores também não tomavam refrigerantes; não consumiam alimentos industrializados, acrescidos de gorduras hidrogenadas, conservantes e corantes; tampouco consumiam sacarose ou xarope de milho rico em frutose. Eles não estavam expostos a produtos químicos capazes de desregular o sistema endócrino, que, lançados pela indústria em lençóis freáticos e no solo, contaminam os alimentos. As antigas civilizações da Grécia e de Roma, bem como as da Europa do século XIX, também não consumiam esses elementos da dieta moderna (salvo pelo aumento do consumo da sacarose, que teve início no século XIX). Não havia Coca--Cola, gordura hidrogenada, confeitos alegremente coloridos com o Vermelho nº 3, corante aprovado para uso em alimentos, medicamentos e cosméticos, nem havia em suas mesas água "premiada" com bifenilas policloradas (em inglês, PCB). Mas eles já consumiam sementes de gramíneas.

Então, simplesmente, *até que ponto* podemos culpar a inclusão das sementes de gramíneas na dieta humana? Examinemos essa questão a seguir. Cada variedade de semente de gramínea apresenta seu próprio conjunto exclusivo de desafios aos não ruminantes que a consomem. Antes de enveredarmos pelo estudo de como recuperar a saúde com a exclusão dos cereais da dieta, vamos falar sobre como exatamente eles destroem a saúde de todo ser humano que permita que eles estejam presentes em seu prato.

CAPÍTULO 2

ELES QUE COMAM CAPIM

Perguntei ao garçom: "Esse leite está fresco?"
Ele disse: "Senhora, há três horas ele era capim."
– Phyllis Diller

AS GRAMÍNEAS ESTÃO POR TODA PARTE

Elas crescem em montanhas, às margens de rios e lagos, em vales, nas vastas estepes, nas savanas e pradarias, nos campos de golfe e até mesmo no seu quintal. E agora reinam supremas na dieta humana.

As gramíneas são formas de vida com um sucesso assombroso. Elas são geograficamente diversas, habitando todos os continentes, até mesmo a Antártida. São um exemplo de como a vida pode se adaptar a extremos, desde a tundra até os trópicos. Prolíficas e resistentes, as gramíneas evoluem rapidamente para sobreviver. Mesmo com o crescimento explosivo da população humana, a expansão mundial de cidades e subúrbios, com o asfalto se estendendo de uma costa à outra, as gramíneas ainda cobrem 20% da superfície da Terra. Assim como os insetos são a forma de vida animal mais bem-sucedida do planeta, as gramíneas estão entre as plantas mais bem-sucedidas. Considerando-se sua onipresença, talvez não seja estranho que tentássemos comê-las. Os seres humanos experimentaram banquetear-se com praticamente todas as plantas e criaturas que um dia existiram na Terra. Afinal de contas, somos criaturas que transformam de tarântulas a baiacus venenosos em alimento.

Embora as gramíneas tenham servido de alimento para muitas criaturas (elas já foram identificadas até mesmo em fezes fossilizadas de dinossauros), elas não fizeram parte de nosso cardápio durante nossos milhões de anos de adaptação à vida neste planeta. Hominídeos pré-*Homo*, australopitecos semelhantes a chimpanzés, que remontam a mais de 4 milhões de anos, não consumiam gramíneas de nenhum tipo ou variedade; da mesma forma que nenhuma espécie de *Homo* anterior ao *H. sapiens*. Instintivamente, eles apenas não consideravam as gramíneas um alimento. Exatamente como nunca se veria uma girafa herbívora comendo a carcaça de uma hiena ou um grande tubarão-branco mascando algas marinhas, os humanos, por mais bem-sucedidos que fossem em termos evolutivos, não consumiam nenhuma parte desse grupo de plantas até um passado relativamente recente.

As sementes de gramíneas são uma forma de "alimento" acrescentada à dieta há apenas um instante no tempo arqueológico. Durante os primeiros 2 milhões e 390 mil anos de nossa existência na Terra, ou por cerca de 80 mil gerações, consumimos aquilo que seres humanos famintos instintivamente consideravam "alimento". E então, 10 mil anos atrás, ou há pouco mais de 300 gerações, em épocas de desespero, recorremos àquelas malditas sementes de gramíneas. Elas eram algo que tínhamos esperança de que pudesse servir de alimento, já que cresciam em todos os nichos ambientais concebíveis.

Examinemos, portanto, o que é esse alimento, as gramíneas que povoam nosso mundo, tão comuns como as formigas e as minhocas, e que foram desvirtuadas para servir à dieta humana. É claro que nem *todas* as gramíneas foram parar na sua mesa de jantar. Você não guarda as aparas do seu gramado para comer, certo? Por isso, concentraremos nosso estudo nas gramíneas e sementes que os humanos escolheram incluir no cardápio. Examino essa questão detidamente porque é importante que você compreenda que o consumo das sementes de gramíneas está por trás de uma proporção substancial dos problemas crônicos da saúde humana. Logo, excluí-las da dieta gera um alívio inesperado, e muitas vezes surpreendente, desses problemas. E esse é, portanto, o primeiro passo, absolutamente necessário para a recuperação da saúde, o objetivo final deste livro. Passaremos muito tempo falando sobre a recuperação da plena saúde de um *Homo sapiens* não consumidor de gramíneas do século XXI – isso quer dizer você – e também sobre como compensar toda a destruição que ocorreu no seu corpo durante os anos de consumo inadvertido de gramíneas. Durante vinte, trinta ou cinquenta anos, você consumiu o que equivale a um veneno dietético, um hábito ao qual seu corpo não preparado para o consumo de grãos se adapta, mas nunca completamente, ou então simplesmente tolera ou sucumbe a ele. Você então exclui esse veneno e, como um alcoolista crônico, quando cessa o fluxo do álcool, precisa recuperar e curar seu fígado, seu coração, seu cérebro e sua saúde emocional, seu corpo também precisa de um pouco de ajuda para se reajustar e recuperar a saúde na ausência das sementes de gramíneas de efeito destrutivo.

Então, o que faz das gramíneas do mundo um alimento adequado para os ruminantes, mas não para o *Homo sapiens*? Não há nos grãos apenas um fator isolado responsável por seu amplo leque de efeitos destruidores do intestino – há um *arsenal*.

GRÃOS QUE NÃO SÃO TRIGO: DARIA NO MESMO SE VOCÊ COMESSE BALAS DE GOMA

Não há dúvida de que, nesse barril de maçãs podres, o trigo é a mais podre de todas. Mas você também não vai querer fazer sidra com as outras maçãs.

O que eu chamo de "grãos que não são trigo", como a aveia, a cevada, o centeio, o painço, o *teff*, o sorgo, o milho e o arroz, são, mesmo assim, sementes de gramíneas com o potencial de gerar efeitos curiosos em criaturas não ruminantes, não adaptadas ao seu consumo. Eu classificaria os grãos que não são trigo como *menos ruins* do que o pior – o trigo moderno –, mas *menos ruim* não quer dizer necessariamente *bom*. (Essa conclusão de extraordinária simplicidade – de que o menos ruim não é necessariamente bom – vai lhe ser útil inúmeras vezes, à medida que você aprender a questionar as recomendações nutricionais convencionais. Você se dará conta de que grande parte do que lhe foi informado pela comunidade dietética, pela indústria de alimentos e até mesmo por órgãos do governo viola inúmeras vezes esse princípio básico da lógica.) Ser menos ruim pode significar que o consumo daquele cereal ainda pode causar uma variedade de efeitos indesejáveis à sua saúde, eles apenas não serão tão ruins quanto os provocados pelo trigo moderno.

Então, qual é o problema com as gramíneas que não são trigo? Embora nenhuma chegue a ser tão prejudicial quanto o trigo moderno, cada uma tem seus próprios problemas singulares. Para começar, todas elas têm alto teor de carboidratos. Normalmente, de 60% a 85% das calorias provenientes dos grãos de gramíneas estão na forma de carboidratos. Isso faz sentido já que o carboidrato armazenado no grão deve fornecer nutrição à futura planta quando ocorre a germinação. Mas o carboidrato presente nos grãos, denominado amilopectina A, é digerido rapidamente pelos seres humanos, o que eleva a glicemia por grama (de nutriente consumido) *mais do que o açúcar comum.*

Por exemplo, uma porção de uma xícara de farinha de aveia orgânica, moída em moinho de pedra e cozida, tem praticamente 50 g de carboidratos líquidos (total de carboidratos menos a fibra, que subtraímos por ela não possuir potencial glicêmico), ou o equivalente a pouco mais que 11 colheres de chá de açúcar, representando 61% das calorias da farinha de aveia. Isso lhe dá um índice glicêmico (IG, um indicador de seu potencial para elevar a glicemia) de 55, o que é suficiente para mandar a glicemia para as alturas e provocar todos os fenômenos da glicação, ou seja, a alteração de proteínas pela glicose, que, em essência, atua como entulho biológico em vários órgãos. Esse processo irreversível resulta em perturbações como catarata, hipertensão, destruição da cartilagem de articulações (que leva à artrite), doenças renais, cardiopatias e demência. (Observe-se que um índice glicêmico de 55 se encaixa no que os nutricionistas chamam de "baixo", na faixa de índice glicêmico, apesar do potencial de gerar altos níveis de açúcar no sangue. Examinaremos esse equívoco comum no Capítulo 5.) *Todas* as gramíneas que não são trigo, sem exceção, elevam o nível de açúcar no sangue e provocam a glicação em níveis semelhantes.

A manipulação humana agrava a situação. Se o milho não for consumido como grãos intactos, mas for pulverizado para se transformar em fubá ou na fina farinha de amido de milho, a área de superfície para digestão cresce de modo exponencial, o que é responsável pelos valores mais altos de glicemia possíveis para qualquer alimento consumido. É por isso que o índice glicêmico do amido de milho é de 90 a 100, em comparação com o IG de 60 do milho na espiga e de 59 a 65 da sacarose ou açúcar comum.

Já faz anos que ouvimos dizer que os carboidratos "complexos" são melhores para nós do que os açúcares "simples", porque as longas moléculas do carboidrato da amilopectina A e da amilose em grãos não fazem subir a glicemia tanto quanto os açúcares com uma ou duas moléculas, como a glicose (monossacarídeo) ou a sacarose (dissacarídeo: glicose mais frutose). Mas isso está simplesmente errado, e essa distinção tola está, portanto, sendo abandonada. O IG de carboidratos complexos é o mesmo, ou mais alto, que o dos açúcares simples. O IG do pão de trigo integral é 72; o IG do painço, servido como cereal quente, 67. Nem um nem o outro são melhores do que o IG da sacarose – de 59 a 65. (Relações semelhantes valem para a carga glicêmica, um valor que leva em conta o tamanho típico da porção.) Tanto a Organização Mundial de Saúde (OMS) como a Organização das Nações Unidas para Alimentação e Agricultura recomendam que se abandone a distinção entre carboidratos complexos e simples. E estão certas nisso, já que os grãos, do ponto de vista da glicemia, são iguais ao açúcar ou piores do que ele.

E os problemas relacionados aos grãos que não são trigo não terminam com a questão da glicemia.

LECTINAS: SUFICIENTEMENTE BOAS PARA A KGB

As proteínas dos grãos chamadas de lectinas são projetadas como toxinas. Elas desencorajam o consumo das sementes de uma planta por insetos, mofos e outros fungos, pois fazem com que essas criaturas adoeçam ou morram ao comê-las. Afinal de contas, a semente é o meio pelo qual as plantas dão continuidade à própria espécie. Quando consumimos plantas, consumimos lectinas defensivas. Os efeitos das lectinas sobre os seres humanos variam muito, de inócuos a fatais. Em sua maioria, as lectinas das plantas não nos fazem mal, como aquelas presentes no espinafre ou nos cogumelos brancos, que não provocam nenhum efeito nocivo quando consumidas numa salada de espinafre. Mas a história é totalmente diferente no caso da lectina da mamona. Essa lectina, chamada de ricina, é altamente tóxica e fatal até mesmo em pequenas quantidades. A ricina já foi usada por terroristas em todo o mundo. Em 1978, Gyorgy Markov, um dissidente búlgaro e crítico do governo soviético, foi assassinado por agentes da KGB: ele teve o corpo perfurado pela ponta de um guarda-chuva envenenada com uma pequena quantidade de ricina.

A lectina da semente do trigo é a aglutinina do germe de trigo (WGA). Ela não é tão inócua quanto a lectina do espinafre nem tão tóxica quanto a ricina. Fica em algum ponto intermediário. A WGA provoca efeitos nocivos em todo o mundo, não importando se a pessoa tem ou não a doença celíaca, sensibilidade ao glúten ou absolutamente nenhum problema digestivo. As lectinas do centeio, da cevada e do arroz são idênticas em termos estruturais à WGA, compartilhando com ela todas as suas propriedades, e também são chamadas de "WGA". (A única diferença substancial consiste em que o centeio, a cevada e o arroz expressam uma única forma de lectina, enquanto o trigo, por ser geneticamente mais complexo, expressa até três formas diferentes.) O interessante é que 21% da estrutura de aminoácidos das lectinas WGA coincide com a da ricina, aí incluído o sítio ativo responsável por impedir a síntese de proteínas, o sítio que determina a excepcional toxicidade da ricina[1].

As proteínas lectinas têm a capacidade específica de reconhecer glicoproteínas (proteínas com uma cadeia lateral de sacarídeos). Isso faz com que as lectinas das plantas sejam eficazes no reconhecimento de glicoproteínas comuns, digamos, na superfície de uma célula de fungo. Mas o mesmo processo pode ocorrer em seres humanos. Quando uma quantidade ínfima de WGA, como 1 mg, é purificada e o tecido intestinal é exposto a ela, ocorre aglutinação de glicoproteínas intestinais e disso resulta um dano sério que se assemelha aos efeitos da doença celíaca[2]. Também sabemos que a WGA agrava os destrutivos efeitos intestinais da doença celíaca desencadeados pela proteína gliadina e por outras prolaminas dos cereais[3]. Se você tiver doença inflamatória intestinal, colite ulcerativa ou doença de Crohn, as lectinas dos grãos intensificam a inflamação, piorando as cólicas, a diarreia, o sangramento e a baixa absorção de nutrientes.

É estranha a indestrutibilidade da WGA. Cozida, fervida, assada ou frita, ela não é afetada. A WGA também não sofre a ação do ácido estomacal. Embora o ácido produzido no estômago humano seja um corrosivo poderoso (mergulhe o dedo num copo cheio de ácido estomacal e você não terá seu dedo por muito tempo), a WGA é imune a ele, entrando no estômago e passando ilesa por todo o trato gastrointestinal, sem ser digerida, ficando livre para fazer o que quiser com qualquer glicoproteína exposta a ela pelo caminho.

Apesar de a maior parte da WGA permanecer confinada no intestino, provocando danos ao longo dos nove metros de comprimento desse órgão, sabemos que uma pequena quantidade penetra na corrente sanguínea. (Sabemos isso porque é comum as pessoas desenvolverem anticorpos contra essa proteína.) Uma vez que a WGA penetre na corrente sanguínea, coisas estranhas acontecem. Glóbulos vermelhos se aglomeram (ou se "aglutinam", a base para o nome da WGA), o que, sob certas circunstâncias (obesidade, tabagismo, vida sedentária, desidratação etc.), pode aumentar a tendência do sangue à coagulação – processo que leva ao infarto e ao AVC. A WGA costuma ser chamada de *mitogênica*, por ativar a divisão celular ou *mitose* (conceito familiar para qualquer um que estude o câncer, doença caracterizada pela mitose desenfreada). Na realidade, já foi demonstrado que a WGA causa mitose em linfócitos (células do sistema imune) e em células do revestimento interno do intestino[4]. Sabemos que fenômenos desse tipo são subjacentes ao câncer, como o linfoma intestinal, que aflige pessoas com a doença celíaca[5]. A WGA também simula os efeitos da insulina nas células adiposas. Quando encontra uma célula adiposa, ela age exatamente como se fosse a insulina, inibindo a ativação da liberação de gordura e impedindo a perda de peso, enquanto torna o corpo mais dependente de fontes de açúcar para a obtenção de energia[6]. A WGA também bloqueia o hormônio leptina, que tem a função de cortar o apetite quando a necessidade física de comer tiver sido satisfeita. Na presença de WGA, o apetite não desaparece mesmo quando a pessoa está satisfeita[7].

Considerando-se todos os aspectos, as lectinas dos grãos integram uma poderosa coleção de fatores inflamatórios. Indigeríveis ou apenas parcialmente digeríveis, elas enganam receptores e bloqueiam sinais hormonais depois de ter acesso ao nosso corpo por meio das sementes de gramíneas.

VIP: peptídeo muito importante

A lectina encontrada no trigo, no centeio, na cevada e no arroz (WGA) também bloqueia a ação de outro hormônio muito importante, o *peptídeo intestinal vasoativo*, ou VIP (na sigla em inglês)[8]. Embora os estudos tenham se restringido principalmente a modelos experimentais não humanos, o bloqueio do VIP tem potencial para explicar muitos dos fenômenos peculiares que se manifestam em pessoas que consomem grãos e não têm doença celíaca nem sensibilidade ao glúten.

O VIP participa de dezenas de processos. Ele é em parte responsável pela:

- ativação da liberação de cortisol pelas glândulas suprarrenais[9];
- modulação das defesas imunológicas contra bactérias e parasitas no intestino[10];
- proteção contra a destruição imunológica causada pela esclerose múltipla[11];
- redução dos fenômenos que possam levar à asma e à hipertensão pulmonar (aumento da pressão nos pulmões)[12];
- manutenção de um equilíbrio saudável do sistema imune que impede doenças inflamatórias intestinais, a doença de Crohn e a colite ulcerativa[13];
- promoção do sono e manutenção dos ritmos circadianos (ciclos dia-noite)[14];
- participação na determinação do sabor na língua[15];
- modulação da resposta imune e inflamatória na pele que nos protege da psoríase[16].

Em outras palavras, as doenças que são pelo menos parcialmente explicadas pelo bloqueio do VIP parecem ser exatamente a coleção de perturbações da saúde observadas, todos os dias, em pessoas que consomem trigo: baixos níveis de cortisol, responsáveis pela diminuição da energia, piora da asma e da hipertensão pulmonar, agravamento da doença de Crohn e da colite ulcerativa, desregulação do sono, alterações do paladar, como a redução da sensibilidade à doçura (o que resulta na necessidade de mais açúcar para obter o sabor doce), e psoríase. O caminho pelo VIP pode se revelar um dos meios importantes pelos quais os grãos arruínam inúmeros aspectos da saúde.

OS GRÃOS E UM BOCADO DE BACTÉRIAS

Os grãos afetam os microrganismos que povoam nosso corpo. Essa *microbiota* vive sobre a pele, na boca, na vagina e no trato gastrointestinal.

Ao longo dos últimos anos, tem havido uma nova avaliação científica da composição da microbiota humana. Sabemos, por exemplo, que animais de laboratório, criados num ambiente estéril artificial e, por isso, providos de um trato gastrointestinal sem microrganismos, têm a imunidade prejudicada, são propensos a infecções, têm uma digestão menos eficiente e até desenvolvem mudanças estruturais no trato gastrointestinal, que difere daquele de criaturas que abrigam boa quantidade de microrganismos. Os microrganismos que habitam nosso corpo não são apenas úteis. Eles são *essenciais* para a saúde.

As bactérias que participam atualmente dessa relação simbiótica com o nosso corpo não são iguais àquelas que viviam no corpo de nossos antepassados. Os microrganismos dos seres humanos sofreram uma mudança 10 mil anos atrás, quando começamos a consumir as sementes de gramíneas. Análises do DNA da placa bacteriana dos dentes de seres humanos ancestrais revelam que a flora bucal de humanos primitivos, não consumidores de grãos, era diferente da flora de humanos posteriores, que consumiam grãos. Alan Cooper, PhD do Centro para o DNA Ancestral da Universidade de Adelaide, na Austrália, e Keith Dobney, PhD da Universidade de Aberdeen, no Reino Unido, analisaram o DNA bacteriano proveniente dos dentes de caçadores-coletores anteriores ao consumo de grãos. Eles então o compararam com o DNA bacteriano proveniente dos dentes de seres humanos do início da adoção dos grãos, bem como com aquele retirado dos dentes de populações posteriores, do Neolítico, da Idade do Bronze e da época medieval – períodos em que a agricultura vicejou. Os caçadores-coletores anteriores ao consumo de grãos revelaram uma grande variedade de espécies bacterianas bucais, na qual predominavam espécies não relacionadas à cárie dentária. Em comparação, os seres humanos consumidores de grãos revelaram uma diversidade bacteriana reduzida, que os pesquisadores chamaram de uma "configuração causadora de mais doenças", um modelo que piorou à medida que aumentava o consumo de grãos pelos seres humanos[17]. As bactérias da boca sofreram mais uma mudança substancial há 150 anos, durante a Revolução Industrial, com a proliferação ainda maior de espécies causadoras de doenças, como o *Streptococcus mutans*, o que coincidiu exatamente com a mecanização da moagem das farinhas. Agora, espécies da flora bucal que causam doenças estão presentes por toda parte, dominando a boca dos humanos modernos, aproveitando-se do consumo moderno de grãos e açúcares[18]. Comentário do dr. Dobney: "Ao longo dos últimos séculos, nossa boca tornou-se nitidamente um ecossistema menos diversificado, reduzindo nossa capacidade de superar invasões por bactérias causadoras de doenças."[19]

Esse estudo complementa o que os antropólogos vêm nos dizendo há anos: quando nós, seres humanos, começamos a incorporar grãos à dieta, sofremos um aumento explosivo na ocorrência de cáries dentárias, perda de dentes e abcessos dentários[20]. Agora sabemos que os grãos, do *einkorn* e da cevada ao milho e ao painço, foram responsáveis por essa mudança acentuada na saúde dental, porque eles provocaram perturbações nos microrganismos bucais.

Conclusões sobre a flora bucal não nos dizem necessariamente o que aconteceu com a flora intestinal, ainda que haja alguma área de coincidência. Muito embora todos nós comecemos a vida com o trato gastrointestinal estéril, pronto para ser povoado com organismos fornecidos na hora do nascimento, a partir do canal vaginal de nossa mãe, muitos eventos que ocorrem ao longo de nosso desenvolvimento – por exemplo, o surgimento dos dentes, a acidificação estomacal, a onda hormonal da puberdade e o uso de antibióticos – levam a divergências entre os organismos da boca e os do intestino. Mesmo assim, ainda podemos extrair algumas lições sobre a dieta humana e a flora intestinal se estudarmos...

A CIÊNCIA DA ESCATOLOGIA

Além de saber que a flora bucal dos humanos mudou depois que resolvemos consumir grãos, nós também sabemos que os humanos primitivos tinham a flora intestinal diferente da dos humanos modernos. Restos antigos de fezes humanas, ou *coprólitos*, foram recuperados de cavernas e outros locais onde os humanos se reuniam, comiam, dormiam, morriam e, naturalmente, defecavam.

Embora devamos levar em conta a decomposição inevitável do material fecal ao longo do tempo, podemos observar a variedade de espécies de bactérias presentes em coprólitos e, portanto, no trato intestinal de seres humanos primitivos. Sabemos, por exemplo, que alguns tipos de *Treponema*, uma bactéria importante para a digestão de alimentos fibrosos e com efeitos anti-inflamatórios, estão amplamente disseminados em coprólitos de culturas anteriores ao consumo de grãos, mas quase ausentes nos seres humanos modernos[21].

Essas observações são importantes porque sabemos que certas condições anormais do trato gastrointestinal, como a síndrome do intestino irritável, as úlceras pépticas e a colite ulcerativa, estão associadas a mudanças na composição da flora intestinal[22]. Podemos descobrir uma ligação entre essas mudanças na flora e doenças autoimunes, controle de peso corporal, câncer e outros problemas de saúde.

Não sabemos quantas dessas mudanças decorrem da dieta e quantas provêm das doenças em si, mas temos certeza de que a composição das floras bucal e intestinal do ser humano sofreu mudanças ao longo do tempo. E os fatos são claros: quando os humanos começaram a consumir sementes de gramíneas, os microrganismos presentes em nosso corpo mudaram, e essa mudança ocorreu em termos que afetam nossa saúde.

Examinemos agora, individualmente, cada grão que não seja trigo, para deixar claro por que, assim como o trigo, eles não são benéficos para nossa saúde.

Talvez comecemos a ruminar: adaptações para consumir as sementes de gramíneas

Seria errado afirmar que *nenhuma* adaptação surgiu no ser humano ao longo dos milhares de anos em que consumimos as sementes de gramíneas. De fato, houve algumas mudanças no código genético humano, que se desenvolveram em sociedades consumidoras de grãos; e é notável que essas mudanças estejam *ausentes* em populações nativas não agrícolas das Américas do Norte e do Sul, do sul do Pacífico e da Austrália.

- Genes para aumentar a expressão da enzima salivar amilase (determinada pelo gene AMY1) permitem maior digestão da amilopectina do amido de cereais[23].

- Acredita-se que o gene da hemocromatose, um distúrbio que leva a um armazenamento excessivo de ferro, aumentando o número de glóbulos vermelhos na corrente sanguínea, seja uma adaptação à deficiência de ferro que se desenvolveu em humanos consumidores de grãos. Como se trata de uma mutação relativamente recente, os genes que aumentam a absorção de ferro estão presentes em menos de 10% dos descendentes de habitantes do norte da Europa.

- Acredita-se que variações em genes que determinam a suscetibilidade ao diabetes tenham se desenvolvido com o consumo das sementes de gramíneas, com variantes recentes fornecendo proteção parcial contra a doença[24]. A julgar pela explosão mundial do diabetes, porém, essas tentativas de adaptação genética não são suficientes.

Sim, como espécie, estamos *tentando* nos adaptar a uma dieta dominada pelas sementes de gramíneas e a seus efeitos nocivos à saúde, mas essas adaptações não bastam. Não tivemos tempo adequado para nos adaptar aos muitos efeitos das prolaminas, lectinas e mudanças nas floras bucal e intestinal, ou aos efeitos mentais, emocionais ou autoimunes do consumo de grãos (todas essas questões serão examinadas em capítulos posteriores). A incidência desses efeitos continua elevada em todas as populações que consomem com entusiasmo as sementes de gramíneas.

> Talvez daqui a algumas centenas de milênios tornemo-nos plenamente adaptados e vivamos sem doenças enquanto consumimos as sementes de gramíneas. O *Homo sapiens* de um futuro dominado pelos grãos poderá ruminar, desenvolver mais compartimentos no estômago e acrescentar "muuu" ao dicionário.

50 TONS DE CEREAIS

> *Esse homem, que eu um dia considerei um herói romântico, um valente cavaleiro de armadura branca – ou o cavaleiro das trevas, como ele mesmo dizia. Ele não é um herói. É um homem com problemas emocionais graves e profundos, e ele está me arrastando para as sombras.*
> – E. L. James, *Cinquenta tons de cinza*

Todos os cereais que abarrotam a dieta moderna são de gramíneas. Moídos, assados, torrados, tostados e estourados, eles se apresentam numa variedade de formas, cores e sabores, e estão entre os ingredientes mais populares nos alimentos industrializados modernos. Quem teria imaginado que pipocas e *pretzels* são parentes próximos, ou que tortilhas mexicanas e rocambole de canela são primos em segundo grau? Por trás desses aromas e sabores reconfortantes, porém, estão escondidos segredos sombrios, confissões não reveladas e demônios prontos para sufocá-lo num abraço, com seus efeitos lhe envolvendo a mente e o corpo. Da mesma forma que o trigo é uma gramínea, seus efeitos cativantes são compartilhados em intensidades variadas pelas sementes de outras gramíneas.

Os problemas apresentados pelo relacionamento torturante entre o trigo e os seres humanos são em grande parte compartilhados por outros grãos derivados do trigo, entre eles o triticale (um cruzamento entre o trigo e o centeio), o triguilho e variedades tradicionais do trigo, como a espelta e o *kamut*. Quando falo de "trigo", estou me referindo a todos os grãos da família do trigo. Examinemos agora, em toda a sua glória apavorante, alguns dos grãos mais populares que não pertencem à família do trigo.

Centeio

A história do consumo do centeio remonta aos primeiros tempos do consumo do trigo, quando os humanos começaram a experimentar comer o *einkorn*. O centeio, outra gramínea, crescia como erva daninha em campos de trigo, um exemplo de *mimetismo de Vavilov*, que corresponde à capacidade de uma erva daninha de imitar uma planta cultivada. Essa erva passou a ser reconhecida pelos humanos como mais uma semente de gramínea que poderia servir de alimento; e os lavradores costumavam colher tanto o trigo como o centeio com a mesma foice ou mangual, sem se preocupar em separar os dois.

O centeio conquistou alguma aprovação em círculos dedicados à nutrição porque, em comparação com o trigo, ele tem um potencial menor de ativar a insulina, apesar de ter um potencial idêntico para elevar a glicemia[25]. (Para ser justo, em comparação com o *Triticum aestivum*, o alvo principal de nossa crítica, praticamente *qualquer coisa* parece perfeitamente inocente.)

O trigo e o centeio têm em comum um alto teor da proteína gliadina, com todos os seus efeitos potencialmente tóxicos. (A gliadina do centeio chama-se *secalina*, embora as estruturas de ambas sejam quase idênticas.) A proteína secalina tem um potencial para causar problemas semelhante ao de sua correspondente gliadina[26]. Do mesmo modo, como a lectina do centeio é quase idêntica à destrutiva lectina do trigo, a aglutinina do germe de trigo, ela compartilha seu potencial para causar toxicidade intestinal, promover a aglomeração de glóbulos vermelhos, provocar um aumento anormal do número de linfócitos do sistema imune e mimetizar a insulina[27]. O centeio compartilha com o trigo um fenômeno peculiar, que só foi reconhecido recentemente: a formação da acrilamida, um composto que se acredita ser carcinogênico e neurotóxico[28]. O centeio e o trigo contêm um alto teor do aminoácido asparagina, que, quando aquecido a altas temperaturas no forno ou em fritura por imersão, reage com a quantidade de carboidratos presentes para formar a acrilamida. (Essa substância também se forma em batatas fritas.) A dependência moderna de fertilizantes sintéticos ricos em nitrogênio também aumenta o teor de asparagina no centeio e no trigo, intensificando ainda mais a formação da acrilamida.

Para todas as finalidades práticas, considerando-se os cruzamentos que ocorreram naturalmente por processos vavilovianos bem como aqueles resultantes de esforços de seres humanos, as diferenças são insignificantes, o que quer dizer que eles são praticamente a mesma coisa. Livrar-se do trigo também deveria significar livrar-se do centeio.

O centeio e a obra do demônio

O centeio tem o potencial exclusivo de ser infectado por um fungo parasita, *Claviceps purpurea*, que produz uma substância tóxica aos humanos chamada ergotamina. Quando ingerida, digamos, num pão de centeio, ela produz uma série de efeitos alucinógenos nos humanos, em parte por se converter em dietilamida do ácido lisérgico, comumente conhecida como LSD.

A história está repleta de relatos fascinantes e aterradores de seres humanos expostos ao centeio e à ergotamina. Como algumas vítimas atingidas pelo centeio contaminado apresentavam uma forte dermatite (inflamação da pele), o problema tornou-se conhecido como Fogo de Santo Antônio, denominação que surgiu por causa do asilo administrado por monges onde, no início do século XI, eram tratadas as vítimas de envenenamento pela cravagem do centeio. Durante a Idade Média, escritores descreveram crises histéricas que afligiam pessoas até então normais; nessas crises, as pessoas se debatiam e se contorciam, enquanto gritavam "Estou queimando!" Os pacientes acabavam por sucumbir, e, depois disso, seu corpo se tornava negro. E pelo menos um observador atribuiu a loucura das bruxas dos julgamentos de Salém ao envenenamento por ergotamina, depois de descobrir que muitas das dezenove jovens acusadas de bruxaria moravam perto de um campo de centeio. Um "bolo de bruxa", feito com farinha de centeio, foi dado a um cachorro para confirmar o efeito "enfeitiçador"[29].

É claro que o centeio em si era totalmente inocente, já que a verdadeira culpada era a infestação parasitária comum nessa gramínea. Contudo, com tantas outras questões envolvendo a relação entre as sementes de gramíneas e os desafortunados seres humanos que tentam consumi-las, não deveria surpreender o fato de essa ser uma relação perigosa.

Cevada

As origens do consumo da cevada seguem paralelas às do trigo *einkorn* e do farro no Crescente Fértil, região que abrange agora o Iraque, o Irã e a Turquia. Por muito tempo, a cevada foi o grão preferido entre a população da Grécia e do Egito antigos, passando para a Europa 7 mil anos atrás. A cevada foi, em grande medida, rebaixada a ração animal, e atualmente a maior parte da exposição humana ao cereal ocorre na forma do malte de cevada, usado para fazer cerveja. À semelhança do centeio, a cevada também compartilha muitas características com seu parente próximo, o trigo. Pessoas com doença celíaca, por exemplo, que evitam o trigo por ele ser uma fonte de glúten (e, portanto, de gliadina), também devem evitar a cevada devido às semelhanças entre a gliadina e a proteína equivalente da cevada, a hordeína. Ambas apresentam muitas características que se sobrepõem, sugerindo que os efeitos peculiares que o trigo exerce sobre o ser humano sejam compartilhados pela cevada[30]. A lectina da cevada é também praticamente idêntica à aglutinina do germe de trigo, compartilhando desse modo seu potencial para a toxicidade gastrointestinal. Os efeitos alérgicos da cevada também coincidem com os do trigo, o que significa que, igualmente, a asma, a coriza e a congestão, as erupções cutâneas e os problemas gastrointestinais provocados por uma alergia ao trigo também podem ser provocados pela cevada[31].

Milho

Depois do trigo moderno e seus problemáticos irmãos mais chegados, o centeio, a cevada, o triguilho e o triticale, o milho é a próxima gramínea problema.

Como o trigo *einkorn*, o milho está entre os mais antigos grãos cultivados, remontando a 10 mil anos, a tempos anteriores aos maias, na América Central. No entanto, o milho só chegou aos cardápios europeus depois de 1493, quando Cristóvão Colombo levou sementes para a Espanha. O milho foi adotado rapidamente, substituindo em grande parte a cevada e o painço, por causa de sua espetacular produtividade. Com sua ampla disseminação, o consumo habitual da broa de milho e da polenta resultou em deficiências de niacina (vitamina B_3) e dos aminoácidos lisina e triptofano, provocando vastas epidemias de pelagra, caracterizadas pelo que os médicos da época chamavam de "Quatro Ds": dermatite, diarreia, demência e morte (em inglês "death", o quarto "D"). Mesmo nos dias de hoje, a pelagra é um problema importante de saúde pública em regiões rurais da América do Sul, da África e da China. Enquanto isso, no litoral do Peru, do Equador e do México, bem como nas regiões montanhosas dos Andes, o aumento do consumo de milho gerou um aumento na incidência da cárie dentária, da perda de dentes, da anemia e da carência de ferro, bem como a diminuição da altura de crianças e adultos[32].

Hoje, os pecuaristas engordam animais alimentando-os com grãos de milho intactos. Mas grande parte do milho consumido por seres humanos está na forma de fubá, de amido de milho ou de derivados do milho, como o xarope de milho rico em frutose. Essa fonte concentrada de frutose é uma forma de açúcar que não aciona o aviso de saciedade – a pessoa não sabe quando parar. O milho e o trigo mantêm uma disputa pela inclusão em praticamente todos os alimentos industrializados, muitos dos quais contêm os dois. O milho, sob alguma forma, é encontrado em fontes óbvias, como salgadinhos de milho, broa de milho, cereais matinais, refrigerantes com xarope de milho rico em frutose, *tacos*, tortilhas e salsichas empanadas em massa de fubá; mas também está presente em alimentos não tão óbvios, entre os quais carne de hambúrguer, catchup, molhos para saladas, iogurtes, misturas prontas para sopa, balas, misturas de temperos, maionese, molho *marinara*, bebidas de frutas e manteiga de amendoim.

Variedades de milho com proporção mais elevada de amilopectina de rápida digestão, em vez da amilose de digestão menos eficiente, são escolhidas para a moagem e a transformação em amido de milho. Levando-se em conta o aumento exponencial na área de superfície, que resulta do fato de o milho ser reduzido a grânulos ou farinha, esses produtos são responsáveis por aumentos excessivos da glicemia. Com um índice glicêmico de 90 a 100, mais alto que o de qualquer outro alimento, eles são perfeitamente talhados para contribuir com o diabetes[33].

Está aumentando o número de casos de alergia ao milho, provavelmente em decorrência de alterações nas proteínas inibidoras da α-amilase, nas proteínas de transferência de lipídios e em outras. Como as diversas gramíneas que chamamos de "cereais" são parentes em termos genéticos, pode haver uma *superposição* de alergias a cereais em humanos expostos a eles[34]. A exposição repetida e prolongada a proteínas do milho, como no caso de pessoas que trabalham na agricultura, na produção de alimentos ou na indústria farmacêutica (o amido de milho é encontrado em comprimidos e cápsulas), pode levar ao desenvolvimento de uma alergia ao milho em até 90% dos trabalhadores[35]. Níveis tão extraordinários de desenvolvimento de alergia não ocorrem em pessoas que trabalham com maçã, carne, couve ou azeitonas – só naquelas que lidam com cereais.

A proteína *zeína* do milho aciona anticorpos reativos à gliadina do trigo, o que pode resultar em perturbação gastrointestinal, diarreia, distensão abdominal, urgência evacuatória e refluxo ácido após o consumo de milho[36]. A zeína também pode acionar a resposta imune responsável pela destruição do intestino delgado que ocorre em pessoas que têm a doença celíaca, embora com menor severidade. Mesmo assim, o amido de milho é usado – equivocadamente – em alimentos sem glúten[37].

Embora eles pareçam completamente diferentes e os produtos modernos processados a partir deles sejam muito distintos na aparência, no aroma e no sabor, o trigo e o milho são aparentados demais para que deixemos de nos preocupar. Uma exposição mínima ou nenhuma é a estratégia desejada para o não ruminante *Homo sapiens*.

Modificação genética: não olhe, não comente

Desde que a tecnologia de manipulação genética tornou possível a inserção ou a remoção de genes específicos em plantas e animais, somos repetidamente tranquilizados pelo USDA, pela FDA e pelo agronegócio de que os produtos dessa tecnologia são seguros para o meio ambiente e para o consumo humano. E, para provar o que dizem, eles dispõem de dados de testes de noventa dias com animais.

Enquanto o trigo foi manipulado por métodos anteriores à modificação genética e, portanto, não causou muita preocupação, outros grãos geneticamente modificados (GM), em especial o milho e o arroz, escaparam de algum modo à vigilância do público e variedades modificadas conseguiram chegar às prateleiras dos supermercados na América do Norte e em outras partes do mundo. Estudos recentes levantaram questões sobre a segurança de produtos agrícolas GM, bem como dos herbicidas e pesticidas que os acompanham. Um grupo de pesquisa francês, por exemplo, obteve dados sigilosos de pesquisa da Monsanto usados para justificar alegações de segurança tanto para o milho resistente ao glifosato como para o milho com a toxina Bt, as duas variedades GM predominantes. (Essas informações não foram cedidas voluntariamente, mas, sim, obtidas por meio de ordem judicial.) Quando eles tentaram reproduzir os dados da Monsanto, mas aplicaram análises mais detalhadas aos tecidos, não conseguiram reproduzir as mesmas conclusões inócuas. O que observaram foram provas de toxicidade aos rins, ao fígado, ao coração, ao baço e às suprarrenais para as duas formas de milho GM[38]. A primeira tentativa de ampliar o período de observação para mais de noventa dias fez surgir questões ainda mais perturbadoras. Ao longo de dois anos de observação, foram relatados aumento da mortalidade, tumores de mama, danos ao fígado e alterações na hipófise, tanto com o milho resistente ao glifosato quanto com o próprio glifosato, em contraste com os resultados inócuos obtidos no estudo de noventa dias da Monsanto[39].

Surgiram outras questões relacionadas à segurança do milho com toxina Bt. Essa variedade de milho recebeu a inserção de um gene para uma proteína que é tóxica para insetos e, portanto, mata pragas que tentam comer a planta. Embora bactérias que expressam a toxina Bt venham sendo pulverizadas em lavouras por agricultores orgânicos há quarenta anos, com aparente segurança, críticos salientaram que o milho GM agora apresenta a toxina Bt dentro das sementes (os grãos do milho), que são ingeridas diretamente pelos consumidores. Um estudo em camundongos revelou efeitos tóxicos na formação de células sanguíneas[40], enquanto em outro estudo foram observados padrões pré-diabéticos[41]. Também se mostrou que o arroz geneticamente modificado alterou a composição da flora intestinal em camundongos, com redução da população dos *Lactobacillus* saudáveis e aumento das populações de espécies nocivas de *Escherichia coli*[42].

O próprio glifosato, o herbicida mais utilizado no mundo, é aplicado em lavouras de milho resistente a ele. A substância tem uma atividade estrogênica, promovendo o crescimento de células de câncer de mama, prejudicando a fertilidade masculina e desregulando as funções endócrinas de diversas outras maneiras[43]. Há também a questão do impacto ambiental do glifosato sobre a vida silvestre, aí incluídos as bactérias aquáticas e os anfíbios, como os sapos, que sofrem efeitos tóxicos[44].

É interessante que uma variedade de arroz – Golden Rice [arroz dourado], que foi geneticamente modificado para apresentar o betacaroteno, com o objetivo de reduzir a deficiência de vitamina A que assola as sociedades consumidoras de arroz – esteja na linha de frente dos esforços da biotecnologia para descrever a modificação genética como algo belo de contemplar e seguro para o consumo. A empresa Syngenta, gigante do agronegócio, vem promovendo o Golden Rice como um exemplo daquilo que a ciência da manipulação genética pode realizar, apesar da oposição vigorosa de muitos agricultores, que desejam evitar o uso de grãos geneticamente modificados. Críticos também acusaram os que promovem grãos GMs de tentar tirar vantagens financeiras de uma carência nutricional comum adotando um caminho mais lucrativo do que simplesmente, digamos, fazer com que populações carentes de vitamina A comam de vez em quando uma batata-doce, o que igualaria ou superaria as vantagens oferecidas pelo Golden Rice. (Mas não se pode registrar a marca de uma batata-doce comum e nutritiva.)

Grande parte da ciência que alega estudar a segurança de lavouras GM parece mais *marketing* do que ciência, com pesquisadores defendendo entusiasticamente o valor nutritivo do produto e a segurança do herbicida ou pesticida em questão, em vez de relatarem com imparcialidade os resultados científicos. Isso nos faz chegar ao principal problema que surge quando influências de instituições endinheiradas, como o agronegócio ou a indústria farmacêutica, estão envolvidas nisso: até que ponto podemos acreditar quando grande parte da "ciência" positiva é gerada por aqueles que vão lucrar com ela?

Arroz

Apesar de compartilhar sua herança genética com outras gramíneas, o arroz está entre os cereais menos prejudiciais, embora esteja longe de ser inofensivo. Sob a perspectiva da experiência dos humanos primitivos, que revela os efeitos destrutivos para a saúde do consumo de outras gramíneas, o arroz antigo é o único cereal que *não* se associou a efeitos, como, por exemplo, o aumento de cáries dentárias, malformações faciais e carência de ferro⁴⁵. A natureza menos prejudicial do arroz pode ser explicada em parte por seu teor muito baixo (menos de 1%) de proteínas prolaminas⁴⁶.

A história do arroz como mais uma semente de gramínea consumida por seres humanos remonta a 8 mil anos, nos sopés do Himalaia, seguida de sinais de cultivo por humanos no sul da China há 4 mil anos. O arroz é o alimento ideal para ser *commodity*, já que pode ser armazenado por muitos anos sem estragar. Problemas de saúde decorrentes do consumo de arroz, diferentemente do que ocorre com outros cereais, são menos comuns. Mesmo assim, o consumo constante de arroz descascado (isto é, branco ou polido) levou à disseminação de problemas relacionados com o beribéri, transtorno decorrente da carência de tiamina, uma das vitaminas do complexo B, que resulta em paralisia parcial e falência cardíaca, consequências que são péssimas, como creio que todos concordem. Esse transtorno pode se desenvolver em algumas semanas e tornou-se um problema que afetou marinheiros e soldados asiáticos, cujas rações eram compostas principalmente de arroz.

Como ocorre com as sementes de todas as outras gramíneas, o arroz tem o potencial para produzir efeitos glicêmicos excessivos. Os carboidratos compõem 85% de suas calorias, um dos teores mais elevados entre todas as sementes de gramíneas. Culturas consumidoras de arroz, por exemplo, podem ainda apresentar muitos casos de diabetes. Contudo, a noção reconfortante de que o arroz está entre os cereais mais inofensivos está sendo questionada, já que ele foi submetido a extensa modificação genética. Isso inclui esforços para torná-lo resistente ao glifosato e ser capaz de expressar a toxina Bt, levantando as mesmas questões de segurança do milho resistente ao glifosato, que produz a toxina Bt.

Há outra questão que sobressai a respeito dessa semente específica de gramínea: o arroz é excepcional entre as gramíneas por sua capacidade natural de concentrar o arsênio inorgânico do solo e da água. (Não podemos culpar o agronegócio por esse efeito.) O arroz apresenta um alto teor de arsênio, segundo dados confirmados por análises da FDA, embora esse órgão nos tranquilize com a informação de que nenhuma toxicidade aguda resulta dessa exposição⁴⁷. Porém, pesquisas importantes associam a exposição crônica ao arsênio a formas múltiplas de câncer, bem como a doenças cardiovasculares e neurológicas[48]. Em Bangladesh, onde a exposição ao arsênio é um importante problema de saúde pública, a exposição crônica crescente a ele, começando por níveis baixos, está associada a lesões pré-malignas na pele, pressão arterial alta, disfunção neurológica e aumento da mortalidade[49]. Essa análise sugere que efeitos adversos à saúde podem se manifestar com uma exposição crônica proporcionada por até mesmo uma única porção (aproximadamente 1 xícara) de arroz cozido por dia. A FDA tinha estabelecido um limite máximo para o arsênio no suco de maçã de 10 partes por bilhão. Análises do arroz concluíram que muitos produtos do arroz estão próximos desse limite ou o ultrapassam.

Em minha opinião, os dados que já existem, associando uma exposição de baixo nível à água contaminada por arsênio ao aumento do número de casos de muitas doenças crônicas, são tudo o que precisamos saber. Causa arrepios pensar na antiga Dieta do Arroz. Apesar de ele estar na parte mais inofensiva do espectro, no que diz respeito às sementes de gramíneas, está claro que o consumo entusiástico do arroz, em qualquer apresentação (branco, integral ou selvagem), não é uma boa ideia para a saúde. É provável que o consumo eventual de pequenas quantidades (em torno de ¼ de xícara) seja tudo o que um ser humano saudável possa tolerar sem preocupações desse tipo.

Aveia

A aveia é relativamente uma recém-chegada à experiência dietética humana com gramíneas, tendo sido consumida pela primeira vez há cerca de 3 mil anos apenas. Poucas culturas adotaram esse cereal, muitas vezes considerando-o ração para animais ou alimento de bárbaros, até galeses e escoceses se tornarem ávidos consumidores de aveia. Mais um parente próximo do trigo e membro da família das gramíneas, a aveia possui uma proteína semelhante à gliadina, a avenina, cuja estrutura coincide menos com a do trigo do que a das proteínas correspondentes presentes no centeio e na cevada. Por esse motivo, o papel da aveia na dieta de pessoas que têm doença celíaca é debatido há cinquenta anos. A proteína avenina é nitidamente mais inofensiva, embora algumas variedades de aveia possam mimetizar os efeitos imunes da gliadina[50]. (A noção de "aveia sem glúten" é, portanto, uma ficção, já que ela ainda tem uma proteína que pode coincidir em estrutura e efeito.) A aveia não possui a proteína lectina; logo, ela não contribui para a inflamação dos intestinos nem para o surgimento de lesões no órgão como faz a aglutinina do germe de trigo[51]. Entretanto, esse foco na natureza relativamente inofensiva da aveia, em comparação com o pior cereal de todos, induz as pessoas à crença equivocada de que, só por não possuir propriedades semelhantes às do glúten, o alimento deve ser bom para sua saúde. Mais uma vez, o pensamento nutricional excessivamente simplista pode nos prejudicar.

Há muita conversa sobre a aveia ser "saudável para o coração" e constituir uma fonte abundante de fibras solúveis, numa referência à betaglucana da aveia, que já mostrou ser capaz de reduzir o colesterol total e o LDL. Tudo isso é verdade – menos o "saudável para o coração". Embora a fibra betaglucana de fato tenha efeitos saudáveis sobre os valores do colesterol, a abundância do amido amilopectina na aveia eleva muito a glicemia e, com isso, provoca uma glicação excessiva – processo irreversível de modificação das proteínas quando a glicemia sobe. A aveia é um exemplo de alimento que contém uma mistura de coisas benéficas e coisas nocivas. Os bons efeitos são passageiros, como o fato de a betaglucana melhorar o funcionamento intestinal e baixar o nível de colesterol LDL, ou de as vitaminas B do cereal fornecerem nutrição. Mas seus efeitos nocivos são irreversíveis, em especial os da glicação. É melhor que o consumo da aveia, como o do arroz, seja mantido num nível mínimo.

Sorgo

Antes de a sacarose e o xarope de milho rico em frutose se tornarem dominantes, o sorgo era uma fonte popular de açúcar. Até os primeiros anos do século XX, o xarope de sorgo era servido sobre panquecas e usado para fazer balas. Como todos os grãos, o sorgo é em grande parte carboidrato, com aproximadamente 75% de suas calorias provenientes do amido, e ativa a glicação com tanto vigor quanto as sementes repletas de amido de qualquer outra gramínea. Ele continua popular como ração para animais de corte, por ser tão útil para uma engorda rápida quanto o trigo e o milho.

O sorgo é uma gramínea com a característica interessante de ser tóxica, e até mesmo fatal, quando consumida antes de atingir a plena maturação. Sabe-se que seu alto teor de cianeto, que causa a morte por parada cardíaca, já dizimou rebanhos. Essa gramínea cresce nativa em grande parte da África e parece ter sido a primeira a ser domesticada nas savanas, cerca de 4 mil anos atrás. Embora seja uma "gramínea verdadeira", da família das *Poaceae*, o sorgo é um parente menos próximo das gramíneas examinadas até aqui. No sorgo, a proteína correspondente à gliadina, a kafirina, tem com esta apenas uma relação distante e, por isso, não provoca reações celíacas ou outras reações indesejáveis semelhantes às provocadas pela gliadina. Apesar da natureza mais inofensiva das kafirinas, o sorgo ainda é uma semente de gramínea, sendo, portanto, em grande parte, indigerível. Desse modo, as proteínas do sorgo são mal aproveitadas; cerca de metade delas permanece intacta após atravessar o trato gastrointestinal humano[52]. Isso inspirou manipulações para aumentar sua digestibilidade, entre elas provocar a mutação genética da planta por meio da aplicação de radiação gama e de produtos químicos, sua modificação genética por meio da inserção de genes para obtenção de proteínas mais digeríveis e o processamento mecânico ou enzimático da farinha, tudo para melhorar a capacidade de elaboração do cereal.

Não está claro o que aconteceria com seres humanos que dependessem demais do sorgo como fonte de calorias. Mas, considerando-se o problema das suas proteínas indigeríveis e seu alto teor de amido, é recomendável minimizar a exposição a ele, assim como ao arroz e à aveia.

Uma serpente traiçoeira

Para completar nossa análise das sementes de gramíneas, eu deveria mencionar que o triguilho é simplesmente uma combinação de linhagens diferentes de trigo, embora muitas vezes da variedade *durum*, como a usada para fazer macarrão. Mas ele ainda é trigo, com praticamente todos os mesmos problemas. O triticale é o resultado do cruzamento do trigo com o centeio; como se poderia prever, ele também apresenta todas as mesmas dificuldades, devido à sua linhagem.

O painço, o *teff* e o amaranto*, todos acrescentados à dieta humana ao longo dos últimos milênios, estão entre várias outras sementes de gramíneas menos comumente consumidas por seres humanos. Nenhum deles causa o leque de problemas de saúde pelos quais são responsáveis o trigo, o centeio, a cevada, o milho, o triguilho, o triticale ou o sorgo. Também não foram alvo de entusiásticas modificações genéticas. Mesmo assim, eles ainda apresentam elevada proporção de carboidratos, considerando-se o seu teor de amilopectina. Na França, as aves canoras chamadas de sombrias, forçadas a uma obesidade mórbida por uma dieta de painço e aveia, e, então, mergulhadas em Armagnac, flambadas e consumidas inteiras, eram consideradas uma iguaria, apreciada por sua gordura gotejante. (Esse costume agora é proibido por lei.) Exatamente como o milho e o trigo, esses cereais, cujo único problema conhecido é o elevado teor de amido amilopectina, ainda são perfeitamente eficazes na engorda de porcos, bois, aves canoras e seres humanos.

Algumas pessoas acham que podem consumir uma pequena quantidade desses grãos de elevado risco glicêmico de vez em quando, sem pagar um preço em termos de saúde, mas tenha em mente que, cada vez que você consome essas sementes ricas em amido, está comprometendo cada vez mais sua saúde, exatamente como se comesse um pacote de balas de goma.

A DIETA HUMANA: ZONA LIVRE DE GRAMÍNEAS

Você pode querer que a carne que consome venha de animais criados no pasto, mas *você mesmo* não deveria consumir pasto.

----

* O amaranto, na verdade, não é uma gramínea. Pertence à família das amarantáceas, e suas folhas podem ser consumidas, como as do espinafre. (N. da T.)

Pode ser que você tenha chegado à conclusão de que, quanto mais nos aprofundamos no estudo desses produtos conhecidos como grãos ou, mais acertadamente, sementes de gramíneas, pior fica a situação. Descobrimos cada vez mais razões pelas quais o *Homo sapiens*, não ruminante, simplesmente não está equipado para lidar com os componentes dessas plantas: lectinas do trigo, do centeio, da cevada e do arroz; as proteínas prolaminas: gliadina, secalina, hordeína, zeína e kafirina; acrilamidas; cianeto; e arsênio – para não mencionar o fato de sofrermos doenças carenciais, como a pelagra e o beribéri, quando dependemos excessivamente dessas sementes. Por ironia, as calorias do mundo inteiro estão *mais presentes* nos cereais *mais destrutivos* – o trigo e o milho –, e algumas questões sérias estão sendo levantadas agora acerca da segurança do arroz.

Estranho como isso simplesmente não acontece com o brócolis, o aipo, as nozes, as azeitonas, os ovos ou o salmão – alimentos que podemos consumir e digerir com facilidade, sem acionar a glicemia, a glicação, a autoimunidade, a demência ou outros efeitos relacionados a doenças. Como seria possível prever a partir dos relatos que fiz até agora, eliminar da dieta as sementes de gramíneas que não estavam no cardápio instintivo para o *Homo sapiens* nos livra de muitos dos problemas de saúde que afligem os seres humanos modernos, entre eles a ocorrência generalizada da cárie dentária, da hipertensão, do diabetes e da depressão, bem como uma larga faixa de transtornos neurológicos e gastrointestinais – distúrbios notavelmente ausentes ou raros em humanos que seguem dietas tradicionais. Por isso, recomendo com insistência que você se livre do seu ruminante interior; reconheça que os cereais são, de fato, sementes de gramíneas indigeríveis e, muitas vezes, tóxicas; e permita que seu *Homo sapiens* em apuros se expresse plenamente. Prevejo que você redescobrirá a saúde num nível que talvez não soubesse que fosse possível.

No próximo capítulo, examinamos exatamente *por que* motivos – além do desespero, da conveniência e do poder de atração que possuem – os cereais conseguiram dominar a dieta humana em um período de tempo relativamente curto. Por que os grãos se transformaram de comida eventual de humanos esfomeados e desesperados e passaram a compor a oferta dominante de alimentos para a humanidade?

CAPÍTULO 3

O REINO DOS GRÃOS

Para uma mentira funcionar, são necessárias duas pessoas:
a que conta a mentira e a que acredita nela.

– Jodi Picoult, *Vanishing Acts*

"GRÃOS INTEGRAIS SAUDÁVEIS"
É o grito de guerra dietético do século XXI, repetido em coro por todos os fornecedores oficiais de orientação nutricional, pela comunidade dietética e por uma indústria de alimentos de um trilhão de dólares. É o princípio mestre dos currículos acadêmicos em nutrição, adotado por fabricantes de alimentos industrializados que produzem, junto com o açúcar, quantidades mirabolantes de alimentos a partir do trigo, do milho e do arroz. Será que tudo isso se baseia nos alegados benefícios dos grãos para a saúde? Ou existem outras motivações em ação?

Você se lembra das fazendas familiares, aqueles lugares idealizados ou satirizados por programas de televisão como *The Big Valley*, *Os Waltons* e *O fazendeiro do asfalto*? Há apenas sessenta anos, nos Estados Unidos existiam seis milhões dessas fazendas, em sua maioria perto de cidades pequenas, como Walton's Mountain ou Hooterville. Eram lugares onde uma família possuía alguns hectares para plantar tomate, pepino e alface, criando algumas galinhas, porcos e uma vaca ou duas. As famílias plantavam para consumo próprio e vendiam o excedente. Hoje, pequenas propriedades rurais familiares, assim como John-Boy e Arnold Ziffel, são relíquias do passado, e as poucas que persistem são geridas por agricultores que estão envelhecendo e dedicam apenas parte do tempo à atividade, pois têm um emprego fora da fazenda.

É muito mais provável que o alimento na sua mesa venha de uma fazenda extensa, com milhares de hectares e áreas enormes dedicadas a uma única cultura (um método de cultivo chamado de *monocultura*), como o trigo e o milho. Transformações paralelas, de pequenos produtores em grandes negócios, ocorreram nos setores da carne e dos laticínios.

Os agricultores, familiares e de outros tipos, estão se preparando para atender à demanda de um público mundial que fez dos grãos a fonte de 50% das suas calorias. Isso se refere ao consumo direto de grãos por seres humanos. Os grãos, agora, também são a ração escolhida para alimentar animais de corte, substituindo pastagens e capim. Essa tendência começou na década de 1960, e os animais de corte agora consomem a maior parte dos cereais produzidos no mundo, ultrapassando em sete vezes o consumo humano. E ainda não examinamos quanto milho é cultivado para fabricar etanol[1]. Por qualquer definição que se use, os grãos são um meganegócio.

Sempre que surge uma situação estranha, devemos nos perguntar: quem se beneficia com isso? Será que o agronegócio está simplesmente atendendo à demanda dos consumidores, ao distribuir, por exemplo, 300 bilhões de dólares em petiscos pelo mundo inteiro? Ou existem forças atuantes empenhando-se discretamente para manter essa situação por outros motivos? Responder a essas questões nos afasta um pouco da discussão de por que e como abandonar os cereais faz com que as pessoas se aproximem da saúde total. Mas vou lhe pedir que aceite esse desvio, já que entender essa situação incômoda lhe dará melhores armas para lutar contra a dependência das sementes de gramíneas para a nutrição.

Passemos, então, à digressão.

A ARTE DA *COMMODITY*

Imagine que você é uma pessoa de negócios com a ambição de criar um sistema que gere milhões, talvez bilhões, de dólares. E digamos que você gostaria de realizar isso através do mundo dos alimentos, em vez do petróleo cru, do minério de ferro ou do ouro. Você não está muito preocupado com questões ambientais, sustentabilidade a longo prazo ou a saúde do público consumidor. Suas metas são de uma simplicidade elegante: você gostaria de conduzir seu empreendimento em escala mundial com o máximo de lucro.

Decerto você não poderá atingir suas metas ambiciosas com uma atividade tão humilde quanto o plantio de couve ou o cultivo orgânico. Não vai conseguir isso vendendo produtos frescos no mercado local: pequeno demais, sem espaço para expansão, com uma trabalheira daquelas. Conquistar o mundo não deveria ser tão difícil. Pessoal, me dá uma mãozinha aqui! O que acham de fabricar alimentos industrializados em larga escala, usando ingredientes baratos, como xarope de milho rico em frutose, amido de milho, farinha de trigo, sacarose e um corante alimentício ou dois, para, então, criar a ilusão de valor agregado pela conveniência, saúde, controle de peso e *sex appeal*? Falou e disse, Mr. Bigglesworth*!

Mas lidar com alimentos pode dar muito trabalho, e é uma atividade que gera muita sujeira. Além disso, a maioria dos alimentos, como os ovos, a carne de porco e os legumes e verduras, tem vida curta, limitada a não mais que dias. Um atraso na expedição de apenas alguns dias poderia fazer com que todo o seu estoque se transformasse numa pilha de coisas podres e sem valor. Muitos alimentos exigem refrigeração, o que acrescenta outro nível de custo e risco. Depois, ainda é preciso cumprir todos os tipos de exigências feitas por órgãos reguladores, como a FDA, o USDA e órgãos de saúde em nível federal, estadual, regional e local. E se você for o tipo de homem de negócios que não quer sujar as mãos? No fundo, você não quer *manusear* a comida. Só quer fazer grandes transações em papéis ou por meios eletrônicos. Comprar barato, vender caro, embolsar o lucro. Nada de mãos sujas, nada da complicação de alimentos apodrecendo.

Portanto, você quer fazer transações de milhões ou bilhões de dólares em alimentos, mas não quer tocar no material, lidar com a logística, preocupar-se com os riscos nem se envolver em intermináveis disputas sobre medidas reguladoras. Em outras palavras, você

---

* Nome do gato do dr. Evil, personagem da série de filmes *Austin Powers*. (N. do E.)

quer abrir caminho para *obter* lucros, ou seja, quer tirar proveito da desigualdade dos preços pagos por um produto que tenha ampla demanda em todos os níveis da sociedade e venda tão bem em Spokane como em Londres ou Brisbane. E você quer fazer isso com algo que é aceito como alimento e possui uma duração prolongada, talvez ilimitada, podendo ser transportado a grandes distâncias, para usufruir da máxima vantagem proporcionada pelas diferenças de preço no mundo.

Estamos falando da compra e venda de *commodities*. Uma *commodity* é uma mercadoria, ou um conjunto de mercadorias – minério de ferro, petróleo bruto, ouro, estanho ou alumínio –, que é relativamente indistinguível de uma fonte para outra e por consumidores diferentes. As *commodities* deixam pouco ou nenhum espaço para a variedade, as versões sofisticadas ou a exclusividade. Elas são as mesmas para todos, em todos os lugares.

Os cereais fazem parte da lista seleta de alimentos consumidos pelos seres humanos que são perfeitamente adequados para um mercado de *commodities*. (O café, o chá, o açúcar e a soja são alguns dos poucos alimentos desse tipo.) Em nenhuma bolsa de *commodities*, você encontrará tomates de variedades antigas, rabanetes, alho nem carne de gado criado no pasto. Como observou Karl Marx: "Pelo sabor do trigo não é possível dizer quem o produziu: um servo russo, um camponês francês ou um capitalista inglês." Quando um pão de forma multigrãos é comprado, quantas pessoas se interessam em saber se a farinha de trigo, a aveia, o painço ou o centeio vieram do Iowa, de Saskatchewan ou da Ucrânia? Há pouca diferença entre o milho produzido no Brasil e aquele produzido no Kansas, e o consumidor não consegue distingui-la. É claro que você pode fazer de conta que existe algum toque especial de sedução no seu pão de fermentação natural de San Francisco ou nas suas tortilhas mexicanas "autênticas". Mas tudo foi criado a partir dos mesmos cereais vendidos como *commodities*.

COMIDA: A SUPREMA BOLSA DE *COMMODITIES*

A partir de fins do século XIX, e por muitos anos, cereais produzidos em grande volume – trigo, milho e arroz – foram tratados como *com-

modities, tudo sob o controle de um número relativamente baixo de indivíduos e empresas privadas. A Bolsa de Mercadorias de Kansas City e a Bolsa de Mercadorias de Chicago foram fundadas na década de 1870 para permitir a comercialização de contratos futuros para o trigo, o milho e a aveia. Esses foram os primeiríssimos produtos a serem comercializados num mercado de *commodities*, antes mesmo do petróleo bruto e do minério de ferro.

Não se tratava de produtores de cereais que trabalhavam na lavoura, carregavam seus produtos para o moinho e esperavam vendê-los a um preço favorável. Tratava-se de um sistema financeiro com normas escritas por uma elite dedicada a negociar e lucrar com grandes transações que só podem acontecer com alimentos passíveis de ser comercializados como *commodities* em escala mundial. Mais recentemente, grandes empresas que negociam contratos de cereais descobriram ser ainda mais lucrativo ampliar suas atividades para além das simples transações com papéis, e vêm trabalhando rumo a uma verticalização, sujando as mãos no próprio negócio sujo dos cereais. Hoje, é provável que empresas que negociam cereais também possuam instalações para armazenar grãos, instalações de moagem, empresas de transporte rodoviário e ferroviário, bem como uma infinidade de outras atividades associadas a produção, distribuição, transporte, moagem e venda de cereais.

A procura em grande escala, os longos prazos de duração, a facilidade do transporte a grandes distâncias e as diferenças de preços no mundo inteiro: esses são os critérios que precisam ser cumpridos para permitir que um cerealista adquira um milhão de toneladas de trigo duro de inverno de uma cooperativa de grãos no Kansas e despache essa quantidade por trem e, depois, por navio graneleiro até um porto em Vladivostok. Esse trigo irá atender uma população que deseja a mercadoria por causa de uma produtividade abaixo da normal – situação que fez subir o preço do cereal a um nível que o negociante considera desejável. Essa transação isolada pode render muitos milhões de dólares.

Os negociantes de *commodities* também preferem atuar em mercados que estejam em crescimento, não em mercados estagnados ou em retração. Apesar de pessoas esclarecidas por livros como *Barriga de trigo*, assim como as que estão entrando na onda dos alimentos sem glúten, terem provocado uma queda nas vendas de cereais para a produção direta de alimentos, é provável que o efeito final seja um *aumento* na venda de cereais, já que os grãos também são usados para alimentar os animais de corte que fornecerão calorias cada vez mais obtidas a partir da carne de boi, de porco, de aves, dos ovos e de peixes criados em cativeiro. Para cada tonelada de grãos consumidos pelos seres humanos nos Estados Unidos, sete toneladas são consumidas por animais de corte[2]. Da perspectiva do mercado cerealista, essa é uma situação da qual é impossível não sair ganhando.

Seja bem-vindo ao mundo da Cargill, Archer Daniels Midland Company (ADM), Louis Dreyfus, Bunge e Continental Grain Company: empresas multibilionárias que fazem girar o mundo dos grãos, comercializando, procurando os melhores preços e fazendo dinheiro com os milhões de toneladas de cereais que os consumidores do mundo inteiro agora procuram. No universo das grandes transações comerciais com grãos, não mudou muita coisa nos 35 anos que se passaram desde que o jornalista Dan Morgan, um veterano com trinta anos de experiência no *Washington Post*, escreveu seu livro *Merchants of Grain*, com revelações detalhadas sobre o setor da comercialização de grãos: "[L]á estão eles, em fins da década de 1970, um dos fenômenos mais notáveis em todo o mundo dos negócios: os Hirsch, Born, Louis Dreyfus, André, Fribourg, Cargill e MacMillan, todos sobreviventes e todos ainda no comando... [Em] nenhum outro setor importante no mundo, *todas* as empresas principais são negócios privados, propriedade de famílias, geridos por famílias, com direito a voto até as últimas ações."[3]

Apesar de sua enorme influência econômica sobre os mercados internacionais, a maioria dessas companhias era, até recentemente, constituída de empresas privadas, que não tinham obrigação de revelar publicamente suas transações financeiras à US Securities and Exchange Commission [Comissão de Valores Mobiliários dos Estados Unidos]. (A ADM é uma exceção, por ter aberto seu capital desde meados do século XX; a Bunge tornou-se uma empresa de capital aberto em 2001, depois de 183 anos como empresa privada.) Em consequência disso, os bilhões de dólares da comercialização de grãos ao longo de grande parte do século XX referem-se a negociações que, em grande parte, ocorreram nas sombras – impalpáveis, misteriosas e com frequência representadas por grandes negócios no papel antes que qualquer grão de verdade fosse transportado ou trocasse de mãos.

Embora as transações dessas companhias estejam em geral fora do alcance do radar público, órgãos federais estão de fato a par delas. Nos Estados Unidos, o governo federal confiou à Central Intelligence Agency (CIA) o acompanhamento das transações de comercialização de grãos, bem como a produção de grãos e a política agrícola em lugares como a antiga União Soviética – questões consideradas importantes para a saúde do agronegócio e para a segurança alimentar dos Estados Unidos. (Em decorrência do recente movimento pela transparência por parte do governo federal norte-americano, esses relatórios, com trechos suprimidos, estão agora disponíveis para qualquer um ler *on-line* nos arquivos da CIA, em http://www.foia.cia.gov/collection/princeton-collection.)

Embora esse quase monopólio sobre *commodities* alimentares tenha prevalecido durante todo o século XX, ele persiste, com uma presença substancial, nos nossos tempos. O mercado internacional de grãos ainda é dominado por um punhado de empresas comercializadoras de *commodities*, todas concentradas em conquistar uma fatia cada vez maior na dieta do planeta, de seres humanos ou não. É claro que o seu objetivo não é cultivar legumes para consumo local ou criar gado em condições humanitárias, alimentando-se de trevo e capim à vontade, nem seguir práticas sustentáveis que gerem a menor pegada de carbono possível enquanto aumentam sua fortuna. Seu propósito é, tanto quanto possível, converter as dietas de humanos e animais de corte em um processo dominado por *commodities*, contando ao máximo com produtos de longa duração que sejam suscetíveis a variações de preço no mundo inteiro. Isso cria a situação perfeita para lucrar com as injustiças de um mercado em expansão. Sim: o aumento dos lucros numa escala extraordinária está por trás do impulso pelo aumento do consumo humano de grãos.

Ao longo dos quase vinte últimos anos, presenciamos também a promoção crescente dos grãos geneticamente modificados, que agora fornecem a vantagem financeira adicional da proteção por patente. As sementes devem ser adquiridas do detentor da patente (Monsanto, Dow AgroSciences ou Syngenta) a cada plantio, já que os agricultores são proibidos de guardar a semente, como sempre fizeram, desde o surgimento da agricultura há 10 mil anos. Embora o trigo ainda não tenha sido convertido em linhagens geneticamente modificadas, o milho, o arroz e outras culturas já foram. Mas o trigo GM está chegando, sem a menor dúvida, a despeito do clamor público. O mercado de sementes está agora em torno de 22 bilhões de dólares no mundo inteiro. O agronegócio vê nisso uma enorme oportunidade para ganhar dinheiro com a dieta dos seres humanos, vendendo sementes GM e depois defendendo com rigor e agressividade os direitos de suas patentes. Já presenciamos isso nas táticas da Monsanto em tribunais, ao abrir processo contra o uso "não autorizado" de sementes GM que inadvertidamente se misturaram num campo de cultivo não GM[4].

O inimigo dos grãos-como-alimento, produzidos em larga escala e transformados em *commodities*, é o alimento produzido localmente, em pequena escala, já que esse tipo de lavoura relativamente minúscula e desigual não pode ser controlado por uma corporação centralizada e fica além do alcance financeiro dos pesos-pesados. Se o domínio do mercado mundial de alimentos for seu objetivo, você precisará entrar no jogo com as sementes de gramíneas.

A FRONTEIRA POUCO NÍTIDA ENTRE O GOVERNO E O AGRONEGÓCIO

As multinacionais do agronegócio de nosso tempo, que controlam o fluxo de produtos agrícolas em todo o mundo, gozam de uma influência espantosa nos círculos governamentais. Ano após ano, somas inacreditáveis são gastas por empresas do agronegócio para induzir as políticas públicas a lhes serem favoráveis. Esforços recentes contrários à rotulagem de alimentos GM nos mostram exatamente até que ponto essas companhias querem manter o público desinformado sobre quais alimentos contêm ingredientes GM. A oposição ao projeto de lei 37 da Califórnia, que pretendia exigir que se incluísse a informação nos rótulos de produtos com ingredientes GM, arrecadou 45 milhões de dólares em apoio financeiro das empresas Monsanto, Syngenta, Coca-Cola, PepsiCo, General Mills, Kraft, Nestlé, da Associação dos Refinadores de Milho e da Associação dos Panificadores Americanos – praticamente um Quem é Quem do agronegócio e da industrialização de alimentos. Os que se opunham ao projeto gastaram cinco vezes mais do que aqueles que o defendiam (em sua maioria, apoiadores do cultivo orgânico), resultando na derrota do projeto de lei em 2012.

Uma tática típica do agronegócio ao longo do último século tem sido a de empregar pessoas que conheçam os dois lados do jogo, como reguladores e como regulados. Desse modo, advogados e executivos de alto nível pulam sem esforço de um posto no USDA, por exemplo, para um cargo executivo na Cargill e, então, para outro posto no USDA. É surpreendente como as listas de funcionários de alto nível em órgãos reguladores governamentais e as de funcionários de alto nível no agronegócio coincidem ao longo do tempo. Creio que existe um ditado sobre raposas e galinheiros que se aplica a esse tipo de situação.

Existe uma justificativa lógica para essas "portas giratórias douradas", como são conhecidas, entre o governo e o setor do agronegócio. Afinal, trata-se de especialistas em campos específicos, de quem se costuma exigir um conhecimento profundo que relativamente poucas pessoas têm. Mas, como não há praticamente nenhum sistema de controle sobre o processo, isso também pode significar que tais nomeações sejam potencialmente usadas para manipular políticas públicas.

A lista de nomeações questionáveis é longa demais para ser reproduzida por inteiro, mas entre os muitos executivos do agronegócio que ocuparam cargos de alto nível no governo estava Charles Conner, nomeado pelo presidente George W. Bush. Conner, ex-diretor da Associação dos Refinadores de Milho, foi nomeado assessor especial do presidente para Agricultura, Comércio e Assistência Alimentar; e então, em 2005, tornou-se vice-secretário de Agricultura. Num exemplo especialmente notório dessas nomeações para o "galinheiro", Michael

R. Taylor, um advogado que trabalhava para a gigante do agronegócio Monsanto e era o vice-presidente para políticas públicas da empresa, tornou-se o vice-comissário para políticas públicas do órgão e ajudou a elaborar a política pública do órgão para o hormônio de crescimento bovino, um produto da Monsanto que é administrado a vacas para estimular a produção leiteira. Essa política não apenas preparou o caminho para o uso irrestrito da droga, mas também proibiu qualquer laticínio de mencionar no rótulo dos seus produtos que eles *não* continham o hormônio de crescimento bovino. E ainda, numa das mais recentes passagens pela porta giratória dourada, Carol Browner, que chefiou a Agência de Proteção Ambiental no governo do presidente Bill Clinton e depois foi diretora do Escritório da Casa Branca para Políticas Públicas de Energia e Mudanças Climáticas no governo do presidente Barack Obama, deixou seu posto por uma posição de alto nível na Bunge, uma companhia cuja história ao longo dos anos foi conspurcada por uma série de condenações por crimes ambientais.

Lobistas pagos pelo agronegócio que trabalham nos níveis de governo federal e estadual suplementam a porta giratória dourada com autoridades importantes simpáticas ao agronegócio. O *lobby* do agronegócio está entre os mais poderosos e mais bem financiados de todos os grupos de lobistas, fazendo com que os setores automotivo e da educação pareçam lojinhas de família. O agronegócio compete em despesas com os gigantes do *lobby*, entre os quais os do petróleo, do gás, da defesa e das comunicações. O Centro por uma Política Receptiva informa que, em 2012, o agronegócio gastou 139.726.313 dólares em suas atividades de *lobby* – quase o dobro do valor gasto uma década antes. Quantias semelhantes são despendidas, entra ano, sai ano, em comes e bebes, na tentativa de obter ações favoráveis de políticos e planejadores de políticas públicas e garantir que a linha do governo permaneça simpática ao agronegócio. Cem milhões de dólares podem comprar uma quantidade incrível de tratamento privilegiado. Esforços de *lobby* de vigor semelhante estão concentrados no USDA, que está entre os órgãos do governo mais visados pelo *lobby*. O USDA recebe mais do que três vezes o valor de *lobby* direcionado para a Comissão de Valores Mobiliários e mais de 20 vezes o valor direcionado para o órgão encarregado da Seguridade Social.

Contribuições políticas são outra maneira de o agronegócio influenciar as políticas públicas, com doações de milhões de dólares, todos os anos, a congressistas, senadores e outros políticos eleitos, simpáticos aos interesses do agronegócio. Em 2011, o agronegócio contribuiu com quase 92 milhões de dólares[5]. Em 2012, mais de 60 milhões de dólares foram doados aos 435 membros do Congresso somente. Talvez nada disso devesse surpreender, considerando-se o tamanho impressionante dessas empresas: em 2012, o faturamento da Syngenta foi de 14,2 bilhões de dólares; o da Monsanto, de 13,5 bilhões de dólares; e o da General Mills foi de 17,8 bilhões de dólares. Outras empresas de dimensões similares ocupam a cena do agronegócio e também dos alimentos industrializados, dispondo de um poder financeiro considerável, que pode ser usado para forçar a opinião pública, a legislação e o *marketing* a seu favor.

Os grãos são, portanto, os queridinhos do agronegócio, como são os favoritos de órgãos governamentais que fornecem orientações nutricionais, como o USDA, que dá ênfase aos grãos em suas recomendações do MyPlate e (anteriormente) do MyPyramid. Logo, "Coma mais grãos integrais saudáveis" não é apenas um conselho destinado a aumentar a saúde, mas também um conselho que contribui para a transformação da dieta humana em *commodity*. Associe-se a isso o crescente apetite mundial por carne barata, que é cada vez mais um produto derivado dos grãos, e você entenderá como a dieta humana se tornou praticamente uma festa de grãos.

VOCÊ ESTÁ FERRADO

Quando encarado do ponto de vista de governos e das gigantes do agronegócio, o atual *status quo* dietético faz todo sentido: é assim que se faz dinheiro numa escala colossal, conduzindo a dieta mundial na direção dos grãos, *commodities* de alta produtividade, enquanto se garante que o governo ofereça orientações e políticas públicas favoráveis a esse sistema.

Vale perguntar, então, o que há de errado com uma situação que permite que mais gente se alimente, reduz a morte pela fome e, ainda por cima, possibilita lucro a companhias empreendedoras, tudo isso enquanto oferece a congressistas um eventual jantar elegante ou um fim de semana em Barbados com todas as despesas pagas. Bem, o que há de errado é que essa situação está destruindo a sua saúde.

Voltemos nossa atenção para essa linha de raciocínio. No Capítulo 4, vamos falar sobre o que acontece com os seres humanos que foram incentivados a obter 50% (ou mais) de suas calorias de sementes de gramíneas.

CAPÍTULO 4

SEU INTESTINO FOI PREJUDICADO: AFRONTAS INTESTINAIS CAUSADAS PELOS GRÃOS

Não há nada mais apavorante que a ignorância em ação.
– Johann Wolfgang von Goethe

SE VOCÊ É COMO a maioria das pessoas, foi levado a acreditar que os grãos, em toda a sua glória como alimentos industrializados ou integrais – em flocos, estufados, secos, revestidos com açúcar, germinados ou torrados –, eram alimentos perfeitos para os seres humanos. Como um aparelhinho na linha de produção de uma fábrica, você e sua vida foram montados, carimbados, aprovados e moldados por forças que auferem lucro com a transformação da dieta humana em *commodity*.

Porém, não lhe contaram toda a história. Disseram-lhe que os "grãos integrais saudáveis" constituíam o bilhete de entrada para o paraíso nutricional e não as escolhas mais destrutivas no seu prato. Não lhe informaram que esse jeito de comer, conveniente e barato, era também o modo mais fácil de alimentar a crescente população do planeta, ao mesmo tempo em que gerava lucros para os que estivessem na posição adequada para se beneficiar disso. A balela dos "grãos integrais saudáveis" faz companhia a outras ficções do *marketing*, como "as crianças dos países do Terceiro Mundo serão mais saudáveis tomando leite em pó à base de soja do que mamando no peito" e "cigarros eletrônicos são mais seguros do que cigarros convencionais".

Isso não começou como um engodo. No início, foi um ato de desespero, quando os seres humanos consumiram as sementes de gramíneas pela primeira vez, estritamente porque precisavam das calorias. Mas o desespero se desviou do caminho quando o sabor e a fisiologia dos opiáceos derivados dos grãos assumiram o controle, revelando a inesperada atração de alimentos saborosos elaborados a partir das sementes de gramíneas. Nossa necessidade aguda nos levou a deixar de lado as consequências crônicas, mesmo quando nossos dentes começaram a se estragar e cair. A partir do século XX, porém, o oportunismo econômico e uma interpretação nutricional equivocada foram responsáveis em grande parte pelo estabelecimento do atual estilo de vida dos grãos-como-alimentos-para-todas-as-refeições.

Antes, porém, de chegarmos a todos os modos de recuperar a saúde pela eliminação dos grãos de sua dieta, vamos falar sobre como reconhecer as manifestações da destruição da saúde por eles. Isso vai ajudá-lo a entender o que pode ser atribuído aos grãos e o que não deveria ser atribuído a eles. Embora possamos culpar os grãos por, por exemplo, um casamento tumultuado, atormentado por comportamentos irracionais, que termina mal, ou por anos de diarreias sem explicação, que levaram a repetidas endoscopias e colonoscopias desnecessárias e provocaram olhares confusos e inexpressivos de médicos, *não* poderíamos culpá-los pelo impacto crônico à saúde resultante da doença de Lyme, adquirida por uma picada de carrapato doze anos atrás, ou pelo desespero causado pela exposição crônica ao chumbo. Entender essas questões ajudará cada um a elaborar com mais competência um programa para a sua saúde, a evitar expectativas pouco realistas (embora elas devam ser altas, sim) e a reconhecer com mais eficácia os problemas relacionados ao consumo de grãos quando eles surgirem. Posso lhe garantir, porém, que é provável que *não* exista um único aspecto de sua vida, físico ou emocional, que não tenha sido afetado pelo consumo de grãos.

Em *Barriga de trigo*, cometi o erro da simplificação excessiva. Eu sabia que a tentativa de convencer o mundo de que o trigo moderno não era o anjo nutricional que sua descrição sugeria, mas, sim, um "Frankengrão" dos mais medonhos, era uma tarefa bastante descomunal para um único livro. Para quem leu o *Barriga de trigo* original, cobrirei algum território conhecido neste capítulo e no próximo, mas vou ampliar a discussão e incluir o relato de novas lições e as descobertas científicas mais recentes.

Quando lemos o que acontece com típicos consumidores de grãos, não podemos deixar de nos surpreender com a conclusão de que estão sendo descritas praticamente todas as pessoas ao nosso redor. A extensão dos efeitos destruidores da saúde causados pelo consumo de grãos é tão imensa que, ao terminar este capítulo, e sem dúvida ao terminar este livro, você terá compreendido que os vastos e inúmeros transtornos crônicos que afetam a saúde dos seres humanos em intensidade tão espantosa podem ser atribuídos ao consumo de grãos. Logo, quando eliminamos da dieta essa série de alimentos chamados de "grãos integrais saudáveis", recuperamos a saúde de uma forma que, mesmo hoje, continua a deixar assombrados todos os que mergulham nessa aventura.

Começarei o exame dos efeitos adversos à saúde resultantes do consumo de grãos no primeiro lugar em que seu corpo travou combate com eles. É o marco zero em termos dietéticos: seu trato gastrointestinal.

Os grãos provocam uma série espantosa de problemas digestivos. As pessoas lutam por anos contra as perturbações da distensão e da dor abdominais e da diarreia. Muitas acabam indo parar no setor de emergência de um hospital e são examinadas de cima a baixo por endoscopias geralmente sem que nenhuma causa seja identificada, só para receber prescrições de um dos medicamentos abrangentes: antiácidos, laxantes ou antibióticos. Uma queixa bastante comum do consumidor de grãos é a urgência para evacuar que interrompe suas atividades e provoca embaraço, que o impede de sair de casa ou de viajar, que o força a correr para o banheiro quase sem tempo para um aviso. Uma das piores prisões de ventre imagináveis, chamada de *obstipação*, em que a frequência do funcionamento intestinal pode ser rara, demorando até semanas para acontecer, é tolerada em silêncio, enquanto fibras e laxantes são ineficazes contra ela. A extensão e a frequência de problemas intestinais decorrentes do consumo de grãos são ainda mais espantosas quando se ouve como eles supostamente são ótimos para a saúde gastrointestinal.

Não é só que os grãos *não* sejam bons para a saúde gastrointestinal; eles, na realidade, são venenos quando consumidos constantemente. Diarreia, prisão de ventre, obstipação, má absorção de nutrientes e doença inflamatória intestinal não deveriam ser surpresa para quem consome a coleção de toxinas contida nas sementes de gramíneas. Vamos mapear rapidamente o sistema digestório para lhe proporcionar uma melhor avaliação de como os grãos perturbam o sistema inteiro, e para ajudá-lo a entender por que costumam ser necessários esforços adicionais para recuperar a saúde depois que os grãos são removidos da dieta.

TUDO COMEÇA NA BOCA

A digestão é o processo milagroso de converter coisas ingeridas, animadas ou inanimadas, em componentes de nosso corpo. O trato gastrointestinal humano começa nos nossos lábios e dentes, que dão início ao processo de rasgar o alimento em fragmentos. Nossa língua e nosso olfato têm funções de triagem, distinguindo o que é desagradável ao paladar e ao olfato (e, portanto, potencialmente perigoso) do que é saboroso (que é nosso critério principal para determinar o que deveria ser comido ou não). As glândulas salivares fornecem lubrificação e são a primeira fonte de enzimas digestivas. A orofaringe, no fundo da garganta, divide e protege o sistema respiratório do sistema digestório e é revestida com tecido linfático, cuja função é reagir a invasores estranhos. Em seguida, vem o esôfago, a passagem muscular que leva até o estômago. No estômago, o poderoso ácido clorídrico atua sobre o alimento e proporciona um ambiente inóspito para microrganismos. A digestão das proteínas é iniciada por ação da pepsina e da lipase gástrica, enzimas estomacais. Segue-se então um caldo de enzimas digestivas (entre elas a lipase pancreática, a tripsina, a quimotripsina, a colagenase e outras) que é secretado pelo pâncreas e dá sequência à digestão de proteínas, gorduras e carboidratos.

É então que o fígado se junta ao processo, com a produção da bile, um líquido de cor verde sintetizado a partir da hemoglobina descartada, proveniente de glóbulos vermelhos velhos – um exemplo da incrível eficiência da natureza. Armazenada na vesícula biliar, a bile neutraliza a acidez do ácido estomacal e é secretada para o interior do intestino delgado, onde facilita a digestão das gorduras. O fígado também recebe os nutrientes absorvidos pelo intestino delgado e os converte em formas transportáveis pela corrente sanguínea e utilizáveis por vários órgãos. Alimentos e líquidos parcialmente digeridos seguem adiante pelo duodeno, depois pelo jejuno e pelo íleo, segmentos do intestino delgado responsáveis pela absorção dos nutrientes. O intestino delgado, chamado assim por causa de seu diâmetro estreito, é a parte mais longa do trato gastrointestinal, com o comprimento médio de mais de sete metros. Essa adaptação permite ao ser humano digerir proteínas com eficácia, em comparação com os ruminantes, que possuem o intestino delgado mais curto.

Depois de passar pelo intestino delgado, o alimento acaba chegando ao cólon (parte do intestino grosso), encarregado de terminar a digestão. Isso porque ele abriga trilhões de microrganismos que digerem quaisquer polissacarídeos que ainda restem, mesmo aqueles indigeríveis pelos seres humanos; ele também absorve quaisquer nutrientes residuais, ao mesmo tempo que ajuda a manter a hidratação, absorvendo a água de seu conteúdo semilíquido e transformando-o numa forma semissólida. Mais abaixo, o reto cumpre uma função de armazenagem, que permite que a eliminação do seu conteúdo ocorra em momentos oportunos, e não no meio de uma reunião de negócios ou durante uma apresentação de marionetes.

Relato esse processo espantosamente elaborado para salientar quantos passos ao longo do caminho podem ser perturbados. Na realidade, dada sua complexidade, parece quase um assombro que a digestão *consiga* ocorrer tranquilamente. Redundâncias e mecanismos de segurança incorporados ao sistema através da adaptação evolutiva maximizam a probabilidade de que o que se ingeriu seja convertido sem problemas nos nutrientes necessários ao organismo, enquanto os restos não digeridos são excretados discretamente e sem alarde. A complexidade de nosso sistema digestório faz parte de sua beleza, mas também de sua vulnerabilidade. Perturbações desse processo de múltiplas etapas podem surgir de muitas formas, entre elas, problemas localizados relacionados à permeabilidade intestinal, causados por venenos, como a toxina do cólera; ataques autoimunes contra as camadas de tecidos que formam o intestino delgado, característicos da doença de Crohn; e fatores que alteram a composição dos microrganismos.

GRÃOS: UMA EXPERIÊNCIA DE EVISCERAÇÃO

Vamos reunir todas as informações e descrever o que acontece quando nós, não ruminantes, resolvemos comer as sementes de gramíneas presentes em um pão multigrãos, no amido de milho, no arroz aerado de um bolinho de arroz ou numa cumbuca de mingau de aveia. Não deveria surpreender que surgissem perturbações nesse sistema até então maravilhoso. É claro que não morremos com a primeira ou com a segunda mordida, mas, ao longo de um período maior, nossa saúde sofre, e nos perguntamos por que, apesar de estarmos comendo o que achávamos alimentos saudáveis, quando consumidos com moderação, de estarmos nos exercitando e seguindo orientações convencionais de saúde, acabamos apresentando consequências tão desastrosas. Esses são os efeitos gastrointestinais do consumo de sementes de gramíneas.

Refluxo ácido e esofagite de refluxo

Milhões de pessoas sofrem com o desconforto do refluxo ácido e da inflamação esofágica, recebendo prescrições para medicamentos antiácidos, como os genéricos omeprazol, lansoprazol, famotidina e pantoprazol, que ingerem diariamente por anos. O tratamento para o refluxo ácido e para a esofagite de refluxo tem se revelado imensamente lucrativo. O faturamento anual referente a esses medicamentos de uma única indústria, a AstraZeneca, superou 23 bilhões de dólares em 2011[1]. Mais de um bilhão de pacientes – um em cada sete habitantes do planeta – receberam prescrições desses medicamentos desde que eles surgiram no mercado, há 35 anos.

Esses medicamentos não deixam de ter consequências para a saúde. Eles já foram associados à carência de vitamina B_{12} e de magnésio; à baixa absorção do cálcio, à osteoporose e ao aumento do risco de fraturas ósseas; bem como a um risco maior de pneumonia[2]. O uso desses medicamentos, vendidos sob prescrição médica, foi associado a alterações na flora intestinal, resultando em disbiose (um desequilíbrio da flora intestinal), e a um risco de infecção intestinal por *Clostridium difficile*[3]. Acredita-se que a disbiose provocada por esses medicamentos explique o agravamento dos sintomas da esclerose múltipla que costuma ocorrer com seu uso[4]. Como os medicamentos muitas vezes são ineficazes e provocam sua própria coleção de problemas de saúde, cada vez mais os médicos recomendam a pacientes que se submetam a um procedimento cirúrgico, como a fundoplicatura (envolvimento completo do esôfago pelo estômago por meio de cirurgia), para evitar o uso da medicação. Contudo, para a maioria das pessoas que usam esses medicamentos por causa do refluxo ácido e da esofagite de refluxo, a verdadeira solução é tão simples quanto dizer "não" a todos os cereais.

Urgência evacuatória e síndrome do intestino irritável

Fico perplexo com a quantidade de pessoas que relatam casos de urgência evacuatória explosiva, muitas vezes com apenas alguns segundos de aviso, o que faz com que sua vida seja dominada pela ansiedade durante situações sociais, viagens ou uma simples ida ao mercado. Embora os grãos geralmente sejam descritos como algo bom para a saúde intestinal, por causa do seu teor de fibras, os outros componentes dos grãos geram sensação de urgência, cujos sintomas costumam ser rotulados como síndrome do intestino irritável (SII). A gliadina e as prolaminas relacionadas a ela, as gluteninas, a aglutinina do germe de trigo (WGA), a α-amilase e os inibidores da tripsina são toxinas para o intestino; e a urgência evacuatória é como o corpo nos diz que está tentando se livrar de alguma toxina que está lhe provocando irritação. É prudente dar atenção ao que o intestino diz, e ele está dizendo: "Pare com os grãos."

A SII, em especial se houver diarreia, também está se revelando uma doença mais semelhante à doença celíaca do que anteriormente se suspeitava, pelo fato de estar associada ao aumento da permeabilidade intestinal e a uma alta probabilidade de disbiose[5]. Logo, a SII e/ou "a sensibilidade ao glúten" não são tão inofensivas quanto se divulgou anteriormente, considerando-se que o aumento da permeabilidade intestinal tem o potencial para iniciar processos autoimunes, entre outros problemas.

Disbiose

Grãos e outros fatores causam alterações na flora intestinal, permitindo que espécies de bactérias prejudiciais proliferem enquanto inibem ou eliminam completamente espécies salutares, um transtorno chamado de disbiose ou supercrescimento bacteriano no intestino delgado (SBID). Bactérias irregulares também podem migrar para a porção superior do intestino delgado e para o estômago, que não é o lugar certo para elas, em vez de ficarem confinadas na extremidade inferior do intestino delgado e no intestino grosso. Em sua manifestação mais grave, a disbiose provoca náuseas, perturbação abdominal, diarreia ou prisão de ventre (normalmente diagnosticadas como síndrome do intestino irritável), fadiga e baixo nível de energia, inflamação da pele e das articulações, dor muscular difusa (muitas vezes chamada de fibromialgia), carências nutricionais e doenças autoimunes.

Uma das formas pelas quais os grãos podem provocar a disbiose envolve a vesícula biliar e o pâncreas, que normalmente fazem parte de um sistema maravilhosamente orquestrado. Quando óleos ou gorduras são percebidos no duodeno, o hormônio colecistoquinina (CCQ) é secretado, estimulando a vesícula biliar a liberar bile e o pâncreas a liberar uma mistura de enzimas digestivas, todas destinadas a digerir o alimento. O estranho é que os receptores da CCQ na vesícula e no pâncreas são glicoproteínas, o tipo de proteína ao qual a WGA adora se ligar[6]. Isso bloqueia a recepção do sinal do hormônio CCQ pela vesícula biliar, que não libera a bile, e pelo pâncreas, impedindo-o de liberar as enzimas digestivas. O resultado é uma digestão ineficiente, incompleta. Na presença das bactérias, o alimento não digerido fermenta e se decompõe, efeitos que a pessoa percebe como distensão abdominal, gases e alterações nas fezes, que incluem a cor mais clara e sua flutuação (decorrente da presença de óleos e gorduras não digeridos). Com o tempo, a disbiose se instala, porque os alimentos em decomposição estimulam o aumento das bactérias que causam esse processo. Ainda por cima, a falta da liberação da bile pela vesícula biliar leva a uma estase, que propicia a formação de cálculos biliares.

A disbiose também pode exacerbar problemas existentes. Algumas pessoas, com predisposição genética, desenvolvem doenças inflamatórias intestinais, colite ulcerativa e doença de Crohn após exposição às toxinas intestinais dos grãos. Se a disbiose evoluir, essas disfunções agravam-se ainda mais, e os pacientes podem apresentar diarreia, sangue nas fezes, baixa absorção de nutrientes, dor e, a longo prazo, risco de complicações, como, por exemplo, câncer de cólon em quem tem colite ulcerativa ou linfoma e fissuras do intestino delgado em quem tem a doença de Crohn.

Prisão de ventre

Uma disfunção tão simples quanto a prisão de ventre ilustra perfeitamente muitas das formas pelas quais os grãos perturbam as funções normais do corpo, e também revela como podem estar erradas as "soluções" convencionais. Os remédios para prisão de ventre são uns trapalhões em termos de saúde: eles tropeçam, se atrapalham, batem cabeça, mas nunca resolvem realmente o problema.

Quando você deixa cair uma pedra do alto de um prédio, é previsível que ela bata no chão – não às vezes, não na metade das vezes, mas sempre. É assim também que o intestino é programado para funcionar: ponha comida na boca, e ela deverá sair pela outra extremidade, preferivelmente no mesmo dia e, sem dúvida, não depois de amanhã. Pessoas com estilo de vida primitivo, sem o consumo de grãos, açúcares e refrigerantes, apresentam esse comportamento intestinal previsível. Coma tartaruga, peixe, mexilhões, cogumelos, coco ou castanhas de mongongo no café da manhã e tudo vai sair naquela tarde ou noite – uma produção volumosa, fumegante, cheia de restos não digeridos e de grande quantidade de bactérias, sem esforço, sem laxantes, sem a necessidade de uma pilha de revistas. Siga um estilo de vida moderno e, em vez disso, coma panquecas com xarope de bordo no café da manhã. Você terá sorte se conseguir se livrar disso até o dia seguinte ou dois dias depois. Talvez você tenha uma prisão de ventre e fique dias sem expelir suas panquecas com xarope; ou talvez as expulse de modo incompleto, em fragmentos duros, e sentindo dor. Nas formas mais extremas de prisão de ventre, os restos das panquecas podem permanecer semanas no seu cólon. A soma dos efeitos da perturbação na recepção dos sinais da CCQ, da liberação reduzida da bile, da insuficiência de enzimas pancreáticas e das alterações na flora intestinal impede a passagem regular dos alimentos digeridos.

Recebemos orientações para incluir mais fibras em nossa dieta, em especial fibras insolúveis de celulose (um dos componentes da madeira), provenientes dos grãos. Comemos então cereais matinais ou outros alimentos feitos de grãos, ricos em fibras de celulose, e, ora vejam só, isso realmente funciona para alguns, já que as fibras de celulose indigeríveis, não digeridas por nosso aparelho digestório nem pela flora intestinal, geram volume, que as pessoas interpretam como funcionamento intestinal saudável. Não importa que todas as outras perturbações da digestão, da boca para baixo, não sejam consideradas quando se sobrecarrega a dieta com fibras de celulose. E se o intestino preguiçoso não responder a essas fibras? É então que os cuidados médicos socorrem o paciente com laxantes de uma variedade de tipos. Alguns são irritantes (fenolftaleína e sene), alguns, lubrificantes (dioctil sulfosuccinato de sódio), outros têm propriedades osmóticas (polietilenoglicol), e outros nada mais são do que um banho de mangueira (enemas).

Os métodos usados pelos cuidados de saúde modernos agravam o problema. Talvez você apresente uma carência de ferro decorrente dos fitatos dos grãos, o que exige a prescrição de suplementos de ferro, causadores de prisão de ventre. Você também apresenta pressão arterial alta e é medicado com diuréticos à base de tiazidas e betabloqueadores, ambos agravantes da prisão de ventre. A disfunção autoimune da tireoide, que pode ser provocada pelas proteínas prolaminas dos grãos, também retarda o funcionamento intestinal. Quando as articulações doem por causa do consumo de grãos, são prescritos agentes anti-inflamatórios não esteroides, o que resulta numa passagem mais lenta das fezes pelos intestinos. Se você estiver com uma depressão emocional decorrente do consumo de grãos, serão prescritos medicamentos antidepressivos que desaceleram os reflexos intestinais normais responsáveis pela manutenção da motilidade. A mensagem constante é consuma mais fibras, beba mais líquidos, tome um laxante.

Quanto mais tempo o bolo fecal permanecer na parte inferior do intestino delgado e no cólon, mais tempo ele terá para entrar em decomposição. Assim como a comida exposta ao ar apodrece, o mesmo acontece com as fezes paradas por muito tempo no ambiente rico em bactérias do trato intestinal. A passagem vagarosa das fezes putrefatas pelos intestinos foi associada a um aumento do risco de câncer, especialmente do reto[7]. Com o tempo, a prisão de ventre e o esforço para evacuar que ela provoca levam a hemorroidas, fissuras anais, prolapso do útero, da vagina e do reto, e até mesmo a obstrução intestinal, uma emergência cirúrgica. Mais uma vez, o sistema de atendimento de saúde, com seu entusiasmo por procedimentos, tem soluções. Por mais banal, desinteressante e comum que a prisão de ventre seja, ela pode nos ensinar muitas lições importantes a respeito de nossa relação com as sementes de gramíneas. Sim, existe ordem e justiça no mundo da digestão, mas você não vai encontrá-las naquela caixa de cereais ricos em fibras.

Observe que eu quase não menciono a doença celíaca ou a sensibilidade ao glúten, já que, em sua maioria, as disfunções gastrointestinais causadas pelos grãos não são nem de um tipo nem do outro. Quando essas doenças são excluídas da pauta, é possível avaliar simplesmente o quanto a disfunção e as perturbações gastrointestinais são devidas aos vários componentes tóxicos dos grãos. Também é possível perceber por que os defensores dos grãos, como o Conselho dos Grãos Integrais*, tentam minimizar a questão, alegando que o glúten é o único componente problemático nos grãos e que ele é prejudicial para relativamente poucas pessoas. Nada disso: os grãos são apenas as inocentes sementes de gramíneas, que não são completamente digeríveis, assim como o

---

* The Whole Grains Council (http://wholegrainscouncil.org/) é um grupo de defesa do consumidor sem fins lucrativos que procura aumentar o consumo de grãos integrais visando a uma saúde melhor. (N. do E.)

resto das plantas dessa família. Essa indigestibilidade permite que suas toxinas permaneçam intactas e prontas para bloquear, irritar e inflamar o trato gastrointestinal do *Homo sapiens*, que, para começo de conversa, nunca deveria ter comido essas plantas. Seu consumo resulta em produção insuficiente de bile e enzimas pancreáticas, digestão prejudicada, cálculos biliares e disbiose, que se somam à inflamação intestinal – o trato gastrointestinal humano não tem a menor chance.

A concessão à doença celíaca e o conflito acerca da sensibilidade ao glúten

Os defensores dos grãos gostariam que acreditássemos que o único problema com o consumo de sementes de gramíneas é a doença celíaca, a destruição do revestimento do intestino delgado que ocorre em pessoas com suscetibilidade genética, por elas terem o gene HLA-DQ2 ou o HLA--DQ8, associada a resultados positivos em testes para os anticorpos anti-transglutaminase ou antiendomísios e uma biópsia anormal do intestino delgado. A doença celíaca afeta em torno de 1% da população mundial; e as proteínas gliadina, secalina e hordeína do trigo, do centeio e da cevada causam problemas somente para essas pessoas, argumentam eles. Há apenas alguns anos, isso representava uma concessão importante por parte dos defensores dos grãos.

Mais recentemente, essa noção se esfarelou como pão dormido, à medida que cresceu o consenso acerca da ideia de que existe outra forma de intolerância a essas mesmas proteínas. Rotulada de *sensibilidade ao glúten sem doença celíaca* (SGSDC; ou NCGS, na sigla em inglês), essa disfunção parece provocar muitos dos mesmos sintomas que afligem os pacientes celíacos. Mesmo na ausência de marcadores para a doença celíaca, algumas pessoas apresentam distensão abdominal, diarreia, dor abdominal, fadiga e dor de cabeça. No entanto, elas têm sintomas que são ativados com frequência pela reexposição aos grãos. Por causa das diferenças na definição desse transtorno, estima-se que uma proporção que varia entre poucos por cento e 30% da população mundial tenha SGSDC[8]. Alguns especialistas em doença celíaca sugeriram que a síndrome do intestino irritável, transtorno que aflige 25% da população, fosse considerada o *mesmo transtorno* que a SGSDC. Pessoas com essa disfuncão têm uma probabilidade maior de apresentar anticorpos antigliadina; 56% apresentaram esse tipo de anticorpos numa análise, o que sugere que um processo autoimune esteja ocorrendo[9]. A possibilidade de que a SGSDC corresponda a reações a outros componentes dos grãos, como a WGA ou os inibidores da tripsina e da amilase, ainda não foi estudada exaustivamente. Mesmo assim, a expansão do universo das intolerâncias aos grãos vem dando trabalho aos defensores do seu consumo, que precisaram admitir que, de fato, esse consumo pode causar problemas em mais pessoas do que o 1% da população que tem a doença celíaca.

Não invejo quem está nessa posição, de precisar defender os grãos. Ultimamente, eles vêm tentando mostrar o lado positivo de "grãos sem glúten", como o amaranto, o arroz e o painço, na esperança de manter sua presença no mercado, desviando-se das críticas crescentes ao glúten. Se você defende as sementes de gramíneas como um gênero de primeira necessidade, não deveria se surpreender ao se descobrir cada vez mais isolado num canto.

NÃO BASTA ENRIQUECER

Levando-se em conta a disfunção gastrointestinal causada pelos grãos, não deveria causar surpresa que a absorção de nutrientes seja suficientemente prejudicada para gerar algumas carências comuns. É claro que isso vai contra o que nos disseram que aconteceria se consumíssemos mais "grãos integrais saudáveis". Cereais, como o presente no pão de trigo integral, no mingau de farinha de aveia e nos *muffins* multigrãos, realmente apresentam um perfil respeitável de vitaminas B, fibras e fitonutrientes. Mas os nutrientes dos grãos vêm acompanhados de fatores que prejudicam a absorção de nutrientes, o que então provoca deficiências nutricionais. Esse círculo vicioso só termina quando se eliminam os grãos da dieta e se procuram outras fontes nutricionais.

A deficiência de ferro começou quando os seres humanos primitivos consumiram as sementes de gramíneas pela primeira vez. A carência de ferro pode prejudicar a capacidade para correr, caçar, coletar alimentos ou tolerar temperaturas extremas, a tal ponto que ela tem um impacto potencial para a sobrevivência. Por causa disso, a deficiência de ferro exerceu uma pressão evolutiva ao longo dos últimos 10 mil anos, levando ao surgimento do gene para a hemocromatose, que em parte contrabalança os efeitos prejudiciais dos grãos relacionados ao ferro[10]. Todos os grãos contêm alta quantidade de fitatos, o componente responsável por reduzir a absorção de ferro. Por ironia, muitos desenvolvedores de grãos selecionam variedades com alto teor de fitatos, porque elas apresentam uma resistência maior a pragas. O trigo integral, o milho e o painço, por exemplo, contêm 800 miligramas (mg) de fitatos por 100 gramas de farinha. Basta a pequena quantidade de 50 mg de fitatos para reduzir entre 80% e 90% a absorção de ferro[11].

Como os fitatos basicamente desligam a capacidade de absorção de ferro do ser humano, e a maioria de nós não tem hemocromatose, o consumo de grãos é a explicação mais comum para a anemia ferropriva em situações em que a perda de sangue não é a causa[12]. A carência de ferro é um problema mundial, sendo a causa mais comum de anemia. No Egito, por exemplo, ela duplicou entre 2000 e 2005 à medida que aumentava o consumo de grãos com o pão *baladi*[13]. A "solução"? Enriquecer o pão com ferro. Não deveria ser nenhuma surpresa o fato de que 46% das pessoas com a doença celíaca apresentam reservas de ferro reduzidas (baixos níveis de ferritina) e anemia ferropriva, porque o efeito não é mediado pelo glúten, mas pelos fitatos, e a carência de ferro induzida por grãos é extremamente comum também em quem não tem a doença celíaca[14]. Pessoas que têm a doença de Crohn, má absorção e disbiose são também mais propensas a ter carência de ferro. Os grãos causam a anemia ferropriva, com seus sintomas associados de fadiga, tontura e falta de fôlego. Os grãos contêm ferro, mas é a forma "não heme", cuja absorção é menor, em vez da forma "heme", de absorção mais eficaz, encontrada na hemoglobina e na mioglobina de produtos de origem animal. Apesar de os grãos conterem ferro, o efeito líquido de seu consumo é um nível reduzido do ferro. Logo, a carência do ferro é, em termos de saúde, um preço comum que pagamos ao consumir as sementes das gramíneas.

A deficiência de zinco também se desenvolve em populações dependentes do consumo de grãos[15]. A carência de zinco era considerada rara até 1958, quando um caso grave foi diagnosticado num iraniano de 22 anos de idade que tinha a aparência de uma criança de 10 anos. Ele tinha o fígado e o baço aumentados, insuficiência cardíaca e vontade de comer terra. Como é característico de sua cultura, sua dieta consistia em pão *tanok* ázimo, com batatas, frutas, legumes e, eventualmente, carne. A suplementação com zinco corrigiu seus problemas de saúde[16]. Entretanto, não estava claro qual componente do trigo era responsável pela carência, até ela ser diagnosticada em galinhas e porcos em decorrência do teor de fitatos do trigo com que eram alimentados. Desde então a carência de zinco tem se revelado muito disseminada.

Os fitatos que bloqueiam a absorção do ferro também são responsáveis por bloquear a absorção do zinco. Os fitatos contidos em menos de 60 g de farinha de cereais são suficientes para um bloqueio quase total da absorção de zinco pelo intestino[17]. E na série aparentemente interminável de trapalhadas dos cruzamentos de plantas eis mais uma: os esforços modernos de cruzamentos têm selecionado plantas com quantidades mais elevadas de fitatos, por causa de sua resistência a pragas. Como seria de esperar, a indústria dos grãos, sempre cheia de criatividade, manipulou plantas para aumentar seu teor de zinco, como uma forma de compensação. (Um dos métodos inclui o uso de fertilizantes suplementados com zinco.)

A deficiência de zinco está correlacionada com o consumo de grãos. Quanto mais grãos são consumidos, mais provável a manifestação da carência de zinco[18]. Esse é um problema nutricional de importância crescente no mundo inteiro, à medida que o aumento da dependência de grãos, em especial o trigo, o milho e o arroz, agravou a situação do zinco em cerca de dois bilhões de pessoas, segundo se calcula[19]. Entre os adultos mais velhos, de 35% a 45% apresentam carência de zinco, e 67% das pessoas com a doença celíaca não tratada têm carência de zinco[20].

Como o zinco é essencial em centenas de processos corporais diferentes, a deficiência pode se manifestar de modos variados. Normalmente, uma deficiência leve apresenta-se na forma de erupções cutâneas, diarreia e queda de cabelos. Veganos, vegetarianos e pessoas que limitam o consumo de produtos de origem animal têm uma propensão maior à deficiência de zinco, já que os produtos de origem vegetal contêm muito pouco zinco em comparação com o teor mais alto do metal em carnes, aves, mexilhões e vísceras[21]. Somando-se o baixo teor de zinco dos produtos de origem vegetal à redução da absorção do metal, provocada pelos fitatos dos grãos, não é raro que veganos e vegetarianos tenham dificuldades até para apresentar uma resposta imune normal. Além disso, entre outros efeitos da deficiência do zinco em grau de moderado a grave, a fertilidade e a reprodução são afetadas; crianças e adolescentes podem ter seu crescimento reduzido; e a maturação neurológica é prejudicada. Por esse motivo, o Instituto de Medicina (outra denominação para a Academia Nacional de Medicina dos Estados Unidos) estima que veganos e vegetarianos precisem de 50% de zinco a mais do que os onívoros[22]. Eliminar os grãos da dieta melhora o nível do zinco; e, se as calorias dos cereais não ingeridos forem compensadas com um aumento em alimentos ricos nesse nutriente, como as carnes, por exemplo, haverá um aumento líquido na sua ingestão e absorção. (Veja também a p. 211 para mais informações sobre como corrigir a deficiência de zinco.)

A deficiência de vitamina B_{12} também é comum, afetando 19% das pessoas com a doença celíaca e 16,6% das pessoas não afetadas por ela[23]. A carência de vitamina B_{12} é outra deficiência característica decorrente do consumo de grãos, pois diversos componentes deles colaboram na redução da absorção dessa vitamina. A aglutinina do germe de trigo (WGA) bloqueia a ação da proteína conhecida como fator intrínseco, que é produzida no estômago e é essencial para a absorção da vitamina B_{12} no intestino delgado, meio pelo qual 60% de toda a B_{12} é absorvida[24]. O consumo de grãos pode também acionar a produção de anticorpos contra o fator intrínseco ou contra as células parietais do estômago, que produzem o fator intrínseco[25].

A deficiência grave de vitamina B_{12} tem implicações sérias, entre elas a anemia perniciosa (fatal se não for tratada) ou a anemia macrocítica, que se caracteriza pelo crescimento extraordinário dos glóbulos vermelhos em consequência do transtorno. A deficiência de vitamina B_{12} pode causar dor abdominal, aumento do fígado e mudança de coloração da língua, que adquire um tom vermelho-cereja. Graus menos intensos da deficiência também apresentam implicações para a saúde e o desempenho, já que podem levar à diminuição da concentração e da capacidade de aprendizado. A solução geralmente apresentada é típica da irracionalidade do pensamento nutricional moderno: aumentar a suplementação de vitamina B_{12} em cereais para compensar esses efeitos[26].

Tendo em vista que a vitamina B_{12} da dieta é obtida principalmente de produtos de origem animal, como a carne, o fígado e os ovos, veganos e vegetarianos que consomem grãos têm uma probabilidade maior de apresentar deficiência da vitamina. Pessoas com doenças inflamatórias intestinais (doença de Crohn e colite ulcerativa) também têm uma propensão maior a apresentar deficiência da vitamina B_{12}.

A deficiência de folato é menos comum que as deficiências de ferro, zinco e vitamina B_{12}. Sabe-se, porém, que ela ocorre em pessoas com a doença celíaca e com intolerância ao glúten[27]. Pessoas com doenças inflamatórias intestinais também sofrem uma diminuição na absorção dos folatos, o suficiente para provocar uma deficiência. Além disso, em situações em que a necessidade de folato é maior, em especial na gestação, a gravidade da deficiência pode aumentar. Em todas essas situações, deveria ser realizada uma avaliação dos níveis de folato e estabelecida a suplementação. (Veja a p. 223 para mais informações.) A deficiência de folato tem implicações sérias, entre as quais defeitos congênitos em crianças nascidas de mães com carência dessa vitamina e um aumento potencial da incidência de cânceres gastrointestinais. Muitos dos fenômenos decorrentes da deficiência de vitamina B_{12} também são causados pela deficiência de folato, já que ambos participam de muitos processos semelhantes.

O folato é a forma em que a vitamina ocorre naturalmente nos alimentos, enquanto o ácido fólico é sua forma sintética, que é adicionada aos alimentos ou ingerida como suplemento. Tendo em vista que as dietas modernas dependentes de açúcar e grãos industrializados têm potencial para a deficiência em folato, fabricantes nos Estados Unidos e no Canadá são obrigados, desde 1998, a acrescentar ácido fólico sintético aos grãos que processam para reduzir a incidência de defeitos congênitos. Isso realmente melhorou a condição da maioria das pessoas em relação ao folato, mas está se revelando uma faca de dois gumes: os níveis de folato subiram mais do que se pretendia; além disso, o aumento da dependência do ácido fólico sintético foi associado ao aumento do número de casos de câncer de cólon e de próstata[28].

A deficiência de vitamina D é um fenômeno generalizado, com implicações significativas para a saúde. A deficiência de vitamina D é a regra, em vez de ser a exceção. Apesar de podermos culpar os grãos pelos casos mais graves da deficiência, ela também é comum mesmo que não se leve em conta o consumo de grãos. Vários outros hábitos modernos serviram para piorar nossos níveis de vitamina D, entre eles o fato de se viver em climas frios, privados da exposição à luz solar ao longo de todo o ano, o hábito de usar roupas que cobrem a superfície da pele (já que a vitamina D é ativada na nossa pele pelo sol), o estilo de vida cada vez mais fechado, a aversão ao consumo de vísceras, em especial o fígado (elas contêm vitamina D), e o envelhecimento, que está associado a uma perda progressiva da capacidade de ativação da vitamina D na pele[29]. Entretanto, morar nos trópicos não garante um nível adequado de vitamina D: uma recente avaliação de homens idosos que moravam num clima tropical, por exemplo, revelou que 66,7% deles apresentavam carência da vitamina[30]. A condição da vitamina D em uma pessoa é um fator tão crucial para a saúde que vamos examiná-la melhor mais adiante neste livro (veja a p. 215).

Pessoas que têm a doença celíaca apresentam propensão especial para a carência da vitamina D, que também contribui para a baixa densidade mineral nos ossos. Num estudo clínico, apenas 25% das pessoas apresentavam densidade óssea normal na ocasião do diagnóstico de doença celíaca[31]. A desmineralização óssea (perda de cálcio), que enfraquece os ossos, é agravada pela absorção prejudicada do cálcio, também característica da doença celíaca.

FLORA INTESTINAL: NÃO TUMULTUE SEU INTESTINO

Você pode visualizar a flora bacteriana que habita o trato gastrointestinal como uma horta: se você a adubar do modo correto, se lhe fornecer quantidade suficiente de água e nutrientes, se evitar o uso de herbicidas e pesticidas que destroem o equilíbrio natural, sua horta produzirá colheitas abundantes, vigorosas, saudáveis. Se você não a regar direito ou deixar de adubá-la, é provável que tenha uma colheita fraca, de produtos mirrados, para não falar em montes de ervas daninhas. A flora intestinal funciona de acordo com princípios semelhantes.

Sabemos que a dieta desempenha um papel importante na formação da composição da flora intestinal, mesmo na ausência de doenças. Por exemplo, a comparação entre a flora intestinal de crianças que moram em regiões rurais da África e consomem dietas tradicionais e a de crianças europeias que consomem uma dieta moderna revela diferenças espantosas. As crianças africanas têm uma quantidade maior do que a esperada de bacteroidetes, uma adaptação que, por hipótese, aumentaria a eficiência na digestão de matéria vegetal[32]. Já falei sobre como a adoção dos grãos modificou a composição da flora bucal e intestinal nos seres humanos. Mudanças na flora bucal têm nítidas implicações no que diz respeito a doenças dentárias; mudanças na flora gastrointestinal têm implicações menos claras, mas não deveria ser nenhuma surpresa que elas possam ocorrer, considerando-se os efeitos tóxicos exercidos pelos grãos sobre o intestino. A composição das bactérias no trato gastrointestinal, concentradas no cólon, varia de um indivíduo para outro, muda com a idade e com o estado hormonal e se altera pela exposição a antibióticos e a componentes da dieta. Quando são afetados fatores que propiciam a sobrevivência de bactérias salutares, alteram-se as espécies da flora intestinal, e microrganismos podem se espalhar acima do segmento normal mais distante do intestino delgado, uma situação chamada de supercrescimento bacteriano no intestino delgado, ou SBID. É aí que coisas desagradáveis podem acontecer: distensão abdominal, diarreia, carências nutricionais e inflamação. (Veja "Supercrescimento bacteriano no intestino delgado: o caso da placa de Petri humana", p. 80.)

Calcula-se que mais de mil espécies diferentes de bactérias habitem nosso intestino. Infelizmente, a maior parte de nosso conhecimento a respeito da composição da flora intestinal envolve a comparação da flora de pessoas com doenças diversas, como a colite ulcerativa, por exemplo, com a de pessoas sem a mesma doença. Não está claro se as mudanças na composição da flora intestinal são parte da causa da doença ou simplesmente uma consequência dela. Pressupõe-se também que indivíduos sem doenças sejam normais, mas isso pode não ser verdadeiro, já que o termo "normal" deixa de lado fatores potencialmente desreguladores, como uso anterior de antibióticos, estresse emocional e distorções artificiais da dieta, como o consumo de grãos e de açúcar. Até agora, ninguém sabe realmente como é a flora intestinal normal ou ideal.

Uma série de problemas de saúde foi associada a alterações da flora intestinal, entre eles a esclerose múltipla, a fibromialgia, o diabetes (tanto o tipo 1 quanto o tipo 2), a síndrome do intestino irritável, os cálculos biliares, o refluxo ácido e a esofagite, a colite ulcerativa, a doença de Crohn e as alergias alimentares[33]. Que coisa estranha: cada um desses problemas também tem sido associado ao consumo de grãos, em especial do trigo, do centeio e da cevada.

Mudanças na composição de nossas bactérias podem ocorrer de dias a semanas após uma modificação na dieta[34]. No momento, nosso

Supercrescimento bacteriano no intestino delgado: o caso da placa de Petri humana

Ponha uma placa de Petri ao ar livre e dentro de apenas alguns dias ela estará lotada de bactérias e fungos. Do mesmo modo, estrague a saúde do intestino humano, permitindo que bactérias e fungos indesejáveis ganhem alguma vantagem e reduzindo as espécies bacterianas normais, e você terá o equivalente a uma placa de Petri humana. Uma situação como essa é comum, sendo chamada de supercrescimento bacteriano no intestino delgado (SBID) ou disbiose, um excesso anormal de bactérias na porção do intestino delgado conhecida como jejuno, que em geral apresenta uma população esparsa, associado a mudanças nas espécies encontradas em outras partes do trato intestinal. (Mudanças na flora intestinal também ocorrem no intestino grosso e até mesmo no estômago e no duodeno, mas um diagnóstico de SBID ou disbiose costuma ser feito por amostragem do conteúdo do jejuno, que faz parte do intestino delgado, motivo pelo qual damos o rótulo um pouco enganoso de "intestino delgado" para essa disfunção.)

O SBID já foi associado a uma série de problemas de saúde, entre os quais a fibromialgia, a síndrome do intestino irritável, a doença de Crohn, a colite ulcerativa e distorções anatômicas resultantes de cirurgia realizada anteriormente no intestino[35]. O SBID é comum em pessoas com doença celíaca; e, quando pessoas "normais" são avaliadas para verificar se têm SBID, até 35% apresentam sinais de infestações intestinais anormais, mesmo que não haja sintomas[36]. Quando o SBID é diagnosticado em pessoas com sintomas perturbadores, o tratamento convencional consiste em prescrever um antibiótico, como a rifaximina, para eliminar toda a flora intestinal, tanto a boa quanto a ruim. E funciona, embora deixe de lado a questão do motivo pelo qual o SBID se desenvolveu, para começar. E é claro que eliminar a flora intestinal não garante que seu intestino venha a ser repovoado por bactérias salutares, principalmente se a causa do SBID não for eliminada.

As dificuldades da *C. difficile*

Uma tendência preocupante no mundo do SBID é a crescente incidência de infecção por *Clostridium difficile*, uma cepa de bactérias capaz de causar danos graves ao cólon. Chamada de colite pseudomembranosa, em sua forma mais agressiva ela pode resultar em sépsis (entrada de bactérias na corrente sanguínea) e morte.

Em geral, a *C. difficile* habita tranquilamente o cólon de pessoas saudáveis (ou pelo menos aquelas que costumamos considerar saudáveis) em baixa densidade populacional, enquanto concorre por nutrientes com outras bactérias e é inibida por fatores expressos por outras espécies. Sabemos que a *C. difficile* pode aumentar após o uso de antibióticos que arrasam indiscriminadamente com a flora intestinal, boa ou ruim, o que, é claro, exige ainda mais antibióticos. Em tempos mais recentes, porém, a *C. difficile* tem se revelado uma fonte de problemas, mesmo que não tenha havido um tratamento anterior com antibióticos. Medicamentos amplamente prescritos para corrigir a acidez estomacal, como o omeprazol, o pantoprazol e o lansoprazol, foram associados a distorções da flora intestinal que permitem que populações da bactéria *C. difficile* vicejem[37]. Mas os motivos pelos quais esse microrganismo está se tornando cada vez mais agressivo não estão claros. Será que as distorções da flora intestinal causadas pelos grãos modificados pelo agronegócio têm algum papel nisso? No momento, não há respostas, mas sem dúvida parece tão certo quanto 2 + 2 = 4.

entendimento da flora intestinal permanece limitado, mas está se abrindo rapidamente a estudos. Em minha opinião, nos próximos anos, saberemos avaliar com segurança qual é a condição da flora intestinal de um indivíduo e como determinar quando ela foi plenamente corrigida. Enquanto isso, os passos necessários para restabelecer o que atualmente acreditamos representar uma composição ideal da flora intestinal serão examinados no Capítulo 9.

SEU INTESTINO ESTÁ VAZANDO

O vazamento é um problema que costuma afetar telhados e torneiras de banheiros, ou atinge órgãos de espionagem, quando espiões desgarrados deixam vazar informações confidenciais sobre a segurança dos Estados Unidos. Mas espera-se que um navio transatlântico, um aparelho de micro-ondas e o trato intestinal não apresentem vazamentos. Há muitos anos, suspeita-se de que um grau maior de permeabilidade intestinal seja responsável por desencadear doenças como o diabetes tipo 1, a doença de Crohn, a espondilite anquilosante, a esclerose múltipla e a doença celíaca[38]. Todos os dias, seu trato gastrointestinal precisa lutar com bactérias, fungos e outros organismos, com toxinas bacterianas e até com seres maiores, como protozoários e vermes. Ele precisa, portanto, tomar milhões de "decisões" todos os dias, a cada refeição. O que deve ter permissão de passar para o sistema linfático e para a corrente sanguínea? O que não deve?

Esse rígido sistema de controle pode "enlouquecer". Fragmentos de gliadina e de proteínas prolaminas aparentadas a ela causam efeitos inflamatórios tóxicos *diretamente* no revestimento do intestino de qualquer pessoa tola o suficiente para ingerir grãos – efeitos que podem resultar num aumento anormal da permeabilidade intestinal[39]. Para que isso aconteça, nenhuma suscetibilidade genética é necessária. Todos os testes para a doença celíaca ou para a "sensibilidade ao glúten" podem dar resultado negativo nas pessoas com permeabilidade intestinal.

Além desses efeitos diretos, a gliadina também pode aumentar a permeabilidade intestinal *de modo indireto*. Enquanto estava na Universidade de Maryland, o dr. Alessio Fasano descobriu que a proteína zonulina, presente no revestimento do trato gastrointestinal, é um alvo para a proteína gliadina do trigo[40]. Uma vez ativada, a proteína zonulina provoca um aumento do vazamento através das barreiras ("junções de oclusão") entre as células do revestimento intestinal, permitindo que moléculas que deveriam ficar no interior do trato intestinal tenham acesso ao resto do corpo. Embora a intensidade desse efeito seja variável (pois depende da forma da zonulina, que é determinada geneticamente), todos estamos sujeitos a ele em algum grau. Devido às semelhanças estruturais com a gliadina, as proteínas prolaminas de outros grãos exercem efeitos similares[41]. As implicações do trabalho do dr. Fasano são muitas. Suas descobertas significam que o aumento anormal da permeabilidade intestinal induzido pela gliadina e por proteínas correlatas é o primeiro passo para a autoimunidade, uma vez que o sistema imune do corpo é enganado e, nas pessoas com suscetibilidade genética, levado a atacar seus próprios órgãos. Em outras palavras, mesmo que você tenha suscetibilidade genética para a artrite reumatoide, o inchaço, a inflamação e a deformação das articulações podem nunca se manifestar, a não ser que o processo seja desencadeado pelo consumo de proteínas dos grãos. Ou então, se você tem suscetibilidade genética para a esclerose múltipla, se as proteínas dos grãos não causarem o aumento da permeabilidade intestinal, permitindo a manifestação dessa suscetibilidade, a fadiga, a dormência, a falta de coordenação motora e a disfunção da bexiga ou do intestino podem nunca ocorrer. Examinaremos esse caminho distinto que associa as doenças autoimunes ao consumo de grãos no Capítulo 13.

VENENOSOS, DEVASSOS E DEPRAVADOS

Se, ao final deste exame dos efeitos gastrointestinais dos grãos, você concluir que eles não são apenas nocivos para a nutrição e a saúde intestinal, mas também representam uma série de toxinas medonha, desagradável e causadora de encrencas para o intestino, terá conquistado a chave para entender por que tanta gente é atormentada por queixas gastrointestinais crônicas, não importa quão "equilibrada" seja sua dieta, nem que se exercitem vigorosamente ou consumam grande quantidade de suplementos nutricionais.

Embora o sistema gastrointestinal seja o marco zero do combate do corpo humano contra os grãos, ele não é de modo algum o único campo de batalha. Examinaremos o restante da paisagem da saúde, bombardeada, árida, salpicada de minas terrestres no Capítulo 5.

CAPÍTULO 5

GRÃOS, CÉREBROS E DORES NO PEITO

Como não consegui consertar o freio, aumentei o volume da buzina.
– Stephen Wright

NO CONFRONTO entre os grãos e o corpo humano, o trato gastrointestinal fica bem na linha de fogo, mas a guerra sem dúvida não termina ali. Avancemos mais fundo para examinar os ferimentos e cicatrizes deixados pelos grãos à medida que eles perturbam, agitam e desbaratam as engrenagens perfeitamente equilibradas do corpo humano – articulações, pele, glândulas, sistema respiratório e cérebro – sem deixar nenhum órgão intacto. Este é um longo capítulo, com uma porção de detalhes destinados a demonstrar a abrangência espantosa e a gravidade assustadora das experiências humanas com problemas de saúde que existem porque, como espécie, tomamos essa terrível decisão de consumir sementes de gramíneas.

OS GRÃOS E A AUTOIMUNIDADE: UMA DUPLA COVARDE

Mutt e Jeff. Abbott e Costello. Cheech e Chong. Alho e mau hálito. Onde você encontrar um, encontrará o outro. O mesmo acontece com os grãos e problemas autoimunes em seres humanos.

Quando o sistema imune humano não consegue distinguir entre as proteínas do próprio corpo, como as encontradas no cólon, na glândula tireoide, no pâncreas ou no cérebro, e organismos estranhos que invadem o organismo, ele convoca os linfócitos B e T e forma um exército para combater seus próprios órgãos. Isso é chamado de *autoimunidade*. Trata-se de um processo que, numa proporção surpreendente de casos, tem início com os *muffins* que você come no café da manhã ou com a fatia de pizza do jantar. Os caminhos complexos descobertos pelo dr. Alessio Fasano, da Universidade de Maryland, e seus colaboradores (veja na p. 83) descortinam uma perspectiva totalmente nova sobre as doenças relacionadas à autoimunidade. Lembre-se de que a proteína gliadina do trigo e as proteínas quase idênticas a ela, presentes no centeio e na cevada, podem não ser digeridas, permanecendo intactas. Gliadinas intactas provocam um aumento da permeabilidade do trato intestinal, o que permite que substâncias estranhas tenham acesso à corrente sanguínea. O processo de reconhecimento equivocado da autoimunidade pode começar com uma proteína bacteriana que penetre na corrente sanguínea, mas também pode começar com uma proteína de algum grão. A proteína gliadina e a enzima transglutaminase do fígado ou do pâncreas apresentam uma forte semelhança entre si, de modo que a presença da gliadina na corrente sanguínea pode enganar o sistema imune, fazendo com que ele cause uma hepatite ou uma pancreatite autoimunes.

Isso é *importante*. É tão importante quanto identificar e capturar o chefão da máfia responsável por dezenas de assassinatos encomendados e milhões de dólares ganhos em atividades ilícitas, julgá-lo e condená-lo à prisão perpétua. Significa que agora temos um vínculo direto entre os transtornos autoimunes e a gliadina e as proteínas prolaminas correlatas dos grãos. Essa sequência de acontecimentos não se limita a pessoas com a doença celíaca ou com sensibilidade ao glúten. Ela se aplica a *todo o mundo*. A suscetibilidade varia com base em fatores genéticos, mas é independente da perturbação gastrointestinal causada pela doença celíaca e distingue-se dela. Isso quer dizer que uma pessoa que não apresente nenhum sintoma abdominal decorrente do consumo de trigo – nenhuma azia, urgência evacuatória, colite etc. –, cujos exames deem resultados negativos para a doença celíaca ou para a sensibilidade ao glúten, ainda pode, anos mais tarde, desenvolver a deformidade das articulações da artrite reumatoide, ou manifestar as disfunções neurológicas da esclerose múltipla aos 45 anos de idade.

Prolaminas e transglutaminase: gêmeas idênticas

Você se lembra do filme *Alguém morreu no meu lugar*, de 1964, estrelado por Bette Davis, em que Edith, indisposta com sua irmã gêmea, Margaret, e com raiva dela, dá-lhe um tiro na cabeça e, então, encobre o crime, assumindo a identidade da gêmea assassinada? Creio que não se poderia inventar uma descrição alegórica melhor para a autoimunidade, até mesmo pelo talento da sra. Davis para representar personagens antipáticos.

O corpo humano conta com uma classe de enzimas chamadas transglutaminases, encontradas no revestimento do intestino, no pâncreas, nas articulações, no cérebro, na pele e em outros órgãos. As transglutaminases são responsáveis pela tarefa simples de remover um grupo que contém nitrogênio (grupo amina) do aminoácido glutamina presente nas proteínas que você consome. Num estranho capricho do destino, as transglutaminases humanas se assemelham à proteína gliadina do trigo, bem como às proteínas prolaminas relacionadas à gliadina presentes no centeio, na cevada, no milho e na aveia. Em outras palavras, se suas estruturas forem dispostas lado a lado, nota-se, entre todas elas, uma incrível coincidência na sequência, tanto que a resposta imune do corpo não consegue perceber a diferença. Elas são gêmeas idênticas em termos imunes[1]. Isso foi chamado de "mimetismo molecular": duas proteínas diferentes e não relacionadas, que têm finalidades diferentes, mas apresentam coincidências de seções de sua estrutura capazes de enganar o sistema imune.

Os anticorpos expressos contra as prolaminas dos grãos – e, portanto, contra a transglutaminase – estão relacionados com doenças inflamatórias intestinais, pancreatite, inflamação de articulações e músculos, erupções cutâneas e outros transtornos autoimunes e inflamatórios[2]. Isso explica como e por que o consumo de grãos causa tantas doenças autoimunes e inflamatórias, além da doença celíaca. Por exemplo, crianças com diabetes tipo 1 (um distúrbio autoimune do pâncreas) têm maior probabilidade de expressar anticorpos contra a enzima transglutaminase, também associada a um potencial maior para apresentar transtornos autoimunes em outros órgãos além do pâncreas[3].

Tão inquietante quanto uma gêmea dar um tiro na outra, é essa relação de tamanha semelhança entre alguma coisa vegetal e alguma coisa humana, a ponto de enganar até mesmo a sintonia fina dos poderes de discriminação do sistema imune humano. Mas essa é a relação antinatural entre os humanos e as sementes de gramíneas.

Mesmo antes de os detalhes do aumento da permeabilidade intestinal terem sido desvendados pela equipe do dr. Fasano, já se sabia, havia muitos anos, que a lista de transtornos autoimunes atribuíveis ao trigo, ao centeio e à cevada é assustadora. Estes distúrbios perigosos, e às vezes fatais, bastam para que você rejeite seu último bocado de pão de passas:

Agamaglobulinemia primária
Alopecia areata
Anemia hemolítica autoimune
Anemia perniciosa
Arterite de Takayasu
Arterite temporal
Artrite juvenil
Artrite reumatoide
Cirrose biliar primária
Colite ulcerativa
Crioglobulinemia mista essencial
Dermatomiosite
Diabetes insulino-dependente (tipo 1)
Doença autoimune da orelha interna
Doença celíaca
Doença de Addison
Doença de Behcet
Doença de Crohn
Doença de Graves
Doença de Ménière
Doença mista do tecido conjuntivo
Doença por aglutininas a frio

Esclerodermia
Esclerodermia limitada (Síndrome CREST)
Esclerose múltipla
Espondilite anquilosante
Fibrose pulmonar idiopática
Granulomatose de Wegener
Hepatite autoimune
Lúpus discoide
Lúpus eritematoso sistêmico
Miastenia grave
Miocardiopatia (dilatada ou congestiva)
Miocardite
Nefropatia por IgA
Pênfigo vulgar
Penfigoide bolhoso
Poliarterite nodosa
Policondrite
Polimialgia reumática
Polimiosite e dermatomiosite
Polineuropatia desmielinizante inflamatória crônica
Psoríase
Púrpura trombocitopênica autoimune

Púrpura trombocitopênica
   idiopática
Sarcoidose
Síndrome da enterocolite
   induzida por proteína
   alimentar
Síndrome da fadiga crônica
Síndrome de Guillain-Barré
Síndrome de Raynaud
Síndrome de Reiter

Síndrome de Sjögren
Síndrome do anticorpo
   antifosfolipídeo
Síndrome linfoproliferativa
   autoimune
Síndromes poliglandulares
Tireoidite de Hashimoto
Uveíte
Vasculite
Vitiligo

Essa lista mostra que o processo falho de reconhecimento que leva à autoimunidade pode envolver as articulações (artrite reumatoide, artrite do lúpus), o pâncreas (pancreatite autoimune), o intestino delgado (doença de Crohn), o cerebelo (ataxia cerebelar), os nervos das pernas e da pelve (neuropatia periférica), a tireoide (doença de Graves e tireoidite de Hashimoto), a pele (psoríase, alopecia areata), o fígado (hepatite autoimune) e as artérias (poliarterite nodosa) – e não termina por aí. Não há nenhum órgão que *não* tenha sido associado a um ataque autoimune provocado por consumo de grãos. Isso não quer dizer que todos os casos de, digamos, pancreatite autoimune podem ser atribuídos ao consumo de grãos, já que outros fatores possam desencadear uma resposta imune irregular semelhante em pessoas suscetíveis. Mas todos esses distúrbios (relacionados acima) são acionados ou revelados por um componente da dieta, especificamente um componente da dieta que nos recomendam consumir em maiores quantidades.

    O milho e a aveia já foram associados a um quadro mais restrito de distúrbios autoimunes. O milho, por exemplo, foi associado ao aumento do potencial para o diabetes tipo 1[4]. O arroz causa um quadro perigoso em bebês, chamado de síndrome da enterocolite induzida por proteína alimentar, um problema de desordem imune que resulta em letargia, diarreia, desnutrição e desidratação e desaparece totalmente quando se evita o consumo do cereal[5].

    Nenhum outro alimento ou grupo de alimentos tem, associada a seu consumo, semelhante lista de doenças, sejam elas autoimunes ou não – nem o açúcar, o xarope de milho rico em frutose ou os refrigerantes, e nem mesmo cogumelos venenosos. Só os grãos, as sementes de gramíneas praticamente indigeríveis, estão associados a uma lista tão assustadora de formas de induzir seu sistema imune ao erro.

Diabetes tipo 1: uma doença dos grãos?

É bastante fácil defender a tese de que o consumo abundante da amilopectina A dos cereais está associado ao aumento de glicose no sangue e, portanto, a um potencial maior para o diabetes tipo 2. Mas o que dizer do diabetes tipo 1, no qual delicadas células β do pâncreas, produtoras de insulina, são destruídas para toda a vida? Há várias linhas de evidências de uma forte ligação entre o consumo de grãos e as mudanças que levam ao diabetes tipo 1 em adultos e crianças geneticamente suscetíveis. Algumas das evidências originam-se de modelos experimentais com animais; outras, de observações em humanos.

- Em modelos experimentais com ratos e camundongos, 64% dos camundongos alimentados com ração que continha trigo desenvolvem diabetes tipo 1, em comparação com 15% dos camundongos alimentados com ração sem trigo[6]. Do mesmo modo, entre camundongos propensos ao diabetes alimentados com milho a porcentagem dos que desenvolvem o diabetes tipo 1 aumenta de 37% para 57%[7].
- Crianças com a doença celíaca desencadeada pelas proteínas gliadinas do trigo, do centeio e da cevada têm uma probabilidade dez vezes maior de desenvolver diabetes tipo 1 do que crianças não celíacas[8].
- Crianças com diabetes tipo 1 apresentam probabilidade de 10 a 20 vezes maior de desenvolver a doença celíaca e/ou anticorpos aos componentes do trigo do que crianças não diabéticas[9].
- Crianças com diabetes tipo 1 apresentam uma resposta imune anormal (linfócitos T) quando expostas à gliadina[10].

Já examinei como a gliadina faz aumentar a ocorrência de lesões no intestino e a permeabilidade desse órgão, o que pode levar a um aumento da autoimunidade, mas não se esqueça de que as lectinas dos grãos também danificam o tecido intestinal, assim como os peptídeos derivados da gliadina parcialmente digerida. E não se esqueça de acrescentar um pouco de glicotoxicidade às células β do pâncreas (danos irreversíveis às células β, causados pelos elevados níveis de açúcar no sangue resultantes da amilopectina A dos grãos). Em outras palavras, quando grãos são consumidos, está preparada a cena para uma investida violenta de autoimunidade e danos ao pâncreas, que parecem estar intimamente associados a doenças intestinais provocadas por proteínas gliadinas, como a doença celíaca.

E a situação parece estar se agravando. O estudo SEARCH for Diabetes in Youth [Pesquisa do Diabetes em Jovens], patrocinado pelos National Institutes of Health (NIH) [Institutos Nacionais de Saúde] e pelos Centers for Disease Control and Prevention (CDC) [Centros para Controle e Prevenção de Doenças], registrou que a incidência de diabetes tipo 1 em crianças vem aumentando 2,7% por ano, desde 1978[11]. Essa observação foi corroborada por registros em outros países. O que está faltando é um ensaio clínico com bebês, em que metade das crianças comece a consumir grãos bem cedo e a outra metade evite os grãos desde o nascimento. Isso confirmaria, de uma vez por todas, a ligação direta entre os grãos e o diabetes tipo 1. Entretanto, é possível imaginar as dificuldades para realizar um ensaio dessa natureza, de modo que é melhor esperar sentado por dados desse tipo.

Enquanto isso, temos uma arma recém-disparada, impressões digitais, motivo e oportunidade: o suficiente para indiciar o suspeito. Temos o suficiente para uma condenação? Por mim, enforquem o filho da mãe.

HIPOTIREOIDISMO: AUTOIMUNIDADE EM AÇÃO

Você deve ter percebido que duas disfunções da tireoide estavam incluídas na lista de distúrbios autoimunes associados ao consumo de grãos. Das diversas manifestações da imunidade desencadeada pelos grãos, a disfunção da tireoide é de longe a mais comum.

Comecemos por descrever como é uma disfunção da tireoide. Essa glândula, que está localizada internamente ao pescoço, na região anterior dele, como uma gravata-borboleta, é responsável pela regulação da taxa metabólica. Quando a tireoide está excessivamente ativa, no *hipertireoidismo*, seu metabolismo fica muito elevado e você apresenta níveis elevados dos hormônios T4 e T3, batimentos cardíacos acelerados, ansiedade e perda de peso. Quando ela está pouco ativa, no *hipotireoidismo*, seu metabolismo é desacelerado, você tem níveis reduzidos de T4 e T3, bem como níveis mais elevados do hormônio da hipófise, chamado hormônio estimulante da tireoide (TSH, na sigla em inglês), uma resposta destinada a instigar a tireoide a trabalhar mais e a liberar mais T4 e T3. A situação mais comum é, de longe, o hipotireoidismo. O hipotireoidismo é, portanto, um estado de metabolismo vagaroso que causa sintomas como, por exemplo pouca energia; sensações de frio injustificado, especialmente nas mãos e nos pés (decorrentes da temperatura corporal baixa); prisão de ventre; queda de cabelo e pele ressecada. A dificuldade para perder peso depois da eliminação dos grãos da dieta é um sinal comum de hipotireoidismo. Embora a eliminação dos grãos da dieta seja de fato uma estratégia poderosa para perder peso, só isso não é suficiente para superar os efeitos do hipotireoidismo, que deve receber tratamento específico.

A destruição autoimune da glândula tireoide pode ser classificada como doença de Graves ou como tireoidite de Hashimoto.

Anticorpos antigliadina podem ocorrer em 50% ou mais das pessoas com doença tireoidiana, o que faz com que essa seja a expressão mais comum da autoimunidade induzida por grãos[12]. Algumas pessoas, especialmente as que têm a doença de Graves, de início experimentam um período de hipertireoidismo decorrente da inflamação e destruição do tecido tireoidiano, o que provoca a liberação de quantidades excessivas do hormônio da tireoide. Entretanto, com ou sem esse período de hipertireoidismo, com o tempo, o hipotireoidismo se desenvolve, refletindo os danos ao tecido da tireoide, com a manifestação dos sintomas do problema à medida que vai minguando a produção dos hormônios T3 e T4. O hipotireoidismo é subdiagnosticado. No atendimento comum, muitas vezes é preciso que o paciente esteja em péssimo estado para o médico chegar ao diagnóstico de uma tireoide com atividade insuficiente. Alguns médicos, por exemplo, não chegam a cogitar fazer exames ou iniciar tratamento, mesmo que o paciente tenha depressão, ganho de peso, valores elevados de colesterol e risco cardiovascular aumentado em decorrência dessa situação. Para mim, isso está errado e não deveria ser tolerado. Como os problemas da tireoide são tão comuns, tão negligenciados e tão importantes para o peso e para a saúde geral, eles serão examinados mais detidamente no Capítulo 11.

CORTISOL: A DIFERENÇA ENTRE A NOITE E O DIA

O cortisol é o principal hormônio produzido pelas glândulas suprarrenais, duas pequenas glândulas que se situam no alto dos rins. Esse hormônio desempenha um papel crucial em termos fisiológicos em muitos processos corporais, segundo um padrão previsível chamado de "ritmo circadiano", uma adaptação à vida na Terra e a seu ciclo de 24 horas de dia e noite. Mais uma vez, os grãos entram em cena e desregulam esse ciclo normal da vida.

Os anticorpos ativados pelas proteínas gliadinas podem prejudicar as glândulas suprarrenais, resultando numa produção reduzida de hormônios suprarrenais[13]. A interrupção da ação do peptídeo intestinal vasoativo (ou VIP; veja na p. 30) pelas lectinas do trigo, do centeio, da cevada e do arroz é outro meio pelo qual a função das glândulas suprarrenais pode ser afetada. O mais comum é que a perturbação na produção do cortisol resulte em falta de energia pela manhã, depressão, surtos inconvenientes de excesso de energia à noite, insônia, desejo por alimentos salgados, incapacidade de perder peso, pressão arterial baixa e sensação de tontura. Uma das dificuldades para identificar uma disfunção das suprarrenais está no fato de que essas glândulas fazem mais do que produzir cortisol. Elas também produzem outros hormônios, como a aldosterona, responsável pelos níveis de sódio e potássio no organismo e também pelo controle da pressão arterial; a adrenalina, responsável pela excitação, pela energia e pelo metabolismo; e os androgênios suprarrenais, cujos efeitos coincidem em parte com os da testosterona. Pode ocorrer uma disfunção de um hormônio da suprarrenal ou de todos eles, embora o efeito dominante seja geralmente determinado por distúrbios do cortisol.

Disfunções no nível do hipotálamo e da hipófise que resultam em distúrbios do cortisol podem ser causadas pela obesidade (por meio dos fenômenos inflamatórios causados pela gordura visceral), pelo diabetes, por depressão, estresse, transtorno de estresse pós-traumático (TEPT) ou por outras perturbações da saúde[14]. Uma pesquisa recente sobre o sistema neuroendócrino está revelando também uma potencial *resistência ao glicocorticoide*, ou resposta prejudicada ao cortisol, em pessoas que apresentam níveis sanguíneos normais ou elevados de cortisol[15]. Isso pode estar relacionado a problemas como artrite reumatoide, doença de Crohn, colite ulcerativa, esclerose múltipla, asma, fadiga crônica, fibromialgia, dor crônica, depressão, TEPT e estresse crônico. Observe-se que a maioria dos transtornos enumerados tem início com o consumo de grãos.

Embora outras glândulas endócrinas também sejam capazes de apresentar todos os graus de disfunção, da sutil à grave, endocrinologistas que pensam de maneira convencional negam isso, alegando que a glândula suprarrenal é a única glândula endócrina que ou está perfeitamente normal ou apresenta uma disfunção grave o bastante para ameaçar a vida, causando a doença de Addison, quando funciona de modo insuficiente, ou a doença de Cushing, quando está hiperativa. Eles acreditam que seja tudo ou nada, sem nenhuma zona de transição entre os extremos. Eu rejeito a "sabedoria" convencional e sigo o bom senso. A disfunção das suprarrenais pode ocorrer em diferentes intensidades e envolver um hormônio suprarrenal ou mais de um, ou pode ainda ocorrer no nível do hipotálamo ou da hipófise. Além disso, a literatura clínica e científica que vem surgindo sobre o sistema neuroendócrino afirma que essas disfunções que não representam ameaça à vida são não apenas possíveis, mas comuns.

Dá para perceber que as questões são complexas e se entrelaçam, envolvendo vários hormônios e órgãos. Felizmente, a maioria dos problemas relacionados ao cortisol e à disfunção das suprarrenais pode ser reduzida à perturbação dos ritmos circadianos determinados pelo cortisol, decorrente de (1) lesão à suprarrenal pelo consumo de grãos e (2) disfunção da sinalização da glândula hipófise para a suprarrenal, decorrente de inflamação e estresse crônico, exacerbada pela presença de gordura visceral. Mais adiante, examinaremos meios para identificar e então corrigir perturbações na produção do cortisol, o que poderá ajudá-lo a se sentir com mais energia, proporcionar alívio da depressão, restaurar o ciclo normal de dia e noite, energia e sono, e a superar um patamar na perda de peso.

O PODER DA MATÉRIA SOBRE A MENTE

Os efeitos dos grãos sobre o cérebro e o sistema nervoso humanos, como os que atingem o trato gastrointestinal, são vários e destrutivos. O dr. David Perlmutter, neurologista, escreveu um livro intitulado *A dieta da mente*, dedicado aos efeitos dos grãos sobre a saúde do cérebro (com destaque para a demência). É uma leitura recomendada para qualquer pessoa interessada num exame abrangente da deterioração da saúde cerebral que decorre do consumo de grãos.

No filme *Matrix*, Morpheus explica para Neo que "*Matrix* é o mundo que foi posto diante de seus olhos para que você não veja a verdade", quando descreve o mundo simulado por computadores que é injetado na mente das pessoas para impedi-las de descobrir que máquinas têm o controle de tudo. Embora o mundo dos grãos dificilmente seja tão fantasioso ou cativante em termos visuais quanto o mostrado nesse filme, os dois tratam do controle da mente. No filme, as mentes humanas são controladas por computadores; no mundo em que vivemos, nossas mentes estiveram e estão sob a influência dos componentes dos grãos que atuam sobre elas.

Os efeitos da gliadina e das proteínas prolaminas relacionadas a ela sobre o cérebro humano encaixam-se em duas categorias: (1) efeitos reversíveis exercidos sobre a mente por meio de opiáceos derivados da gliadina; (2) efeitos inflamatórios autoimunes, às vezes reversíveis, às vezes irreversíveis, sobre o tecido do cérebro e do sistema nervoso. Os efeitos dos grãos sobre a mente e o cérebro são decorrentes em grande parte do trigo, do centeio e da cevada, que têm em comum a mesma proteína gliadina. Outros cereais, diferentes do trigo, também têm implicações na saúde cerebral, mas sua atuação ocorre apenas por meio da elevação dos teores de açúcar no sangue, o que leva à demência.

Não é sua imaginação: efeitos reversíveis dos grãos sobre a mente e o cérebro

Os efeitos reversíveis dos grãos sobre a mente começam com as proteínas gliadinas do trigo, do centeio e da cevada, que a digestão transforma em peptídeos menores, com cadeias de quatro ou cinco aminoácidos, suficientemente pequenos para penetrar no cérebro e se ligar a receptores opiáceos[16]. Os efeitos desses peptídeos, chamados de *exorfinas*, ou compostos derivados exógenos semelhantes à morfina, variam dependendo da suscetibilidade do indivíduo. Em alguns distúrbios, também foi documentado um processo autoimune reversível (resultado positivo para o anticorpo antigliadina). Como nenhum dano estrutural foi associado a esses fenômenos, esses distúrbios, apesar de seu potencial de gravidade e destrutividade, são reversíveis por meio da eliminação dos grãos da dieta. Há vários distúrbios que se encaixam nessa categoria.

Estimulação do apetite. Exorfinas derivadas dos grãos levam o consumidor de grãos a ingerir 400 calorias a mais por dia, todos os dias. Esse é um valor médio. Algumas pessoas consomem mais; outras, menos. Na pior das hipóteses, as exorfinas podem provocar um aumento de ingestão da ordem de mil calorias por dia ou mais, desencadeando obsessões alimentares ou outros comportamentos dependentes de alimentos. Com a ingestão de grãos, seu apetite é estimulado especificamente para o consumo de carboidratos, como *pretzels*, salgadinhos de milho e biscoitos doces, e, em grau menor, para o consumo de gorduras. A tendência desse efeito é causar dependência, com o desejo cíclico e recorrente por esses alimentos comandando os hábitos alimentares e até mesmo dominando pensamentos e fantasias. Livre-se dos opiáceos derivados da gliadina e sua ingestão calórica diminuirá em 400 calorias por dia. A obsessão por comida e a dependência em relação a ela também são reduzidas ou totalmente eliminadas[17].

Transtorno da compulsão alimentar periódica e bulimia. As pessoas com transtorno da compulsão alimentar periódica costumam se entregar a comilanças que vão muito além de suas necessidades alimentares. Elas não respondem a sinais que "desligam" o apetite e sentem vergonha de sua falta de controle. A bulimia é uma condição similar, com episódios de comilança seguidos caracteristicamente pela "expulsão" da quantidade excessiva de comida por meio de vômito. Pessoas com esses transtornos alimentares relatam obsessões alimentares perturbadoras, durante as 24 horas do dia, que ocorrem mesmo depois de elas terem acabado de fazer uma boa refeição, ou então durante a noite, provocando "farras" alimentares noturnas. Os dois distúrbios incapacitam a pessoa em termos sociais, destroem relacionamentos e estão associados a uma baixa autoestima. Além disso, quando a pessoa que sofre de bulimia enfia o dedo na garganta para provocar o vômito, expõe o esmalte dos dentes ao ácido corrosivo do estômago, o que, com o passar do tempo, provoca a deterioração dos dentes. Ambos os distúrbios representam respostas exageradas de estimulação do apetite aos opiáceos derivados das gliadinas.

Embotamento mental. Dificuldade de concentração, incapacidade de focalizar a atenção, problemas de aprendizado, redução da capacidade de tomar decisões e sonolência são extraordinariamente comuns depois do consumo do trigo, do centeio e da cevada. É provável que os culpados desses efeitos sejam os opiáceos derivados das gliadinas, considerando-se sua conhecida capacidade para afetar a mente. É provável que também contribuam para isso as flutuações no teor de glicose no sangue, em especial os valores baixos da hipoglicemia, causadas por todos os grãos.

Transtorno do déficit de atenção e hiperatividade e transtorno do espectro autista. Embora esses transtornos não estejam relacionados, eles compartilham uma resposta semelhante aos opiáceos derivados das gliadinas. Crianças e adultos com esses distúrbios sofrem explosões comportamentais, como acessos de raiva ou "tempestades" emocionais sem motivo, e têm uma capacidade menor de manter a atenção. Crianças com esses distúrbios já têm a capacidade para aprender e para prestar atenção em algo por mais do que alguns segundos ou minutos prejudicada. Os opiáceos derivados dos grãos apenas agravam a situação[18]. Uma análise recente revelou que crianças com autismo não possuem os marcadores para a doença celíaca (como o anticorpo antitransglutaminase), mas elas têm, sim, níveis maiores de anticorpos antigliadina, em especial quando sintomas gastrointestinais, como diarreia, estão presentes[19].

Esquizofrenia paranoide. O agravamento da paranoia, as alucinações auditivas (ouvir vozes e receber avisos ou ordens) e o distanciamento social estavam entre as primeiras observações feitas por pesquisadores quando eles começaram a estudar os efeitos do consumo do trigo sobre a saúde cerebral, atribuíveis aos opiáceos derivados da proteína gliadina[20]. Esse efeito pode estar restrito a esquizofrênicos que expressam uma resposta autoimune à proteína gliadina, o grupo com maior probabilidade de apresentar melhoras se evitar o consumo de trigo, centeio e cevada[21].

Transtorno bipolar. Sabemos que pessoas com transtorno bipolar expressam níveis mais elevados de anticorpos em resposta à proteína gliadina, de modo semelhante ao que se observa em esquizofrênicos[22]. É provável que peptídeos opiáceos derivados da gliadina também desempenhem um papel na geração das distorções da realidade e de discernimento experimentadas por quem têm esse transtorno.

Depressão. Se existir uma predisposição para a depressão, os grãos – em especial, o trigo, o centeio, a cevada e o milho – podem ampliá-la ou revelar essa tendência[23]. A depressão decorrente dos opiáceos derivados das proteínas prolamina e gliadina pode ser branda, resultando numa sensação difusa de infelicidade e falta de interesse, ou pode ser incapacitante e ameaçar a vida, com pensamentos obsessivos de suicídio ou de automutilação. Tanto o trigo como o milho também são responsáveis por reduções na serotonina do cérebro, que regula o humor[24].

Transtorno obsessivo-compulsivo. Uma pessoa que tem transtorno obsessivo-compulsivo não consegue controlar o impulso obsessivo e compulsivo de realizar alguma ação ou pensar em algum assunto – comportamentos que foram associados ao consumo de trigo[25]. Pode ser lavar as mãos de modo compulsivo, limpar a casa ou conferir e reconferir (e tornar a conferir mais algumas vezes) os números num livro-razão. Estar preso nesse tipo de círculo vicioso comportamental pode ser debilitante para quem sofre com o transtorno, pois esses rituais podem dominar seus pensamentos e comportamentos, além de sabotar seu sucesso no trabalho e na escola e destruir a saúde dos relacionamentos.

Muitas pesquisas ainda precisam ser realizadas para examinar esses fenômenos que afetam a mente e se desenvolvem em pessoas que seguem o conselho padrão de consumir mais grãos. Exames de ressonância magnética, de tomografia computadorizada e outras modalidades de visualização do cérebro podem revelar como e por que os esquizofrênicos estão propensos a sofrer mais alucinações auditivas com o consumo de grãos, ou por que, em crianças com transtorno do espectro autista, o intervalo de atenção se reduz. É notável que, embora alguns desses efeitos estejam associados a uma resposta imune contra uma ou algumas das proteínas dos grãos, muitos não estão. Lembre-se, porém: se você sabe que os grãos podem piorar problemas de saúde mental ou provocar um agravamento dos sintomas, isso também quer dizer que você sabe como *desfazer* todos esses efeitos ou amenizar sua intensidade. Ou, como observa um dos companheiros rebeldes de Keanu Reeves em *Matrix*: "Aperte o cinto, Dorothy, porque o Kansas vai sumir."

Esgotamento cerebral: efeitos não tão reversíveis dos grãos sobre o cérebro

Vimos como as proteínas gliadinas contribuem para a mania no transtorno bipolar, para a paranoia e as alucinações auditivas na esquizofrenia e para as dificuldades de aprendizado e explosões comportamentais em crianças com transtorno de déficit de atenção e transtorno do espectro autista, fenômenos que são revertidos ou abrandados simplesmente com a remoção dos grãos da dieta. Vamos examinar agora como os grãos podem levar a processos neurológicos que é mais difícil, quando não impossível, reverter, embora ainda não estejam esclarecidos os motivos para sua irreversibilidade.

A gliadina intacta dá início a uma sequência de eventos que leva a uma resposta imune contra o tecido do cérebro (para mais informações, veja a p. 332). Alguns pesquisadores postulam que isso representa uma forma de mimetismo molecular, no qual o sistema imune confunde uma proteína estranha ao corpo humano (a gliadina) com uma proteína corporal de estrutura semelhante, nesse caso a proteína sinapsina 1 do tecido do cérebro[26]. A parte do cérebro ou do sistema nervoso envolvida determina a forma de manifestação da lesão. Por exemplo, se o cerebelo, parte do encéfalo responsável pela coordenação dos movimentos e pelo controle da bexiga e do intestino, for afetado, manifesta-se um distúrbio chamado ataxia cerebelar. Os pacientes tropeçam quando andam e perdem o controle sobre a urina e as fezes. Um exame de ressonância magnética ou uma tomografia computadorizada revela um cerebelo encolhido, atrofiado. Esse distúrbio deixa as pessoas incapacitadas, e elas em geral acabam usando andadores ou cadeiras de rodas. A eliminação da dieta de todas as proteínas de grãos que contenham gliadina reverterá a ataxia cerebelar de forma lenta e incompleta, em decorrência da capacidade lenta e muitas vezes incompleta de recuperação do tecido neurológico.

Também pode se desenvolver um distúrbio denominado neuropatia periférica, que afeta os nervos das pernas. Pacientes perdem a sensibilidade nas pernas ou apresentam dor constante nesses membros, que passa para a parte superior do corpo e se agrava com o decorrer do tempo, podendo resultar em perda total das sensações tácteis e em enfraquecimento progressivo. O distúrbio também pode envolver o sistema nervoso interno dos sistemas circulatório e digestório. Se for afetado o nervo vago que se dirige ao estômago, por exemplo, isso resulta num distúrbio chamado *gastroparesia*, em que o estômago perde sua capacidade de empurrar o alimento adiante. Embora isso possa parecer uma vantagem, já que uma única refeição gera saciedade por muitas horas, na realidade o distúrbio é bastante destrutivo, porque o alimento parado no estômago sofre putrefação (apodrecimento), causando desconforto, arrotos excessivos, mau hálito e alterações da flora intestinal. (Uma situação paralela, chamada gastroparesia diabética, pode se apresentar em pessoas com diabetes em estágio avançado.) Se os nervos que se dirigem para o coração forem afetados, ocorre um descontrole dos batimentos cardíacos. Isso resulta numa frequência cardíaca de repouso mais elevada e num potencial para ritmos cardíacos anormais, como, por exemplo, contrações atriais prematuras, arritmias supraventriculares e fibrilação atrial.

Os grãos, em especial o trigo, o centeio e a cevada, podem causar convulsões. A forma mais comum é a convulsão do lobo temporal (que se origina no lobo temporal do cérebro) e envolve sensações de *déjà vu* (familiaridade), *jamais vu* (estranheza), amnésia, emoções inadequadas ou comportamentos repetitivos sem sentido ou tiques nervosos[27]. Com frequência menos comum, também podem ocorrer convulsões generalizadas ou tônico-clônicas, em decorrência de alterações no cérebro induzidas pelos grãos.

Por fim, do consumo de todos os grãos pode resultar a demência. Como de costume, o trigo, o centeio e a cevada são os piores, segundo pesquisa recente que identificou anticorpos para as proteínas do glúten no córtex cerebral de cadáveres de vítimas de demência[28]. Por esse motivo, pesquisadores da Clínica Mayo deram a esse distúrbio o nome de *encefalopatia por glúten*: demência provocada por grãos que contêm glúten. A demência é muito mais comum, porém, como consequência da crônica e repetida elevação das taxas de glicose no sangue. Isso é característico de todos os grãos e também é irreversível. A deterioração da massa cinzenta típica da demência é visível em exames de imagens do cérebro, como redução do volume cerebral e perda dos sulcos característicos dos cérebros humanos saudáveis, o que indica sua atrofia. Sabemos que os diabéticos com elevação crônica da glicemia apresentam um risco maior de demência. Estudos mais recentes indicam que as taxas de glicemia mais próximas do limite superior considerado "normal" também estão associadas a um maior risco de demência, que pode ser observado nos exames de imagens do cérebro como uma atrofia do córtex frontal, do hipocampo e da amígdala cerebral[29]. Portanto, os alimentos que mais elevam a glicose no sangue estão associados à atrofia cerebral da demência.

Produtos de trigo integral e de farinha de trigo branca aumentam a taxa de glicemia a níveis elevados – até mais elevados do que os provocados pelo consumo de açúcar comum. O milho na forma de grãos não processados eleva a taxa de glicose no sangue a níveis moderados, enquanto o fubá e o amido de milho fazem essa taxa disparar. Cereais como a aveia, o arroz, o painço, o *teff*, o sorgo, o centeio e a cevada fazem a taxa de glicose no sangue atingir níveis de medianos a elevados. Embora eles costumem ser descritos como alimentos com um baixo índice glicêmico, seria mais acertado descrevê-los como alimentos de índice glicêmico *menos elevado*, já que as taxas de glicose no sangue normalmente sobem até a faixa entre 130 e 200 mg/dL em pessoas não diabéticas (por incrível que pareça, faixas consideradas "normais" pela maioria dos clínicos). De acordo com as conclusões das pesquisas mais recentes, taxas de glicemia superiores a 100 mg/dL são suficientes para aumentar o potencial para a demência. Como o mundo está passando por uma elevação maciça das taxas de glicemia, comprovada pelos números assombrosos de pessoas com pré-diabetes e com diabetes, deveríamos prever um aumento no número de pessoas com demência e imaginar que ela se manifestará mais cedo na vida. Esse é mais um aspecto apavorante da noção amplamente aceita dos "grãos integrais saudáveis".

Grãos, faça-me o favor!

Medo irracional, ansiedade pelas menores coisas, raiva que transborda... todas essas sensações são provocadas pelos componentes psicoativos dos grãos. Embora saibamos que problemas cerebrais importantes por sua gravidade, como a depressão clínica, o transtorno bipolar e a esquizofrenia, são influenciados pelo consumo dos grãos, encontramos muitas emoções e humores de menor importância, apesar de igualmente perturbadores, que são causados ou intensificados por esse consumo. Nessa lista, estão incluídos os seguintes:

- Agressividade
- Ansiedade
- Desatenção
- Fobias
- Indecisão
- Infelicidade
- Insônia
- Pensamentos suicidas
- Perturbação do sono
- Pouco controle sobre impulsos
- Raiva
- Sonolência

Isso quer dizer que muitas pessoas são atormentadas por pensamentos e emoções desse tipo há anos, culpando-se o tempo todo por serem fracas ou imperfeitas. Muitas recorrem a medicamentos de prescrição controlada, como antidepressivos, ansiolíticos, narcóticos, medicamentos para o transtorno do déficit de atenção, entre outros, a maioria dos quais é apenas parcialmente eficaz e apresenta efeitos colaterais significativos. Muitas se submeteram a tratamentos psicológicos, à psicanálise ou à terapia cognitivo-comportamental e vêm aguentando, chorando, sentindo-se derrotadas, irritando-se excessivamente com os outros, ou se voltaram para o álcool e as drogas para aliviar o sofrimento. Alguns dos relatos mais ilustrativos do poder dos grãos são de pessoas que lutaram com pensamentos suicidas por anos, rechaçando o impulso de dirigir na contramão ou de engolir um frasco inteiro de comprimidos para dormir – pensamentos que desapareceram como que por milagre cinco dias depois de terem começado a eliminar os grãos da dieta e, depois, voltaram de forma abrupta e vigorosa com a menor reexposição. Liga, desliga, liga de novo, desliga de novo – prova inquestionável de causa e efeito individuais.

Há várias formas pelas quais os grãos provocam efeitos no humor e nas emoções. Embora opiáceos derivados das proteínas prolaminas sejam os culpados na maioria dessas situações, é provável que a interrupção da ação de hormônios neuroendócrinos, como o peptídeo intestinal vasoativo, também desempenhe um papel. Além disso, já foi demonstrado que as proteínas do glúten do trigo, do centeio e da cevada, bem como a proteína zeína, do milho, reduzem os níveis cerebrais de triptofano[30], o aminoácido que leva à formação da serotonina. Baixos níveis de serotonina no cérebro estão associados à depressão.

Da próxima vez que você se flagrar berrando com seu cônjuge ou com seus filhos, sentindo uma ansiedade inexplicável diante de um problema insignificante, lutando para dormir normalmente ou vivenciando alguma resposta emocional desproporcional à situação, pergunte-se se os efeitos emocionalmente destrutivos dos grãos não estão em ação.

UMA GRANDE BARRIGA DE GRÃOS: POR QUE ELES NOS ENGORDAM

Dê ao seu cão ou gato grãos na ração, e eles engordam. Dê às suas vacas e frangos trigo e milho, e eles engordam. Dê a seres humanos trigo, milho, arroz e outros grãos, e eles engordam.

Não é física quântica. Mesmo assim, nutricionistas adeptos do pensamento convencional insistem em que grãos integrais causam perda de peso. Não é verdade. O que os dados *realmente* demonstram é que produtos de farinha de trigo branca fazem com que as pessoas ganhem peso; e que produtos de cereais integrais fazem com que elas ganhem um pouco menos de peso do que os de farinha branca[31]. Os grãos integrais não fazem ninguém perder peso, assim como beber um pouco menos de vodca não faz um alcoolista um pouco menos alcoolista.

São vários os caminhos pelos quais o consumo de grãos gera ganho de peso, especialmente a gordura visceral do abdômen.

Opiáceos derivados da gliadina estimulam o apetite. Especificamente, eles estimulam o apetite por mais grãos e açúcares: salgadinhos, biscoitos, *cupcakes*, pães, *bagels*, pizzas. Eles promovem uma fome inadequada em termos fisiológicos, fazendo com que você coma mais do que seu corpo precisa, com maior frequência e em quantidade maior do que a necessária para seu sustento. O peso de ratos aos quais foram administrados fragmentos derivados da gliadina aumentou em 20% ao longo de três meses[32]. Basta bloquear os opiáceos derivados da gliadina, usando drogas bloqueadoras de opiáceos, para a ingestão calórica baixar cerca de 400 calorias por dia, não importa se você tem ou não um transtorno alimentar[33]. Embora a obesidade na China não esteja tão avançada quanto no mundo ocidental, os chineses que consomem trigo são mais gordos do que os que não consomem[34]. Funciona em ratos do mesmo jeito que funciona em seres humanos, não importa qual seja a origem étnica, a cor da pele ou a convicção política.

A suscetibilidade a esse efeito pode variar de um indivíduo para outro. Pode ir de absolutamente nenhum efeito a obsessões descontroladas, ao longo das 24 horas do dia, como as experimentadas por algumas pessoas com bulimia. O efeito é mais acentuado em resposta aos opiáceos que derivam do trigo, do centeio e da cevada, embora o milho pareça produzir em muitas pessoas um efeito semelhante, ainda que menos intenso.

Carboidratos da amilopectina dos grãos fazem a glicemia atingir níveis elevados. É claro que qualquer alimento feito de trigo eleva em muito a taxa de glicose no sangue. Enquanto o pão de trigo integral tem um IG de 72 (e a sacarose tem um IG de 59 a 65), não há nada com IG mais alto do que o amido de milho e a farinha de arroz: de 90 a 100. Taxas elevadas de glicose no sangue são também seguidas de taxas *baixas*, uma reação à liberação de insulina. Taxas de glicemia baixa, que se apresentam de 90 a 120 minutos após o consumo de grãos, manifestam-se como ansiedade, embotamento mental, irritabilidade e *fome*. Portanto, a elevação das taxas glicêmicas provocada pelos grãos prepara o cenário para uma inevitável queda nessa taxa, num ciclo de duas horas de saciedade e fome, que força a pessoa a voltar a procurar mais comida.

Taxas elevadas de glicemia também resultam em respostas elevadas de insulina, que provocam resistência à insulina, seguida da elevação das taxas de glicemia e maior produção de insulina – num círculo vicioso que não cessa. Isso leva ao acúmulo de gordura visceral, o tipo de gordura que é inflamatório e libera proteínas inflamatórias na corrente sanguínea, prejudicando ainda mais a resposta do corpo à insulina. Os grãos estão entre os mais poderosos indutores do crescimento da gordura visceral. Foi por isso que eu a chamei de "barriga de trigo", mas também podemos chamá-la de "barriga de grãos". Células de gordura visceral também apresentam níveis mais elevados de cortisol em seu interior, uma situação que simula a de pessoas com a doença de Cushing ou a daquelas que estão tomando o medicamento prednisona, dois casos associados a um exagerado ganho de peso[35].

Lectinas dos grãos bloqueiam a leptina. A ação da leptina, o hormônio da saciedade, que nos avisa quando parar de comer após uma refeição, é bloqueada pela lectina presente no trigo, no centeio, na cevada e no arroz[36]. Os seres humanos, ou qualquer outro animal, por sinal, deveriam sentir-se saciados assim que a necessidade fisiológica de alimento tivesse sido suprida. No entanto, se as lectinas dos cereais estiverem por perto, elas bloqueiam o sinal para parar de comer.

Você consegue pensar em qualquer outro alimento que contenha opiáceos que estimulem o apetite, desliguem os sinais da saciedade e provoquem hiperglicemia e hipoglicemia absurdas? Se você está se perguntando por que, depois de cortar a gordura da dieta e ingerir mais "grãos integrais saudáveis", se sente como se não tivesse comido o suficiente, precisando lutar contra os outros fregueses na fila do bufê do restaurante, ou ganha peso mesmo fazendo tudo "certo", bem, agora você pode entender: integrais, brancos, germinados, orgânicos, frescos ou secos, os grãos fazem você engordar.

DIABETES E PRÉ-DIABETES:
ANATOMIA DE UMA MANCADA

Os grãos causam diabetes. Todas as farinhas e produtos criados à base de sementes de gramíneas desempenham papéis importantes na geração dos desastres glicêmicos que definem o diabetes e o pré-diabetes.

Tenho certeza de que você já ouviu falar de todas as estatísticas desagradáveis sobre a epidemia de diabetes que está afetando os norte-americanos e o resto do mundo: nos Estados Unidos, 26 milhões de pessoas têm diabetes, e 35% dos adultos com mais de 20 anos de idade têm pré-diabetes. Nesse ritmo, prevê-se que, antes de 2050, um em cada três norte-americanos será diabético[37]. Trata-se de uma epidemia que faz com que todas as outras pareçam insignificantes. A Federação Internacional do Diabetes informa que, no mundo inteiro, 382 milhões de pessoas tinham diabetes em 2013; e calcula-se que esse número aumente para 592 milhões já em 2035[38], número que faz a epidemia de gripe de 1918 e a peste bubônica parecerem pequenos inconvenientes de saúde pública. Contudo, diferentemente da gripe e da peste, que envolvem organismos infectocontagiosos, a epidemia de diabetes é uma *criação humana*. Ela não foi provocada por um vírus em evolução acelerada, nem por repelentes seres daninhos, mas por mancadas humanas.

Autoridades de saúde pública naturalmente nos culpam, alegando que simplesmente comemos demais e não nos movimentamos o suficiente. Dizem que o aumento de quase 500% no número de diabéticos nos Estados Unidos, que passou de 5,6 milhões em 1980 para 26 milhões em 2011, ocorreu porque os norte-americanos modernos, e agora grande parte do resto do mundo, constituem a população mais gulosa e preguiçosa que já pisou na Terra. Nós somos mais gulosos e preguiçosos do que éramos em 1980, 1990 ou em 2000, e estamos piorando todos os anos desde então.

Não concordo. Dê uma olhada no gráfico dos dados do Levantamento Nacional de Saúde, fornecidos pelos Centros para Controle e Prevenção de Doenças (CDC), com o número de diagnósticos de diabetes nos Estados Unidos.

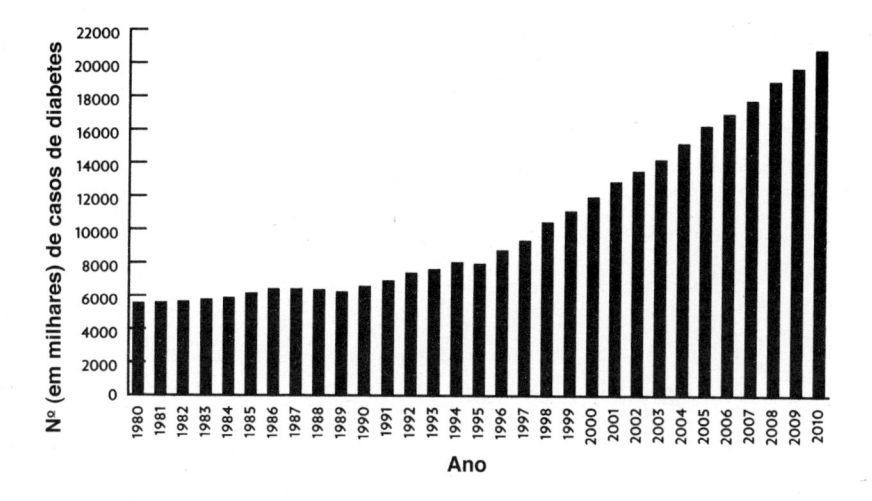

Observe que o número de diabéticos (representado pelas barras verticais) começou a aumentar, quase de modo imperceptível, entre 1983 e 1985. Isso coincide com uma série de desdobramentos.

1. O lançamento das primeiras Diretrizes Dietéticas para Norte-Americanos em 1977. No entanto, foram necessários alguns anos de educação do público para que as pessoas começassem a seguir as orientações de eliminar a gordura da dieta e consumir mais "grãos integrais saudáveis".
2. Cultivares de trigo semianão, alterados geneticamente por geneticistas e pelo agronegócio, de elevada produtividade, foram adotados com entusiasmo pelos agricultores entre 1980 e 1985. Já em 1985, todos os produtos do trigo se originavam dessas variedades geneticamente alteradas, com novas proteínas gliadinas que estimulam o apetite. Eles impulsionavam o desejo de comer mais. Já em fins da década de 1980, a ingestão calórica média aumentou em 400 calorias por pessoa por dia, provenientes principalmente de lanchinhos e bebidas açucaradas[39].

3. O xarope de milho rico em frutose, mais um produto dos cereais, começou a aparecer em alimentos industrializados, inclusive em muitos produtos de baixo teor de gordura.

4. Supermercados, em vez de pequenos armazéns de bairro, tornaram-se os principais varejistas de alimentos, em particular de produtos com marcas reconhecidas em âmbito nacional. Supermercados abasteciam as prateleiras com alimentos industrializados, preparados com ingredientes de baixo custo, transformados em *commodities:* farinha de trigo, amido de milho, xarope de milho rico em frutose e açúcar. O número de produtos oferecidos nas prateleiras das lojas cresceu de menos de 10 mil antes de 1980 para os 60 mil atuais.

As Diretrizes Dietéticas para Norte-Americanos, transmitidas à população na forma do programa MyPyramid e, atualmente, como o programa MyPlate do USDA, nos dizem que os grãos integrais devem constituir uma parte substancial da dieta, substituindo no mínimo metade dos grãos refinados que comemos[40]. Com base no raciocínio falho de que deve ser bom substituir alguma coisa nociva (produtos elaborados a partir de farinha de trigo branca) por alguma coisa menos nociva (grãos integrais), a essência dessa orientação está em trocar pelo menos parte dos produtos de farinha branca por produtos de grãos integrais. É claro que os elevados índices glicêmicos dos produtos, *tanto* os de farinha branca *quanto* os de grãos integrais, não foram incluídos na equação, nem as modificações introduzidas pelo agronegócio ou a grande quantidade de pessoas que sofre efeitos cerebrais, psicológicos e de saúde em geral por causa do consumo de grãos.

Comecei a engordar quando estava na segunda série.

Não demorou muito para eu ser a garota mais gorda da turma. À medida que fui ficando mais velha, ganhei mais peso. Logo comecei a comer às escondidas. Depois de ter comido o que estava no meu prato, eu devorava colheradas de comida direto da panela. Era um círculo vicioso de vergonha e culpa.

Quando cheguei à idade adulta, tentei perder peso. Dieta de baixo teor de gordura, programa Nutrisystem, uma clínica de emagrecimento: nada funcionava comigo porque eu morria de fome o tempo todo. Eu era dependente de produtos à base de trigo e de açúcar. Nada me dava o prazer de uma mordida num pão de bananas e castanhas ou numa rosquinha doce. Mas aí a culpa de não conseguir seguir a dieta se instalava. Isso só me fazia querer comer mais.

Avanço rápido para dezembro de 2010. Eu estava com 38 anos e pesava 145 quilos. Era diabética pelo menos desde 2006. Tinha sintomas preliminares de neuropatia. Tinha hipotireoidismo (posteriormente diagnosticado como tireoidite de Hashimoto). Tinha pressão alta. Meu rosto era vermelho como uma beterraba. As pessoas chegavam a me perguntar se aquilo era queimadura de sol. Eu sabia que, se não fizesse alguma coisa para me corrigir, ia morrer antes de completar 40 anos. Cada vez que eu sentia uma fisgada de dor na cabeça ou no pescoço, pensava comigo mesma: "Será que estou começando a ter um derrame? Chegou a hora?" Eu sabia que ela estava chegando.

Parte da atitude de negação, especialmente com o diabetes, é que você não se dá conta do que está fazendo com seu corpo até realmente se sentir mal. Meu orientador do diabetes me disse que eu precisava de 240 g de carboidratos por dia e me recomendou comer trigo integral saudável.

Recorri à única coisa que eu sabia que tinha funcionado para mim no passado: a dieta de baixo teor de carboidratos. Eu tinha medo de seguir essa dieta porque me haviam dito que ela era perigosa, que precisávamos de alimentos como o trigo em nossa dieta. Isso estava muito bem entranhado em mim, mas tive mais medo de morrer.

Eliminei de minha dieta todos os grãos e o açúcar. No prazo de alguns dias, eu já via melhoras na minha taxa de glicose no sangue. Estava começando a me livrar do peso. E me sentia bem de verdade. Mas no fundo eu questionava se essa era de fato uma forma saudável de emagrecer.

Foi aí que eu realmente tive um estalo. Entrei para alguns grupos de apoio para dietas de baixo teor de carboidratos. Assisti a *Fat Head*, li Gary Taubes e então comecei a ler o blogue *Wheat Belly*. Fiquei realmente furiosa. Tudo aquilo que eu tinha aprendido sobre nutrição estava simplesmente errado! Eu passava horas todos os dias lendo sobre nutrição, sobre o que o colesterol faz conosco e o significado real dos números. E por que não precisamos mesmo de grãos em nossa dieta.

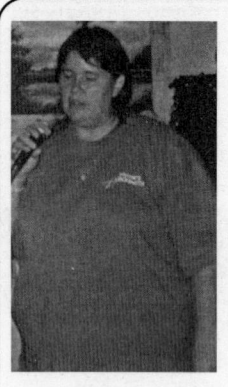

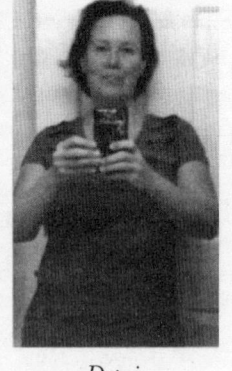

Antes *Depois*

> Há outras coisas que se resolveram desde que eliminei o trigo da dieta. Eu tinha a síndrome do intestino irritável desde mais ou menos 5 anos de idade. Sumiu! Eu sofria com a acne – sumiu! Ciclos menstruais terríveis – minha menstruação tornou-se regular desde o primeiro mês que passei sem ingerir trigo. Sempre tive um tipo de personalidade propenso à dependência. Minhas dependências sumiram! Pude passar essas informações para meus filhos. Eles são adolescentes agora, com 14, 16 e quase 18 anos. Espero que eles não precisem enfrentar o que enfrentei.
>
> *Tami, Youngsville, Carolina do Norte*

Lembre-se de que a maioria dos componentes das sementes de gramíneas é mal digerida ou indigerível – com exceção da amilopectina A. Sua singular estrutura ramificada faz com que ela seja altamente digerível pela enzima amilase, encontrada na saliva e no estômago, gerando abruptas elevações na taxa de glicose do sangue. A amilopectina A dos grãos é digerida de modo tão eficaz que, grama por grama, ela eleva a glicose no sangue mais do que o açúcar comum. É por isso que duas fatias de pão de trigo integral elevam a glicose no sangue mais do que 6 colheres de chá de açúcar comum. Outros alimentos ricos em amido, como tubérculos e leguminosas (inhame, mandioca, feijões), possuem amilopectinas B e C, que são digeridas de modo menos eficaz. Portanto, os grãos, refinados ou integrais, ou são alimentos com IG elevado ou alimentos com IG menos elevado. O IG de quase todos os alimentos preparados com grãos vai de 40 a 100, valores que são mais do que suficientes para fazer a glicemia subir a níveis elevados[41]. (A única exceção são pães à base de cevada, que podem ter um IG tão baixo quanto 27.)

Na verdade, as epidemias de diabetes e pré-diabetes podem ser atribuídas a outros fatores além da dependência crescente do consumo de sementes de gramíneas. A proliferação do uso do açúcar, do xarope de milho rico em frutose, de refrigerantes adoçados com açúcar e de refrigerantes adoçados com aspartame (que, como as lectinas dos grãos, bloqueia a leptina)[42], além do aumento da exposição a produtos químicos industriais que desregulam o sistema endócrino, todos esses fatores desempenham seu papel. Mas que outro alimento tira proveito do endosso entusiástico de todos os nutricionistas e órgãos do governo? Embora órgãos como o USDA e a FDA não condenem produtos como refrigerantes adoçados com açúcar ou alimentos enlatados que contêm BPA*, eles certamente não nos dizem para comer ou beber o máximo possível deles – mas sem dúvida nos dizem para comer grande quantidade de "grãos integrais saudáveis".

O IG dos grãos pode elevar a taxa de glicose no sangue; e, por um processo chamado de *glicotoxicidade*, a glicemia elevada afeta as delicadas e vulneráveis células β do pâncreas, que produzem insulina. Enquanto o diabetes tipo 1 se desenvolve em decorrência de uma reação imune que destrói as células β do pâncreas, o diabetes tipo 2 (não insulino-dependente) pode ser antecipado pela glicotoxicidade. É por isso que, quando o diabetes chega a ser diagnosticado em alguém, restam 75% ou menos de células β do pâncreas em funcionamento, com 25% ou mais tendo sucumbido à glicotoxicidade[43]. E os efeitos são ainda mais profundos: taxas elevadas de glicemia também resultam em maior produção de triglicerídeos no fígado, o processo chamado de *lipogênese de novo*, ou seja, a criação de gorduras (triglicerídeos) a partir de açúcares. Os altos níveis de triglicerídeos no sangue, que são típicos em pessoas que consomem grãos – com frequência de 200, 300, 500 ou mais mg/dL, em comparação com um nível ideal de 60 mg/dL ou menos, encontrado em culturas primitivas e em pessoas livres dos grãos –, são suficientes para exercer um efeito tóxico nas células β do pâncreas, no processo chamado de *lipotoxicidade*[44].

---

* Bisfenol A ou BPA é um difenol utilizado na produção do policarbonato de bisfenol A, o policarbonato mais comum, e de outros plásticos. (N. do E.)

Uma dieta rica em "grãos integrais saudáveis" é a fórmula perfeita para criar o diabetes. A epidemia de diabetes nos Estados Unidos e no mundo era de se esperar. Ela está se desenvolvendo exatamente como seria possível prever depois de estimular o *Homo sapiens* a consumir a maior quantidade possível de sementes de gramíneas.

GRÃOS: UM CRIME SEXUAL

Nada está fora de alcance quando se trata de perturbações à saúde infligidas aos seres humanos pelos grãos... nem mesmo o sexo. Hormônios sexuais fazem das mulheres, mulheres; e dos homens, homens. Os grãos entram em cena, e as distinções passam a perder a nitidez. Tudo começa com o acúmulo da gordura visceral, que leva a mudanças absurdas nos hormônios sexuais.

A gordura visceral é uma coisa estranha. A recente descoberta de que as células da gordura visceral expressam níveis mais elevados de cortisol explica por que pessoas com gordura visceral acumulada se assemelham a pessoas que têm a doença de Cushing (causada por um tumor na glândula suprarrenal) ou a pessoas que tomaram doses elevadas do medicamento esteroide prednisona. A diferença é que as primeiras apresentam taxas elevadas de cortisol no sangue, que provocam esses efeitos, enquanto as pessoas com gordura visceral apresentam altos níveis de cortisol no interior das células adiposas[45]. O excesso de cortisol na gordura visceral pode provocar, em mulheres, efeitos semelhantes aos da testosterona, como o adensamento do buço, embora o cortisol não seja um hormônio sexual. Mas isso é só o começo.

Nos homens, a gordura visceral caracteriza maior atividade da enzima aromatase, que converte a testosterona em estradiol, um estrógeno. Isso resulta em níveis mais baixos de testosterona e mais elevados de estrógenos[46], o que leva a perda de massa muscular, feminilização dos contornos do corpo, perda da libido e redução da capacidade de ter ereções. O nível de prolactina, um hormônio com muitas funções (entre elas o aumento das mamas; basta pensar: "pro" mais "lactação"), também se eleva, o que é agravado pelas exorfinas dos grãos[47]. A associação dos efeitos dos níveis elevados de estrogênio e prolactina faz com que o tecido mamário cresça, provocando o surgimento das embaraçosas "mamas masculinas"[48]. Se a doença celíaca estiver presente, alguns podem sofrer graves reduções dos níveis de testosterona (hipogonadismo), o não desenvolvimento das características masculinas secundárias (se a disfunção ocorrer durante a puberdade) e uma redução da fertilidade, enquanto outros experimentam um aumento da testosterona, mas com uma peculiar falta de resposta ao hormônio[49].

Nas mulheres, o aumento de peso produz um aumento ainda maior na atividade da aromatase, o que resulta numa elevação excepcional dos níveis de estrógenos no sangue e nos tecidos[50]. Os níveis mais elevados de estrógenos nas mulheres multiplicam várias vezes o risco de câncer de mama e do endométrio[51]. Ao contrário do que acontece nos homens, nas mulheres ocorre *elevação* do nível de testosterona, que se manifesta por meio do adensamento do buço, da acne e do escurecimento de dobras da pele (acantose nigricante). E, assim como os homens, as mulheres apresentam níveis mais elevados de prolactina, que provocam maior deposição de gordura nas células, estimulam a ingestão de comida e fazem com que suas mamas cresçam[52]. Embora haja quem considere seios maiores uma característica desejável, essa forma nada natural de aumento dos seios está associada a um aumento do risco de câncer de mama[53]. Mulheres com taxas mais elevadas de glicemia, maior peso corporal e maior medida de cintura associada à gordura visceral também apresentam disfunções sexuais, como redução da libido e maior dificuldade no desempenho sexual[54].

Coisas pouco naturais acontecem quando você come algo que não é natural e pode ter um impacto sobre a fertilidade e a gravidez. Você já ouviu falar de ritos de fertilidade. Eu chamo o efeito exercido pelos grãos de "ritos de infertilidade". Se você acha que a adolescência representa o auge da turbulência hormonal, é porque não chegou a avaliar os efeitos dos grãos sobre a fertilidade. A puberdade, por mais tumultuada que seja, pelo menos é um processo normal e necessário pelo qual passamos para atingir a maturidade reprodutiva. Não há nada de normal ou necessário na devastação provocada pelo consumo de grãos, e as pessoas costumam se surpreender ao saber até que ponto esse consumo pode prejudicar *a condição* hormonal, a fertilidade e a gravidez.

Como em muitos outros aspectos relacionados ao consumo de grãos, a doença celíaca serve de modelo. (Isso não quer dizer que *somente* as pessoas com a doença celíaca apresentam esses efeitos. Quer dizer que a doença celíaca representa o extremo de um espectro.) Mulheres com a doença manifestam cinco vezes mais amenorreia (ausência de ciclos menstruais) e uma frequência mais elevada de abortos espontâneos (muitas vezes recorrentes), infertilidade e menopausa prematura. Em gestantes com a doença celíaca que ainda não estejam seguindo uma dieta de correção, ocorre um alto risco de anormalidades no feto, em especial o retardo do crescimento intrauterino, baixo peso ao nascer e parto prematuro. Mas os grãos podem perturbar também a gestação e a fertilidade em mulheres que não têm a doença celíaca, geralmente através de uma resposta autoimune, que se expressa como produção de anticorpos anormais, em especial o anticorpo antigliadina[55]. Isso pode resultar em infertilidade e na repetição de abortos espontâneos. Mulheres que passam por perdas gestacionais recorrentes também podem apresentar um resultado positivo para anticorpos contra fosfolipídeos (uma disfunção chamada síndrome do anticorpo antifosfolipídeo) e antígenos nucleares (anticorpos antinucleares), que são expressões de doenças autoimunes, como o lúpus. Sabemos que o evento desencadeador em muitos desses casos é o consumo de grãos. Mulheres com sobrepeso ou obesas, com o aumento da gordura visceral decorrente do consumo habitual de grãos, têm uma probabilidade três vezes maior de ter ciclos menstruais desregulados e infertilidade, bem como um risco maior de abortos espontâneos, do que mulheres de peso normal[56]. A infertilidade começa a se expressar nas mulheres a partir de um índice de massa corporal (IMC) tão baixo quanto 23,9; e as taxas de infertilidade vão ficando mais elevadas com o aumento do IMC. Para uma mulher de 1,65 m de altura, o risco começaria a partir de um peso de 65 kg[57]. Nem os filhos são poupados dos efeitos da gordura visceral. Recém-nascidos de mães com sobrepeso ou obesas também são propensos a apresentar anormalidades como, por exemplo, alto peso ao nascer, que leva ao risco do diabetes e da obesidade pela vida inteira. Toda essa situação ocorre em grau exacerbado em mulheres com a síndrome do ovário policístico (SOP), que têm maior probabilidade de apresentar sobrepeso ou obesidade, com ciclos menstruais desregulados, altos níveis de testosterona e fertilidade reduzida[58]. Em decorrência da gordura visceral, mulheres com SOP também apresentam níveis mais elevados de testosterona, que muitas vezes são suficientes para o desenvolvimento de características masculinizantes, como pelos faciais[59].

Portanto, sim! Seu ritual matinal de flocos de milho ou de um *muffin* de farelo e passas faz companhia a outros crimes sexuais, sórdidos, repugnantes e embaraçosos, mas endossados com prazer por aqueles que se dedicam à atividade de distribuir orientações dietéticas convencionais.

CIGARROS, REFRIGERANTES E GRÃOS BENÉFICOS PARA O CORAÇÃO

A ideia de "grãos benéficos para o coração" faz quase tanto sentido quanto a de "cigarros benéficos para o coração" ou de "refrigerantes benéficos para o coração". Preste atenção agora, pois o caminho que leva ao aumento do risco de doença cardíaca após o consumo de grãos é um pouco complicado. Mas, uma vez que você entenda, verá que "grãos integrais saudáveis", na realidade, deveriam ser chamados de "grãos que causam doenças cardíacas". Os grãos *não* são heróis da saúde do coração, como costumam ser descritos. (As falácias do colesterol alto e de sua relação com esses grãos também serão examinadas em detalhe no Capítulo 10.)

A história da doença cardíaca por trás dos grãos começa com a mesma amilopectina A, que não só faz a taxa de glicose no sangue chegar às alturas, mas também é convertida em triglicerídeos pelo processo hepático da lipogênese *de novo*, como já vimos. Alguns triglicerídeos são liberados na corrente sanguínea e são considerados um aumento nas partículas de lipoproteínas de densidade muito baixa (chamadas de VLDL, na sigla em inglês, elas são proteínas portadoras de gordura), aparecendo num exame de colesterol como um aumento nos níveis de triglicerídeos, enquanto outros são retidos no fígado, levando com o tempo à doença hepática não alcoólica ou fígado gordo. Em geral, os consumidores de grãos têm níveis de triglicerídeos acima da faixa ideal (60 mg/dL ou menos), associados de forma bastante comum a aumentos discretos nos valores das enzimas hepáticas, AST e ALT, vistas com frequência em exames de sangue para diagnósticos, um reflexo do acúmulo de gordura no fígado. Valores mais elevados de triglicerídeos também levam à degradação das partículas "boas" de HDL, resultando em valores mais baixos para o colesterol HDL num exame específico para o colesterol.

Quantidades excessivas de partículas de VLDL contendo triglicerídeos que resultam da elevada ingestão de amilopectina A dos grãos são liberadas na corrente sanguínea e interagem com partículas de LDL, reduzindo seu tamanho – uma situação anormal que não deveria ocorrer[60]. Partículas pequenas de LDL não são bem reconhecidas pelo fígado e, por isso, ficam por ali alguns *dias*, em comparação com as 24 horas ou menos de permanência no órgão das partículas grandes de LDL. Essas partículas de LDL são absorvidas com entusiasmo por células inflamatórias que revestem as artérias. Elas são também mais propensas à glicação (oito vezes mais do que as partículas grandes) e à oxidação. As partículas pequenas de LDL glicadas, oxidadas, persistentes e aderentes provocam o crescimento da placa aterosclerótica, aumentando o risco de um infarto e a necessidade de procedimentos como o cateterismo, a angioplastia e a implantação de *stents*[61].

A aglutinina do germe de trigo (WGA), proteína encontrada em grãos, também desempenha um papel na promoção da aterosclerose. Como essa proteína altamente inflamatória consegue ter acesso à corrente sanguínea, ela aciona um fator de crescimento chamado fator de crescimento endotelial-1, ou EGF-1 (na sigla em inglês). Esse fator estimula o crescimento das células que revestem as paredes das artérias; estimula o crescimento de células da musculatura lisa das artérias, um processo fundamental subjacente à aterosclerose; e ativa plaquetas e adesão celular, o que leva à formação de coágulos no sangue[62].

O perfil característico de alguém com risco maior de doença cardíaca pelo consumo de grãos inclui, portanto, valores mais baixos do colesterol HDL, em geral na faixa de 30 a 50 mg/dL; valores de triglicerídeos de 100 mg/dL ou mais; e quantidades maiores de partículas pequenas de LDL. A suscetibilidade à glicação pode ser aferida de modo indireto pelo valor comum de hemoglobina glicada (HbA1c), usado para avaliar flutuações da glicemia a longo prazo, já que esse valor reflete a taxa de glicação da hemoglobina, que é paralela à glicação de partículas pequenas de LDL.

Estudos epidemiológicos que tentam dar sustentação ao argumento de que os grãos integrais previnem doenças cardíacas não fazem nada disso. Esses estudos revelam que, quando produtos de grãos integrais substituem os preparados com farinha branca, de fato ocorre uma redução do risco de doença cardíaca, bem como menor ganho de peso e menor possibilidade de ter diabetes e câncer de cólon – isso não se discute. Mas lembre-se: o que é menos mau não necessariamente é bom. Quando eliminamos por completo os grãos da dieta, porém, podemos observar mudanças impressionantes nos marcadores que indicam risco de doença cardíaca. Uma redução extraordinária nos triglicerídeos e no VLDL, um aumento no HDL e uma queda vertiginosa nas partículas pequenas de LDL são acompanhados de reduções na pressão arterial e na inflamação, de perda de gordura visceral inflamatória e de redução na glicação. Infelizmente, as distorções flagrantes provocadas pelo elevado consumo de grãos de nada adiantam para abrandar o entusiasmo agressivo com que instituições como a Associação Americana de Cardiologia e o USDA promovem orientações para o consumo de grãos integrais em prol da saúde do coração.

Além da aterosclerose e do risco de infarto, também foi evidenciado que as proteínas prolaminas do trigo, do centeio e da cevada afetam a função do miocárdio. Pouquíssimos fatores são capazes de prejudicar seriamente a força do músculo cardíaco. Entre eles estão infecções virais, consumo excessivo de álcool, infartos com lesão ao miocárdio… e o consumo de grãos. Em sua manifestação extrema, os efeitos destrutivos dos grãos sobre o músculo do coração podem se expressar como uma miocardite (inflamação do músculo do coração), que pode resultar numa miocardiopatia dilatada, distúrbio no qual o músculo do coração sofre uma lesão grave, que, por sua vez, pode causar insuficiência cardíaca congestiva e morte. Uma análise recente de pacientes com miocardite revelou que 7% deles tinham anticorpos contra o trigo, o que não seria esperado[63]. Uma vez lesionado, digamos, por um infarto, o músculo do coração não apresenta uma recuperação muito boa – a menos que a lesão seja causada pelo consumo de grãos. Nesse caso, ele pode se recuperar completamente[64].

CHIADOS, PRURIDOS, COCEIRAS: ASMA E ALERGIAS

Como sofri com asma e alergias por muitos anos, infelizmente conheço muito bem a sensação de "fome de ar", o desespero arquejante de ter que lutar para dar apenas alguns passos, além da irritação de coceiras nos olhos e no nariz com coriza permanente. Desde que me livrei dos grãos, também me livrei de tudo isso, e presenciei recuperações semelhantes numa enorme quantidade de pessoas.

A asma e as alergias são principalmente reações a várias proteínas presentes no ambiente, nos alimentos, nos cosméticos, nos produtos de higiene pessoal e em outras substâncias com as quais entramos em contato. As alergias são comuns e estão crescendo no mundo inteiro. Problemas como alergia a alimentos, eczema e dermatite atópica, rinite alérgica (congestão dos seios da face e secreção de muco) e asma agora afetam seis milhões de crianças norte-americanas[65]. Desde 1985, a frequência da asma, da rinite alérgica e do eczema dobrou ou triplicou[66]. Que proporção dessa explosão de fenômenos alérgicos pode ser atribuída aos grãos? E que proporção pode ser atribuída ao agronegócio, que mexe na genética das proteínas dos grãos? Neste momento, não temos dados suficientes para determinar de quem é a culpa. Só temos uma quantidade de associações suspeitas.

Sabemos que pessoas em constante contato com grãos em seu trabalho desenvolvem reações alérgicas e imunes com uma frequência incomum. Padeiros, confeiteiros, operários da indústria da panificação, pessoas envolvidas na moagem de grãos, agricultores dedicados ao plantio de grãos e pessoas que lidam com cereais no preparo de alimentos inalam pó de grãos e, com isso, apresentam alta incidência de uma forma de asma conhecida como "asma do padeiro". Esse distúrbio é causado pelas ω-gliadinas e por outras proteínas do trigo, do centeio e da cevada[67]. Além disso, 50% das pessoas que trabalham em silos de grãos apresentam fenômenos alérgicos que afetam a pele, os seios da face, os olhos e a garganta quando expostas a grãos, aí incluídas a aveia e a cevada[68]. Se você trabalha com grãos, é grande a probabilidade de que vá desenvolver uma resposta alérgica ou imune anormal a uma ou mais dessas proteínas.

Embora esteja claro que a exposição aos alérgenos dos cereais faz com que muitas pessoas, se não a maioria, desenvolvam alguma forma de resposta alérgica a eles, não se sabe exatamente que proporção de alergias *não atribuídas a grãos* são de fato provocadas por eles. Com base em minha experiência, acredito que seja uma proporção significativa.

Respostas alérgicas a grãos podem ocorrer em bebês e crianças, mas pode ser muito difícil identificá-las, já que elas podem se manifestar como vômitos, diarreias ou outras alterações na função intestinal, como cólicas, mudanças de humor ou como problemas de desenvolvimento (crescimento e ganho de peso insuficientes ou lentos) e nenhuma dessas manifestações aponta especificamente para os grãos[69]. Exames realizados para diagnóstico podem identificar com confiança um grão ou outro como um gatilho para a alergia, já que é possível realizar testes cutâneos com os diversos grãos.

Sabemos que o agronegócio vem interferindo na genética dos grãos e, com isso, alterando suas proteínas, por meio da modificação genética, da mutagênese química e de vários métodos de hibridização. O que não sabemos é se essas modificações podem ser responsabilizadas pela enorme disseminação de alergias e asma que coincide perfeitamente com esses procedimentos. No entanto, tudo isso está começando a cheirar mal. Vamos examinar melhor as perspectivas de alívio da asma e das alergias no Capítulo 6.

OS GRÃOS SÃO IRRITANTES

Os grãos são perfeitos destruidores da saúde da pele. Suas prolaminas acionam reações autoimunes e fazem com que anticorpos ataquem enzimas da pele, suas lectinas atiçam as chamas da inflamação, suas proteínas provocam alergias e suas amilopectinas fazem disparar a glicose no sangue e a insulina, além de provocar o fator de crescimento semelhante à insulina 1 (IGF, na sigla em inglês), que afeta a pele[70]. O pacote inteiro dos grãos inclui uma coleção impressionante de distúrbios da pele que podem assumir uma variedade de formas, desde urticárias, com coceira e placas altas, escamosas e oleosas, até bolhas grandes e gangrena. Como o cabelo e as unhas fazem parte da pele, também eles podem ser afetados. Entre os problemas de pele mais comuns que podem ser atribuídos aos grãos estão os seguintes:

Acne. A acne é um problema quase universal nos adolescentes – e adultos – modernos. Em comparação, ela é praticamente desconhecida em sociedades primitivas. A população da ilha de Kitava, na Papua-Nova Guiné, e os caçadores-coletores do povo aché, no Paraguai, não apresentaram acne durante um período de três anos em que foram observados[71]. Acredita-se que a acne seja provocada por alimentos que acionam a insulina e o hormônio IGF[72]. Todos os grãos provocam a elevação da taxa de glicose no sangue e, consequentemente, da insulina e do IGF, que atingem níveis elevados, de modo que todos eles podem provocar devastação facial. Alimentos açucarados, como refrigerantes e balas, também acionam a insulina e o IGF, podendo, por isso, dividir a culpa entre si, do mesmo modo que a proteína do soro do leite presente nos laticínios, que, entre os componentes lácteos, é singular em sua capacidade para acionar a insulina e o IGF[73]. A repetição de níveis elevados de glicose no sangue leva à repetição de níveis elevados de insulina e de IGF, o que provoca uma resistência progressiva à insulina, resultando em níveis mais elevados de insulina e IGF. Girando em círculos, como num carrossel, esse é o cenário perfeito para a acne.

Exatamente como acontece com a flora intestinal de alguém com, por exemplo, síndrome do intestino irritável, as bactérias da pele de quem sofre de acne também são diferentes. Nas pessoas com esse problema, vicejam a *Propionibacterium acnes* e outras espécies de bactérias, sugerindo que alguma coisa modificou o *habitat* microbiano de sua pele e permitiu o surgimento de espécies que desencadeiam a acne.

Seborreia. Essa erupção vermelha comum ocorre de modo geral ao longo das laterais do nariz, nas sobrancelhas, no peito, nas costas e no couro cabeludo (onde recebe o nome de "caspa") e é causada pelo fungo *Malassezia*[74]. É interessante constatar que esse mesmo fungo está presente na pele da maioria dos seres humanos, mesmo que eles não tenham seborreia. A relação entre os grãos e a seborreia é extraordinariamente estável e previsível. A seborreia é comum nos consumidores de grãos. Não é raro seu abrandamento ou desaparecimento completo com a eliminação do trigo da dieta. Na verdade, eu chegaria a dizer que a seborreia, em especial a localizada nas laterais do nariz, é *a* afecção cutânea característica do consumo de grãos, principalmente o trigo, o centeio e a cevada. Em geral, as erupções seborreicas melhoram ou desaparecem alguns dias depois da eliminação dos grãos da dieta.

Psoríase. Erupção irritante e às vezes desfigurante que em suas manifestações mais comuns ocorre nos cotovelos, nos joelhos, no couro cabeludo e nas costas. A psoríase assume a forma característica de placas vermelhas em relevo, com um brilho esbranquiçado, que cobrem uma grande área da pele, podendo ainda ocorrer uma série de outras manifestações. O tratamento convencional costuma incluir cremes esteroides; o uso de medicamentos geralmente reservados para o tratamento do câncer, como o metotrexato; agentes imunossupressores, como a ciclosporina; e agentes intravenosos desagradáveis (e dispendiosos), como o etanercept e o infliximabe. O tratamento pode se estender por anos, até mesmo décadas, e é afetado por respostas incompletas. A psoríase pode ser mais uma forma de reação imune a fragmentos de gliadina e de outras proteínas prolaminas dos grãos, com respostas secundárias provocadas por inibidores proteicos da amilase[75]. Embora a psoríase também tenha sido associada à doença celíaca, ela pode ocorrer sem esta e pode estar ligada a maior probabilidade de positivo para anticorpos antigliadina (IgA)[76]. A aglutinina do germe de trigo (WGA) bloqueia o peptídeo intestinal vasoativo

(VIP), permitindo o aparecimento da inflamação cutânea da psoríase[77]. Já se mostrou que uma dieta sem trigo, centeio e cevada é eficaz no abrandamento da psoríase, em particular em pessoas com taxas mais elevadas de anticorpos antigliadina IgA[78]. A experiência Barriga de Trigo proporcionou alívio a inúmeros pacientes de psoríase, a maioria dos quais obteve melhora ou alívio completo das erupções, embora às vezes sejam necessários meses para que isso ocorra (em comparação com a resposta muito mais rápida em casos de seborreia).

Eczema. O termo "eczema" é aplicado a uma série ampla de erupções em geral avermelhadas, em relevo e pruriginosas, que podem ocorrer em qualquer parte do corpo. Erupções eczematosas são comuns. Um terço da população mundial já teve ou terá um episódio em algum momento da vida. É um problema ainda mais comum em crianças, com 30% das que estão em idade pré-escolar e de 15% a 20% daquelas em idade escolar apresentando erupções eczematosas[79]. A ocorrência dessas erupções dobrou ou triplicou entre 1995 e 2008[80]. Como as erupções eczematosas são, até certo ponto, resultantes de processos alérgicos, é característico que outros fenômenos alérgicos acompanhem o eczema, como, por exemplo, a asma, a rinite alérgica e a congestão dos seios da face, o refluxo ácido, a esofagite eosinofílica (inflamação do esôfago), a cólica do bebê, e a enterocolite alérgica (inflamação do cólon e do intestino delgado).

Pessoas que têm a doença celíaca têm uma propensão três vezes maior ao eczema do que as não celíacas, enquanto parentes de pessoas com a doença celíaca (sem eles mesmos terem a doença) têm o dobro de propensão ao problema[81]. Como o eczema é comum mesmo sem a ocorrência da doença celíaca, não faltam teorias precipitadas que atribuem a culpa por esse distúrbio crônico, irritante e às vezes desfigurante a tudo, desde ácaros e neuroses até o excesso de limpeza. Como diante de qualquer distúrbio que é comum e "não tem explicação", deveríamos sempre nos perguntar se o culpado não seria o consumo de sementes de gramíneas. O eczema já foi, de fato, associado a vários alimentos, entre eles, amendoim, laticínios, soja, peixe e ovos, bem como grãos. O trigo, o centeio e a cevada contêm uma grande variedade de proteínas que já foram associadas ao eczema, à asma e a outras formas de alergia[82]. Ainda não está claro, porém, exatamente que proporção das pessoas com eczema pode atribuir a culpa do problema aos grãos. A julgar pela quantidade dos que relatam alívio de erupções eczematosas entre cinco e sete dias depois de terem abandonado o consumo de trigo e/ou de todos os grãos, o efeito que o trigo exerce sobre esse distúrbio é significativo.

Estomatite aftosa recorrente. Essa doença de nome complicado, mais conhecida como úlceras bucais ou aftas, pode ir de uma irritação sem importância a um distúrbio debilitante que às vezes é tão doloroso que prejudica a alimentação e a fala. Esse problema é realmente uma associação de respostas ativadas por causas diferentes, e sua incidência é maior em pessoas celíacas. Contudo, a gliadina e as proteínas relacionadas a ela presentes nos grãos estão entre as causas do problema e uma proporção surpreendente de não celíacos apresenta alívio ao adotar uma dieta sem trigo, sem centeio e sem cevada[83].

A quantidade de problemas de pele causados pelo consumo de grãos é simplesmente grande demais para ser enumerada em detalhe aqui, alcançando literalmente as centenas e assumindo uma infinidade de manifestações e formas, como o penfigoide bolhoso, a dermatose por IgA linear, o prurigo nodular, a dermatite atópica, a pustulose palmoplantar, a cútis laxa adquirida, entre outras. Isso não quer dizer que *todas* as afecções da pele sejam causadas pelos grãos, mas, sim, que uma proporção espantosa delas é. E qual outra causa potencial é tão fácil de corrigir, sem a necessidade de medicamentos desagradáveis por via oral ou intravenosa, enquanto nos proporciona uma lista impressionante de outros ganhos em termos de saúde?

PROCURE ISTO NO DICIONÁRIO

Você não vai encontrar essa noção em nenhum texto de nutrição nem em nenhum manual de medicina. Não vai ouvi-la da maioria dos nutricionistas, médicos, nem em programas tradicionais de emagrecimento. Mas, como sociedade, nós fomos enganados pra valer. Fomos convencidos de que os alimentos do desespero, alimentos que permitem a comoditização em larga escala da dieta mundial, alimentos que prejudicam a saúde tanto em suas formas piores como nas melhores, estavam destinados a ser o prato principal da dieta. Quando removemos a propaganda exagerada, o *glamour*, os argumentos "científicos" mal disfarçados, encontramos a busca do lucro, da posição no mercado, os equívocos (na melhor das hipóteses) e as mentiras (na pior delas) que acabaram dominando o pensamento nutricional.

É importante reconhecer todos os efeitos do consumo de grãos sobre a saúde porque estamos de fato descrevendo os problemas crônicos de saúde da sociedade moderna. Agora, examinemos o que acontece com membros da espécie *Homo sapiens* que voltam às nossas gloriosas raízes sem grãos.

SEGUNDA PARTE

A VIDA SEM GRÃOS

Restaure o estado natural da vida humana

CAPÍTULO 6

A VIDA SEM GRÃOS: O INÍCIO

Todas as grandes mudanças nos Estados Unidos começam na mesa de jantar.
– Ronald Reagan

SE VOCÊ AINDA não o fez, prepare-se para algumas mudanças – *grandes* mudanças. Ajeite as calças, alise a saia, diga às crianças que fiquem quietas, compre um bilhete de ida e volta para Sarasota para os sogros e aperte o cinto de segurança, porque você está prestes a embarcar num turbilhão que fará sua mente e seu corpo passarem por mudanças que transformarão sua vida.

Se você só estiver conhecendo agora a mensagem de *Barriga de trigo*, vai descobrir que a eliminação dos grãos da dieta está à altura de outros acontecimentos que transformam a vida, como o nascimento, a puberdade, o casamento e a maternidade ou paternidade. Não se trata de um simples aperfeiçoamento em termos de nutrição ou de uma nova modalidade de dieta de baixo teor de carboidratos destinada a ajudá-la a entrar naquela calça *jeans* justinha que está guardada no seu armário desde 1997. Também não equivale a riscar os refrigerantes açucarados de sua lista de compras, para se livrar do peso do açúcar. Não... não é nada disso. Não é exagero dizer que para muitas pessoas, se não para a maioria, eliminar os grãos da dieta muda sua vida.

Se você for um veterano entusiasta da vida sem trigo, familiarizado com os argumentos apresentados em *Barriga de trigo*, descobrirá que neste capítulo eu amplio o debate, lançando uma rede maior e explicando por que eliminar outros grãos além do trigo produz efeitos ainda maiores e por que é necessário compreender o impacto total, da cabeça aos pés, do consumo de grãos anterior. Examinarei todas as estratégias maravilhosas e fortalecedoras sobre as quais não falei em *Barriga de trigo* – estratégias que lhe darão a melhor oportunidade de recuperar algo que se aproxime ao máximo da saúde ideal, a saúde plena. Os benefícios começam quando você rejeita seu último *muffin* ou saco de *pretzels*, mas eles vão muito além do que você pode imaginar. Sim, a eliminação dos grãos é o primeiro e crucial passo, mas para retomar o controle sobre a maior quantidade humanamente possível de aspectos de sua saúde é preciso dar outros passos. Trata-se de desviar sua vida para uma nova trajetória, que muda seu modo de pensar e de sentir, sua aparência, a maneira pela qual se movimenta, com facilidade ou com esforço, os medicamentos que toma ou não, os problemas de saúde que apresenta ou não, como você vai envelhecer, como vai morrer e quando isso vai acontecer. Esse caminho nutricional permite que você volte ao estilo de vida que seu corpo deveria seguir, revelando as adaptações dos últimos 2,5 milhões de anos. Sim, é possível que você, como uma expressão moderna do *Homo sapiens*, abrigue uma ou outra adaptação que faz parte do esforço de 10 mil anos de acomodação ao consumo de grãos, mas mesmo assim, sem os efeitos destrutivos dos grãos, seu corpo vai respirar, digerir, se movimentar e pensar com mais facilidade.

As consequências de remover os grãos da sua vida são tão profundas porque, para começo de conversa, eles nunca deveriam ter feito parte dela. Deixe de lado o embuste do sabor e aceite a verdade: os seres humanos e os grãos são incompatíveis. Tudo bem usá-los para fazer um gramado, para alimentar suas cabras, para fazer um telhado de colmos, ou recolhê-los para fazer compostagem, mas não é legal comê-los. As sementes de gramíneas fornecem sustento quando nada melhor está disponível; mas, quando seu consumo é crônico, elas destroem a saúde sob tantos aspectos que não deveria ser nenhuma surpresa o fato de a saúde e a vida se tornarem irreconhecivelmente melhores quando elas são removidas da dieta. Quando você parar de consumir grãos, seu corpo precisará de tempo para se reajustar. No entanto, depois que estiver livre dos efeitos venenosos e destrutivos dos grãos, você redescobrirá como é *de fato* ter saúde.

O que acontece com o corpo quando removemos as sementes de gramíneas? Tudo começa com um processo comum de abstinência. Pare de comer tomates e não haverá nenhum processo de abstinência. Pare de comer azeitonas, torresmos ou beringela e não sentirá náuseas, mal-estar ou dor de cabeça. Pare com os lanchinhos doces e os refrigerantes, e você poderá sentir falta deles, mas não haverá crise de abstinência, não será preciso fazer nenhum ajuste mental, só uns poucos ajustes físicos. Pare com o trigo e outros grãos semelhantes a ele e prepare-se para um verdadeiro inferno metabólico, incluindo sintomas muito característicos de abstinência.

OXICODONA, METADONA E CEREAIS MATINAIS

É importante entender e reconhecer desde o início que, uma vez que você pare de consumir as sementes de gramíneas e seus componentes singulares, você poderá passar por uma síndrome de abstinência. Quando se esgota o estoque de droga de um dependente de heroína, morfina ou oxicodona, ele sente ansiedade, náusea, suores, disforia (disposição de ânimo negativa), dores musculares, cólicas abdominais, vômitos, diarreia e dor de cabeça. É um processo previsível e desagradável. Um processo semelhante ocorre depois que você diz adeus à sua última migalha de trigo, centeio, cevada e milho; mas é um processo que precisa ser suportado para você poder recuperar a saúde. Como acontece quando um membro do corpo está gangrenado, a cura só pode avançar depois que ele for removido.

A síndrome de abstinência de grãos recebeu uma variedade de nomes ao longo dos anos: desintoxicação, gripe Atkins, gripe paleozoica e gripe da dieta de baixo teor de carboidratos, para mencionar alguns. Como ela só acontece com as várias formas de restrição a carboidratos (não existe uma "gripe de baixo teor de gorduras" ou "de baixo teor de calorias" que corresponda a ela), costuma ser atribuída à privação de açúcares provenientes dos carboidratos e a uma incapacidade temporária do organismo para converter as reservas de gordura em energia. De fato, isso é em parte verdadeiro e pode ser a explicação para algumas semanas de pouca energia. Essa fase da abstinência decorre da ausência de carboidratos de rápida digestão, as amilopectinas dos grãos, o que força seu corpo a obter energia das reservas de gordura. Esse processo chama-se *β-oxidação mitocondrial de ácidos graxos* e se refere à reação celular necessária para a conversão de reservas de gordura em energia. O sistema celular para "queima" de gorduras operava em baixa capacidade enquanto estava presente um fluxo constante de amilopectinas dos grãos, mas agora ele está sendo muito exigido e vai demorar de 4 a 6 semanas para atingir sua plena capacidade. Quando isso ocorrer, você sentirá uma sobrecarga de energia e terá disposição para se engajar em atividades vigorosas, além de perder peso correspondente às reservas de gordura[1]. A essa altura você terá uma capacidade aeróbica *superior* à que tinha antes dessa mudança na fonte de energia – uma importante questão de desempenho, especialmente para atletas.

Mas como explicar a depressão, o descontrole emocional e os pensamentos sombrios que se manifestam horas ou dias depois do seu último *bagel*? Como explicar a náusea, os desejos intensos por cereais, a desidratação e a tontura que o atormentam por dias depois do seu último sanduíche? E o que dizer das cãibras musculares, da distensão abdominal, da prisão de ventre, da dor de cabeça e do agravamento das dores nas articulações – efeitos que não podem ser atribuídos à hipoglicemia ou à baixa mobilização de energia? E por que, uma vez que termine a crise de abstinência, toda uma série de sintomas *volta* com a reexposição ao trigo, à cevada, ao centeio ou ao milho? Seja ela intencional, seja inadvertida, a ingestão de grãos depois da passagem pela abstinência irá provocar diarreia, distensão abdominal, dor nas articulações, embotamento mental, apetite voraz, dores de cabeça, depressão e pensamentos suicidas – nenhum dos quais pode ser atribuído ao açúcar ou a um fluxo inadequado de ácidos graxos.

Quando cessa o consumo de trigo e de fontes de proteínas prolaminas estreitamente relacionadas a ele (centeio, cevada e milho), ocorre um processo de crise de abstinência dos peptídeos opiáceos derivados da gliadina, da secalina, da hordeína e da zeína que torna a vida da pessoa insuportável, quase como se fosse um *castigo* por ela removê-los. Em geral, as pessoas sentem uma fadiga incapacitante, náusea, dor de cabeça e depressão, problemas que duram cinco dias, embora possam durar apenas um dia ou se estender por algumas semanas. Nem todo o mundo passa pela crise de abstinência, embora os 40% que realmente passam por ela a descrevam como uma experiência torturante, que perturba a vida, irrita a família e amigos, prejudica o desempenho nos estudos e no trabalho e faz com que faltem à noite de caraoquê no bar. Eles relatam que não é muito diferente de estar com uma gripe autoprovocada. Mas todos sobrevivem.

É importante que você saiba exatamente como é a abstinência de grãos. Algumas pessoas dirão: "Estou me sentindo péssimo. Deve ser porque eu *preciso* de grãos." Não caia nessa. Trata-se de uma síndrome de abstinência, um processo necessário para desfazer os efeitos da dependência. E quanto a essas horríveis sensações roncando no seu intestino, essas emoções e pensamentos sombrios? É isso mesmo. É seu corpo e seu cérebro se despedindo dos efeitos das sementes de gramíneas. Não dê ouvidos ao conselho de "escutar o seu corpo" se ele significar que os grãos são de algum modo necessários para o funcionamento de seu corpo. Isso é bobagem. Não há nada de benéfico nos grãos que não possa ser obtido prontamente de outros alimentos.

Como se trata da retirada de um opiáceo, o processo de abstinência de grãos não pode ser evitado. De modo semelhante, um alcoolista que deseje se livrar do álcool só poderá fazê-lo se interromper o fluxo de uísque e cerveja e encarar as consequências da abstinência – não há outra forma. Os fenômenos da retirada do álcool, como alucinações, sensação de desorientação e convulsões, podem ser amenizados em parte com altas doses de benzodiazepínicos (por exemplo, lorazepam) e outros medicamentos vendidos mediante prescrição médica. Da mesma forma, as pessoas que querem abandonar o cigarro precisam parar de fumar; e a fissura que sentem também pode ser amenizada por medicamentos, mas a irritabilidade, a náusea e outros fenômenos decorrentes da abstinência não podem ser evitados, e precisam ser suportados para que o corpo se livre dos efeitos. O corpo ajusta-se ao fluxo constante de produtos químicos, seja do álcool, do cigarro ou dos grãos. Remova esses produtos químicos e a fisiologia do corpo precisará se reajustar.

*O primeiro dia foi o mais difícil,
o reconhecimento da dependência total. Cada dia
foi mais fácil; já no terceiro dia: nenhum desejo.*

*Tive sintomas leves, semelhantes aos de uma gripe
(dor de cabeça, náusea), por uma semana, mais ou menos,
os quais diminuíram um pouco a cada dia.
O desejo pelo trigo diminuiu à medida que
a capacidade de resistir a ele foi aumentando.*

– Teresa, Anápolis, Maryland

Assim como um alcoolista pode fazer parar os tremores, a paranoia e as alucinações da abstinência do álcool com uma tranquilizadora dose de uísque, ou como quem pretende se tornar um não fumante pode acalmar a náusea e a ansiedade descontrolada da abstinência com algumas tragadas num cigarro, você também pode fazer cessar o processo da abstinência de grãos ingerindo qualquer produto de trigo, centeio, cevada ou milho. Mas você também interromperá seu retorno à saúde e terá de recomeçar o processo, sofrendo todos os mesmos sintomas. Felizmente, todo o processo de retirada dos grãos pode ser abrandado em parte por meio de uma série de estratégias que examinaremos a seguir.

ABSTINÊNCIA DE GRÃOS: FACILITE A TRANSIÇÃO

Você está encarando a perspectiva da crise de abstinência, uma tempestade turbulenta em termos físicos e emocionais. Isso pode ser apavorante, especialmente agora que você sabe que ela pode envolver fadiga, náusea, ansiedade, dor de cabeça, tontura, cãibras nas pernas e depressão, além de desejos incontroláveis pelos alimentos que você está evitando. Muitas pessoas tiveram uma pequena prova dessa síndrome depois de breves intervalos sem consumir grãos, embora seja provável que elas não a tenham reconhecido como provocada pela abstinência de grãos, muitas vezes deixando de dar importância à ansiedade e à dor de cabeça, por exemplo, considerando-as como efeitos da fome, de uma gripe iminente ou de brigas conjugais. Mas, com a eliminação completa dos grãos da dieta, essas sensações irão persistir.

Existe alguma terapia de choques emocional que possa fazê-lo superar essa experiência como que por mágica? Algum antídoto para esse opiáceo? Algum laxante que expulse o veneno? *Qualquer coisa* que você possa fazer para aliviar a síndrome de abstinência de grãos?

Sim, existe. Nada consegue abrandar totalmente a experiência, mas é possível minimizar o golpe. Seguem-se algumas estratégias.

Escolha um período não estressante para passar pela crise de abstinência. Se você tiver o privilégio de administrar seu próprio tempo, prefira um período em que não esteja previsto muito estresse. Não escolha, por exemplo, aquela semana em que a sogra irritante planeja lhe fazer uma visita, o período em que terá início um projeto novo e desafiador no trabalho ou a semana anterior ao prazo de entrega de uma dissertação. O ideal seria escolher um fim de semana prolongado ou um período de férias. E paparique-se um pouco: assista a filmes, ria, aprecie uma taça de vinho, tome banho de sol, faça uma massagem. Como uma ressaca forte, essa fase acaba passando.

Não se exercite. Não se torture fazendo exercícios – nem se sinta culpado por *não* se exercitar durante esse processo. No máximo, faça alguma atividade descompromissada: caminhe em um parque ou pelo bairro, ou faça um tranquilo passeio de bicicleta. Mas seria contraproducente forçar-se a fazer *jogging*, andar de bicicleta no limite ou fazer treinamento de força, pois o esforço fará com que você se sinta pior.

Hidrate-se. A queda vertiginosa na taxa de insulina, causada pela eliminação dos grãos, também reverte a retenção de sódio do consumo de trigo e outros cereais[2], provocando perda de líquidos (diurese) e uma redução nas inflamações. Se você não fizer uma compensação, hidratando-se mais do que o normal durante os primeiros dias, poderá sentir tonturas, náusea e cãibras nas pernas. (Se você estiver hidratado, sua urina deve ser clara, quase incolor, e não amarelo-escura, concentrada.) Um ótimo hábito para começar o dia da maneira certa é beber 450 mL (2 copos) de água imediatamente após despertar, já que acordamos desidratados depois de passar mais ou menos 8 horas deitados, respirando pela boca.

Use um pouco de sal. Especificamente, salpique na sua comida sal marinho ou outro sal que contenha minerais, para compensar a perda de sal na urina, que decorre da queda nos níveis de insulina. O sal, junto com a água, cuida da tontura e das cãibras que são comuns durante a abstinência. (Nas pp. 187-8, examinaremos por que a restrição rigorosa do sódio não é uma boa ideia para a maioria das pessoas, mas saiba que ela é especialmente nociva durante o período de retirada dos grãos, pois pode levar a tonturas extremas e até provocar desmaios.)

Use suplementos de magnésio. A deficiência de magnésio é generalizada e está associada a osteoporose, hipertensão, glicemia alta, cãibras musculares e perturbações do ritmo cardíaco. A deficiência de magnésio é comum, especialmente em pessoas que consumiram grãos por um longo período, podendo intensificar alguns dos sintomas da abstinência de grãos, em particular as cãibras nas pernas e distúrbios do sono. A suplementação com magnésio pode gerar benefícios impressionantes durante a crise de abstinência de grãos, mas, infelizmente, a maioria dos suplementos de magnésio age melhor como laxante do que como fonte de magnésio absorvível. Um dos mais bem absorvidos é o malato de magnésio, na dosagem de 1.200 miligramas (mg) duas ou três vezes ao dia. (Esse é o peso do magnésio acrescido do malato, não simplesmente do magnésio "elementar"; esse valor fornece 180 mg de magnésio elementar por comprimido ou cápsula de 1.200 mg.) Outra maneira de obter a suplementação de magnésio é preparar seu próprio bicarbonato de magnésio, a forma mais absorvível. Como essa substância é muito higroscópica (absorve água), ela não é vendida na forma seca por nenhum fabricante, de modo que você mesmo precisará produzi-la. (Veja instruções nas pp. 416-7.)

Consuma gorduras, óleos e proteínas sem restrições. Faça o que sua avó fazia: coma a pele e a carne escura do frango e peça o figado. Não remova a gordura de seu bife ou da carne de porco. Em vez disso, trate de comê-la e, mais uma vez, peça o fígado. Reserve os ossos e ferva-os para fazer sopa ou caldo (veja pp. 407-8). E não retire a gordura ou gelatina que se formar quando o líquido esfriar. Acrescente azeite de oliva e óleo de coco a todo e qualquer alimento, até mesmo ovos, sopa e legumes. Coma muito abacate, que contêm muita gordura, e inclua a fruta nas suas vitaminas. Não restrinja seu consumo de ovos. Faça, por exemplo, uma omelete de três ovos, com azeite de oliva extravirgem, *pesto* ou tomates secos mergulhados em azeite. Consumir muita gordura ajuda a eliminar obsessões por comida, pois induz a saciedade. Lembre-se: o consumo de gordura não engorda a pessoa nem causa doenças cardíacas. Enterre essa bobagem junto com a ficção dos "grãos integrais saudáveis".

Tome um probiótico. Experimente de 30 a 50 bilhões de UFCs (unidades formadoras de colônias, método usado para quantificar números de bactérias) ou mais por dia, e procure um suplemento que contenha uma mistura de espécies de *Lactobacillus* e *Bifidobacterium*. Quando estiver comprando, você perceberá que essa é uma dose elevada, fornecida por apenas um punhado de produtos. Contudo, esse valor de fato representa uma pequena porcentagem do número total de bactérias que reside em nosso trato gastrointestinal. Logo, embora fontes fermentadas de bactérias saudáveis (como o iogurte, o *kimchi* ou o *kombucha*) possam ser ligeiramente benéficas a longo prazo, elas são insuficientes na situação especial da abstinência de grãos, período durante o qual é desejado um rápido repovoamento do trato gastrointestinal com um amplo leque de espécies.

Tomar um probiótico de alta potência acelera a colonização por flora intestinal saudável, uma vez que estejam ausentes os efeitos destrutivos dos grãos tóxicos ao intestino. Isso cuida da distensão abdominal e da prisão de ventre que normalmente acompanham a retirada dos grãos da dieta, com o alívio ocorrendo 24 horas após a ingestão inicial do probiótico. Você não deve precisar tomar probióticos por mais de oito semanas, já que a ideia é repovoar seu intestino com espécies bacterianas saudáveis após a eliminação dos grãos da dieta. (Se, quando cessar a ingestão de probióticos, sintomas como a azia ou a distensão abdominal voltarem, isso sugere que alguma coisa mais pode estar errada; pode haver, por exemplo, algum problema com o pâncreas ou uma insuficiência da produção de ácido no estômago, entre outros, o que pode exigir uma avaliação formal ou, no mínimo, requerer um tratamento mais prolongado com suplementos probióticos. Mais adiante, voltaremos a falar a esse respeito.) Entre as melhores marcas de probióticos estão a VSL#3, Garden of Life e Renew Life. Um programa completo para restaurar a saúde dos intestinos por meio do controle da flora intestinal vai além de simplesmente tomar suplementos probióticos e será examinado no Capítulo 9.

Use suplementos de iodo. Uma leve carência de iodo é comum, em particular em pessoas que evitam o uso de sal iodado[3]. Parece irônico, mas, quanto mais evitamos os alimentos industrializados (como fazemos com a eliminação dos grãos), menos sal iodado consumimos. Quem pratica muito exercício também é mais carente de iodo do que a média das pessoas, por causa da perda de iodo com a transpiração[4]. A deficiência de iodo agravou-se tanto que tenho encontrado pessoas com bócio (aumento da tireoide em decorrência da falta de iodo), lembrando as papeiras protuberantes e deformantes que costumavam acometer as pessoas no início do século XX. Houve um tempo em que somente se viam fotos dessa manifestação na *National Geographic*, mas agora elas podem ser vistas num *shopping center* ou numa escola perto de você.

Até mesmo uma leve falta de iodo gera uma produção mais baixa dos hormônios da tireoide, resultando num hipotireoidismo brando, mas suficiente para prejudicar a perda de peso, aumentar a fadiga, elevar as taxas de triglicerídeos e do colesterol LDL e agravar o risco cardiovascular. Recomendo a pacientes que façam suplementação de iodo com gotas a preços módicos, cápsulas ou comprimidos de *kelp* (alga seca) numa dosagem de 500 microgramas (mcg) por dia, que é mais do que o Valor Diário Recomendado (VDR) de 150 mcg por dia e, em minha opinião, está mais próxima da ingestão ideal. Além disso, veja o exame detalhado sobre o iodo no Capítulo 11.

5-Hidroxitriptofano. Os níveis de serotonina no cérebro caem com o emagrecimento, resultando em compulsão por comida e em desânimo[5]. É possível elevar os níveis de serotonina por meio da suplementação com 5-hidroxitriptofano (5-HTP), estratégia que já se provou eficaz em ensaios clínicos, em que foi utilizada para combater a depressão e até mesmo os sintomas de abstinência do álcool[6]. Algumas pessoas experimentaram redução na compulsão por alimentos, durante a abstinência de cereais, com a suplementação de 50 a 100 mg três vezes ao dia, ao passo que outras tomam o suplemento quando a compulsão ataca, principalmente à noite, em doses de 50 a 300 mg depois do jantar. Doses mais elevadas podem ser associadas à náusea, de modo que é melhor começar com uma dose mais baixa (em torno de 50 mg) e ir aumentando conforme o necessário para se atingir o efeito desejado.

Rhodiola. Outro suplemento nutricional, a *Rhodiola*, ao que parece, funciona por meio da elevação do teor de serotonina no cérebro e, assim, pode tratar do desânimo e das compulsões associadas à retirada dos grãos da dieta. Eu recomendaria tomar de 340 a 680 mg por dia, divididos em duas ou três doses[7]. Na minha experiência, os efeitos são discretos (geralmente inferiores aos proporcionados pelo 5-HTP), mas positivos, com benefícios que podem incluir um aumento da acuidade mental.

Para simplificar sua vida durante o turbulento período da crise de abstinência, incluí uma receita do que chamo de *Vitamina para Exterminar o Trigo* (ver p. 411), que contém muitos dos suplementos relacionados acima. Tenha em mente que, por mais desagradável que possa ser, a síndrome de abstinência de grãos é um passo necessário no caminho para a recuperação da saúde total. E, uma vez que você sobreviva ao processo – e você sobreviverá –, poderá desfrutar de todas as coisas boas que virão, que examinaremos agora.

MAGRICELA: A PERDA DE PESO

Nunca topei com nada que se compare ao poder da eliminação dos grãos da dieta para provocar o emagrecimento – nem a contagem de calorias, nem a eliminação da gordura ou do açúcar da dieta, nem o acréscimo de exercícios intensos. Na realidade, essa não é a plena verdade: a inanição consegue se equiparar ao efeito emagrecedor da eliminação dos grãos. Mas é claro que você não vai morrer de fome por causa da eliminação dos grãos. Pense no excesso de peso como algo que reflete um metabolismo perturbado. Quando você acerta seu padrão metabólico, o peso é eliminado; e nessa experiência sem grãos ele costuma ser eliminado a uma velocidade surpreendente.

Por todos os motivos que apresentei – a eliminação dos efeitos estimuladores do apetite da gliadina e de proteínas prolaminas relacionadas a ela, o desbloqueio do hormônio leptina, permitindo o funcionamento da sinalização normal de apetite, a liberdade em relação aos altos e baixos provocados pelo ciclo de glicemia e insulina a cada duas horas, a recuperação da sensação do paladar e da sensibilidade à doçura, a redução da inflamação e a eliminação da retenção de água –, o peso costuma cair rapidamente depois que os grãos são eliminados da dieta. Não é incomum que as pessoas se *assustem* com a rapidez do emagrecimento, já que pode acontecer de a perda de peso ser de meio quilo por dia.

Defensores da Primeira Lei da Termodinâmica e da conservação de energia dizem que isso é impossível. Ninguém consegue perder 3.500 calorias por dia simplesmente eliminando os grãos da dieta. O que eles não percebem é que essa perda não envolve apenas a eliminação de gordura; ocorre também a diminuição do edema (retenção de líquido) de tecidos do rosto, dos braços, das pernas e do abdômen. Fenômenos inflamatórios retrocedem de modo rápido e intenso com a remoção dos grãos, o que é comprovado, por exemplo, pelo desaparecimento da seborreia facial e de outras erupções da pele, bem como pela redução da dor e do inchaço nas articulações. A eliminação dos grãos da dieta costuma resultar numa redução da ingestão de calorias da ordem de 400 calorias por dia, graças à falta de estimulação do apetite. Em geral, as pessoas perdem 5 quilos durante os quatorze dias iniciais, embora o ritmo do emagrecimento se desacelere com o tempo, gerando resultados típicos de 7 a 9 quilos no primeiro mês e de 12 quilos nos seis primeiros meses[8].

Uma vez superadas as compulsões exageradas que ocorrem durante a crise de abstinência, as pessoas observam repetidamente que *já não sentem fome*. Mesmo que, antes, você fosse atormentado por pensamentos constantes sobre comida, sentisse roncos de fome que o faziam estar sempre procurando alguma coisa para comer, planejasse sua próxima refeição enquanto ainda mastigava a anterior e fosse incapaz de recusar qualquer alimento colocado à sua frente, tudo isso desaparece. Você sentirá uma revigorante indiferença por comida, mesmo por aqueles pratos que considerava irresistíveis. O café da manhã às sete pode deixá-lo sem nenhum interesse por um almoço ou por lanchinhos até a hora do jantar. Beliscar depois do jantar é algo que terá ficado no passado. Até a fome em si parece muito diferente. Ela já não é uma sensação retumbante, agitada, cheia de pânico; mas passa a ser um lembrete discreto de que em algum momento seria legal comer alguma coisa.

Observe que em nenhum lugar deste livro você leu que deveria reduzir a ingestão de calorias, contar gramas de gordura, reduzir o tamanho das porções, afastar o prato da sua frente, fazer muitas refeições pequenas de duas em duas horas ou fazer uma limpeza intestinal com laxantes. *Nada disso* é necessário para emagrecer depois que você remover da dieta os grãos e seus efeitos antinaturais sobre o apetite e o peso. O emagrecimento acontecerá naturalmente.

Quando ocorre uma perda significativa de peso, em especial aquele que está concentrado na gordura visceral, muitas das perturbações de saúde associadas ao excesso de peso também se reduzem ou desaparecem: o diabetes e o pré-diabetes; o teor elevado de insulina; a pressão arterial alta; as distorções nos níveis de estrogênio, testosterona e prolactina; e as inflamações pelo corpo inteiro, além do risco a longo prazo de ter câncer, doença cardíaca e demência. A redução da carga sobre suas articulações, juntamente com a diminuição da inflamação, resulta em melhora nas dores nas articulações, inclusive nas grandes, como as dos joelhos, quadris e região lombar. O mundo Barriga de Trigo inclui muitas pessoas que perderam 50, 70 ou 80 quilos ao longo de um ano ou mais com esse estilo de vida sem grãos, passando o tempo todo por transformações significativas em termos de saúde. E, desde que você se mantenha livre dos efeitos dos grãos, não volta a ganhar peso.

"Será que emagreci demais?"

Essa pergunta surge com alguma frequência durante nossas conversas em mídias sociais. As pessoas têm medo de acabar emagrecendo demais ou acham que já perderam peso demais com a eliminação dos grãos da dieta. Antes de mais nada, vamos refletir sobre a perspectiva mais ampla dessa pergunta: as pessoas estão preocupadas com a possibilidade de emagrecer demais – isso no meio da pior epidemia de ganho de peso e obesidade do mundo. Há realmente dezenas de milhões de pessoas que adorariam passar por esse "problema". Sem os grãos, o apetite humano volta ao nível do que é exigido para dar sustento ao corpo. Você come o que é necessário, nem mais nem menos. Com isso, o peso volta ao nível fisiológico ideal. No entanto, não é raro que as pessoas que seguem esse estilo de vida sem grãos atinjam um peso *inferior* ao previsto.

Existem de fato algumas questões a considerar quando surge a pergunta: "Será que emagreci demais?"

O ponto de virada na minha vida foi Barriga de trigo.

Eu era diabético, e, em fevereiro de 2012, a especialista em dietas me disse para comer grãos integrais saudáveis. Mas eu tinha lido *Barriga de trigo*. Eu dispunha da arma do conhecimento.

    Meu diabetes foi autoinfligido, por conta da dieta errada. A conselho de meu médico, fui a uma especialista em dietas para pessoas com diabetes. Ela recomendou que eu comesse pão, e eu disse não. Recomendou que eu comesse macarrão, eu disse não. Ela então me disse que eu "não estava cooperando" e que teria de informar isso ao meu médico. "Quantas das pessoas que passam por aqui perdem uma enorme quantidade de peso e param de tomar os remédios para o diabetes?", perguntei. Não houve resposta.

    Imagine ser aconselhado a comer trigo quando se é um diabético tipo 2 – minha glicemia ia disparar, e eu então teria de tomar metformina ou insulina para fazê-la baixar. Eu disse: "Não coma trigo de nenhum tipo e, só para começar, não tenha o pico de glicemia." Os especialistas em dieta aprenderam a nos dizer para comer "grãos integrais saudáveis". Mas isso não era saudável para mim.

    Eu ainda estava com obesidade mórbida quando falei com ela, de modo que ela não tinha nenhum motivo para acreditar que eu soubesse

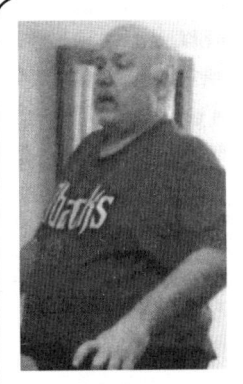

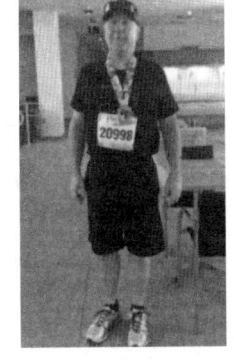

Antes   *Depois*

do que estava falando, nem que eu pudesse perder meio quilo que fosse. Mas àquela altura eu estava começando a entender minha relação com a comida e com a indústria dos alimentos. E isso mudou minha vida.

Nada de trigo. Nada de frutose. Nada de açúcar refinado. Eu ia comer legumes, frutas, frango, peixe e carne. Parei de despejar leite por cima de 15 colheres de chá de açúcar (chamadas de cereal matinal), que era gostoso, mas me envenenava. Os primeiros dias sem trigo foram bem difíceis. Minha dependência era muito forte. Depois, ela cedeu.

Já em março de 2012, parei de usar insulina. Já estou livre de uma longa lista de medicamentos, com exceção da metformina. Espero logo parar com ela também. Perdi 51 quilos.

Na primavera de 2012, troquei minha antiga vida de largado no sofá, diante da televisão, por caminhadas e, depois, corridas. Em 2013, corri duas meias-maratonas. Estou treinando para uma maratona completa. Eu era dependente do trigo e parei com isso depois de ler *Barriga de trigo*. Aproveito todas as oportunidades para passar a informação adiante.

John, Ontário, Canadá

Será que você realmente emagreceu demais?

Você está com o peso baixo demais? Ou está normal, num mundo de pessoas com sobrepeso e obesas, e só parece magricela em comparação com os outros? Assista a um filme antigo, ou olhe fotografias velhas e revistas da década de 1950, por exemplo, e observe que todo o mundo é "magricela", exatamente como você. Eles não são magros demais, são *normais*. Na maioria das vezes, pessoas que se julgam magras demais na verdade não são – elas só se sentem assim quando estão ao lado de amigos, parentes e colegas de trabalho obesos.

Nós não limitamos calorias, gorduras nem proteínas

Se você acha que perdeu peso demais, coma *mais* abacates e *mais* óleo de coco. Consuma *mais* gordura de carnes ou aves; coma *mais* castanhas cruas e use receitas sem grãos para criar *muffins*, biscoitos e tortas. Regue ou espalhe nos seus pratos *mais* manteiga orgânica, *ghee* [manteiga clarificada] ou azeite de oliva extravirgem. (O *Wheat Belly Cookbook* e o *Wheat-Belly 30-Minute (or Less!) Cookbook* estão cheios de receitas desse tipo.)

Pense em criar músculos

É inevitável que a perda de peso seja acompanhada de perda de massa muscular. Se você emagrecer, digamos, 15 quilos, até 5 quilos desse total perdido pode ser de massa muscular. É fácil recuperar massa muscular com treinamento de força. Isso não significa ter de passar horas a fio na academia. Para recuperar a musculatura é suficiente, simplesmente, dedicar de quinze a vinte minutos, duas vezes por semana, a exercícios concentrados em grupos de músculos maiores (como os das partes superior e inferior das costas, das coxas e do tórax).

A pessoa que estiver no limite do emagrecimento excessivo (o que acontece muito raramente) pode aumentar a ingestão de carboidratos, especialmente os provenientes de alimentos como feijões e batata-doce, que também representam um estímulo saudável para a flora intestinal. Entretanto, preste atenção à taxa de glicemia e a outras distorções metabólicas (uma elevação nos triglicerídeos, a formação de partículas pequenas de LDL) que podem ser desencadeadas se o consumo de carboidratos subir demais. Pela minha experiência, só raramente alguém pode consumir com segurança, sem provocar nenhum efeito nocivo, mais do que 25 a 30 g de carboidratos líquidos numa única refeição. (Veja mais sobre essas questões no Capítulo 7.)

O CÉREBRO SEM GRÃOS

Elimine os grãos de sua dieta e seu cérebro ficará livre do controle dos componentes psicoativos deles. É uma sensação libertadora, maravilhosa, fortalecedora. Seu cérebro pode voltar a seu estado normal: alerta, vigoroso, capacitado para cálculos, criativo. Depois da crise de abstinência de grãos, os benefícios que podem ser sentidos incluem os seguintes:

Melhor humor. Uma vez superada a depressão que pode acompanhar a crise de abstinência, costuma ocorrer uma melhora significativa do humor. Isso decorre da remoção das exorfinas derivadas da gliadina e de outras proteínas prolaminas, bem como da elevação das de serotonina no cérebro. As pessoas ficam mais felizes e otimistas, além de se envolver mais com outras pessoas e com as atividades de sua vida. Há quem experimente melhora de disposição tão impressionante que consiga se livrar de pensamentos suicidas e de medicamentos antidepressivos.

> *Eu era muito dependente de pão. Esse era um problema bem grave para mim. Eu comia muito: de 5 a 12 fatias por dia, de tão forte que era minha compulsão. Eu saltava refeições e simplesmente comia pão e grãos.*
>
> *Eu era deprimida, até ouvir uma palestra dada pelo dr. Davis, e então me perguntei se meus sintomas poderiam ser decorrentes dos grãos. Após a palestra, abandonei os grãos, e quatro dias depois eu estava muito melhor de minha depressão. Se eu como grãos, a depressão volta. Por isso preciso prestar muita atenção.*
>
> *Não preciso me medicar. Agora aproveito mais a vida e sorrio muito mais.*
>
> — Susanna-Alessandra, Helsinque, Finlândia

Pensamentos sombrios, suicidas, parecem estar entre os que se repetem com mais facilidade com qualquer reexposição aos grãos.

Pessoas que sofrem esse efeito informam, por exemplo, que são atormentadas por uma semana de pensamentos suicidas depois de um único episódio intencional ou inadvertido de exposição aos grãos. É fundamental, portanto, que eles sejam meticulosamente evitados. Além disso, qualquer pessoa que tome antidepressivos precisará consultar seu médico antes de qualquer tentativa de reduzir ou modificar a medicação, já que boas decisões nessa área devem necessariamente ser tomadas por um profissional de saúde capacitado.

Redução da ansiedade. Muitas pessoas são atormentadas por uma ansiedade constante e discreta, o tipo de inquietação sem sentido e sem justificativa que torna o dia a dia uma experiência desagradável, o tipo de preocupação que é desnecessário e, até mesmo, incapacitante. Em geral, essas ansiedades cedem com a eliminação dos grãos da dieta. Para alguns, o efeito pode ser impressionante e transformador, chegando, às vezes, a proporcionar alívio de anos de fobias, como a agorafobia (medo de sair de casa) ou a claustrofobia (medo de lugares fechados). Para outros, pode ser uma mudança mais sutil, com o alívio de ansiedades frequentes e abrangentes que lhes deixavam a vida mais sombria. Como os pensamentos suicidas, a ansiedade volta facilmente a se manifestar com qualquer exposição aos grãos. Logo, o segredo é evitá-los.

> *Tenho tanto ansiedade generalizada quanto transtorno de ansiedade social. Eu costumava ter crises de pânico bem fortes algumas noites por semana, o que resultava em insônia. Desde que parei de comer trigo, no último mês de agosto, não tive sequer uma única crise de pânico.*
>
> – DANIELLE, CASTLE HILL,
> NOVA GALES DO SUL, AUSTRÁLIA

Dissipação do embotamento mental. Assim como a melhora do humor, a dissipação do embotamento mental é uma experiência comum na vida sem os grãos. As pessoas relatam uma maior capacidade de concentração por períodos prolongados, conseguem pensar com mais clareza, tomar decisões com mais facilidade e se expressar melhor. Escritores conseguem produzir por períodos mais longos; artistas conseguem desenhar, pintar ou compor música com mais facilidade; homens e mulheres de negócios podem travar conversas, apresentar-se em reuniões e elaborar documentos de modo mais efetivo; e atletas conseguem manter a concentração por um período maior e depender menos de "muletas", como bebidas energéticas e barras de proteínas, para seu desempenho. Esse efeito aplica-se tanto às crianças quanto aos adultos. Algumas das histórias mais impressionantes que ouvi foram de pais que relataram como o desempenho de seus filhos na escola disparou quando eles se libertaram do embotamento provocado pelo consumo de grãos.

Melhor aprendizado. A recuperação do poder de concentração prolongada, o raciocínio mais claro e a redução da dispersão unem-se para proporcionar uma melhor capacidade de aprendizado. As pessoas ouvem com maior eficácia, com melhores resultados, retêm mais daquilo que leram, adquirem e sintetizam dados e conceitos com maior facilidade e têm uma memória melhor. São mais objetivas, mais criativas e mais eficazes.

Reversão de convulsões. Como as convulsões foram associadas ao consumo de grãos, especialmente ao consumo do trigo, a eliminação dos grãos da dieta pode ser ligada a um alívio das convulsões, desde que os grãos tenham sido sua causa inicial. O que é mais comum acontecer é pacientes de convulsões do lobo temporal apresentarem uma redução acentuada, ou o alívio completo, desses episódios. Embora a associação causal entre os grãos e as convulsões tônico-clônicas seja mais tênue, tenho sabido de cada vez mais pessoas que também experimentaram um alívio notável desses eventos perigosos.

Reversão de problemas neurológicos. Em pacientes com ataxia cerebelar (veja o Capítulo 5), depois que os grãos são eliminados da dieta geralmente ocorre uma melhora lenta e gradual na coordenação, no equilíbrio, na capacidade de andar e no controle da bexiga, ou, no mínimo, interrompe-se a deterioração neurológica. Do mesmo modo, a dor ou o enfraquecimento das sensações que ocorrem na neuropatia periférica (veja o Capítulo 5) cedem lentamente ou deixam de avançar. Como a recuperação do sistema nervoso é vagarosa e como pode ser incompleta, o processo leva de meses a anos, de modo que é necessária uma dedicação de longo prazo para a avaliação da melhora. É muito importante reconhecer esse ponto, já que algumas pessoas eliminam os grãos da dieta e voltam duas semanas depois para dizer que isso não funcionou com elas.

Até mesmo a esclerose múltipla, que resulta da destruição autoimune da mielina que recobre o tecido nervoso, pode melhorar aos poucos, ou ser revertida. É também crucial que o paciente ao mesmo tempo corrija a deficiência de vitamina D, pois estudos preliminares sugerem uma forte relação entre a carência de vitamina D e esse distúrbio. (Veja uma análise sobre a vitamina D no Capítulo 8.)

Prevenção da demência. As elevadas taxas de glicemia que, entra dia, sai dia, ocorrem muitas vezes por dia, em consequência do consumo habitual de grãos, são revertidas quando os grãos são removidos da dieta. Ensaios clínicos revelaram uma forte associação entre taxas de glicemia em torno de 110 mg/dL – que estão *abaixo* do valor limite para o pré-diabetes e para o diabetes e são consideradas pouco acima do normal – e o desenvolvimento da demência, com um risco ainda maior para as taxas de glicemia mais elevadas do pré-diabetes e do diabetes. A eliminação dos grãos da dieta é um recurso poderoso para a reversão de taxas de glicemia elevada em jejum e pós-prandiais. Algumas pessoas também são propensas ao processo autoimune desencadeado pela gliadina e pelas proteínas prolaminas que leva à demência. Do mesmo modo, com a eliminação dos grãos estimulantes esse processo é interrompido.

Outros órgãos experimentam efeitos variados quando o trigo e outros cereais são removidos da dieta. Vamos examinar esses efeitos.

POR DEZ METROS DE FELICIDADE DIGESTIVA: O TRATO GASTROINTESTINAL SEM GRÃOS

Remover os grãos da dieta e encerrar as constantes agressões sofridas por seu pobre trato gastrointestinal ao longo de muitos anos é o início de uma recuperação fabulosa. Na realidade, eu afirmaria que a saúde gastrointestinal ideal *não* é possível enquanto os grãos continuarem a fazer parte da sua vida. Esse novo caminho, livre de grãos, permitirá que você comece a viagem de volta à felicidade gastrointestinal.

*Após décadas de combate fecal inconstante,
estou vivendo uma regularidade serena, mansa e organizada.*

– Robert R., Newnan, Geórgia, Estados Unidos

Agora que descobriu o segredo de como reverter tantos desses distúrbios, exatamente o que você pode esperar? Vamos tratar disso, caso a caso.

Alívio do refluxo ácido e da esofagite

A maioria das pessoas com esses distúrbios, tendo sofrido anos a fio, dá um grande suspiro de alívio com a eliminação dos grãos da dieta. Esse está entre os primeiros e mais constantes benefícios que se apresentam depois que você se livra das prolaminas, das lectinas e dos alérgenos dos grãos. É raro alguém com refluxo ácido *não* responder à eliminação de grãos. O efeito é consistente e previsível para a maioria das pessoas, e costuma ocorrer no prazo de cinco dias de seu adeus aos derradeiros *bagel*, salgadinho de milho e fatia de torrada de centeio. Cheguei a ver um número crescente de pessoas obter alívio completo do estreitamento esofagiano, que vinha exigindo dilatações periódicas por meio de balões.

Para os milhões de pessoas a quem são prescritos antiácidos, a eliminação dos grãos da dieta significa uma conversa com o clínico que vinha prescrevendo a medicação, para saber se ela ainda é necessária à medida que seus sintomas vão melhorando. Alguns precisarão deixar a medicação aos poucos, em vez de parar abruptamente, para evitar um aumento "reativo" do ácido estomacal, um processo que pode se estender por semanas ou mesmo meses.

Entretanto, com a remoção dos efeitos nocivos dos grãos e a eliminação dos medicamentos, um problema subjacente pode ser revelado: algumas pessoas poderão ficar com uma produção insuficiente de ácido estomacal (*hipocloridria*), que pode ter sido provocada pelo anterior consumo de grãos ou por uma infecção pela bactéria *Helicobacter pylori*, que está associada à formação de úlceras. Confundindo um pouco as coisas, os sintomas da hipocloridria são parecidos com os do excesso de ácido estomacal e refluxo ácido. Resultado, você abandona os grãos e apresenta uma redução da azia e do desconforto estomacal, mas acaba sentindo distensão abdominal ou um desconforto um pouco mais leve. Níveis insuficientes de ácido estomacal não causam apenas desconforto, também representam riscos para a saúde, porque a acidificação estomacal inadequada – quer seja natural, quer decorra da ingestão de antiácidos – leva à redução na absorção do cálcio e, com isso, aumenta o risco de osteoporose e fraturas. A baixa quantidade de ácido estomacal também aumenta o risco de uma pneumonia, já que o ambiente ácido do estômago normalmente fornece uma barreira de proteção contra bactérias indesejáveis. Logo, por ironia, algumas pessoas precisam tratar de *aumentar* a disponibilidade de ácido no estômago. Examinarei essa questão em detalhe no Capítulo 9.

Síndrome do intestino irritável

A síndrome do intestino irritável, ou SII, é tão comum nas pessoas que consomem grãos que contêm proteínas prolaminas que isso deveria nos fazer parar e perguntar: os seres humanos com SII são "anormais" ou eles são simplesmente pessoas normais que consomem um alimento que não deveriam consumir? Sou favorável à segunda interpretação. Como no caso do refluxo ácido, a maioria das pessoas sente um alívio completo dos sintomas de SII no prazo de cinco dias após o abandono do consumo de grãos. Logo, pessoas com prescrições de medicação para SII precisarão conversar com seu clínico sobre a possibilidade de parar com a medicação, uma perspectiva bastante realista para a maioria dos pacientes. Pode acontecer, porém, de uma ou outra pessoa que elimina os grãos da dieta continuar a sentir um pouco de distensão abdominal, prisão de ventre ou até mesmo diarreia. Em situações desse tipo, podem ser necessários mais esforços, em especial no sentido de restaurar a flora intestinal saudável, como é examinado no Capítulo 9.

Vesícula biliar e saúde do pâncreas

Sem os grãos, a vesícula biliar e o pâncreas podem fazer suas importantes contribuições para a digestão. Lembre-se de que a aglutinina do germe de trigo (WGA) e as lectinas idênticas a ela presentes no centeio, na cevada e no arroz bloqueiam a glicoproteína receptora para o hormônio colecistoquinina (CCQ), que estimula a contração da vesícula biliar para liberar a bile e o pâncreas para liberar enzimas digestivas. Quando as lectinas dos grãos são eliminadas, a sensibilidade à CCQ é restaurada, e voltam a ocorrer a contração normal da vesícula e a liberação de enzimas pancreáticas. Isso significa que o potencial para formação de cálculos biliares é reduzido (com a menor estagnação da bile) e o alimento é digerido de modo mais efetivo. Esse efeito vai se desenvolvendo ao longo de um período de semanas a meses após a eliminação dos grãos. É interessante notar que o aumento da receptividade da vesícula biliar à CCQ pode tornar algumas pessoas sensíveis à cafeína presente no café, no chá e em outras fontes, porque esta estimula a liberação da CCQ e a contração da vesícula biliar[9]. Portanto, pode ser aconselhável uma redução na ingestão de cafeína, para controlar o intestino solto, efeito do excesso de estimulação da vesícula biliar. Pode acontecer, eventualmente, de uma pessoa não apresentar a recuperação completa da sensibilidade à CCQ. Nesses casos, em geral assinalados por um desconforto menor, porém persistente, distensão abdominal ou funcionamento irregular dos intestinos, apesar dos esforços feitos no sentido de restaurar a flora intestinal, pode ser necessária uma avaliação mais ampla se a saúde digestiva não estiver restaurada algumas semanas após a eliminação dos grãos da dieta (veja o Capítulo 9).

Doença inflamatória intestinal

Pacientes com doenças inflamatórias intestinais (geralmente chamadas de DII; trata-se da colite ulcerativa e da doença de Crohn do intestino delgado e do cólon) apresentam inflamação, dor e complicações, que são agravadas pela WGA, pela gliadina, por outras prolaminas e também por alérgenos presentes nos grãos. Essas complicações são exacerbadas por distorções da flora intestinal. Sentir-se livre dos piores sintomas ou reduzir a dependência de medicamentos para a DIIs, minimizar a frequência das crises ou obter uma cura definitiva, isso pode mudar a vida das pessoas que sofrem com esse distúrbio.

Remova todos os componentes dos grãos que destroem o intestino e a maioria das pessoas terá uma melhora dos sintomas das DIIs. Elas passam a ter menos distensão abdominal, menos diarreia e dor[10]. Como as DIIs incluem uma coleção mais complexa de fenômenos do que, digamos, o refluxo ácido, elas geralmente demoram mais para apresentar resposta. Em geral, os pacientes de DII apresentam menos dor e menos distensão abdominal uma ou duas semanas após a eliminação dos grãos da dieta, com uma redução gradual na diarreia se estendendo por semanas ou meses. Com a eliminação dos grãos, a maioria das pessoas sente melhoras importantes nos sintomas, mas exatamente que proporção delas consegue o alívio total do distúrbio que apresenta é algo que exige uma melhor quantificação em ensaios clínicos. E, é claro, livrar-se dos grãos é uma opção que (1) não custa nada, (2) não provoca efeitos colaterais desagradáveis e (3) gera benefícios que vão além da saúde intestinal. Não há *nada* a perder na tentativa.

A DII envolve fortes distorções da flora intestinal, que desestimulam a coexistência pacífica das espécies bacterianas com seu hospedeiro humano[11]. A disbiose é uma preocupação importante para pessoas que têm DII, já que elas possuem populações bacterianas normais reduzidas e populações maiores de espécies indesejáveis, como, por exemplo, a *E. coli*. Todos esses fatores somados provocam o agravamento da doença, aumentando a distensão, a dor e a diarreia, além de aumentar a permeabilidade intestinal e promover o aparecimento de inflamações no corpo inteiro. Isso pode persistir mesmo depois de os grãos terem sido eliminados da dieta. Alguns especialistas defendem o uso de antibióticos para exterminar espécies bacterianas estranhas à flora normal e, com isso, eliminar suas contribuições negativas na DII, embora esse procedimento não assegure que uma flora intestinal mais saudável vá ocupar o lugar vago quando os antibióticos tiverem surtido efeito[12]. Ele também oferece o risco do surgimento de espécies perigosas e indesejáveis, como a *Clostridium difficile*, que são muito destrutivas. A maior parte dos estudos revela que pessoas com colite ulcerativa e com doença de Crohn se beneficiam da suplementação com um probiótico de alta potência para repovoar seu trato intestinal com uma flora intestinal saudável[13]. Em um estudo realizado com crianças com colite ulcerativa, quando um probiótico de alta potência (VSL#3) foi acrescentado a terapias normais com medicação, 92,8% dos participantes apresentaram remissão, em comparação com os 36,4% que apresentaram o mesmo resultado no grupo tratado apenas com medicação[14]. Alguns estudos clínicos revelam uma probabilidade maior de remissão de DII com espécies bacterianas específicas, como *Bifidobacterium breve* e *Bifidobacterium bifidum*, e a levedura *Saccharomyces boulardii*, bem como com a combinação de espécies de alta potência encontrada na fórmula do VSL#3[15]. E, embora a maioria das pessoas só precise tomar probióticos durante algumas semanas para promover o repovoamento intestinal depois que os agentes ofensivos – os grãos – tiverem sido removidos, pacientes de DII costumam se beneficiar da ingestão de probióticos por um período prolongado, até mesmo por anos, para facilitar a recuperação. Por causa dessa incerteza, a atenção à flora intestinal e o uso de probióticos podem ser necessários por um longo período, até mesmo pela vida toda. Questões desse nível de complexidade são mais bem administradas com o auxílio de um profissional de saúde competente. Se o clínico que cuida de sua saúde não examinou com você os benefícios dos probióticos e da normalização da flora intestinal, você está sendo alvo de um grave desserviço que precisa ser corrigido.

Está sendo reconhecido um papel cada vez mais importante para os chamados "prebióticos". Essas fibras, como os fruto-oligossacarídeos e a inulina, provenientes de fontes alimentares como os tubérculos e as leguminosas, não são digeridos pelos seres humanos, mas pela flora intestinal, que converte essas fibras em ácidos graxos de cadeia curta, como o butirato. Está se comprovando que o butirato desempenha um papel essencial na manutenção da saúde do revestimento intestinal, o que inclui o reparo de "junções celulares" localizadas entre as células da parede do intestino, que são destruídas pelo consumo de grãos. Esse reparo restaura as funções normais de barreira da parede intestinal contra componentes indesejáveis de outras bactérias e reduz o risco de câncer de cólon[16]. A restauração da flora intestinal desejável recupera a capacidade de algumas espécies bacterianas, como as do gênero *Lactobacillus*, de produzir butirato[17]. Em pessoas com a DII, mais do que naquelas com outros distúrbios, deveria haver um aumento gradativo na ingestão de prebióticos, para evitar o desconforto e o acúmulo de gases. Métodos práticos para fazer suplementação de prebióticos são examinados no Capítulo 9 (veja na p. 236).

Para quem tem DII, é recomendável uma investigação de deficiências nutricionais muito superiores àquelas apresentadas, em média, pelas pessoas que consomem grãos. Em particular, pacientes de DII são propensos a carência de vitamina D, cálcio, folato, vitamina B_{12} e zinco. A suplementação com ácido graxo ômega-3 e a redução da exposição a fontes do ácido graxo ômega-6 (como os óleos vegetais, de milho e de cártamo) também podem gerar benefícios extraordinários para pessoas com DII[18].

Pessoas que têm DII podem encontrar um benefício a mais ao evitar alimentos específicos além dos grãos. Uma dieta sistemática de eliminação, na qual alimentos associados a crises são eliminados um a um, revelou a manutenção da remissão em 62% das pessoas ao longo de dois anos e em 45% delas ao longo de cinco anos sem o uso de medicamentos[19]. Além dos grãos, os laticínios e a frutose também são fontes frequentes de recorrência de sintomas. A intolerância a laticínios pode ter como origem a lactose ou uma resposta imune anormal a várias proteínas do leite[20]. Pacientes da doença de Crohn, em especial, são propensos à má absorção da frutose, o que pode agravar seus sintomas[21].

Doença celíaca

Muitas das questões sobre as doenças inflamatórias intestinais também se aplicam à doença celíaca, a doença autoimune do intestino delgado que é acionada pela gliadina e por outras proteínas prolaminas (entre elas a zeína do milho e talvez a avenina da aveia). Exatamente como acontece no caso das DIIs, pessoas com a doença celíaca costumam apresentar um alívio impressionante das dores abdominais, cólicas, distensão abdominal e diarreia no prazo de dias a semanas do início da eliminação rigorosa dos grãos.

Como a doença celíaca, mais do que as DIIs, está associada a efeitos danosos fora do trato intestinal, fenômenos distintos dos sintomas intestinais podem também se dissipar. Pacientes podem apresentar alívio de dores articulares e de erupções cutâneas (especialmente a dermatite herpetiforme, a seborreia, o eczema e a psoríase), reversão ou melhora na anemia ferropriva ou naquela decorrente da carência de vitamina B_{12}, reversão parcial da baixa densidade óssea e reversão gradual da deterioração neurológica.

Como nas DIIs, pessoas com a doença celíaca começam com uma elevada prevalência de disbiose, com reduções semelhantes nas populações de bactérias saudáveis e predomínio de populações de espécies não saudáveis[22]. Apenas eliminar os grãos da dieta não costuma ser suficiente para corrigir a situação. Logo, não é incomum que pessoas com diagnóstico de doença celíaca apresentem somente uma recuperação parcial após a eliminação dos grãos da dieta, por causa da persistência das distorções da flora intestinal. Quando os pacientes de doença celíaca que seguem uma dieta sem glúten são avaliados, revela-se que, em sua maioria, eles apresentam disbiose[23]. Em outras palavras, "evitar o glúten" *não* basta. A ingestão prolongada de probióticos, fibras prebióticas e alimentos fermentados, consumidos como meio de obtenção de bactérias que fazem fermentação, faz parte da solução, assim como o uso de antibióticos nos casos mais difíceis. (Veja o Capítulo 9 para um exame maior da questão.)

Sob muitos aspectos, a doença celíaca pode ser vista como a expressão extrema da intolerância aos grãos, tanto que não deveria surpreender o fato de que problemas como a hipocloridria, a insuficiência de enzimas pancreáticas e da bile, bem como a estagnação da bile – problemas que acometem pessoas não celíacas –, cada vez mais se manifestem em celíacos. Muitas das mesmas carências de nutrientes apresentadas por pacientes das DIIs também estão presentes em pessoas em recuperação da doença celíaca, entre elas, carência de vitamina D, cálcio, folato, vitamina B_{12} e zinco. Essas carências precisarão ser avaliadas com o acompanhamento de seu médico e corrigidas para propiciar a plena recuperação da saúde[24]. De modo semelhante, quando os celíacos se recuperam apenas parcialmente após a eliminação dos grãos da dieta, a correção da disbiose e de carências de nutrientes, será necessário examinar uma possível intolerância a outros alimentos, em especial aos laticínios (tanto à lactose como a proteínas do leite)[25].

ELIMINAÇÃO DOS GRÃOS: UMA FORÇA-TAREFA CONJUNTA

Para que a dor e a inflamação nas articulações se reduzam de modo extraordinário, basta remover os componentes dos grãos que provocam inflamação nas articulações – as proteínas prolaminas, que desencadeiam a autoimunidade; e as lectinas, causadoras de inflamações –, bem como a gordura visceral, que atiça as chamas das inflamações e destrói o equilíbrio da flora intestinal. Isso não fará com que ossos e cartilagens voltem a crescer, mas permitirá que a dor e o inchaço cedam.

O mais comum é que as pessoas relatem alívio da dor e da rigidez nos dedos e pulsos no prazo de cinco dias do início da eliminação dos grãos da dieta. O desconforto em articulações maiores, como as do quadril, da região lombar e dos joelhos, exige um período maior, em geral de algumas semanas a alguns meses, para que o alívio se apresente. (Isso não quer dizer que *toda* dor nas articulações maiores vai desaparecer com a eliminação dos grãos. Parte dela persistirá, especialmente nas pessoas que sofrem de artrite de "osso contra osso", em que a cartilagem sofreu desgaste, permitindo o contato direto entre ossos, sem amortecimento ou lubrificação.) Mesmo que o alívio da rigidez e da dor articular não seja completo, ele costuma ser suficiente para reduzir ou eliminar a dependência de anti-inflamatórios, como a aspirina, o naproxeno, o ibuprofeno, o rofecoxib e outros anti-inflamatórios não esteroides comuns. E, diferentemente desses medicamentos, a eliminação dos grãos proporciona benefícios para além da saúde das articulações, sem a série de efeitos colaterais típicos deles.

Atletas que se livraram dos grãos e não sofrem de doenças das articulações, mas lidam com os rigores do treinamento e de competições de alta intensidade, também relatam uma acentuada redução na dor e rigidez articulares após o treinamento, bem como uma recuperação mais rápida depois das exigências físicas da competição. Observações semelhantes costumam ser feitas por pessoas que simplesmente se exercitam ou têm um trabalho que requer esforço físico. Sem os grãos, elas apresentam menos dor e rigidez nos músculos e nas articulações, bem como uma recuperação mais rápida.

Se a dor e a rigidez articulares estiverem sendo causadas por um processo autoimune, como o que está associado à artrite reumatoide, à artrite psoriásica ou ao lúpus, as respostas inflamatórias mais complexas que caracterizam esses distúrbios exigirão meses ou mais tempo para responder. Contudo, com grande frequência elas realmente *respondem*, proporcionando alívio e reduzindo a dependência de medicação. Por exemplo, pacientes com artrite reumatoide que eliminam os grãos da dieta relatam uma melhora substancial, suficiente para reduzir a dependência de medicamentos[26].

A longo prazo, a eliminação dos grãos da dieta permite que a glicação de proteínas volte a seu ritmo lento e natural, como se reflete na redução dos valores de hemoglobina A1c (HbA1c). Isso significa que a destruição de suas cartilagens é extremamente desacelerada. Infelizmente, o tecido das cartilagens não se regenera (um dos poucos tecidos do corpo que não dispõe dessa capacidade), mas você terá diminuído a possibilidade de deterioração futura e poderá preservar melhor o que tem.

DÊ UM SUSPIRO DE ALÍVIO: O SISTEMA RESPIRATÓRIO E AS ALERGIAS

Por si mesmas, as proteínas dos grãos atuam como alérgenos, mas, além disso, agravam a suscetibilidade a outros alérgenos, como grãos de pólen e substâncias encontradas nos animais de estimação e em outros alimentos. Para muita gente, remover os grãos da dieta proporciona alívio de uma série de alergias, depois de anos de luta com anti-histamínicos, inaladores nasais, inaladores bucais para asma e até mesmo esteroides. A eliminação do trigo, do centeio, da cevada e do milho pode fornecer um alívio tão impressionante para muitos pacientes de asma que é comum eles poderem reduzir bastante ou cortar o uso de inaladores. (É claro que isso deve ser feito com o conhecimento e o acompanhamento de um profissional de saúde capacitado.) É prudente, porém, manter à mão um inalador de emergência, mesmo que você tenha obtido um alívio total. Sempre existe a pequena possibilidade de ocorrer um episódio de reexposição aos grãos ou uma exposição a outro alérgeno.

De modo semelhante, a congestão dos seios da face, a secreção de muco e episódios repetidos de sinusite são distúrbios típicos relacionados aos grãos, que retrocedem no prazo de alguns dias depois de você ter dito adeus aos grãos. Isso pode acontecer mesmo depois de anos de esforços para combater esses problemas. Se *não* houver melhora desses sintomas, é importante considerar a presença de pólipos nasais, que são comuns quando há um longo histórico de alergias nasais. Os pólipos requerem um tratamento específico (por exemplo, uma série prolongada de inalações nasais de esteroides) até que se obtenha alívio, mesmo com a remoção dos alérgenos culpados.

Outras alergias, não relacionadas aos grãos, podem se abrandar com a eliminação destes, mas o efeito varia muito. Não é incomum, por exemplo, remover os grãos da dieta e descobrir que desaparece aquela alergia a ovos que você tinha havia muitos anos, ou a alergia sazonal que o acometia todas as primaveras. Como a resposta é variável, cada caso precisa ser abordado individualmente. As alergias costumam ser determinadas por meio da eliminação passo a passo, de testes cutâneos de alérgenos ou de uma variedade de exames de sangue que identificam sensibilidades imunológicas e alérgicas. Naturopatas, quiropráticos e médicos que adotam a medicina funcional, concentrando-se em estratégias bioquímicas e nutricionais, vêm se tornando os especialistas mais acessíveis em situações desse tipo.

PELE: ADEUS VERMELHIDÃO, INCHAÇOS E ERUPÇÕES

Ver para crer, e você de fato pode ver o que acontece. Com a eliminação dos grãos da dieta, muitas erupções cedem, e podemos observar mudanças óbvias e rápidas na saúde da pele. É interessante que a pele e o trato gastrointestinal, sistemas de órgãos que interagem com o que é externo ao corpo, muitas vezes apresentam alívio simultâneo, de modo que, se você pode ver mudanças positivas na parte externa, pode apostar que também estão acontecendo mudanças positivas na parte interna.

O mais comum é as pessoas sentirem alívio da seborreia facial e da caspa (seborreia do couro cabeludo) já na primeira semana sem grãos; e do eczema e da acne nas primeiras semanas em que estiverem livres deles. Essas manifestações da pele costumam ser acompanhadas, como seria de esperar, de alívio do refluxo ácido do estômago e da urgência evacuatória, assim como de um aumento na absorção de nutrientes e uma melhora na função digestiva.

> *Tinha eczema desde que era criança. Muitas vezes, o problema era tão forte que minha pele rachava e sangrava. Os médicos só me davam esteroides, sempre. Acontece que, quando sigo à risca uma dieta sem trigo/sem grãos, minha pele fica lisa em questão de dias. Se eu relaxar e comer pizza ou alguma coisa com trigo, ela volta a estourar.*
>
> – DANA, SHREVEPORT, LOUISIANA

Problemas de pele mais complexos em termos imunológicos, como a psoríase ou a erupção do lúpus, podem exigir muitas semanas, ou mesmo meses, para responder. E novamente, como esperado, muitas pessoas que passam por essas mudanças percebem, ao mesmo tempo, um alívio de queixas gastrointestinais.

É muito comum que mulheres, em particular, relatem melhor aparência. Segundo elas, anos de rosto inchado (edema) e avermelhado (geralmente, por causa da seborreia) desaparecem, a cor da pele melhora e parecem mais vibrantes e cheias de vida. Essas mudanças na pele, creio eu, são uma boa parte da razão pela qual as pessoas parecem mais jovens depois da eliminação dos grãos. (O interessante é que esse também é um dos fenômenos fascinantes responsáveis pelo crescimento do público da mídia social Wheat Belly, com leitores postando on-line transformações do rosto do tipo "antes" e "depois" que simplesmente deixam qualquer um de queixo caído.)

É claro que, com a eliminação dos grãos, nem todas as erupções cedem ou desaparecem, mas a *maioria*, sim. Porém, como ocorre em todas as outras experiências da vida sem grãos, não se perde nada em uma avaliação dos efeitos. E, se não houver nenhum tipo de resposta, como no caso de distúrbios gastrointestinais que respondem apenas parcialmente, pode ser vantajoso dedicar total atenção à restauração da flora intestinal (veja o Capítulo 9) e identificar outras hipersensibilidades alimentares.

MUDANÇA NO SEXO SEM GRÃOS

É verdade: a eliminação dos grãos da dieta gera mudanças espantosas nos níveis dos hormônios sexuais. Embora as mudanças não sejam tão drásticas quanto, digamos, a transformação cirúrgica de um homem em uma mulher, ou vice-versa, ainda assim, sem o trigo, o centeio, a cevada e o milho as alterações hormonais podem ser espantosas. Considerando-se os complexos efeitos negativos do consumo de grãos sobre o equilíbrio dos hormônios sexuais, poderíamos esperar que esse desequilíbrio se corrigisse parcial ou totalmente com a eliminação dos grãos. E é o que acontece, somando-se a isso a melhora resultante da eliminação do excesso de gordura visceral adquirido com o consumo de grãos – desde que você não detone sua saúde com alguma asneira equivocada (como a de seguir a prescrição de tomar estrogênios extraídos da urina de éguas).

Com a eliminação dos grãos, mulheres celíacas passam por mudanças impressionantes na saúde sexual e reprodutiva, entre as quais a restauração da regularidade dos ciclos menstruais, o que acaba de vez com os abortos espontâneos, recupera a fertilidade e previne a menopausa precoce. Alguns dos relatos mais consternadores de abortos espontâneos recorrentes têm como origem a doença celíaca que não foi reconhecida ao longo de anos, mas a eles podem se seguir histórias de gestações e partos de uma normalidade milagrosa, após a eliminação do trigo, do centeio e da cevada. Mulheres não celíacas que param de consumir cereais obtêm benefícios semelhantes, embora de menor impacto. Eles se manifestam de modo mais evidente em mulheres obesas ou com sobrepeso, em especial aquelas com excesso de gordura visceral, que lutam com ciclos menstruais desregulados, fertilidade reduzida e aumento do risco de abortos espontâneos, e ainda correm o risco de efeitos indesejáveis no feto em gestação. Quando perdem peso e gordura visceral, essas mulheres apresentam melhoras acentuadas na libido, na frequência sexual, na regularidade menstrual e na fertilidade[27].

Mulheres com síndrome do ovário policístico (SOP) passam por todos os problemas que acometem outras mulheres com sobrepeso, mas com exacerbação dos ganhos de gordura visceral e de outros fenômenos relacionados ao peso, como a taxa de glicose no sangue. Elas também sofrem efeitos masculinizantes, como um buço mais denso. Como seria de esperar, depois da eliminação dos grãos e do emagrecimento, pacientes com SOP apresentam melhoras ainda maiores do que a maioria das outras mulheres, entre elas o aumento da fertilidade[28].

Do mesmo modo, homens que têm doença celíaca e eliminam os grãos da dieta podem esperar uma elevação dos níveis de testosterona, acompanhada de maior energia e melhor humor, aumento da libido e ganhos em força muscular, bem como um declínio dos níveis de estrogênio. Extraordinariamente, alguns homens celíacos apresentam uma perturbação complexa do equilíbrio hormonal, com níveis mais elevados de testosterona, em vez dos níveis mais baixos típicos do consumo de grãos, em decorrência de uma maior atividade da hipófise. Entretanto, eles ainda apresentam sintomas de testosterona insuficiente, por causa da resistência a esse hormônio. Isso também se reverte com a eliminação dos grãos[29].

Homens não celíacos com sobrepeso que adotam a alimentação sem grãos manifestam uma redução da gordura visceral abdominal e da sua ação de conversão de testosterona em estrogênio. Consequência, os níveis de testosterona se elevam enquanto os de estrogênio diminuem, resultando em: aumento da libido; ereções melhores; melhor humor; proteção contra a "depressão" da meia-idade, que acomete muitos homens; e aumento da força e da massa muscular[30]. A correção do efeito testosterona-estrogênio, associada à redução da prolactina proveniente da hipófise, leva à retração das mamas[31].

No mundo sem grãos, com a remoção das distorções introduzidas pelo seu consumo, os homens são homens, e as mulheres são mulheres, e todos se sentem e agem tão bem quanto deveriam.

> *A dor da minha endometriose diminuiu muito.*
>
> Quando larguei os grãos, perdi mais de nove quilos e 15 cm de cintura. Já não tenho dores de cabeça, sinusite, variações de humor, problemas digestivos nem dores nas articulações. Minha energia aumentou. Durmo como uma pedra. E – o melhor de tudo – a dor da minha endometriose diminuiu muito.
>
> Eu tomava hidrocodona para a dor, que era excruciante. Todos os meses eu me encolhia toda, em agonia. Não podia programar nada, porque eu simplesmente passava mais ou menos uma semana por mês "fora de combate". Comecei a seguir as recomendações de *Barriga de trigo* e, naquele mês, minha primeira menstruação foi muito mais leve e menos dolorosa. Meu marido e eu achamos que era só um feliz acaso. Mas aconteceu de novo no mês seguinte, e no outro! Bem, não tinha sido só uma coincidência feliz – aconteceu porque eu mudei minha dieta!
>
> *Barriga de trigo* funciona, e eu posso aproveitar a vida de novo.
>
> *Dottie, Center Line, Michigan*

ECA! *DÉJÀ VU*: CUIDADO COM AS REEXPOSIÇÕES

Como você pode ter deduzido do que examinamos até aqui, nenhum ser humano se adapta totalmente à série de efeitos prejudiciais decorrentes do consumo de grãos. As pessoas deixam de identificar, por exemplo, que a dor nos quadris é causada pela torrada no café da manhã; que a catarata aos 56 anos de idade resulta do excesso de panquecas e tortilhas; ou que o diabetes tipo 1 do filho foi provocado por biscoitinhos com o formato de animais. Ninguém consegue se adaptar totalmente aos efeitos adversos dos grãos que afetam o ser humano da cabeça aos pés, mas parece que existe, sim, uma tolerância *parcial*. É isso o que sugerem os fenômenos muito comuns que chamo de "reações à reexposição" aos grãos.

O que é mais comum é alguém ter passado alguns meses sem grãos, aproveitando todos os benefícios à saúde. E então ocorre uma reexposição, inadvertida (por causa de alguma comida, como um molho de carne, que não se notou que continha cereais) ou intencionalmente (por exemplo, por ter comido uma pequena fatia de bolo na festa de aniversário do filho, ou um único canapé na festa de fim de ano da empresa). Zás! Começa o espetáculo gastrointestinal: gases em excesso, cólicas e diarreia que costumam durar 24 horas, sintomas muito semelhantes aos de uma crise de intoxicação alimentar. As indisposições gastrointestinais comuns de refluxo ácido e de síndrome do intestino irritável podem voltar com toda a intensidade, permanecendo por alguns dias. Essas pessoas podem sentir dores nas articulações, especialmente das mãos e dos pulsos, e dor articular recorrente nas articulações maiores, se apresentaram esses sintomas durante períodos anteriores, quando ainda consumiam grãos; e efeitos mentais que incluem certo embotamento mental, dificuldade de concentração, ansiedade, dor de cabeça, depressão e até mesmo pensamentos suicidas recorrentes, se os tinham anteriormente. E alguns sintomas, como a dor articular e o refluxo ácido, podem acometê-las mesmo que elas *não* tenham sofrido com eles em seus tempos de consumo de grãos, o que sugere que, no passado, elas teriam desenvolvido uma tolerância parcial aos componentes dos grãos – tolerância que foi perdida em decorrência de sua eliminação da dieta.

Os opiáceos derivados dos grãos também voltam a atuar, estimulando o apetite e, eventualmente, produzindo um efeito que eu chamo de "Comi um biscoitinho e engordei 15 quilos". Uma pequena escapada abre as comportas do apetite, e você não consegue parar com só um biscoitinho ou só um punhado de *pretzels*. Você diz a si mesmo: "Unzinho só não pode fazer mal. Amanhã eu entro na linha. Faço mais vinte minutos de exercícios." Mas, antes que você perceba, comeu o pacote inteiro de Oreos ou de *pretzels* e está se sentindo muito mal, tudo isso enquanto busca uma nova gostosura. Pode ser que você reconheça o erro e prometa que vai se corrigir, mas o ciclo continua e você recupera 15 quilos em um mês. O segredo: reconheça que isso pode acontecer, caso você tenha qualquer reexposição aos grãos, e faça o possível e o impossível para evitar completamente os grãos.

Pessoas que antes tinham asma ou congestão dos seios da face podem apresentar recorrências com a reexposição. A asma pode representar um risco fora do comum, pois alguns asmáticos ficam tão confiantes no desaparecimento da asma, que foi embora junto com os grãos, que deixam de manter atualizadas suas receitas para a compra de inalantes. Por esse motivo, como dissemos antes, deveriam manter um inalador de emergência, ou, no mínimo, deveriam conversar com seu médico sobre a situação. Se ele não entender ou não se importar, procure outro.

Pessoas que apresentaram alívio de inflamações autoimunes nas articulações, na pele ou no trato intestinal podem ter reações especialmente severas no caso de uma reexposição. Não é incomum o desencadeamento de dor e inchaço articular, bem como de diarreias, cólicas e sangramentos. Sintomas recorrentes podem ser imediatos ou demorar de três a quatro dias para surgir, podendo então durar semanas ou até mesmo meses. Pessoas com distúrbios autoimunes deveriam, portanto, evitar meticulosamente grãos problemáticos.

Quem tiver recebido o diagnóstico de doença celíaca deve evitar rigorosamente o trigo, o centeio e a cevada, mas seria prudente que evitasse também o milho e a aveia, em razão da potencial coincidência estrutural e imunológica das proteínas zeína e avenina com a gliadina. (Essa recomendação difere daquela que geralmente é dada a pacientes celíacos, que costumam ser informados de que o milho e a aveia são seguros. Eles não são seguros e deveriam ser completamente evitados.) Pode ser recomendável também minimizar o consumo de arroz, por causa de sua pequena quantidade de lectina, para não mencionar seu teor de arsênio. Evitar a gliadina e as prolaminas relacionadas a ela é especialmente importante, já que mesmo reexposições eventuais aumentam em muito o risco de complicações sérias, como o linfoma do intestino delgado, os distúrbios autoimunes e as distorções da flora intestinal (como o SBID).

O segredo é reconhecer, em sua própria experiência individual, como a reexposição se manifesta e quais sensações ela provoca. Eu de fato estive com pessoas que não se davam conta, por exemplo, de que a sua diarreia incontrolável ou o seu joelho inchado eram nada mais nada menos do que uma reação à farinha de rosca do frango frito ou à massa da fatia de pizza. Por causa disso, elas acabam gastando muitas

Eu tenho a síndrome do ovário policístico (SOP), e sofria de dores lancinantes no abdômen.

Recebi o diagnóstico em 2006. Eu não conseguia entender por que não engravidava. Meus ciclos menstruais não eram normais. E, quando eu estava menstruada, a dor era extrema, forçando-me a ficar de cama por dias a fio. Meu médico disse que eu provavelmente nunca conceberia, a menos que emagrecesse mais de 50 quilos. Naquela época, eu pesava 165 quilos, o maior peso que já tive. Ele prescreveu metformina e me disse para comer mais legumes e menos de tudo o mais.

A coisa que eu mais queria era ter um filho. Tentei de tudo, mas não conseguia persistir. Eu me sentia muito carente. Li *A dieta do dr. Atkins* e *A dieta de South Beach*. No fundo nunca segui nenhuma dieta, mas simplesmente criei minhas próprias regras, que funcionaram para mim. Cortei todos os grãos, leguminosas, açúcares e amidos da minha dieta e me permiti comer o quanto quisesse de "bons" alimentos não industrializados – como legumes, frutinhas e carne. Eu lia o tempo todo o que funcionava para outras mulheres com SOP. Recolhia fragmentos de conhecimento e colocava o que aprendia em prática. Eu me mantinha fiel a tudo o que funcionasse: gorduras saudáveis, óleo de coco, peixe, até mesmo manteiga, muitos legumes e verduras, bem como frutas de baixo índice glicêmico e alto teor de fibras. Adoro *Barriga de trigo* porque ele explica, com base na ciência, por que esse plano nutricional funcionou comigo. Para mim, o mais difícil foi abandonar o pão. Quando eu comia pão, queria comer ainda mais. Às vezes, eu comia uma forma de pão inteira num dia, sem nem mesmo perceber. Com o corte total do pão de minha dieta, não tenho mais compulsão por comida nem momentos em que comeria sem pensar.

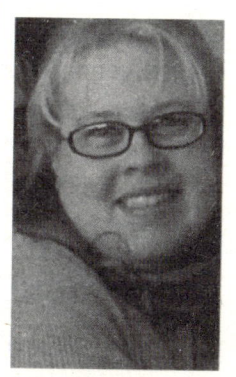

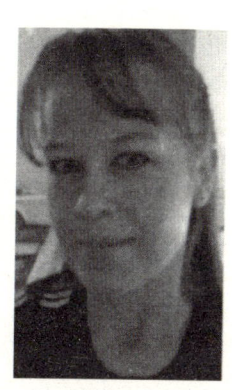

Tive obesidade mórbida a vida inteira, e

Antes   *Depois*

> esse processo demorou muito: três anos de persistência. Tive algumas recaídas e, quando isso acontecia, logo se tornava evidente. Eu ficava inchada e infeliz. Por isso, tendo emagrecido e mantido o peso, já não passo o dia com fome do instante em que acordo até a hora de dormir. Voltei a me casar. E me sinto muito mais viva.
>
> A SOP é um desequilíbrio hormonal. Ela afeta a insulina e o modo pelo qual a insulina atua sobre o fígado. Eu tinha pré-diabetes, que desapareceu completamente. Meus ciclos menstruais têm sido normais, de trinta dias. Há anos não tenho uma ruptura de cisto. Agora vivo sem dor. A SOP causa o crescimento dos pelos; e, quando eu era mais gorda, nem mesmo percebia como era peluda, por causa de toda a testosterona a mais no meu organismo, mas agora isso está totalmente controlável. Creio que curei meus sintomas com uma simples mudança de dieta.
>
> Mantenho minha perda de mais de 70 quilos de peso só com a eliminação do trigo e do açúcar. Passei de uma cintura de 167 cm para uma de 90 cm – 77 cm sumiram. Passei do manequim 62 ou 4XG para 44 ou médio. E estou satisfeita como estou. Agora trabalho como *personal trainer* e motivadora. Amo a pessoa que me tornei depois de todas as provações, e não tenho a menor dúvida de que isso nunca teria acontecido comigo se eu não tivesse tomado a decisão de eliminar o trigo.
>
> *Kersten, Sandy, Utah*

horas (e muitos milhares de dólares) no setor de emergência do hospital. É importante, antes de mais nada, impedir que a reexposição aconteça, ou pelo menos reduzir ao mínimo esse tipo de experiência, além de reconhecer como ela se apresenta e que sensações provoca quando ocorre.

As pessoas costumam perguntar se existem meios para reduzir alguns dos fenômenos causados pela reexposição aos grãos. Além da hidratação, para a diarreia, e soluções convencionais, como o paracetamol, para a dor de cabeça, não conheço nenhuma estratégia específica para abrandar essa experiência, exceto a de fazer o possível para impedir que ela aconteça. Há quem defenda o uso de suplementos para reduzir as consequências da exposição ao glúten. Eles contêm enzimas que digerem o glúten e a gliadina. Recomendo que as pessoas *não* tomem esses suplementos na esperança de que eles venham a anular todos os efeitos indesejáveis do consumo de grãos. Em primeiro lugar, porque nem todo o glúten, ou gliadina, é digerido, o que permite que seus efeitos negativos invadam o corpo. Isso não é uma questão insignificante para pessoas com a doença celíaca, pois representa um aumento impressionante no risco de câncer intestinal, bem como da desregulação da flora intestinal. Nos não celíacos, essa invasão pode desencadear todos os mesmos fenômenos que acometiam a pessoa quando ela consumia grãos. Em segundo lugar, porque os fabricantes de suplementos incorrem no mesmo tipo de pensamento excessivamente simplista adotado pelos fabricantes de alimentos sem glúten, que consideram o trigo, o centeio e a cevada nada mais do que veículos para o glúten. Agora você está mais bem informado e sabe que esses cereais têm muitos outros componentes nocivos à nossa saúde, os quais não são tocados por esses suplementos. A *única* situação em que faz sentido usar esses suplementos é quando pessoas que têm uma sensibilidade excepcional ao glúten ou à gliadina desejam comer em restaurantes ou em eventos sociais, pois elas sofrem sintomas recorrentes mesmo com as exposições discretas da contaminação cruzada (como acontece quando uma frigideira usada para fritar algum alimento envolto em farinha de rosca não é bem limpa e então é usada para refogar outro alimento). Contar com suplementos desse tipo pode reduzir ou minimizar as consequências de uma exposição inadvertida, mas creio ser uma temeridade e um erro pensar que esses produtos tornam seguro o consumo de grãos. Isso simplesmente não é verdade.

Considerando-se as incríveis vantagens para a sua saúde resultantes da eliminação dos grãos, e as reações físicas e emocionais provocadas pela reexposição, uma vez que você esteja livre dos grãos, deveria ficar assim para sempre.

HOMO SEM GRÃOS: UMA NOVA ESPÉCIE HUMANA

Na realidade, não criamos uma nova linhagem de seres humanos quando eliminamos os grãos da dieta. Entretanto, damos, sim, um salto tão gigantesco em todas as esferas da vida e da saúde humanas que bem poderíamos nos considerar seres com uma experiência totalmente diferente daquela pela qual passaram os humanos consumidores de grãos nestas últimas trezentas gerações – os que viveram a partir da adoção equivocada das sementes das gramíneas como alimento. Com sua remoção da dieta, nossas percepções mudam, nosso paladar muda, nossa visão muda, nossos diálogos interiores e o teor de nossos sonhos mudam, nossos humores e nossa capacidade para realizações intelectuais também mudam. E tudo isso para melhor.

A seguir, examinaremos os detalhes práticos, do dia a dia, de como livrar sua vida das onipresentes sementes de gramíneas.

CAPÍTULO 7

O DIA A DIA DA VIDA SEM GRÃOS

E se eu estiver tão dura que não possa fazer uma coisa tão básica quanto me alimentar? Você percebe como isso é deturpado? Às vezes, fico espantada com o fato de os seres humanos ainda existirem. Somos simplesmente animais, no final das contas. E como é possível um animal se afastar tanto da natureza, a ponto de perder seu instinto de sobrevivência?

– Amy Reed, *Clean*

SE VOCÊ AINDA NÃO o fez, este é o ponto em que acendemos uma bela fogueira com o trigo, o centeio, a cevada, o milho, o arroz e outras sementes de gramíneas; e então assamos alguns *marshmallows*. Qualquer coisa que sobrar, vamos dar às vacas.

Ainda recomendo que as pessoas sigam a mesma abordagem delineada no livro *Barriga de trigo* original, mas também aprendi alguns truques novos nos anos que se seguiram à sua publicação. Para mim, essas lições podem tornar esse estilo de vida mais fácil, mais satisfatório e mais eficaz, além de fazer do mundo em que você vive um lugar melhor.

Neste capítulo, analiso exatamente o que significa viver depois de remover de sua experiência dietética todos os resquícios dos grãos, os alimentos comoditizados, usados para controlar a dieta do mundo, ao mesmo tempo em que geram o maior lucro possível. Não significa que você não possa encher o tanque de combustível com etanol derivado do milho, ou usar o trigo para encher a caixinha do gato. Você só não quer os produtos das sementes de gramíneas dentro de seu corpo ou em contato com sua pele.

Realmente não há nada de intrinsecamente errado com as gramíneas. Elas são lindas, ondulando ao vento, cobrindo largas faixas de terra. Como outras plantas, elas processam o dióxido de carbono e produzem oxigênio. Os animais as comem. O problema é que à nossa espécie de primata, *Homo sapiens*, simplesmente falta o meio para digeri-las como alimento. Quando tentamos fazê-lo, segue-se um pandemônio agudo e crônico em termos de saúde. Quando paramos com isso, nossa saúde começa a voltar a seu estado natural.

POR QUE OS CEREAIS ESTÃO EM *TUDO*?

Assim que você dá início à remoção de todos os grãos de sua vida, e passa a examinar rótulos para evitar qualquer coisa que contenha sementes de gramíneas, logo ergue as mãos em sinal de protesto:
– É impossível! Os grãos estão em tudo!

De fato, os grãos estão nos molhos de saladas, nas misturas de temperos, no alcaçuz, nas refeições congeladas, nos cereais matinais, nas sopas enlatadas, nas misturas desidratadas para sopas, em frangos assados, refrigerantes, uísques, cervejas, medicamentos, xampus e condicionadores. Sua observação está correta: o trigo e o milho, em particular, estão em praticamente todos os alimentos industrializados dos mercados, assim como em cosméticos e produtos de higiene pessoal. Grãos como a aveia, o painço, o *teff* e o sorgo são mais óbvios e menos utilizados em formas modificadas ou ocultas. O trigo e o milho, porém, podem ser encontrados em quase tudo que está nas prateleiras, às vezes mencionados de modo explícito como farinha de trigo ou amido de milho; outras vezes, descritos por nomes não tão óbvios, como proteína vegetal hidrolisada ou maltodextrina. O malte de cevada e a farinha de arroz também aparecem com frequência.

Por que os grãos são tão onipresentes? Há razões práticas e legítimas para incluir os produtos dos grãos em alimentos, por exemplo, para melhorar sua textura, seu sabor, sua densidade e sua consistência. De modo semelhante, nos cosméticos e produtos de higiene pessoal, os grãos proporcionam uma forma econômica de obter características de desempenho ou texturas específicas. No entanto, há algumas outras razões não tão desejáveis – pelo menos não para o consumidor. Os grãos representam um meio barato para aumentar o volume de um produto, fazendo com que você ache que aquela pizza de massa grossa que você comprou por apenas 8,99 dólares é uma pechincha. Afinal de contas, os grãos foram transformados em *commodities:* são baratos, produzidos em grande volume e fornecem calorias e sustento a curto prazo, satisfazendo a fome por alguns minutos ou horas. Eles dão uma aparência de abundância, mas são só um modo econômico de aumentar o volume.

Uma tonelada métrica de farinha de trigo integral pode ser adquirida por 400 a 800 dólares no atacado. Isso quer dizer que aquela enorme travessa de pães e pãezinhos servida antes do jantar num bom restaurante custa literalmente centavos em termos de matéria-prima (não computado o custo da mão de obra), enquanto passa aos fregueses pagantes os efeitos estimuladores de apetite dos opiáceos derivados dos grãos. Do mesmo modo, o preço do amido de milho no atacado é só de alguns centavos a mais, e ainda assim não atinge o preço de um dólar por quilo. O xarope de milho rico em frutose, a preços em torno de 600 dólares por tonelada métrica, ou 60 centavos de dólar por quilo, é também um meio fantástico para aumentar o volume do alimento e adoçar comidas baratas, comoditizadas. Alimentem as massas, sem gastar muito e com abundância, com pratos bem cheios, e seus apetites serão satisfeitos – pelo menos por alguns minutos.

Mas o segredinho sujo é que os grãos, presentes em todos os nichos alimentares, aumentam o consumo de comida. Os opiáceos derivados dos grãos estimulam o apetite e, portanto, aumentam o consumo, acrescentando uma média de 400 calorias por pessoa, por dia, todos os dias. (E na realidade não é raro que os grãos provoquem o consumo de 1.000 ou mais calorias adicionais.) Some-se a isso um pouco de xarope de milho rico em frutose, derivado do milho, com sua doçura intensa, que custa muito pouco e está incluído em todos os alimentos concebíveis, e você aumentará a expectativa de doçura no público consumidor, estimulando ainda mais seu apetite por outros alimentos industrializados doces.

Dos cerca de 60 mil produtos alimentícios que, em média, enchem as prateleiras dos supermercados, suas opções serão reduzidas para um número mais próximo de mil – sem dúvida, uma revolução.

Os únicos alimentos sem nenhum traço de grãos são aqueles que, *por natureza*, são desprovidos de grãos, como o repolho, os ovos e as carnes. Essa observação aponta para uma solução: uma volta aos alimentos não industrializados, isentos de grãos por natureza.

DÊ UMA ESPANADA NA SUA TANGA

Imagine que eu o despache de volta no tempo para 100 mil a.C., sem *smartphone*, *iPad*, carro, casa com ar-condicionado central para aquecimento e refrigeração, sem nenhuma das conveniências da vida moderna, entre elas, o supermercado da vizinhança. Na sua choupana, caverna ou árvore, vestido apenas com as peles dos animais que matou, você acorda com fome. Nesse mundo, não há nada embrulhado em celofane ou passível de ser aquecido no micro-ondas: só as plantas e animais que você obtiver nas redondezas. Por onde você começa? Pegue sua lança, a que você fez com um galho resistente de árvore e uma pedra afiada amarrada na ponta. Também vai precisar daquele estômago seco do íbex que matou, aquele com uma das extremidades amarrada, formando uma bolsa, para coletar cogumelos, castanhas e frutinhas, assim como um ou outro réptil que encontre no caminho. Com o tempo, você se familiariza com os ritmos e padrões da fauna da área: sabe onde os animais bebem água, como eles protegem seus filhotes, que sua movimentação é mais lenta quando estão velhos ou fracos. Você aprende seus hábitos migratórios, suas vulnerabilidades. Também aprende quais plantas são comestíveis e saborosas e não causam diarreia, alucinações ou a morte.

A maioria das pessoas tem dificuldade para imaginar uma vida dessas – em que é preciso coletar, caçar e matar para a refeição seguinte. Mas você logo se familiarizaria com seu faminto *Homo sapiens* interior se tivesse que passar uma ou duas semanas sem comer. É provável que você descobrisse que sabe instintivamente o que fazer. Armado da confiança dos desesperados, você mataria, esfolaria e comeria para sobreviver, saboreando cada bocado. Assim como não pode haver ateus em trincheiras, não há vegetarianos entre os que estão morrendo de inanição. Matar uma tartaruga, um coelho, um cervo, uma gazela ou um javali parece um preço baixo a pagar para sobreviver mais alguns dias ou para manter sua família viva, especialmente se estiver chegando o frio. E, se você não tivesse acesso às ferramentas ou conhecimento para fazer uma fogueira, acabaria se resignando rapidamente a comer a carne e as vísceras de sua presa assim mesmo, sem cozinhá-las.

Em nosso mundo moderno, pasteurizado, pensamentos desse tipo invariavelmente causam repulsa. Mas os seres humanos comiam assim até o passado relativamente recente; e, pelo tempo antropológico, foi há apenas um instante que paramos de fazê-lo. Mas é a essa sabedoria interior que esperamos recorrer, um conhecimento instintivo do que comer e de como fazê-lo.

Embora seja fácil imaginar consumir a carne de um animal ou um pedaço de fruta silvestre, não é tão fácil imaginar como pudemos chegar a consumir as sementes de gramíneas. Devemos dar um pouco de crédito àqueles humanos mortos de fome que, 10 mil anos atrás, descobriram um jeito de fazer isso, imitando os hábitos alimentares dos auroques e dos íbex, ruminantes que comiam essas gramíneas, sem se dar conta de que estavam abrindo a caixa de Pandora das questões de saúde.

A maioria de nós não vai espreitar e matar a próxima refeição, é claro, nem dar uma mordida no fígado recém-retirado da cavidade abdominal de uma criatura que acabamos de abater com a nossa lança. Mas precisamos elaborar um tipo de alimentação que imite esses hábitos instintivos, tirando proveito daquela sabedoria interior que já existe bem no fundo de cada um de nós.

O PROCESSO DOS TRÊS PASSOS
PARA A VIDA SEM GRÃOS

Muitas pessoas consideram intimidante ou até mesmo devastadora a perspectiva de eliminar os grãos da dieta, pois foram sufocadas ao longo de anos pela orientação de tornar os grãos a parte principal da sua dieta. Por isso, quando eu digo que isso é pura tolice, que se trata de uma interpretação fundamentalmente equivocada da ciência, que são orientações elaboradas para favorecer o controle de cima para baixo e a comoditização da dieta mundial, além de ser a causa subjacente de uma lista espantosa de problemas de saúde, é como se eu lhes tirasse o tapete de sob os pés. Para viabilizar a transição para a vida sem grãos, eu a dividi em três bocados razoáveis.

Os três passos para uma vida sem grãos são os seguintes:

1. Elimine os grãos.
2. Coma alimentos de verdade, com apenas um ingrediente.
3. Controle os carboidratos.

É simples assim. É verdade, há outros passos a dar para recuperar a saúde do corpo inteiro, e nós os examinaremos mais adiante no livro. Mas é mesmo muito pequeno o esforço necessário para converter aquela sua dieta cheia de grãos, que lhe provoca doenças, faz você ganhar peso e o deixa indefeso, sem que tenha consciência disso, para uma dieta sem grãos, que promove a saúde, melhora o desempenho e faz com que você se sinta ótimo de novo.

Coloque aquela tanga, espane a poeira do traseiro, afie sua lança imaginária e trate de comer como você *deveria* comer, sintonizado com a sabedoria interior adquirida ao longo dos 2,5 milhões de anos de adaptação à vida neste planeta. Faça todo o esforço possível para afastar as noções de alimentação "saudável" que lhe foram impingidas por órgãos governamentais desinformados ou parciais. Quando nós, seres humanos, comemos alimentos aos quais nosso corpo está adaptado, não é preciso se preocupar com gorduras saturadas ou fibras; não há nada gaseificado, nada açucarado; ninguém conta calorias; e sem dúvida não há nenhum produto preparado com as sementes das gramíneas. Voltamos aos alimentos que permitiram que nossa espécie sobrevivesse e prosperasse, alimentos que consumimos para nosso sustento, crescimento e reprodução.

Passo 1: Elimine os grãos

Se você já está familiarizado com a abordagem *Barriga de trigo*, já deu os passos necessários para eliminar o pior dos piores: alimentos feitos com o trigo semianão moderno. Para completar o primeiro passo, como examinamos aqui, você só precisa ampliar seus esforços para eliminar também todos os outros grãos, algo que a maioria das pessoas que se livraram do trigo descobre que consegue fazer com facilidade.

É, os grãos estão por toda parte. Viver sem grãos significa eliminar todos os alimentos que sejam produtos óbvios de cereais, como pães, massas, *bagels*, pizzas, *pretzels*, *muffins*, bolos, doces de confeitaria, misturas para panqueca, salgadinhos de milho, *tacos*, *chips* de *tacos*, tortilhas e mingau de aveia. Não é raro que pessoas modernas obtenham dos grãos 50% ou mais de suas calorias diárias. Estou propondo agora que arranquemos de nossa dieta esse enorme naco. É uma perspectiva perturbadora, sem a menor dúvida. Mas os ganhos para a saúde são tão extraordinários que você ficará feliz de ter feito isso. Este é, de longe, o passo mais importante, pois os passos seguintes o acompanham naturalmente em termos substanciais. É bom compreender os Passos 2 e 3, mas só o fato de você realizar o Passo 1 da maneira correta muitas vezes o ajuda automaticamente a acertar nos subsequentes. Isso porque, ao eliminar os grãos, você elimina os efeitos estimulantes do apetite das proteínas prolaminas – efeitos que promovem o consumo de carboidratos vazios.

ALIMENTOS A ELIMINAR NO PASSO 1

Todos os produtos à base de trigo: pães, cereais matinais, massas, macarrão, *bagels*, *muffins*, panquecas, *waffles*, sonhos, *pretzels*, biscoitos doces, *crackers*, cervejas de trigo, destilados de trigo

Tudo o que for de triguilho ou triticale (ambos derivados do trigo)

Todos os produtos do centeio: pão de centeio, pão *pumpernickel*, *crackers*, uísque de centeio, vodca de centeio

Todos os produtos da cevada: cevada, pães de cevada, sopas com cevada, cervejas feitas com malte de cevada

Todos os produtos do milho: milho, amido de milho, produtos feitos com fubá (*chips*, *tacos*, tortilhas), canjica, polenta, molhos ou caldos de carne engrossados com amido de milho, xarope de milho, xarope de milho rico em frutose

ALIMENTOS A MINIMIZAR OU ELIMINAR DURANTE O PASSO 1

Produtos do arroz: arroz branco, arroz integral, arroz selvagem
Produtos da aveia: farinha de aveia, farelo de aveia, cereais de aveia

Amaranto
Teff
Painço

Passo 2: Coma alimentos de verdade, de apenas um ingrediente

Elimine fontes ocultas de grãos evitando os alimentos industrializados que enchem as gôndolas centrais do mercado. Quase todos contêm espessantes, aromatizantes, texturizantes ou outro tipo de adulteração proveniente das sementes de gramíneas. Viver sem grãos significa evitar muitos alimentos que você nunca imaginou que contivessem grãos, como tempero para *tacos*, sopa enlatada, mistura desidratada para sopa, barras retorcidas de alcaçuz, molho de soja, praticamente todos os pratos prontos congelados e decerto todos os cereais matinais, de qualquer tipo. Significa ser capaz de reconhecer as denominações comuns dos grãos, como farinha de trigo, amido de milho e malte de cevada, mas também os muitos apelidos que eles recebem, como proteína vegetal hidrolisada, *seitan*, *panko*, maltodextrina e amido alimentar modificado. (Veja o Apêndice B para uma lista mais completa desse tipo de rótulo disfarçado.) Examine todos os rótulos e evite qualquer alimento que contenha grãos sob qualquer forma ou apresentação. Isso *não* quer dizer que você nunca mais vai comer uma salada com molho ou uma sopa deliciosa. Você pode fazer suas próprias versões desses pratos sem cair na cilada de algum cereal prejudicial, ou pode identificar as poucas marcas desses produtos que não acrescentam cereais aos ingredientes. (Sim, existem algumas!)

Também não é má ideia evitar alimentos com rótulos. Pepinos, espinafre e costelinhas de porco, por exemplo, não vêm com rótulos (a não ser talvez para indicar o peso). Evitar rótulos significa que você vai comprar alimentos em sua forma básica, "com o mínimo de alteração decorrente de intervenção humana equivocada".

Evitar grãos significa escolher alimentos com cuidado. Significa não consumir 59 mil dos 60 mil alimentos oferecidos pelo supermercado local. *Não* significa uma falta de variedade ou de escolha, já que os alimentos agora considerados "proibidos", 98% do total, são (1) praticamente todos compostos dos mesmos poucos ingredientes – farinha de trigo, amido de milho, xarope de milho rico em frutose, sacarose e sal; e (2) quase sempre passíveis de ser recriados sem o uso de produtos derivados das sementes de gramíneas.

Concentrar a atenção em alimentos de verdade, constituídos de um único ingrediente, significa consumir quantidades ilimitadas de muitos alimentos.

Legumes e verduras. Coma todos os legumes e verduras frescos ou congelados que quiser, com exceção das batatas (veja adiante o "Passo 3: Controle os carboidratos" – a menos que você as consuma cruas, como é exposto no Capítulo 9). Minimize o consumo de alimentos enlatados, por conta do bisfenol A presente no revestimento da embalagem. Explore todo o leque de escolhas: espinafre, acelga, couve-crespa, brócolis-americano, brócolis, couve-manteiga, alfaces, pimentões, cebolas, cogumelos, couve-de-bruxelas, abobrinhas, abóbora-menina, e assim por diante. (Embora eu critique o agronegócio por suas táticas com os grãos, uma vantagem de um sistema agrícola internacional é a disponibilidade de muitos legumes o ano inteiro.)

Sementes e castanhas cruas. Amêndoas, nozes, pecãs, avelãs, pistaches, castanhas-do-pará, castanhas de caju, macadâmias, sementes de abóbora, de girassol, de gergelim, de linhaça e de chia cruas são todas boas escolhas, assim como amendoins torrados a seco (mas não os torrados em óleo). Escolher castanhas e sementes cruas sempre que possível significa que você evita os óleos hidrogenados de algodão ou de soja usados para torrá-las, bem como a farinha de trigo, o amido de milho e a maltodextrina usados para envolvê-las.

Carnes. Aqui estão incluídas as carnes vermelhas, de porco, peixe, frango, peru, búfalo e avestruz, e também os ovos. Sempre que possível, pense em procurar fontes orgânicas, de animais criados no pasto ou no quintal. E procure superar a aversão moderna às vísceras, os componentes mais nutritivos de todos, em especial o fígado e o coração. Guarde os ossos no *freezer* para fazer sopas e caldos.

Gorduras e óleos. Prefira óleo de coco, azeite de oliva extravirgem, azeite de oliva extralight, óleos de macadâmia e de nozes, bem como manteiga, *ghee* e abacate. Minimize o uso de óleos poli-insaturados (de milho, cártamo e girassol e óleos vegetais mistos). Evite óleos hidrogenados ou parcialmente hidrogenados.

Bebidas. Tome chá, café, água, leite de amêndoas não adoçado, leite de coco não adoçado, água de coco e leite de cânhamo.

Queijos. Coma somente queijos de verdade, feitos com culturas (não queijos fundidos ou processados e vendidos em fatias separadas). Leia os rótulos com cuidado antes de comprar queijos finos à base de fungos e os queijos Gorgonzola e Roquefort, que eventualmente podem ser fontes de trigo.

Diversos. Prefira *guacamole*, *homus*, temperos não adoçados (por exemplo, maionese, mostarda, molhos de salada à base de azeite), catchup sem xarope de milho rico em frutose, *pesto*, *tapenades* e azeitonas.

Passo 3: Controle os carboidratos

O terceiro passo consiste em controlar os carboidratos para conseguir extrair ainda mais benefícios do potencial de seu programa nutricional.

Nada se compara ao poder da eliminação dos grãos se você estiver querendo recuperar a saúde, reduzir o apetite e emagrecer. Mas o controle dos carboidratos ainda tem seu papel, pois, se não comer nenhum grão, mas tomar todos os dias quatro latas de refrigerante açucarado, você ainda pode dar uma rasteira na sua saúde. Quatro latas de refrigerante por dia fornecem ao organismo mais de 40 colheres de chá de açúcar, mais do que o suficiente para produzir sobre a glicose do sangue os mesmos efeitos que os exercidos pelos grãos, anulando-se assim pelo menos parte dos benefícios da eliminação destes da dieta. Considerando-se a extraordinária onipresença do diabetes e do ganho de peso ao longo dos últimos anos, é necessário controlar alimentos que contribuam para essas epidemias modernas, mesmo depois que os grãos tiverem sido eliminados. O diabetes e a obesidade não eram problemas de saúde que os seres humanos primitivos tivessem de enfrentar, por isso precisamos incluir no nosso raciocínio o controle dos carboidratos. Portanto, a eliminação dos grãos não lhe dá carta branca para errar em todos os outros aspectos de sua dieta.

O controle dos carboidratos é mais fácil do que parece, mesmo quando se trata de pessoas que adoram doces. Livrar sua vida das lectinas e dos opiáceos derivados dos grãos resulta tanto na redução do apetite como numa renovação do sentido do paladar, o que inclui uma sensibilidade aumentada para a doçura. Isso quer dizer que guloseimas que antes você considerava saborosas agora lhe parecerão enjoativas de tão doces. Isso também significa que seu desejo por doces quase com certeza diminuirá ou desaparecerá. Por mais esquisito que possa parecer, as pessoas costumam dizer coisas como "Agora os abacates e as cenouras têm um gosto tão bom que não preciso mais de lanchinhos açucarados", o que é exatamente como deveria ser.

Controlar carboidratos significa restringir sua ingestão a um nível que mantenha a taxa de glicose no sangue abaixo de 100 mg/dL, ou nesse patamar, em todos os momentos, mesmo após as refeições. Ela é baixa o suficiente para evitar a geração de fortes picos de glicose no sangue, o que significa um acionamento mínimo da insulina e um recuo da resistência à insulina, não ocorrendo, portanto, um excesso de glicação.

A tolice do especialista em dietas: o índice glicêmico (IG)

O índice glicêmico, ou IG, de um alimento descreve até onde se eleva a taxa de açúcar no sangue noventa minutos após o consumo desse alimento, em comparação com a glicose.

O IG de uma coxa de frango? Zero: nenhum impacto na glicose no sangue. E o de três ovos fritos? Também zero. Isso vale para todas as outras carnes, para os óleos e gorduras, bem como para a maioria das castanhas, sementes, cogumelos e vegetais não amiláceos. Você come qualquer um desses alimentos, e a taxa de glicose no sangue não se altera. Não se segue nenhum fenômeno de glicação, nada de glicotoxicidade, nada de lipotoxicidade.

Intrinsecamente, não há nada de errado com o conceito do índice IG ou com o conceito correlato de carga glicêmica (CG), uma medida que computa também a quantidade consumida de alimento. O problema está em como os valores do IG e da CG são *interpretados*. Por exemplo, categorias de IG são subdivididas arbitrariamente em índice glicêmico elevado (70 ou maior), índice glicêmico moderado (de 56 a 69) e índice glicêmico baixo (55 ou menor).

Isso é como estar um pouco mais ou um pouco menos grávida. Por essa classificação, flocos de milho, flocos de arroz e *pretzels* têm IG elevado (acima de 70), enquanto pão integral, mingau de aveia e arroz integral têm IG baixo. Uma pessoa típica, não diabética, que consuma uma porção normal de flocos de milho (1 xícara de cereal em ½ xícara de leite) irá, com isso, apresentar uma taxa de glicose no sangue em torno de 180 mg/dL. Esse nível é muito elevado e é mais do que suficiente para disparar o processo de glicação e de glicotoxicidade, além de contribuir para a disfunção das suprarrenais, a formação de catarata, a destruição de cartilagens, a hipertensão, as doenças cardíacas e a deterioração neurológica ou demência.

O que dizer de um alimento de IG baixo, como 1 xícara de farinha de aveia cozida em meia xícara de leite? Uma resposta típica seria uma taxa de glicose no sangue de 170 mg/dL – mais baixa, é verdade, mas ainda péssima, podendo desencadear todos os fenômenos indesejáveis provocados pelos flocos de milho de índice glicêmico elevado. É por isso que acredito que o IG "baixo" seria rotulado de modo mais acertado como IG "menos elevado". Uma alternativa seria simplesmente admitir que qualquer IG a partir de dois dígitos deve ser considerado elevado, porque só quando o IG do alimento tem um único dígito ou é igual a zero é que a glicose no sangue deixa de subir a níveis destrutivos.

O conceito de carga glicêmica tenta levar isso em conta, incluindo no cálculo o tamanho da porção. Por esse sistema, a CG dos flocos de milho é 23, a do mingau de aveia é 13, e a do pão de trigo integral é 10. A CG em geral é classificada como carga glicêmica elevada (20 ou maior), moderada (de 11 a 19) ou baixa (10 ou menor).

Mais uma vez, isso acaba tranquilizando as pessoas, pois faz com que acreditem que alimentos como o mingau de aveia e o pão de trigo integral não elevam a taxa de glicose no sangue – mas eles elevam, sim. Eles não têm uma carga glicêmica baixa: têm uma carga glicêmica *menos elevada*.

Qual valor de fato parece fazer diferença e ser capaz de prever se teremos ou não uma elevação da taxa de glicose no sangue? Gramas de carboidratos. Especificamente, peso líquido de carboidratos em gramas, calculado subtraindo-se o peso da fibra.

Carboidratos líquidos = carboidratos totais – fibras

O conceito de carboidratos líquidos foi popularizado pelo falecido dr. Robert Atkins, que reconheceu que a fibra não exerce nenhum impacto sobre a glicose no sangue, apesar de ela ser incluída no mesmo saco com outros carboidratos. (Em termos técnicos, a fibra é um carboidrato, ou polissacarídeo, mas faltam aos seres humanos as enzimas necessárias para a digestão, e transformação em açúcares, da maioria delas.)

Se você fizesse um teste de glicose no sangue com um medidor comum, de punção digital (como muitos de nós, diabéticos e não diabéticos, costumamos fazer para avaliar os efeitos de diferentes alimentos), de trinta a sessenta minutos após consumir um alimento, veria que são necessárias de 14 a 15 g de peso líquido de carboidratos para que a taxa de glicose no sangue comece a subir. No entanto, o pico pode de fato ocorrer antes ou depois desse período, dependendo da combinação de proteínas, gorduras e fibras, da quantidade de água ou outros líquidos, do pH e da temperatura do alimento e de outros fatores. Ao verificar a taxa de glicose durante esse período, você pode fazer uma única picada no dedo, em vez de várias picadas de poucos em poucos minutos. O que nós *não fazemos* é verificar o nível de glicose no sangue duas horas depois de comer, como recomenda a maioria dos médicos interessados no controle da glicose no sangue em pacientes sob medicação para o diabetes. Fazer isso parece óbvio, mas é um ponto de discordância quando o tema é debatido com médicos que encaram a elevação da glicose no sangue ou como algo sem a menor importância, ou então como um indicador de uma "necessidade" de medicamentos para corrigi-la.

Em termos ideais, após o consumo de qualquer alimento, a glicose no sangue deve apresentar *pouca ou nenhuma elevação*. Isso anula níveis excessivos de glicação e de glicotoxicidade, desfaz os efeitos da insulina elevada e da resistência à insulina e permite que os níveis de glicose no sangue, quando em jejum, caiam com o tempo.

> Existe uma ficção comum – ou talvez *meia verdade* seja uma expressão melhor –, apresentada pela comunidade dietética, que nos ensina que, se um alimento de índice glicêmico alto for consumido junto com proteínas, gorduras ou fibras (alimentos com índice glicêmico baixo ou inexistente), o efeito glicêmico *líquido* será muito melhor. Por esse motivo, especialistas em dieta costumam aconselhar as pessoas a consumir, digamos, pão com manteiga de amendoim, seguindo a teoria de que o alto potencial do pão para aumentar a glicose do sangue é moderado pelas proteínas, gorduras e fibras da manteiga de amendoim. Como ocorre muitas vezes com a lógica falha da nutrição, esse é mais um exemplo de algo que é menos nocivo mas não necessariamente bom. Por exemplo, em um homem de meia-idade, com um ligeiro sobrepeso, inicialmente de estômago vazio, um valor típico de glicose no sangue após o consumo de duas fatias de pão multigrãos, feito de farinha de trigo integral, aveia e painço, pode ser de 170 mg/dL – elevado o suficiente para ativar a liberação de insulina e cortisol, a resistência à insulina, o acúmulo de gordura visceral, a inflamação, a glicação e a glicotoxicidade, além de aumentar o seu risco de demência. No entanto, se esse mesmo homem começar mais uma vez com o estômago vazio e consumir duas fatias de pão multigrãos com algumas fatias de peru (principalmente proteína), maionese (principalmente gordura) e alface (principalmente fibra e água), a taxa de glicose em seu sangue chegará a mais ou menos 160 mg/dL. Melhor, sem dúvida, mas ainda bem ruim, e mais do que suficiente para gerar todos os efeitos negativos de taxa de uma glicose no sangue de 170 mg/dL, entre eles a atrofia cerebral. *Menos ruim não necessariamente é bom.* Sinta-se à vontade para contar seus carboidratos, mas deixe para lá os conceitos enganosos de índice glicêmico e carga glicêmica. Use quaisquer tabelas de índices glicêmicos que você possa ter para forrar a caixinha higiênica do seu gato, mas não as use para construir uma dieta saudável.

O método ideal para adequar a ingestão de carboidratos ao nível de tolerância metabólica próprio de cada um, mesmo com mudanças ao longo do tempo, consiste em realizar testes de glicose por punção digital *de trinta a sessenta minutos* após o início de uma refeição, para apreender o pico de glicemia (veja, a seguir, "Glicose no sangue: uma ferramenta bem à mão"). O ideal seria que a glicemia medida de trinta a sessenta minutos após uma refeição não fosse mais alta do que a medida antes de comer. Esse simples *insight* proporciona um controle extraordinário sobre o metabolismo, ajuda a reverter rapidamente o diabetes e o pré-diabetes e pode até mesmo acelerar o emagrecimento.

Glicose no sangue: uma ferramenta bem à mão

Um medidor de glicose usado antes e depois de uma refeição pode ser uma ferramenta incrível para o emagrecimento e para a reversão de distorções metabólicas, como as elevadas taxas de glicose no sangue. Mas você precisa saber aplicar a informação.

Muitas pessoas têm pavor da perspectiva de fazer qualquer tipo de exame de sangue, e especialmente da perspectiva de elas mesmas fazerem esse exame. Receiam que doa, que seja caro ou que o exame lhes faça sentir como se fossem diabéticas. Como podem atestar os diabéticos e qualquer pessoa acostumada a fazer testes de glicose no sangue, o processo é simples. Ele não causa dor, pois os dispositivos usados para picar o dedo são acionados por molas e provocam um desconforto mínimo. E os custos são baixos, em especial se você obtiver um aparelho e tiras para testes com seu médico, que muitas vezes simplesmente lhe dará esses itens. (Os fabricantes dos aparelhos os doam aos médicos, já que seu lucro provém das vendas de tiras de testes.) Na pior das hipóteses, você talvez precise gastar o equivalente ao custo de um bom jantar num restaurante para adquirir um medidor de glicose e tiras para monitorar a glicose e também as cetonas (se você quiser fazer isso, falaremos sobre o assunto adiante).

Há uma série de aparelhos que podem medir sua taxa de glicose no sangue. Tive boas experiências com as marcas OneTouch Ultra, Accu-Check Aviva, Bayer Contour e ReliOn. O aparelho Precision Xtra monitora tanto a glicose como as cetonas, usando tiras diferentes para cada teste. Cada aparelho vem com instruções, e você levará cerca de quinze minutos para aprender a fazer qualquer um desses funcionar. Depois que estiver familiarizado com o processo, precisará de um ou dois minutos para obter um resultado de glicose ou de cetonas.

Seguem-se algumas dicas para ajudá-lo a obter resultados confiáveis.

- Tente usar a ponta do dedo, de início, embora você possa fazer o teste em qualquer parte do corpo, inclusive nas laterais dos dedos ou mesmo no dorso da mão.
- Antes, limpe a área escolhida com um algodão embebido em álcool, para garantir que ela esteja limpa e isenta de cremes, loções etc.
- Não "esprema" o dedo para conseguir uma boa gota de sangue. Se a quantidade de sangue for muito pequena, repita a picada regulando

a lanceta para um ajuste mais fundo e/ou aplique uma pressão mais firme no dispositivo. Você também pode dobrar o corpo e abaixar as mãos por uns trinta segundos antes de picar o dedo, já que essa posição fará mais sangue se acumular em suas mãos.

- Faça um rodízio do lugar das picadas para evitar que um único ponto fique ferido.

Lembre-se: a intenção aqui não é controlar a glicose no sangue com medicamentos ou insulina, mas identificar alimentos-problema, isto é, aqueles que provocam a elevação da glicose e da insulina no sangue, prejudicando assim os esforços para o emagrecimento. Com esse objetivo, monitoramos a glicose no sangue imediatamente antes de uma refeição e então de trinta a sessenta minutos após seu início.

Quando você fizer esses dois testes, o objetivo é que não haja alteração na taxa de glicose do sangue. Se o valor depois da refeição der um salto para, digamos, 138 mg/dL, analise essa refeição e identifique a fonte de carboidratos que foi demasiada para você. Então, reduza drasticamente o tamanho da porção ou elimine esse alimento da dieta. (Enquanto isso, faça uma caminhada, pedale uma bicicleta ergométrica por uns vinte minutos ou dedique-se a alguma outra atividade leve para que a glicose no sangue volte ao nível inicial.)

Se você não gosta da ideia de usar o medidor de punção digital para monitorar a glicose no sangue, pense em pedir ao seu médico um exame de um valor chamado de hemoglobina A1c (HbA1c). Esse valor reflete as flutuações que ocorreram na taxa de glicose do sangue ao longo dos noventa dias anteriores. O clínico geral típico vai dizer alguma coisa como "Seu HbA1c está abaixo de 6,5%, de modo que você está bem", querendo dizer que você não está com diabetes e não precisa de medicação para esse problema. Mas ele não está dizendo que o seu nível de HbA1c é o ideal, nem que isso não tem nenhuma implicação em sua saúde, porque, simplesmente, esse não é o caso. Na realidade, as pessoas com valores de HbA1c na faixa "normal" – digamos, 5,6% – ainda correm um risco maior de ter doença cardíaca, câncer, hipertensão e demência. Um valor de HbA1c de 5% ou menos representa o nível ideal. Ele se aproxima do nível apresentado por um ser humano primitivo, que caçava e procurava alimentos para coletar, e era poupado dos problemas de saúde decorrentes das taxas de glicose no sangue elevadas e descontroladas. Se o seu médico se recusar a pedir esse exame, você pode adquirir um *kit* para exame caseiro de HbA1c. Depois de realizar você mesmo o teste, trate de procurar outro médico.

Outra forma de controlar o teor de carboidratos na alimentação é a contagem desse nutriente. Esse método é menos preciso e menos individualizado, já que não leva em conta se você é uma mulher esbelta de 23 anos, que corre maratonas, ou um contador sedentário, de 63 anos, com 135 quilos e todo estressado por causa dos impostos. Seja como for, a maioria das pessoas é beneficiada quando a exposição a carboidratos por refeição é mantida em 15 g líquidos, ou menos, em especial quando está tentando obter um emagrecimento substancial. Para verificar a composição dos diversos alimentos, você precisará de uma fonte, que pode ser um livro barato com tabelas dos teores nutricionais dos alimentos. Aplicativos de *smartphones* também são úteis em viagens. (Procure por "análise nutricional" na sua fonte de aplicativos.) Há também muitos *websites* que apresentam análises nutricionais de alimentos.

Seguem-se mais algumas dicas úteis quando se faz o controle da ingestão de carboidratos.

Cuidado com as frutas. Limite-se a não mais do que 15 g de carboidratos líquidos por refeição num período de 4 a 6 horas. Escolha suas frutas com discernimento, consultando esta lista, que classifica os tipos do melhor para o pior: todas as variedades de frutinhas (mirtilo, morango, amora e outras), frutas cítricas, maçãs, nectarinas, pêssegos e melões. Minimize o consumo de bananas (maduras), abacaxis, mangas e uvas. E, quando as consumir, faça-o em pequenas quantidades, já que o teor de açúcar dessas frutas é semelhante ao de uma bala. Uma exceção à orientação no caso das frutas é o abacate, que tem alto teor de gorduras, é rico em potássio, proporciona uma saciedade fantástica e tem baixo teor de carboidratos líquidos (3 g por unidade). Portanto, coma-o à vontade.

Evite sucos de frutas. Se você precisar tomar um suco de frutas (por exemplo, um suco de romã, por seus benefícios à saúde), tome apenas sucos de verdade, 100% naturais (não "bebidas" de frutas, preparadas com xarope de milho rico em frutose acrescido de um pouquinho de suco natural), e somente quantidades mínimas (entre 60 e 110 mL, não mais que isso, por período digestivo de 4 a 6 horas, ou seja, o período necessário para a maioria das pessoas conseguir superar os efeitos de uma refeição), pois o teor de açúcar do suco é muito alto. Um copo de 220 mL de suco de laranja, por exemplo, contém o equivalente a 6 colheres de chá de açúcar.

Limite os laticínios. Não coma mais do que uma porção por dia de leite, queijo *cottage* ou iogurte não adoçado (preferivelmente integral). Lembre-se: a gordura não é o problema. Limitamos os laticínios tanto por causa do teor de açúcar da lactose como pela capacidade peculiar que a proteína do soro de leite tem de acionar a insulina, o que pode prejudicar o emagrecimento e estimular a resistência à insulina. O queijo é a forma menos problemática de laticínio, pois o processo de sua fabricação reduz a quantidade de lactose, e grande parte do soro se separa durante a produção.

Meça as leguminosas, feijões, ervilhas, bem como as batatas-doces e os inhames. É aqui que a contagem de carboidratos e o monitoramento do sangue com o medidor de glicose são úteis. Em geral, porém, você não deveria comer mais do que ¼ de xícara de qualquer um desses itens, em qualquer período digestivo de 4 a 6 horas, já que quantidades maiores costumam dar início aos fenômenos resultantes da presença da glicose no sangue. Em minha opinião, porém, esses alimentos *deveriam* ser consumidos, pois proporcionam benefícios importantes à flora intestinal. (Veja o Capítulo 9 para informações sobre como restaurar fibras prebióticas importantes para a flora e a saúde intestinal, sem afetar os níveis de glicose no sangue.)

Aprecie um pouco de chocolate meio amargo. Escolha um chocolate que tenha no mínimo de 70% a 85% de cacau, e não coma mais do que 40 g (aproximadamente um quadrado de 5 cm de lado) por dia, para limitar a ingestão de açúcar.

Mantenha distância dos alimentos sem açúcar. Evite alimentos adoçados com sorbitol, manitol, lactitol ou maltitol, pois eles atuam de modo muito semelhante ao açúcar comum e ainda provocam muita diarreia e distensão abdominal. (Veja mais adiante a análise de adoçantes seguros usados nas receitas de *Barriga de trigo*.)

O manejo de carboidratos para melhorar o controle do metabolismo e da saúde anda de mãos dadas com a abstenção do consumo de alimentos sem glúten preparados com carboidratos vazios (amido de milho, farinha de arroz, polvilho doce e fécula de batata). O amido de milho e a farinha de arroz são produzidos a partir da moagem de sementes de gramíneas, de modo que deveriam estar fora de sua lista de qualquer maneira. Se você precisa de mais um motivo para evitá-los, lembre-se de que todos os quatro substitutos do trigo na alimentação sem glúten são responsáveis por provocar elevações da glicose no sangue mais acentuadas do que *todos* os outros alimentos: mais do que a farinha de trigo, mais do que o açúcar comum, mais do que barras doces recheadas. Nada eleva mais o nível de glicose no sangue do que os carboidratos vazios classificados como "sem glúten" encontrados em, digamos, pães multigrãos ou macarrão sem glúten. A taxa de glicose no sangue após o consumo de duas fatias de pão de grãos integrais sem glúten, feito com fécula de batata, farinha de arroz e painço, pode facilmente atingir 180 mg/dL na primeira hora após o consumo, não importa qual seja o recheio do sanduíche. Infelizmente, isso não impede a indústria dos alimentos sem glúten de vender produtos terríveis, nada saudáveis, que têm como ingredientes esses carboidratos vazios.

Você vai perceber que não fazemos restrições ao uso de óleos ou gorduras, o que significa comer como os seus avós comiam, como você pode se lembrar: coma a gordura das carnes de boi, porco, cordeiro, frango e peixe. Guarde as gorduras num recipiente para usar como óleo de cozinha. Guarde os ossos (ou compre-os no açougue) para fazer sopa ou caldo. Não compre carnes magras. Coma as carnes escuras das aves, assim como as brancas. Considere a possibilidade de comer a medula dos ossos. Use óleos generosamente, em especial o óleo de coco, o azeite de oliva extravirgem ou o extralight (quando você não quiser o sabor acentuado do extravirgem), manteiga ou *ghee* orgânicas, óleo de abacate, de macadâmia, de linhaça e de nozes. (Há exceções ocasionais, de natureza genética, à ingestão irrestrita de gorduras, geralmente sugeridas por taxas muito elevadas de colesterol total e de LDL. Veja uma análise mais ampla dessa questão no Capítulo 10.)

Também recomendo às pessoas que considerem a ideia de consumir vísceras, como fígado, coração, língua e timo, já que elas estão entre os alimentos com maior concentração de nutrientes. O fígado, por exemplo, está abarrotado de vitamina C, vitamina B_{12}, ferro, vitamina A, vitamina D, coenzima Q_{10} e gorduras. Ao consumir vísceras, nós imitamos os hábitos alimentares dos humanos que remontam aos primórdios de nossa adaptação. Como os seres humanos primitivos, que não tinham acesso a peixes nem a moluscos, obtinham ácidos graxos ômega-3, sem os quais morremos? Eles comiam os miolos de animais terrestres. Como aqueles seres humanos faziam para obter iodo, já que ele só é encontrado no oceano e em peixes, moluscos, algas e alimentos que crescem ao longo do litoral? Eles comiam a glândula tireoide dos animais. Em outras palavras, os seres humanos precisam de nutrientes que, em muitos ambientes, apenas poderiam ser obtidos pelo consumo das vísceras de animais. Trate de superar isso: coma um pouco de fígado.

Se você estiver dando os primeiros passos na inclusão de vísceras e pratos correlatos na alimentação, o método mais fácil e conveniente para fazer isso é comprar linguiça de fígado não curada e fígados de frango (já que eles são de fácil manuseio). Você também pode fazer sopa ou caldo de ossos (veja a receita na p. 408). Prefira vísceras e carnes orgânicas, provenientes de animais alimentados no pasto, para minimizar sua exposição a contaminantes. Exatamente como acontece com os seres humanos, se um animal for criado numa área contaminada, sua carne e suas vísceras serão contaminadas. Devido ao papel que desempenham na desintoxicação, as vísceras podem concentrar metais pesados, como o mercúrio e o chumbo. Há relatos de que os rins, em particular, podem ter altos níveis de metais pesados[1].

Além dos grãos, há outros alimentos que causam tantos efeitos indesejáveis à saúde que, no fundo, nunca deveriam fazer parte da sua dieta. É claro que se você estiver perdido numa ilha deserta, sem mais nada para comer, vá em frente e coma aquele pão dormido, cebolas fritas e biscoitos sem gordura. Mas, se você não estiver ilhado e tiver escolha, jamais deveria consumir os alimentos relacionados a seguir.

Alimentos sem glúten, feitos com farinha de arroz, amido de milho, polvilho ou fécula de batata
Alimentos fritos
Fast foods
Gorduras hidrogenadas *trans*
Carnes curadas (salsichas, linguiças, *bacon*, mortadelas, salames preparados com nitrito de sódio)
Molhos para salada sem gordura ou com baixo teor de gordura e outros alimentos industrializados sem gordura ou com baixo teor de gordura

OUTROS PASSOS PARA UMA ALIMENTAÇÃO REALMENTE SAUDÁVEL

Nestes nossos tempos modernos de alimentos produzidos em escala industrial, visando ao lucro, devemos ter consciência de algumas outras questões importantes para maximizar a saúde. Nenhuma delas alcança os benefícios extraordinários da eliminação dos grãos, mas assim como largar o cigarro gera benefícios incríveis para a saúde, que você pode sabotar em parte tomando *bourbon* em excesso, não queremos atrapalhar o maravilhoso início da vida sem grãos fazendo escolhas nada saudáveis entre outros alimentos além dos grãos.

As carnes devem ser não curadas e não processadas, e não devem conter nitrito de sódio. Salsichas, linguiça calabresa, *bacon*, salames e outras carnes processadas quase sempre contêm nitrito de sódio, como fixador da cor. No cozimento, esse produto químico reage com aminoácidos da carne, gerando nitrosaminas, que já foram associadas a cânceres gastrointestinais[2]. Essa é uma questão confusa e os dados científicos muitas vezes foram mal interpretados. Compostos correlatos, chamados de nitratos (NO_3), ocorrem, por exemplo, em verduras e são convertidos em nitritos (NO_2), os quais, por sua vez, em nosso corpo, são convertidos em óxido nítrico, que é benéfico, reduzindo a pressão arterial e gerando outros benefícios para a saúde. Isso fez com que alguns descartassem a questão dos nitratos e nitritos. No entanto, eles negligenciam o fato de que os nitritos, nas carnes curadas, reagem com a própria carne, especialmente quando aquecidos, gerando altos níveis de nitrosaminas, que, em todos os modelos experimentais com animais, causaram cânceres gastrointestinais e, em vários estudos epidemiológicos com seres humanos, foram associados a maior incidência de câncer[3]. Em vez de carnes curadas com nitrito de sódio, procure por carnes que sejam processadas por métodos naturais e não contenham essa substância. (É comum elas conterem nitratos, que não reagem de modo a formar nitrosaminas.) Naturalmente, certifique-se também de que elas não contenham trigo, amido de milho ou outros grãos ocultos.

Escolha laticínios orgânicos. Como muitas fazendas comerciais de grande porte ordenham vacas prenhes durante toda a prenhez (em vez de empregarem o período de ordenha mais limitado, praticado pelos pecuaristas orgânicos), produtos elaborados com esse leite contêm mais estrogênio. Evite esse problema escolhendo leite, creme azedo, queijo, iogurte e manteiga feitos de forma orgânica[4]. Ao escolher produtos orgânicos, você também evita consumir o hormônio de crescimento bovino.

Cogite consumir alimentos fermentados. Iogurte de coco ou de leite, quefir, cebolas, rabanetes e pepinos fermentados estão entre os vários produtos deliciosos e saudáveis com que você pode acrescentar temperos exóticos aos seus legumes, enquanto obtém quantidades saudáveis de bactérias que beneficiam a saúde intestinal. O processo de fermentação é diferente do utilizado para fazer picles. A fermentação fornece bactérias saudáveis como probióticos, que podem repovoar a flora intestinal, enquanto os picles não oferecem nenhum benefício especial à saúde. (É incrivelmente fácil fazer alimentos fermentados: veja na p. 402 algumas orientações.) Iogurtes e quefires são deliciosos no café da manhã, como sobremesas e como lanchinhos. Alimentos fermentados podem ser consumidos em sua forma natural, podem ser acrescentados a saladas ou ser usados como base para *homus* ou molhos do tipo *salsa**.

---

* *Salsa* é um molho picante mexicano, à base de tomate, coentro e pimenta vermelha, em pasta ou pedaçudo, servido com *chips*. (N. da T.)

Não restrinja o sal. A esta altura, não deveria ser nenhuma surpresa o fato de que as orientações "oficiais" podem não ser apenas ineficazes, mas podem até mesmo *provocar* problemas de saúde. E isso também se aplica à orientação de restringir rigorosamente o uso do sal. Tendo em vista os resultados de estudos clínicos que revelavam o aumento de morte por doença cardiovascular com a restrição do sal a níveis abaixo de 1.500 mg por dia, essa orientação foi retirada[5]. A ingestão média de sal nos Estados Unidos é de 3.400 mg, quantidade que pode ser perfeitamente aceitável, embora o Instituto de Medicina insista em sua recomendação de que o consumo de sal seja limitado a não mais que 2.300 mg por dia. Pode haver problemas, porém, com o uso irrestrito do sal, pois ingestões diárias na faixa de 6.000 mg a 10.000 mg, ou mais, podem realmente estar associadas a efeitos cardiovasculares nocivos. Além disso, uma minoria de pessoas, como as que sofrem de doenças renais, por exemplo, apresenta uma sensibilidade ao sal e não deveria adotar uma ingestão irrestrita dessa substância. Se você tiver uma disfunção dessa natureza, deveria receber do seu médico uma prescrição de sódio. Para a maioria dos que estão abraçando o estilo de vida sem grãos, porém, o uso de leve a moderado (preferivelmente) de formas de sal ricas em minerais, como o sal marinho, é na realidade mais saudável do que a restrição severa, especialmente quando esse sal é combinado com alimentos saudáveis ricos em potássio (como legumes, abacates ou cocos).

Use adoçantes seguros. Aqueles que já estão familiarizados com o estilo de vida Barriga de Trigo sabem que podemos recriar biscoitinhos, *muffins*, bolos e outras guloseimas usando adoçantes seguros, com pouco ou nenhum efeito negativo. O *Wheat Belly Cookbook*, o *Wheat Belly 30-Minute (or Less!) Cookbook* e o blogue *Wheat Belly*, www.wheatbellyblog.com, são todos fontes de receitas sem grãos que se valem desses adoçantes, quando necessário. Entre os adoçantes seguros estão a estévia pura em pó ou em forma líquida; a estévia com inulina, mas não com maltodextrina; a fruta-dos-monges (também conhecida como Lo Han Guo); o eritritol e o xilitol. (Cuidado com o xilitol se tiver cachorros por perto, pois a substância é tóxica para eles.) Uma ou outra pessoa poderá apresentar uma vontade maior de consumir açúcar com o uso desses adoçantes, o que leva a compulsão por outros doces, mas não é algo comum.

Evite adoçantes que contenham frutose. Além de evitar o xarope de milho rico em frutose, proveniente de grãos, como uma fonte desse açúcar, é importante evitar também outras fontes de frutose. A sacarose (o açúcar comum) é 50% frutose, o que não é assim tão diferente do xarope de milho rico em frutose. E alguns dos novos adoçantes "saudáveis", como o néctar de agave (90% de frutose, o pior de todos) e o açúcar de coco, na realidade não passam de fontes de sacarose ou de frutose. Há quem prefira usar mel e xarope de bordo, já que eles vêm de fontes naturais, mas ambos têm alto teor de frutose e deveriam ser usados com parcimônia.

Escolha frutas e legumes orgânicos. Sempre que eles estiverem disponíveis e seu orçamento permitir, faça dos orgânicos sua escolha preferencial. Isso é ainda mais importante quando a parte externa do alimento é consumida, como no caso dos mirtilos e dos brócolis, por exemplo. Se a parte externa não é consumida, como acontece com as bananas e os abacates, não é tão importante, embora pesticidas e herbicidas possam penetrar no alimento. Se você não puder escolher os alimentos orgânicos, pelo menos lave frutas e legumes com cuidado em água morna, para minimizar os resíduos de agrotóxicos, como os percloratos, que podem bloquear a função da tireoide.

Minimize a exposição ao bisfenol a (BPA). Esse composto é encontrado em plásticos com policarbonatos (plásticos rígidos e transparentes, com o código de reciclagem 7) e na resina do revestimento de latas, sendo suspeito de exercer efeitos destrutivos sobre o sistema endócrino, levando a insuficiência cardíaca congestiva, diabetes, disfunção da tireoide e ganho de peso[6]. Logo, o leite de coco enlatado é uma fonte em potencial de exposição, apesar das marcas Native Forest e Natural Value estarem entre as primeiras a declarar que usam latas sem BPA. À medida que se acirra a controvérsia acerca do BPA, mais fabricantes estão passando a usar revestimentos sem BPA.

Evite refrigerantes e bebidas gaseificadas. A acidez da gaseificação tem efeitos negativos sobre a saúde óssea, já que o ácido carbônico é neutralizado pela extração de sais de cálcio dos ossos. Em vez disso, beba água (esprema na água um pouco de limão-siciliano ou taiti, ou mantenha uma jarra de água na geladeira com algumas fatias de pepino, *kiwi*, folhas de hortelã ou laranja), chás (preto, verde ou branco), infusões (chás preparados com outras folhas, ervas, flores e frutos), leite de amêndoas não adoçado, leite de coco não adoçado (encontrado em caixas cartonadas no setor de laticínios, ou em outro tipo de embalagem sem BPA), água de coco, leite de cânhamo e café.

Evite gorduras hidrogenadas. As gorduras hidrogenadas ou gorduras *trans*, que abarrotam os alimentos industrializados, contribuem para as doenças cardíacas, a hipertensão e o diabetes[7]. A mais criminosa é a margarina, elaborada a partir de óleos vegetais hidrogenados para produzir um tablete sólido ou encher um pote. Muitos alimentos industrializados, de biscoitinhos a pastas para fazer sanduíches, contêm óleos hidrogenados e deveriam ser evitados por seu teor de gorduras *trans* assim como pela presença de grãos e açúcares.

Minimize a exposição a cozimentos a altas temperaturas. Qualquer método de preparo de alimentos que requeira temperaturas superiores a 230°C provocará reações chamadas de glicação ou lipoxidação, reações entre carboidratos ou proteínas e as gorduras nos alimentos em que contribui para a manifestação de hipertensão, catarata, artrite, doenças cardíacas e câncer[8]. Essas reações ocorrem na fritura de imersão (não com o refogado, um processo de temperatura relativamente baixa), na preparação de grelhados e em qualquer método de cozimento que resulte em torrar a superfície do alimento.

Resumindo: atenha-se a alimentos de verdade, que não exigem rótulos e são menos processados pelos fabricantes. Você pode ficar tranquilo de que esses alimentos são seguros para a sua família e de que eles não contêm sementes de gramíneas, óbvias ou disfarçadas.

Achegue-se ao bar sem grãos

Tomar um ou dois copos de vinho, de conhaque ou de um coquetel condiz perfeitamente com o estilo de vida sem grãos, mas você precisa saber ser seletivo. O preço a pagar por uma escolha errada pode ser o recrudescimento de um distúrbio autoimune, a elevação da taxa de glicose no sangue, o disparo de uma explosão emocional inadequada, que destrói sua noite, ou a recuperação de uns 8 quilos. A recompensa por uma escolha prudente pode ser momentos agradáveis com amigos, sem problemas desse tipo. Além disso, reconheça que *qualquer* quantidade de vinho, coquetéis ou cerveja pode interromper a perda de peso.

O **vinho** é o mais próximo que se pode chegar de uma bebida perfeita sem trigo e sem glúten, não importa qual seja sua variedade ou safra. Isso, associado aos prováveis efeitos saudáveis derivados do consumo leve de vinho (não mais do que dois copos de 120 mL por dia), decorrentes da combinação do álcool com antocianinas (que proporcionam o tom vermelho-arroxeado ao vinho tinto) e, talvez, com o resveratrol, tem mostrado que tomar vinho pode ser tanto prazeroso como saudável.

Em casos raros, o glúten é usado como agente clarificador. A encefalopatia espongiforme bovina ("doença da vaca louca") levantou dúvidas sobre a segurança do uso de gelatina, e o glúten surgiu como uma alternativa, embora pouquíssimas vinícolas o usem. Ainda menos comum é o uso de uma pasta que contém farinha de trigo para vedar os tonéis em que os vinhos envelhecem. A presença de glúten no vinho é, portanto, incomum. Mesmo que o glúten fosse usado como agente clarificador, é improvável que ele representasse uma exposição suficiente para gerar uma resposta imune[9]. Ressalte-se que **wine coolers** em geral contêm malte de cevada, para não mencionar níveis mais altos de carboidratos e de açúcar, devendo ser evitados.

Praticamente todas as **cervejas dos tipos *ale*, *malt liquor* e *lager*** são feitas a partir de grãos, portanto estão fora da lista de bebidas permitidas, pois têm resíduos mensuráveis de proteínas de grãos, em geral de 1 a 2 g por 330 mL. Não é muito, mas é o suficiente para estimular o apetite, provocar inflamação e deflagrar a autoimunidade. Celíacos ou pessoas com as formas mais extremas de sensibilidade ao glúten deveriam evitar por completo as cervejas, com exceção daquelas que se apresentam como sem glúten. (Embora eu tenha minhas dúvidas até mesmo quanto aos produtos sem glúten, já que todos são elaborados a partir das sementes de gramíneas.) Se uma cerveja se apresenta como sem glúten, ela não deveria conter nenhum glúten, nem gliadina (o limite oficial é menos de 20 partes por milhão), mas ainda existe o potencial para reações inesperadas causadas por proteínas de outros grãos. Quem não é celíaco nem tem sensibilidade ao glúten parece se dar bem com cervejas feitas a partir do sorgo e do arroz, mas que também incluem o malte de cevada, embora você talvez precise experimentar para ver como seu corpo reage, antes de decidir se vai ou não consumi-las com regularidade. De todas as bebidas alcoólicas, a cerveja é a mais perigosa. Portanto, tenha cuidado. Se você não quiser deixar de beber cerveja, veja a seguir algumas marcas menos problemáticas.

Cervejas sem glúten da marca Bard's. Fermentada a partir do sorgo, sem cevada, essa cerveja realmente não contém glúten. Porém, como ocorre com muitas cervejas sem glúten, ela tem alto teor de carboidratos. Portanto, você não deveria beber mais que uma por dia (14,2 g de carboidratos por garrafa de 330 mL).

Bud Light e *Michelob Ultra.* A Bud Light, produzida pela Anheuser-Busch, é fermentada a partir do arroz, mas também contém malte de cevada. As pessoas com sensibilidade mais severa ao glúten *não* deveriam consumi-la, portanto, tendo em vista seu teor de glúten. Mas a maioria de nós, que não somos sensíveis ao glúten, estamos apenas evitando o trigo, podemos consumir essa marca com segurança, sem se expor aos efeitos indesejáveis dos grãos. Uma garrafa de 330 mL contém 6,6 g de carboidratos. A Michelob Ultra, que é igualmente fermentada do arroz com malte de cevada, também tem baixo teor de carboidratos, com 2,6 g por garrafa de 330 mL.

Redbridge. A Redbridge é fermentada do sorgo sem o acréscimo de trigo nem de cevada. Portanto, seguramente não contém glúten, embora ainda seja preparada com a semente de uma gramínea. O teor de carboidratos é um pouco elevado, 16,4 g por garrafa. Tome mais de uma e os carboidratos começam a se acumular.

Cervejas sem glúten da marca Green's. A cervejaria Green's, do Reino Unido, oferece algumas opções de cervejas sem glúten, feitas a partir do sorgo, do painço, do trigo-sarraceno, do arroz integral e do malte de cevada "desglutenizado". Elas não são isentas de grãos e apresentam pequenas quantidades de proteínas de grãos. Portanto, pise com cuidado por aqui e tome decisões com base em sua experiência pessoal. O teor de carboidratos dessas cervejas é ligeiramente inferior ao da maioria das outras, variando de 10 g a 14 g por garrafa de 330 mL.

Além dessas opções, já vi algumas microcervejarias começarem a entrar na onda sem glúten. Procure cervejas fermentadas de chicória e de outros ingredientes.

Evite **vodcas** feitas de cereais se você tiver a doença celíaca ou uma sensibilidade extrema ao glúten. Entre as vodcas originadas do trigo estão as marcas Absolut, Grey Goose, Ketel One, SKYY e Stolichnaya. Entre as que não são feitas de trigo, mas de outros grãos, estão as marcas Belvedere (de centeio), Finlandia (de cevada), Van Gogh (de trigo, cevada e milho) e Smirnoff (de milho). Para os restantes de nós, o baixo teor de proteínas dos grãos nessas bebidas (elas contêm glúten e outras prolaminas na faixa de menos de 20 partes por milhão) significa que seu consumo provavelmente é seguro. As vodcas mais seguras, porém, são aquelas que não contêm nenhuma proteína de gramíneas. Entre elas estão a Chopin (de batatas) e a Cîroc (de uvas). Cuidado com as variedades com sabores, já que elas costumam ser sobrecarregadas com açúcar ou com xarope de milho rico em frutose. Em geral, vodcas simples, sem sabor, são as mais seguras.

Em sua maioria, os **uísques** não são seguros para quem for altamente sensível às proteínas dos cereais, já que são destilados do centeio, da cevada, do trigo e do milho. Os uísques quase sempre revelam estar abaixo de 20 partes por milhão de glúten, que é o limite que a FDA considera seguro para celíacos e pessoas com sensibilidade ao glúten. Mesmo assim, parece que algumas pessoas reagem a uísques destilados de grãos. Isso quer dizer que, ao consumir muitos uísques populares, como Jack Daniels (de cevada, centeio e milho), Jameson e Bushmills (ambos de cevada), você está se arriscando a ter uma reação ao glúten (gliadina). É provável que pessoas que não apresentam sensibilidades extremas simplesmente não tenham problemas, considerando-se a quantidade muito pequena de proteínas dos grãos.

Brandies e **conhaques** são em geral seguros, já que são destilados do vinho. Marcas seguras incluem Grand Marnier, Courvoisier e Rémy Martin. Existem exceções eventuais (como a marca Martell), que acrescentam à bebida o corante caramelo, uma fonte potencial de exposição aos grãos.

O **rum** é destilado da cana-de-açúcar e não contém nenhum resíduo de proteínas dos grãos. No entanto, tenha cuidado com quaisquer runs aromatizados ou com especiarias, que podem conter algum ingrediente proveniente de grãos, excesso de açúcar ou xarope de milho rico em frutose.

Entre os **licores** seguros estão a marca Kahlúa (contém produtos do leite), licores de frutas como *triple sec* e Cherry Kijafa, *amaretto* e Bailey's Irish Cream (contém produtos do leite). Os mais sensíveis ao glúten podem ter de evitar os licores elaborados com uísque, já que é comum não especificarem a fonte do uísque. Além disso, ressalte-se que os licores costumam ter altos teores de açúcar.

O QUE ESPERAR DA VIDA SEM GRÃOS: UMA LINHA DO TEMPO

No Capítulo 6, falei sobre o que acontece com os membros de nossa espécie quando se interrompe o consumo de sementes das gramíneas. De início, não é legal. Mas eu gostaria de retomar esse tópico, desta vez com uma linha do tempo do que você pode esperar encontrar quando banir todos os grãos de sua dieta. Observe que linhas do tempo são aproximações, que dependem, por exemplo, da quantidade de grãos consumida anteriormente, das condições de sua flora intestinal, do estado de sua tireoide, de sua idade e seu sexo, da forma de manifestação e da intensidade das respostas inflamatórias ou autoimunes, entre outros fatores. Mesmo assim, é possível elaborar uma linha do tempo genérica para ajudá-lo a prever como e em que sequência sua experiência sem grãos pode se desenrolar.

Semana 1: Para 40% de nós, essa é a pior parte da experiência. Esse é o período em que somos atormentados pela abstinência dos opiáceos dos grãos, que se traduz em fadiga, náuseas, dor de cabeça e depressão – todas as características de uma síndrome de abstinência de opiáceos –, bem como em compulsão por alimentos feitos de grãos. Reconheça que isso não representa uma "necessidade" de algum componente dos grãos, mas sim um sintoma da retirada dos opiáceos derivados da gliadina e de proteínas relacionadas a ela. Como podem ocorrer tonturas e cãibras musculares, certifique-se de se hidratar, use sal rico em minerais e tome suplementos de magnésio.

Apesar dos rigores da síndrome de abstinência, a perda de peso pode avançar mesmo assim, às vezes com rapidez. Muitos, embora nem todos, emagrecem à razão de meio quilo por dia durante a primeira semana, perdendo uma combinação de gordura visceral e água. É também no final da Semana 1 que o sono começa a melhorar: ele se torna mais profundo e mais restaurador, com menor tendência aos movimentos das pernas inquietas.

Semanas de 2 a 4: Para a maioria das pessoas, a Semana 2 assinala uma importante reviravolta nas emoções, na energia, na saúde das articulações e da pele. Observações típicas desse período incluem o alívio do refluxo ácido e da azia, da urgência evacuatória da síndrome do intestino irritável, da dor nas articulações dos dedos e dos pulsos e da depressão; a diminuição do estímulo ao apetite, o que inclui as obsessões por comer nas 24 horas do dia, que afligem pessoas com bulimia e transtorno da compulsão alimentar periódica, bem como o alívio de distúrbios comuns da pele, como o eczema, a acne e a seborreia.

A maioria das pessoas continua a perder peso, embora essa perda possa se desacelerar em comparação com o ritmo veloz da primeira semana. Muitos sentem um aumento da energia nessa época, e muitos dos que têm enxaquecas crônicas experimentam um alívio parcial ou total do problema. Mulheres com sintomas dolorosos e turbulentos da síndrome pré-menstrual podem começar a sentir que eles diminuem na Semana 2 ou pouco depois, dependendo de em que momento do ciclo menstrual elas começaram o processo de eliminação dos grãos da dieta.

Semana 5: A essa altura, o período inicial da síndrome de abstinência dos opiáceos já deve ter passado, e as pessoas que desenvolveram uma dependência metabólica de carboidratos durante o tempo em que ainda consumiam grãos devem começar a ganhar níveis mais elevados de energia. Privar o corpo de carboidratos, em especial as amilopectinas dos grãos, resulta numa queda de energia até que o corpo se adapte e passe a priorizar o processo de mobilização de gorduras. Uma vez que isso ocorra, a energia aumenta e o humor melhora.

Se você decidiu se exercitar durante as primeiras semanas da eliminação dos grãos da dieta, é provável que tenha achado difícil correr, nadar, andar de bicicleta e praticar outras atividades, com redução da energia, velocidade menor e um desempenho fraco generalizado. Quando se chega à Semana 5, porém, o desempenho da maioria dos atletas *supera* níveis atingidos antes da eliminação dos grãos. Não é mais preciso abastecer-se com carboidratos, e, durante esforços prolongados, reduz-se em muito a necessidade de suplementação com esses nutrientes. Exercícios menos rigorosos, como praticar *jogging* por 8 quilômetros, pedalar por 30 quilômetros ou fazer ginástica aeróbica por uma hora, não exigem abastecimento com carboidratos, bebidas ou barras energéticas nem outra suplementação, já que seu corpo está mais eficiente em extrair energia de suas reservas de gordura.

Mais ou menos nessa fase, pacientes de síndrome da fadiga crônica ou de fibromialgia costumam apresentar uma resposta, parcial ou total, com aumento da energia, melhora do humor e alívio da rigidez e da dor nos músculos e articulações. Questões hormonais, como distúrbios menstruais nas mulheres e mamas aumentadas nos homens, em geral exigem esse tempo para melhorar. As distorções hormonais que causam esses problemas, como níveis inadequadamente elevados de estrogênio e fenômenos inflamatórios, diminuem com a redução da gordura visceral, que deve ter encolhido de modo impressionante a essa altura.

Semana 6 em diante: Costumam ser necessárias seis ou mais semanas – às vezes muito mais que isso – para que distúrbios mais complexos, que envolvem autoimunidade e inflamações, retrocedam ou sejam revertidos. Distúrbios autoimunes, como a artrite reumatoide, o lúpus, a esclerose múltipla, a tireoidite de Hashimoto, a polimiosite, a polimialgia reumática, a psoríase e outros, costumam começar a apresentar resposta mais ou menos a essa altura, com uma melhora constante ao longo dos meses seguintes. (Veja o Capítulo 13 para saber como melhorar a probabilidade de uma resposta plena em distúrbios autoimunes.) No caso de distúrbios inflamatórios, como a osteoartrite dos quadris e dos joelhos, a resposta também é mais lenta, com alívio dos sintomas ao longo dos meses seguintes. E sua intensidade é altamente variável, dependendo da extensão da lesão óssea, que não é revertida com a eliminação dos grãos.

Problemas neurológicos também exigem mais tempo para uma resposta, considerando-se o potencial limitado e lento de reparação do tecido nervoso. A esclerose múltipla, a coordenação prejudicada da ataxia cerebelar e a dormência e a dor da neuropatia periférica podem levar de meses a anos para responder ou, pelo menos, para interromper seu avanço. O comprometimento neurológico pelo consumo de grãos deve ser tratado do mesmo modo que os distúrbios autoimunes, e as estratégias examinadas no Capítulo 13 devem ser levadas em conta para a maximização da probabilidade de sua recuperação a longo prazo.

REDUZINDO OS CUSTOS DE UM ESTILO DE VIDA SEM GRÃOS

Algumas pessoas relutam diante da perspectiva de adotar esse estilo de vida porque se preocupam com o fato de que a maior dependência do consumo de carnes de animais criados no pasto e de legumes e verduras orgânicos acabe lhes custando os olhos da cara. Sua inquietação é que essa mudança na dieta faça estourar seu orçamento para compras de mantimentos. E elas também se preocupam com a perspectiva de uma vida sem alimentos de conveniência, que são rápidos e baratos.

Barriga de trigo *não mudou minha vida.*
Ele salvou minha vida.

Tanto meu instrutor de ginástica como meu nutricionista me disseram: "Você *precisa* ler *Barriga de trigo!*" Eu li. Foi assim que comecei uma viagem na qual perdi mais de 90 quilos em menos de dois anos.

Antes de ler *Barriga de trigo* e seguir as recomendações do livro, eu tinha obesidade mórbida (pesava mais de 180 quilos) e vivia doente. Tinha enxaquecas crônicas, azia crônica e indigestão. Não tinha nenhuma energia, sofria com uma depressão severa e era viciada em comida.

Eu estava com 17 anos quando tive uma enxaqueca horrível pela primeira vez. Eu me lembro de tentar dirigir até a farmácia para comprar algum remédio, mas a dor era tamanha que eu mal conseguia dirigir. Ao longo das duas décadas seguintes, continuei a lutar com dores de cabeça. Fiz exames de ressonância magnética, experimentei medicamentos diferentes, fiz terapia ocupacional, consultei um "especialista" em dores de cabeça – nada resolveu. Além das enxaquecas crônicas, uns dez anos atrás, surgiu um refluxo ácido. Foi tão forte que eu fui parar na emergência do hospital, porque achei que estava tendo um infarto. Fizeram eletrocardiogramas, provas de esforço e uma quantidade de outros exames. O diagnóstico foi que eu tinha refluxo ácido, e me fizeram começar a tomar antiácidos. Eu tomava até quatro comprimidos por dia para tentar controlar a azia.

Eu sabia que precisava emagrecer. Um cardiologista me disse: "O único jeito de você conseguir perder peso é fazendo uma cirurgia de redução do estômago." Conversei com um nutricionista e com um médico. Os dois me recomendaram excluir os "brancos" da alimentação: açúcar refinado, arroz branco, farinha de trigo branca e assim por diante. Eu deveria me restringir ao trigo integral.

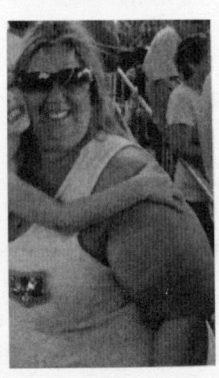

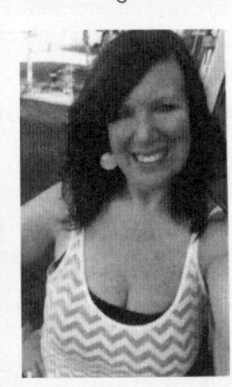

Antes *Depois*

> Passei a comer pão integral, cereais matinais de grãos integrais, macarrão de trigo integral. Fiz isso por pouco mais de um ano. Eu me sentia péssima. Naquele ano, engordei um quilo. Eu só pensava em comida! Comia um sanduíche e uma hora depois não conseguia parar de pensar em comer mais um. Estava irritadiça o tempo todo, e minha pele estava horrível. Sempre tive um pouco de acne, mas durante aquele ano ela piorou muito. Eu chorava demais. Não dormia direito. Estava levando uma vida medonha. Não era justo com minhas filhas, meu marido, minha família nem comigo mesma.
>
> Em fevereiro de 2012 procurei a academia local e pedi orientação a um instrutor e a um nutricionista. A única coisa que os dois me disseram na minha primeira reunião com eles foi: "Você precisa ler *Barriga de trigo*!"
>
> Duas semanas depois, voltei para me pesar. Eu tinha emagrecido 13 quilos. Nada de enxaquecas crônicas. Nada de azia crônica. Parei de tomar todas as medicações que usava para as enxaquecas e para a azia. Até hoje, quase dois anos depois, não tive uma única enxaqueca nem enfrentei um episódio de azia. Prossegui a partir dali até emagrecer 90 quilos! Eu me sinto maravilhosa.
>
> Eu tinha o coração dilatado. Meus últimos exames de acompanhamento indicaram que meu coração está normal. Os batimentos do meu coração em repouso estão abaixo de 60 – antes eram 90. Já não vivo deprimida, consigo manter a atenção e durmo muito bem. Estou com uma energia incrível! Eu me sinto realmente como se fosse outra pessoa. É verdade, fiz exercícios. É verdade, fiz algumas outras mudanças na minha dieta. Mas a mudança que teve maior impacto sobre minha vida e minha saúde foi seguir a orientação de *Barriga de trigo* e passar a consumir alimentos sem trigo e sem glúten.
>
> Sou gratíssima a *Barriga de trigo* por me ter proporcionado uma vida que eu nunca sonhei ser possível sem algum tipo de cirurgia radical no estômago.
>
> *Amy, Chaska, Minnesota*

Esses questionamentos são totalmente injustificados. Sem dúvida, você vai comprar alimentos mais caros, mas o custo líquido costuma ficar igual ou inferior ao anterior. De fato, muitas pessoas que controlam seu gasto mensal de mercado informam que houve uma discreta economia com esse estilo de vida. Faça as contas. Estão banidos de sua vida os alimentos que estimulam o apetite, de modo que você já não precisa adquirir 400 calorias a mais por pessoa, por dia. Numa família de cinco pessoas, isso significa que você já não precisa comprar 2.000 calorias ou mais por dia – ou 60.000 calorias durante um mês. Com a eliminação dos grãos da dieta, não é incomum presenciar reduções, numa família inteira, de 3.000 a 4.000 calorias *todos os dias*: não se compram mais salgadinhos de milho, *crackers* de centeio, pratos congelados, cereais matinais, uma lista interminável de produtos para lanchinhos e "farras". É como se você já não precisasse alimentar uma pessoa a mais, invisível, mas com um apetite enorme. Durante um mês, são mais ou menos 90 refeições que você já não precisa adquirir ou preparar.

Mesmo assim, há uma série de estratégias às quais você pode recorrer para limitar os custos à medida que faz novas escolhas alimentares. Nem todos vão poder ou querer seguir cada uma dessas estratégias, mas incorporar apenas algumas pode ajudar a cortar custos. Lembre-se: nós evoluímos num mundo em que os alimentos que consumíamos não custavam nada, porque nós os coletávamos e caçávamos no ambiente. Tendo em mente essa noção, quanto mais pudermos voltar àquelas práticas, mais conseguiremos consumir alimentos que não só são de graça, mas também mais saudáveis.

Considere essas estratégias de economia.

Faça seu próprio cultivo. Cultive suas próprias vagens, tomates, pepinos e frutas a cada primavera. Você não precisa de uma horta grande e sofisticada (embora isso possa ser maravilhoso): basta um canteiro simples de 1,5 m por 1,5 m ou de tamanho semelhante, fertilizado com restos de pó de café e adubado com composto de matéria orgânica. Se você nunca plantou antes, escolha os legumes de cultivo mais fácil, como pepinos, abobrinhas e abóbora-menina, e guarde as sementes para o ano seguinte. (Nem todas as sementes germinam, como as de híbridos, por exemplo. O ideal é começar com uma semente ou planta crioula, e então fazer a propagação ano após ano, guardando as sementes para a estação seguinte.)

Conserve sua colheita. Se cultivar seus próprios alimentos, pode ser que a produção seja maior do que o que você vai conseguir consumir. Congele, faça conservas ou fermente o excesso sempre que obtiver mais do que o que sua família necessita. (Veja o Apêndice A para instruções sobre como fermentar seus próprios alimentos.)

Cultive ervas. Plante suas próprias ervas, como manjericão, orégano, hortelã e outras, num vaso no peitoril da janela, dentro de casa. Você não vai mais precisar pagar por umas folhas de manjericão fresco, mas simplesmente vai arrancar algumas da sua própria planta, e elas rebrotarão dentro de alguns dias.

Plante frutinhas. Trepadeiras que produzem frutos, como as framboesas, são extraordinariamente fáceis de plantar e, nas regiões de clima mais frio, permitem que você colha seus frutos deliciosos ano após ano. Dentro de um ou dois anos do plantio, você estará combatendo as trepadeiras enquanto elas tentam dominar todo o seu quintal. As uvas são outra fruta prolífica.

Plante árvores frutíferas. Nada é melhor do que colher suas próprias maçãs, peras e cerejas. É óbvio que essa é uma estratégia a longo prazo, já que essas árvores requerem alguns anos para atingir a maturidade. Mas, uma vez que isso aconteça, você terá muito mais frutos do que jamais precisará. Quem segue um estilo de vida sem grãos limita o consumo de frutas por causa dos teores de açúcar da maioria das variedades modernas, de modo que um pouco de frutas já é muito.

Colha as frutas que estão sobrando na vizinhança. É espantoso ver a quantidade de maçãs, peras e cerejas, em climas mais frios, e de laranjas, limões e *grapefruits*, em climas mais amenos, que simplesmente caem no chão ou apodrecem na árvore. Se as leis municipais ou os vizinhos permitirem, por que não colhê-las? E, se você se interessar, junte-se ao número crescente de pessoas à procura do que colher. Antes de seguir esse caminho, porém, certifique-se de aprender com um especialista bem informado quais folhas, flores e cogumelos podem ser consumidos com segurança.

Coma cortes de carne mais gorda ou menos cara. Nós aceitamos a gordura. Ela é essencial para a vida e é boa para a saúde. Ela também gera saciedade. Compre cortes de carne gorda, como agulha, ponta do contrafilé, língua e carne moída de segunda. Ou simplesmente avalie por cima os cortes em que a gordura tiver sido deixada, e não a retire antes de comer. Cortes como lagarto, peito e músculo, embora não sejam ricos em gorduras, costumam ser menos caros. Se os cortes que você escolher forem duros, torne-os mais macios usando um martelo de carnes antes do cozimento, ou use uma panela elétrica de cozimento lento (*slow cooker*).

Guarde a gordura das carnes. Guarde a gordura num recipiente que não seja de plástico (use, por exemplo, um pote de vidro) e deixe esfriar. Use a gordura reservada como óleo de cozinha, o que é mais saudável e mais barato do que comprar óleos poli-insaturados.

Guarde os ossos. Ou compre-os no açougue ou no setor de carnes do mercado. (Às vezes, eles simplesmente lhe dão os ossos, sem cobrar.) Ferva-os para fazer uma sopa, acrescentando cortes baratos de carne. Um quilo e meio de ossos e meio quilo de carne barata (com cebolas picadas, cenouras, aipo etc. e um pouco de massa de tomate) resultam numa sopa substancial e deliciosa, que dura dias. Se você usar os ossos para fazer caldo de carne, acrescente esse caldo a legumes e outros pratos para incrementar seu sabor sem praticamente nenhum custo.

Coma mais ovos. Combinados com legumes, óleos, azeitonas, ervas aromáticas e outros ingredientes, os ovos transformam-se em maravilhosas fritadas ou quiches (com massa de farinha de castanhas, há receitas desses pratos nos livros de culinária da série *Wheat Belly*), que podem ser usadas em cafés da manhã excepcionalmente econômicos ou mesmo em jantares. Compre grandes quantidades de ovos de pequenas granjas, assim eles também serão mais saudáveis, com deliciosas gemas vermelhas ou alaranjadas se as galinhas forem criadas com liberdade para ciscar.

Desidrate alimentos. Essa é uma das minhas estratégias preferidas, pois permite que você desidrate sobras de carnes, legumes e frutas para convertê-las em lanches saborosos. Tempere-os com cúrcuma, pimenta vermelha moída, sal marinho e outras especiarias antes da desidratação. [Um desidratador de alimentos no Brasil varia entre 1.200,00 e 1.800,00 reais].

Compre o mais perto possível da origem. Ao eliminar o intermediário e evitar o comércio sofisticado, você corta um acréscimo substancial nos custos. Adquira legumes e verduras de um agricultor ou de uma feira de produtores. Para legumes, verduras, ovos e carnes, inscreva-se num grupo de agricultura sustentada pela comunidade (CSA, na sigla em inglês), embora você talvez queira dividir sua cota com outra família, dado o grande volume de produtos que costuma ser fornecido. Está surgindo com força cada vez maior uma espécie de feira de CSA, na qual você escolhe e leva, a cada semana, o que quiser, em vez de receber uma variedade ou quantidade predeterminada.

Pratique o jejum intermitente. Embora eu não encare a prática do jejum intermitente como uma manobra para poupar dinheiro, é tão fácil fazer isso nesse estilo de vida sem grãos e traz tantos benefícios que, de fato, jejuar pode resultar numa redução dos custos com alimentos. Se você fizer um jejum de, por exemplo, 36 horas de 10 em 10 dias, significa que não precisará comprar mantimentos nem cozinhar ou comer por 4 ou 5 dias a cada mês – sentindo-se fantástico o tempo todo, reduzindo a pressão arterial, restaurando as respostas da insulina e diminuindo o risco de doenças cardíacas. Além disso, poderá apreciar melhor os sabores e texturas dos alimentos quando voltar a comer. Jejuar significa não comer nenhum alimento, mas mantenha uma hidratação vigorosa, senão poderão ocorrer tonturas e náuseas. (Veja mais a esse respeito no Capítulo 14.)

O método perfeito para economizar seria, naturalmente, ter uma horta de bom tamanho e sair na natureza à procura de folhas, tubérculos e cogumelos comestíveis, ao mesmo tempo em que você poderia coletar mexilhões e pescar. Infelizmente, a maioria das pessoas não tem nem tempo nem vontade de voltar, nesse nível, às suas origens de pescadores e coletores. Mas, em minha opinião, a saúde humana será beneficiada se você sempre se lembrar de que sua família e você no fundo são só um pequeno clã de primatas famintos, abrindo caminho pelo mundo afora.

Além da economia resultante da escolha de apenas um, ou mais do que um, dos métodos de poupar dinheiro que acabamos de mencionar, você e sua família precisarão de menos (ou de nenhum) medicamento antiácido, prescritos para o refluxo ácido, nem de medicamentos para hipertensão, para o colesterol, para a dor ou para a depressão. Você também fará menos visitas ao médico, ao pronto-socorro ou ao hospital.

Portanto, será que a eliminação dos grãos vai lhe custar caro? Claro que não. Em muitos casos, se não na maioria deles, o resultado líquido da eliminação dos grãos é poupar ou gerar dinheiro.

UMA PRESCRIÇÃO PARA ELIMINAR OS GRÃOS

Se a eliminação dos grãos fosse uma prescrição de seu médico, ela seria diferente de qualquer outra. Não há nenhuma necessidade de correr à farmácia para aviar a receita, pagar o preço total ou a parte que lhe couber de acordo com seu plano de saúde, repetir a receita todos os meses e então aguentar os efeitos colaterais, enquanto usufrui de benefícios apenas parciais.

A "prescrição" de eliminação dos grãos é algo de que você pode se encarregar sozinho, no conforto do seu lar, sem nenhuma complicação com a farmácia. Essa prescrição não custa nada e muitas vezes gera economia. Os únicos efeitos colaterais consistem em seu corpo reverter para o estado normal, o que não é um efeito colateral no sentido comum. Além dos temores pessoais em relação ao processo de abstinência e das preocupações sobre a praticidade, não consigo conceber nenhuma razão para você não seguir essa receita para se livrar das armadilhas para o apetite, armadas pelos grãos, e permitir que seu corpo manifeste sua saúde sem grãos.

TERCEIRA PARTE

SEJA UM CAMPEÃO SEM GRÃOS

Os passos seguintes
para cultivar
uma saúde total
sem grãos

CAPÍTULO 8

CORRIJA DEFICIÊNCIAS NUTRICIONAIS CAUSADAS PELOS GRÃOS

Populações que dependem de grãos e leguminosas como produtos de primeira necessidade consomem dietas ricas em ácido fítico... Esse composto liga-se a importantes nutrientes minerais, como o ferro e o zinco, formando sais que são em grande parte excretados. Esse fenômeno pode contribuir para a deficiência ou para a depleção de minerais.

– Victor Raboy, Ministério da Agricultura dos Estados Unidos

VOCÊ PASSOU CINCO DIAS PERDIDO no mar, agarrado a um pedaço de madeira flutuante. Queimado de sol, desidratado, morrendo de fome, com o corpo todo ferido de mordidas de peixes curiosos, é salvo por milagre. Mas você ainda não está bem em termos físicos. Precisa comer, beber e se curar, além de prometer a si mesmo nunca mais sair velejando. O mesmo se aplica depois que você é salvo de uma vida inteira de "grãos integrais saudáveis". Está na hora de curar os ferimentos e tratar das deficiências.

É verdade, você passou por carências nutricionais – excesso de calorias, mas carências nutricionais. A ideia de que os grãos causam carências nutricionais vai, naturalmente, de encontro à orientação convencional. Especialistas em dietas e nutricionistas que seguem o pensamento convencional repetem com insistência que os grãos são absolutamente necessários para a boa nutrição e que, sem eles, você sofrerá carências nutricionais, sucumbirá a muitas doenças, será expulso da liga de *softball* e impedido de voltar a pôr os pés na igreja. Eles chegam a nos aconselhar a comer mais grãos para resolver carências de nutrientes que já existem. Essas recomendações, mais uma vez, revelam uma lógica defeituosa. Sim, é verdade que substituir produtos de farinha de trigo branca por produtos de trigo integral lhe dá o benefício de vitaminas B e fibras, porque substituir um produto nocivo por outro menos nocivo de fato gera pequenos benefícios cumulativos para a saúde. Mas de modo algum isso significa que consumir um monte de grãos integrais seja melhor do que não consumir absolutamente nenhum. O absurdo da orientação convencional torna-se claro quando examinamos a lista de problemas apresentados pelos grãos e vários nutrientes (veja o Capítulo 4). É por esse motivo que todos os produtos dos grãos são enriquecidos para a venda: para superar parte de seus efeitos prejudiciais à nutrição.

Nas sementes de gramíneas, a combinação de componentes nocivos à digestão expõe quem as consome a uma série de agentes mal digeridos, tóxicos, alergênicos e destrutivos. Nenhuma surpresa, já que não estamos adaptados para o consumo de nada que seja proveniente de gramíneas. Uma vaca ou uma cabra podem obter toda a sua nutrição das sementes de gramíneas, mas você não pode, e o enriquecimento do produto não muda isso.

No Capítulo 4, descrevi em detalhes muitas das formas pelas quais os grãos prejudicam a condição nutricional do organismo. No Capítulo 5 mencionei o uso de suplementos nutricionais em sua aplicação específica no processo de abstinência dos grãos. Aqui vou examinar os nutrientes que, em geral, com o fim da síndrome de abstinência dos grãos, tornam-se deficientes no organismo, requerendo correção. Você está no processo de cura, depois de ter sido salvo, mas vai precisar de mais do que uma simples boia salva-vidas.

OBTENHA UM POUCO DE FERRO

Depois da perda de sangue, uma causa comum da anemia ferropriva é o consumo de grãos. Não a berinjela, nem os nabos, as castanhas-do-pará ou o lombo de porco – somente os grãos, e mais especificamente o trigo, o centeio e a cevada. Como exposto no Capítulo 4, isso explica por que culturas com uma forte dependência dos grãos apresentam níveis altos de anemia ferropriva, observada principalmente em crianças em crescimento. A carência de ferro, apesar da disponibilidade de grãos e até mesmo do enriquecimento com ferro, continua sendo um problema mundial, que chega a afetar dois bilhões de pessoas[1]. Como vimos na p. 74, antropólogos concluíram que o distúrbio genético denominado hemocromatose representa uma mutação que compensa a deficiência na absorção do ferro. Lembre-se de que uma quantidade ínfima de fitatos, da ordem de 50 mg numa porção típica de grãos, pode reduzir a absorção do ferro em 80% a 90%, e a absorção é ainda mais prejudicada na presença de qualquer forma de inflamação intestinal.

A carência de ferro é evidenciada por sintomas como pouca energia, tonturas, sensação inadequada de frio (também causada pelo hipotireoidismo), falta de ar e dificuldade para manter a concentração. A remoção dos grãos da dieta permite a retomada da absorção normal de ferro, e só é necessária a ingestão de suplementos se forem identificados níveis baixos de ferritina, a proteína de armazenamento do ferro, ou uma anemia ferropriva. Nessas situações, podem ser necessários alguns meses de suplementos de ferro, de venda liberada ou mediante prescrição, e eles poderão corrigir a carência mais depressa do que o faria apenas a absorção de ferro decorrente da eliminação dos grãos.

Produtos de origem animal são ricos na forma heme do ferro, que é o ferro presente na hemoglobina (dos glóbulos vermelhos) ou na mioglobina (dos músculos), enquanto os vegetais fornecem o ferro não heme. Aproximadamente 30% do ferro heme é absorvido, enquanto a absorção do ferro não heme corresponde a cerca da metade desse valor[2]. Isso quer dizer que as melhores fontes de ferro são os ovos, as carnes e vísceras, como o fígado, de boi, de porco e de aves, além de moluscos e crustáceos. Quanto ao ferro não heme, as fontes mais ricas que não são grãos são o espinafre, a acelga, a couve-crespa, o melado, as sementes de abóbora, o feijão-de-lima e o feijão comum. A Ingestão Diária Recomendada (IDR) para o ferro é de 8 mg para homens adultos, 8 mg para mulheres que não menstruem, 18 mg para mulheres que menstruem e 27 mg para grávidas. (Todas as quantidades referem-se ao ferro elementar, ou seja, o peso do ferro em si.) Adolescentes em crescimento têm necessidades de ferro de 50% a 100% maiores do que as das mulheres que não menstruam. Veganos e vegetarianos podem precisar do dobro da IDR de ferro, já que eles somente obtêm o nutriente de fontes de ferro não heme.

Nos suplementos, o ferro costuma estar na forma ferrosa: fumarato ferroso, sulfato ferroso e gliconato ferroso. Desses, o fumarato ferroso é o mais bem absorvido (33% de absorção), enquanto o gliconato é o menos absorvido (12%)[3]. Os vários suplementos devem ter sua dose calculada a partir da quantidade do elemento ferro, não do peso total de fumarato ferroso, por exemplo. (Há também formas férricas, que são pouco absorvidas e não são recomendadas.) Por causa da absorção limitada, mesmo das formas ferrosas, a dosagem típica dos regimes de prescrição de ferro fornece de 50 a 60 mg do elemento ferro por dia, divididos em duas ou três doses para maximizar a absorção. Em geral, o tratamento dura de um a dois meses, e doses tão elevadas somente devem ser tomadas se forem prescritas por um médico. Formas de ferro heme também estão disponíveis, como o Bifera® e o Proferrin®*, e podem ser mais bem absorvidas e causar menos desconforto gastrointestinal. Suplementos de ferro não devem ser tomados sem um diagnóstico de carência de ferro, sem perda constante de sangue (como através da menstruação) ou de ferro (como durante a gravidez) e devem ser cuidadosamente monitorados, pois pode ocorrer excesso de ferro no organismo, o que pode ser tóxico, em especial quando houver gordura visceral em demasia. Observe que cozinhar em panelas de ferro e até mesmo de aço inoxidável pode aumentar o teor de ferro nos alimentos, principalmente se a comida que está sendo preparada for ácida, como molho de tomate, alimentos cítricos ou pratos que contêm vinagre. Em geral, de 1 a 6 mg são acrescidos a cada porção, em particular quando as panelas de ferro são novas, quando o tempo de cozimento é prolongado e quando é necessário mexer muito o alimento na panela[4].

---

* Marcas de remédios existentes nos Estados Unidos. Para medicação equivalente existente no Brasil, consulte um especialista em anemia ferropriva. (N. do E.)

Devido à inflamação do intestino delgado, pessoas com diagnóstico da doença celíaca e da doença de Crohn podem precisar de suplementação de ferro por mais tempo do que o normal, para compensar a absorção reduzida. A carência de ferro, especialmente em graus moderados, como os representados por níveis baixos de ferritina, mas sem anemia, é um problema comum que prejudica o desempenho de atletas de competição. Atletas devem pensar em fazer uma avaliação que inclua o nível de ferritina e um hemograma completo para verificar a condição do ferro no organismo. Atletas vegetarianos e do sexo feminino, em particular, devem considerar um suplemento de baixa dosagem para corrigir quaisquer anormalidades ou para prevenir a carência. (Isso deve ser feito sob a supervisão de alguém com experiência no atendimento a atletas e conhecimento sobre desempenho esportivo, que deverá continuar monitorando os níveis de ferritina.) Pessoas com hipocloridria, isto é, com níveis baixos de ácido estomacal, que podem resultar de anos de consumo de grãos, também podem precisar de uma suplementação mais prolongada de ferro para corrigir sua carência; e podem se beneficiar de esforços para aumentar a produção de ácido estomacal (veja mais informações na p. 248).

ZINCO: O ELO PERDIDO

Os fitatos, que prejudicam a absorção do ferro, também atrapalham a absorção do zinco, resultando em carências disseminadas desse metal entre os consumidores de grãos. A carência de zinco responde por uma variedade de sintomas, que incluem erupções cutâneas, distorções do paladar, diarreia sem explicação e outros desconfortos gastrointestinais, crescimento e desenvolvimento prejudicados em crianças dependentes dos grãos, maior suscetibilidade a infecções, dificuldade na cicatrização de ferimentos, aprendizado prejudicado e outros problemas crônicos de saúde. Os grãos também possuem baixo teor de zinco, em comparação com a carne, as aves, as vísceras, os moluscos e os crustáceos[5]. Em particular, veganos e vegetarianos que consomem grãos podem desenvolver graves carências de zinco. Vinte e cinco por cento da população mundial apresenta carência de zinco, em decorrência da disponibilidade limitada de carnes e outros produtos de origem animal e da dependência dos grãos para a obtenção de calorias[6]. A disponibilidade de zinco está se tornando, portanto, um tópico explosivo para a saúde mundial.

Como o corpo humano precisa de 15 mg de zinco por dia para garantir o prosseguimento de todas as funções imunes, neurológicas, reparadoras e outras que dependem desse metal, pode ser importante a ingestão de suplementos, especialmente durante seus primeiros meses sem grãos, à medida que sua saúde gastrointestinal se recupera da destruição provocada anteriormente pelos grãos. A IDR de zinco para adultos é de 11 mg para homens, 8 mg para mulheres, 11 mg para grávidas e 12 mg para lactantes. Grande parte de nossas necessidades diárias de zinco pode ser obtida com os alimentos. Por exemplo, 180 g de carne assada fornecem 6 mg de zinco; duas fatias de lombo de porco fornecem 5,8 mg; 120 g de peito de frango, 1 mg; 90 g de caranguejo-real do Alasca, 6,5 mg. Quantidades menores são obtidas de legumes, de nozes, de queijos e outros laticínios e de outros frutos do mar – em geral menos de 1 mg por porção.

Suplementos nutricionais, como o gliconato de zinco, o sulfato de zinco e o acetato de zinco, podem se somar à ingestão por meio dos alimentos. Procure a quantidade de zinco elementar na fórmula, não o peso total. Como os suplementos de zinco são de fato destinados a suprir o zinco fornecido pela dieta, uma pequena ingestão adicional de 10 a 15 mg de zinco elementar por dia é razoável. Como veganos e vegetarianos não consomem produtos de origem animal ricos em zinco e costumam depender do zinco de leguminosas que também contêm fitatos, os quais bloqueiam a absorção desse metal, em geral eles precisam de doses suplementares maiores, de 15 a 25 mg por dia, por exemplo. (É recomendável não exceder uma ingestão total de 35 a 40 mg por dia – somando o zinco dos alimentos e o dos suplementos –, uma vez que ele também pode ser tóxico quando em quantidades excessivas.) Deixar as leguminosas de molho por algumas horas reduz seu teor de fitatos – uma estratégia útil para pessoas com deficiência de zinco. Os que começarem sua jornada sem grãos sofrendo de doenças inflamatórias intestinais ou de outros distúrbios que prejudicam a absorção de nutrientes ou tomando diuréticos à base de tiazidas (como a hidroclorotiazida, a clortalidona ou a metolazona) podem já apresentar uma grave carência de zinco, de modo que podem ser necessários níveis mais elevados de suplementação. Medições dos níveis de zinco no sangue são de utilidade limitada, pois com frequência elas subestimam os níveis nos tecidos. Mesmo assim, caso se faça uma medição do nível de zinco no sangue e este esteja abaixo da faixa de referência utilizada ou perto demais do limite inferior dessa faixa, é provável que haja carência de zinco no organismo. Em situações como essa, a suplementação de zinco na ordem de 10 a 15 mg por dia é segura e eficaz.

CARÊNCIA DE MAGNÉSIO

É alarmante como a carência de magnésio é comum. Ela é decorrência do fato de termos adotado o consumo de água filtrada, da qual foi retirado todo o magnésio, do reduzido teor de magnésio nos produtos agrícolas modernos, bem como do uso amplamente difundido dos inibidores da bomba de prótons – medicamentos para o refluxo ácido e para úlceras, que reduzem a absorção de magnésio[7]. Para piorar as coisas, os fitatos reduzem em 60% a absorção de magnésio, mesmo com o consumo de um único *bagel* ou de um sanduíche[8]. Quanto mais cereais forem consumidos, maior o bloqueio da absorção de magnésio. Some tudo isso, e a carência de magnésio é a regra, não a exceção. Uma dieta rica em "grãos integrais saudáveis" praticamente garante essa carência.

A IDR do magnésio elementar é de 320 mg por dia para mulheres adultas e de 420 mg por dia para homens adultos. A maioria das pessoas obtém cerca de 245 mg por dia – bem abaixo da IDR –, enquanto nem mesmo se computou a absorção prejudicada pelos grãos ou por medicamentos. Considero a ingestão estipulada pela IDR como apenas suficiente e não necessariamente ideal, de modo que a maioria de nós está muito abaixo da ingestão ideal de magnésio. A carência de magnésio tem implicações reais para a saúde. Como o magnésio proporciona integridade estrutural ao tecido ósseo, sua falta contribui para a osteoporose[9]. A carência de magnésio também está associada à hipertensão, ao aumento da glicose no sangue, às cãibras musculares, ao baixo peso de recém-nascidos, a enxaquecas e a distúrbios do ritmo cardíaco, como contrações ventriculares e atriais prematuras, fibrilação atrial e morte súbita cardíaca[10]. (Qualquer um que tenha trabalhado na unidade de cardiologia de um hospital conhece o poder da reposição de magnésio para reprimir ritmos cardíacos que ameaçam a vida.) A carência de magnésio pode se manifestar num grau exagerado durante a síndrome de abstinência dos opiáceos derivados dos grãos. Normalmente, ela causa cãibras nas pernas e perturbação do sono nos primeiros dias.

A reposição de magnésio proporciona benefícios substanciais. As mulheres que tomaram um suplemento desse nutriente tiveram um aumento da densidade óssea de 1,8% ao longo de um ano, em comparação com uma redução da densidade óssea nas mulheres que não tomaram o suplemento[11]. Num estudo de combinação de nutrientes, 25 mg de magnésio elementar como parte de uma formulação provocaram um aumento da densidade óssea de 4% após um ano, valor superior ao obtido pelo alendronato, um medicamento de prescrição (Fosamax®)[12]. A reposição de magnésio também reduz a pressão arterial: a suplementação com 410 mg de magnésio elementar por dia reduz a pressão sistólica em 3 a 4 mmHg, e a diastólica em 2 a 3 mmHg[13].

Aumentar o seu consumo de alimentos ricos em magnésio ajuda a corrigir a situação: amêndoas e outras castanhas têm aproximadamente 80 mg por 30 g do alimento, amendoins torrados a seco têm 50 mg por 30 g, 2 colheres de sopa de manteiga de amendoim tem 50 mg e 1 xícara de espinafre cozido tem 156 mg. Os verdadeiros campeões do magnésio são, no entanto, as sementes: ¼ de xícara de sementes de abóbora tem 191 mg, sementes de gergelim têm 126 mg por ¼ de xícara e a mesma quantidade de sementes de girassol tem 114 mg. Portanto, o espinafre e as sementes são as fontes mais ricas de magnésio. Para mais informações sobre suplementos de magnésio, veja a p. 134.

CORRA NU AO SOL DOS TRÓPICOS... OU SIMPLESMENTE USE SUPLEMENTOS DE VITAMINA D

Os seres humanos estavam adaptados para percorrer as savanas com muita pele exposta ao sol forte (o que ativa a produção de vitamina D), ao mesmo tempo em que também consumiam as vísceras de animais (ricas em vitamina D). Quando os humanos migraram para o norte e para o sul, saindo das savanas para climas mais frios, aprendemos a usar roupas que, por necessidade, cobriam grande parte de nossa superfície exposta, sem pelos, desenvolvemos uma pele mais clara, que aumentou a nossa capacidade de ativar a vitamina D, e continuamos a consumir as vísceras de animais. Mas mesmo essas adaptações se revelaram insuficientes diante de hábitos modernos, como morar e trabalhar no interior de construções e usar roupas que cobrem a superfície da pele, da aversão ao consumo de vísceras (só desde meados do século XX) e, naturalmente, dos efeitos destrutivos decorrentes do consumo de grãos. Some-se a isso o fato de, depois dos 40 anos, perdermos a capacidade de ativar a produção de vitamina D na pele com a exposição ao sol, e tudo se resume a uma deficiência comum e muito difundida, com implicações significativas para a saúde[14]. Na verdade, acredito que a restauração dos níveis de vitamina D só fica atrás da eliminação dos grãos entre as estratégias mais poderosas pela saúde.

A carência de vitamina D permite o surgimento de uma série de fenômenos anormais em termos de saúde[15].

- Maior inflamação, conforme se reflete nos níveis mais elevados de proteína C-reativa, no fator de necrose tumoral, entre outros
- Taxas mais elevadas de glicose no sangue e maior resistência à insulina (as condições que levam ao diabetes)
- Lesões às células β do pâncreas, que produzem insulina
- Ganho de peso
- Maior risco de osteoporose e fraturas

- Doença periodontal
- Risco mais alto de câncer, especialmente melanoma e câncer de mama, próstata, cólon e ovário
- Risco mais elevado de infarto, falência cardíaca e mortalidade cardiovascular
- Pré-eclâmpsia e eclâmpsia durante a gravidez
- Depressão e transtorno afetivo sazonal
- Distúrbios autoimunes

Em muitos desses casos, é forte a associação entre níveis mais baixos de vitamina D e a doença. Por exemplo, a carência de vitamina D aumenta em até 50% o potencial para o diabetes[16]. Como seria de esperar, todos os fenômenos mencionados apresentam melhora ou são revertidos com a restauração dos níveis saudáveis da vitamina D, o que inclui a facilidade para emagrecer[17]. Observe, porém, que é essencial atingir o nível ideal de vitamina D – nem baixo demais nem muito elevado. Ainda está aberto a questionamentos qual é o nível ideal de vitamina D, medida como 25-hidroxivitamina D. Entretanto, a aplicação de observações epidemiológicas às doenças mencionadas, em associação a estudos que evidenciam a relação entre a vitamina D e a redução dos níveis do hormônio da paratireoide a um mínimo que pode prejudicar a saúde óssea, sugere que a faixa ideal seja de 60 a 70 ng/mL[18]. Um excesso de vitamina D também não é uma boa ideia. Além de provocar depósitos anormais de cálcio em tecidos, níveis de vitamina D superiores a 100 ng/mL estão associados a um maior potencial de ocorrência do distúrbio do ritmo cardíaco chamado de fibrilação atrial[19]. A maioria das pessoas requer a vitamina D em doses de 4.000 a 8.000 unidades internacionais (UI), tomadas em cápsulas de gel, à base de óleo, para a obtenção do valor desejado de 60 a 70 ng/mL. A vitamina D deveria ser tomada como D_3, ou colecalciferol, a forma como ocorre no organismo humano e que está amplamente disponível como suplemento nutricional, não a encontrada em cogumelos (D_2 ou ergocalciferol), que é também a forma da vitamina D de prescrições médicas. Esse é um exemplo de caso em que a forma do suplemento nutricional é melhor do que a forma das prescrições médicas. O ideal seria que o seu nível de vitamina D fosse reavaliado de seis em seis meses, ou pelo menos uma vez por ano, para que os níveis desejados fossem mantidos, pois as necessidades do organismo podem mudar com o tempo.

Pessoas com um histórico da doença de Crohn, de má absorção ou de doença celíaca podem ter dificuldade para absorver a vitamina D. Elas em geral começam com graus mais severos de carência e podem não responder às doses habituais, em especial no início de uma jornada sem grãos, antes que os intestinos tenham recuperado a saúde[20]. É possível que sejam necessárias doses elevadas da vitamina, ajustadas por um clínico que monitore os níveis sanguíneos de vitamina 25-hidroxivitamina D. (É realmente útil contar com um profissional de saúde que saiba usar a vitamina D com segurança, pois eventualmente podem ser necessárias doses muito elevadas para superar a absorção inadequada.) Em casos raros, a absorção é tão reduzida que é preciso usar a vitamina D injetável até que tenha ocorrido a recuperação da saúde intestinal.

NÃO HÁ NADA QUE CHEIRE MAL NOS ÁCIDOS ÔMEGA-3

O consumo relativamente pouco frequente de frutos do mar, a prática de evitar o consumo do tecido cerebral de animais terrestres e a extrema dependência de óleos refinados, ricos em ômega-6, nos alimentos modernos resultaram em carências de ácidos graxos ômega-3 nos seres humanos de nossos tempos. Naturalmente, as sementes de gramíneas, com todos os seus efeitos inflamatórios e prejudiciais à absorção, vieram agravar o problema. Uma vez que os grãos tenham sido removidos, a absorção dos ácidos graxos ômega-3 pode melhorar, mas sua ingestão ainda pode permanecer baixa.

Há muitos motivos para se fazer uma suplementação de ácidos graxos ômega-3. Temos, por exemplo, uma profusão de estudos clínicos que mostram que ácidos graxos ômega-3, como o ácido eicosapentaenoico (EPA) e o ácido docosa-hexaenoico (DHA), obtidos dos peixes, diminuem os casos de morte súbita cardíaca, infartos, distúrbios do ritmo cardíaco (como a fibrilação atrial), transtornos inflamatórios autoimunes (como a artrite reumatoide e o lúpus) e de vários tipos de câncer[21]. Esses benefícios em potencial aplicam-se somente ao EPA e ao DHA do óleo de peixe, não ao ácido linolênico da semente de linhaça, da chia, das nozes e de outras fontes. Embora, em termos bioquímicos, o ácido linolênico seja um ácido graxo ômega-3 e, por esse motivo, seja realmente saudável, ele não oferece a mesma quantidade de benefícios fornecidos pelo EPA e pelo DHA. Recentemente surgiram alguns pesquisadores "do contra", alegando uma falta de benefícios cardiovasculares ou um aumento no risco de câncer de próstata com o uso de ácidos graxos ômega-3 (afirmação baseada numa análise equivocada dos dados), mas é avassalador o volume de dados que sugere o contrário. Os ômega-3 são ácidos graxos cuja insuficiência é responsável por uma nítida síndrome de carência. Nossa necessidade de óleos ômega-3 também faz sentido de um ponto de vista evolutivo, pois precisamos deles para o desenvolvimento do cérebro, para a transdução de sinais celulares e para uma infinidade de outras funções corporais.

Os ácidos graxos ômega-3 têm uma importância especial para a experiência sem grãos. Uma vez que os grãos tenham sido removidos da dieta, o emagrecimento avança a uma boa velocidade para a maioria das pessoas, um processo que envolve a mobilização de ácidos graxos para a corrente sanguínea. Essa parte natural do processo de emagrecimento é o motivo pelo qual é melhor evitar exames de colesterol e outras avaliações laboratoriais durante o emagrecimento e por quatro semanas depois que o peso estiver estabilizado. O sangue examinado durante emagrecimento ativo pode apresentar um aumento de triglicerídeos, uma redução do colesterol HDL e uma glicemia ainda mais elevada, resultados que são todos eles transitórios e que se corrigem quando a enxurrada de ácidos graxos se abranda, acelerada pela capacidade dos ácidos graxos ômega-3 de ativação da enzima lipoproteica lipase. Os resultados desses exames feitos num período incorreto costumam ser mal interpretados por médicos que, por não estarem habituados a presenciar os efeitos do emagrecimento, declaram: "Viu, eu lhe disse que essa história de *Barriga de trigo* estava matando você!"

O óleo de peixe é a única fonte de EPA e DHA confiável e de potência suficiente. O óleo de *krill*, embora interessante por seu teor de astaxantina (um carotenoide similar ao betacaroteno), fornece apenas uma quantidade insignificante de EPA e DHA. O *marketing* do óleo de *krill* costuma alardear que ele tem uma forma de fosfolipídeo de ômega-3 que apresenta uma absorção mais elevada, o que é verdade, mas seu teor é tão baixo que você precisaria tomar um frasco inteiro por dia para obter uma quantidade suficiente de EPA e DHA. Recomendo uma ingestão de 3.000 a 3.600 mg por dia (a dose dos ácidos graxos ômega-3 combinados, EPA e DHA, não do óleo de peixe), divididos em duas doses, uma antes do café da manhã e a outra antes do jantar. Essa quantidade gera um nível de 10% ou mais de ácidos graxos ômega-3 na corrente sanguínea, o que significa que 10% de todos os ácidos graxos presentes nos glóbulos vermelhos são constituídos de EPA e DHA, o nível que proporciona a máxima proteção contra doenças cardiovasculares e uma variedade de benefícios anti-inflamatórios. Os melhores óleos de peixe são os apresentados na forma líquida de triglicerídeo, pois essa é a mais bem absorvida (em particular, no caso do DHA) e recria a forma como os ômega-3 ocorrem nos peixes. Entre as marcas excelentes estão a Ascenta NutraSea e a Nordic Naturals. O óleo de peixe líquido não tem odor de peixe, mas deve ser mantido bem fechado na geladeira. Na maioria das vezes, o óleo de peixe em cápsulas está na forma de éster etílico, de absorção inferior. Você poderá se dar bem com o uso de cápsulas, apenas a absorção não será tão completa como com o uso da forma de triglicerídeo.

Recentemente, houve manifestações de preocupação em relação à possibilidade de o uso amplamente difundido de estatinas para a redução do colesterol vir a prejudicar o potencial dos ácidos graxos ômega-3 na geração de benefícios para a saúde, tendo em vista que elas modificam preferencialmente o metabolismo dos ácidos graxos para gerar níveis mais elevados de ácidos graxos ômega-6[22]. Embora os ácidos graxos ômega-6, como o ácido linoleico (não confundir com o linolênico), estejam entre os ácidos graxos essenciais, em sua maioria as pessoas dos nossos tempos estão excessivamente expostas aos ômega-6, em decorrência de nossa dependência generalizada dos óleos de milho, de cártamo, de algodão, mistos de vegetais e outros, uma situação que exacerba o potencial para fenômenos inflamatórios. Sempre que possível, minha escolha é evitar o uso de estatinas, enquanto procuro preservar os benefícios naturais para a saúde, proporcionados pelos ácidos graxos ômega-3.

IODO: "MANTENHA SUA FAMÍLIA LIVRE DO BÓCIO" E OUTRAS LIÇÕES REAPRENDIDAS

Embora não possamos culpar os grãos por perturbarem os níveis de iodo, a carência de iodo é um obstáculo tão comumente enfrentado pelas pessoas que eliminam os grãos que vale a pena saber como e quando corrigir a deficiência desse nutriente e remover esse obstáculo à saúde total. A maioria das pessoas já se esqueceu de que, até a primeira metade do século XX, 20% da população apresentava bócios desfigurantes: um aumento do volume na região anterior do pescoço, o aumento da glândula tireoide, provocado pela falta de iodo. Esse era um problema sério em regiões interiores, longe das fontes de iodo do oceano (especialmente nas pessoas que não consumiam a glândula tireoide de animais terrestres, que são ricas em iodo). A associação entre bócio e carência de iodo foi reconhecida por volta de 1920 e resultou na introdução do sal iodado, em 1924. A FDA insistiu então com o público para que consumisse mais sal. (O *slogan* do sal iodado Morton, no início do século XX, era: "Ajude a manter sua família livre do bócio!") E funcionou: o bócio praticamente desapareceu, à medida que o entusiasmo pelo uso do sal iodado se tornou a norma. Mesmo hoje, o sal iodado é considerado um exemplo de grande sucesso em termos de saúde pública. E a maior parte das pessoas com menos de 50 anos nunca chegou a ver alguém com bócio. Infelizmente, o consumo excessivo de sal causou problemas de saúde em alguns indivíduos suscetíveis, inspirando o surgimento de uma nova orientação: reduza a exposição ao sal e ao sódio. Agora, no século XXI, pessoas que se preocupam com a saúde declaram com orgulho que evitam o sal de mesa iodado. Outros voltaram-se para fontes alternativas, como o sal marinho (com teor de iodo muito baixo), o sal *kosher* (sem iodo) e substitutos do sal com base em cloreto de potássio (sem iodo). Resultado, a carência de iodo e o bócio estão voltando à cena.

O iodo é um oligoelemento essencial para a saúde. Da mesma forma que uma carência de vitamina C leva aos dentes frouxos, feridas que não cicatrizam e articulações inflamadas do escorbuto, a carência de iodo leva a problemas graves de saúde. Na maioria das pessoas, o simples cumprimento da IDR de 150 mcg por dia impede o desenvolvimento do bócio e mantém um nível normal de produção de hormônios da tireoide. Se o iodo não estiver disponível, começa a diminuir a produção dos hormônios T3 e T4 (o 3 e o 4 referem-se ao número de átomos de iodo por molécula desses hormônios) pela glândula tireoide, e o hipotireoidismo (atividade insuficiente da tireoide) se manifesta. Com o tempo, a carência de iodo resulta num aumento de tamanho da glândula tireoide – o bócio. Entretanto, não é necessário existir bócio para estar presente uma disfunção da tireoide.

A carência de iodo reduz a taxa metabólica, sendo, portanto, uma razão comum para alguém não conseguir emagrecer. Atletas e pessoas que se dedicam a esforços físicos pesados e frequentes correm maior risco de apresentar carência desse nutriente, por causa da perda de iodo através da transpiração[23]. Vegetarianos que evitam frutos do mar e sal iodado têm maior probabilidade de apresentar carência de iodo do que os onívoros[24]. Também tem se revelado que o iodo é importante para a saúde da mama, já que sua carência tem sido associada à doença fibrocística da mama, uma precursora em potencial do câncer de mama. (Felizmente, a reposição de iodo está associada à reversão dessa doença[25].) As glândulas salivares também concentram iodo, fornecendo proteção contra microrganismos indesejáveis na boca. O que não está claro é exatamente de que quantidade de iodo precisamos para uma saúde ideal. Será que a redução do bócio também significa que a função da tireoide está em seu nível ótimo? Para complicar ainda mais a situação, que quantidade de iodo é necessária diante da onipresença de bloqueadores ambientais da função da tireoide e do iodo? Já se evidenciou que muitos produtos químicos industriais bloqueiam a produção de hormônios pela tireoide. Dispor de iodo em quantidade suficiente contribui para impedir que esses produtos químicos penetrem no tecido tireoidiano[26], mas como isso influencia nossas decisões quando escolhemos uma dose de iodo?

Ainda não temos respostas seguras. É provável que a simples adesão à IDR de 150 mcg, ou algo semelhante, por dia, para adultos, seja suficiente apenas para evitar o bócio, na maioria das pessoas. Muitos complexos vitamínicos e de minerais contêm a IDR do iodo. Confiar no sal iodado é um método falho de obter iodo, porque o sal aumenta a pressão arterial numa minoria de pessoas suscetíveis, provoca a retenção de líquidos e pode acelerar a osteoporose. É também difícil saber exatamente quanto iodo você está obtendo quando agita o saleiro sobre a comida. Além disso, o iodo no sal é instável e volátil, evaporando do recipiente no prazo de quatro semanas depois que ele foi aberto[27]. (Logo, o pote com sal iodado que está parado no seu armário há seis meses contém pouco ou nenhum iodo.) Se houver qualquer indicação de hipotireoidismo, como mãos e pés anormalmente frios, pouca energia, prisão de ventre ou queda de cabelos, e, sem dúvida, se estiver presente uma tireoide aumentada, a ingestão de iodo na faixa entre 500 e 1.000 mcg por dia poderá aumentar a produção dos hormônios da tireoide, *se* a falta de iodo for o fator limitante. O iodo é obtido facilmente de suplementos, que podem ser gotas de iodeto de potássio, cápsulas ou pastilhas de *kelp* (uma forma de alga desidratada, muito similar à fonte natural, extraída do oceano).

Exames da tireoide podem sugerir uma carência de iodo com o padrão de T4 livre na parte mais inferior da faixa de referência, ou abaixo dela, junto com o TSH ligeiramente acima do normal, de 1,5 mUI/L ou mais elevado. Em geral, isso se corrige depois de três a seis meses de reposição de iodo, se a carência de iodo for a causa, especialmente se houver aumento do tamanho da tireoide. Ainda que raramente, pessoas com hipotireoidismo ou com bócio desenvolvem uma resposta anormal de hiperatividade da tireoide ao usar iodo. Isso ocorre porque a carência de iodo, presente antes da correção, distorce a função da glândula. Acrescentar iodo pode piorar a situação temporariamente, provocando o hipertireoidismo, com sintomas como palpitações, insônia e ansiedade. Portanto, pode ser melhor fazer a reposição de iodo acompanhada do monitoramento, por seu profissional de saúde, da função tireoidiana, bem como de outras avaliações da condição da glândula (por exemplo, algum exame de imagem da tireoide). Uma vez excluídos pontos problemáticos (como nódulos tireoidianos anormais, entre outros), algumas pessoas têm sucesso aumentando aos poucos sua dose de iodo, começando com a IDR de 150 mcg por dia e subindo gradativamente, com incrementos de 50 a 100 mcg ao longo de seis meses até atingir a dose desejada (500 mcg por dia).

Observe-se que, além da carência de iodo, o consumo de grãos por um período de anos também pode ativar uma inflamação autoimune da glândula tireoide, como a tireoidite de Hashimoto ou a doença de Graves. Isso pode resultar numa tireoide lesionada que produz quantidade insuficiente dos hormônios da glândula (hipotireoidismo), uma situação que não responde à suplementação com iodo. Qualquer paciente com um histórico de tireoidite de Hashimoto, de doença de Graves, de câncer de tireoide ou de nódulos na tireoide deveria receber suplementação de iodo sob a supervisão de um clínico experiente.

Mais informações sobre a saúde da tireoide e detalhes por trás da reposição do hormônio tireoidiano podem ser encontrados no Capítulo 11.

VITAMINA B_{12}: EVITE ESSA CARÊNCIA

Considero a absorção da vitamina B_{12} algo semelhante a uma coreografia complicada de salsa ou de rumba. Se você acertar, maravilha, mas não faltam oportunidades para pisar em falso e estragar a dança. Como são necessários diversos passos para a absorção da B_{12}, é fácil ela ser interrompida, o que resulta numa carência que pode persistir por meses ou até por uma vida inteira após a remoção dos grãos da dieta, em especial se houver hipocloridria (baixo nível de ácido estomacal).

A maior parte dos casos de carência branda a moderada de B_{12} não é acompanhada de sintomas, mas se apresenta como anemia macrocítica, pois os glóbulos vermelhos do sangue, embora em quantidade menor, são maiores do que o normal. (Vale ressaltar que a anemia não é algo que você possa diagnosticar sozinho, já que é necessário um exame de sangue para identificar uma causa que possa distingui-la de distúrbios como a carência de ferro decorrente de câncer de cólon.)

Graus mais baixos de carência de B_{12}, que antecedem o desenvolvimento de uma anemia, podem ser identificados por meio de uma avaliação do nível de vitamina B_{12} no sangue (cobalamina), com o nível ideal se situando mais para a metade superior da faixa de referência, uma vez que, para níveis situados na metade inferior da faixa de normalidade, podem ocorrer sintomas de carência da B_{12} (neuropatia periférica, problemas de equilíbrio e dificuldades de memória)[28]. É melhor que a avaliação da vitamina B_{12} seja feita em associação com a medição do ácido metilmalônico, um método mais eficaz do que a simples avaliação dos níveis de B_{12} na detecção de graus precoces ou sutis de carência da vitamina[29].

A dieta média que inclui produtos de origem animal fornece em torno de 4 a 10 mcg de vitamina B_{12} por dia, dos quais aproximadamente 50% são absorvidos normalmente – uma ingestão que não garante a plena manutenção de níveis normais de B_{12}[30]. Uma suplementação de B_{12} com dosagens baixas (ou um vigoroso consumo de vísceras e mexilhões) é, portanto, uma boa prática. Uma suplementação de 50 mcg por dia pode garantir à maioria das pessoas uma ingestão adequada a longo prazo. Observe-se que a vitamina B_{12} não é tóxica, e algumas pessoas simplesmente decidem fazer suplementação constante dessa vitamina, uma prática saudável e não dispendiosa.

Se a absorção não for normal, como no caso da anemia perniciosa, de distúrbios inflamatórios intestinais ou de hipocloridria, a vitamina B_{12} proveniente dos alimentos pode ser pouco absorvida, sendo necessária sua suplementação a longo prazo. Às vezes, a forma injetável, em vez da forma oral, é administrada para superar a absorção prejudicada. No início da experiência sem grãos, a absorção da vitamina B_{12} pode ser prejudicada, em especial em pessoas com 65 anos ou mais. Uma solução fácil é tomar doses mais elevadas para garantir a absorção. Doses de 500 a 1.000 mcg são eficazes para a maioria das pessoas[31]. Dosagens mais elevadas devem ser tomadas com um monitoramento eventual dos níveis da B_{12} ou do ácido metilmalônico no sangue, para verificar se a carência foi corrigida. É provável que não exista vantagem na apresentação oral em comparação com a sublingual[32], mas existe uma vantagem na escolha da forma que ocorre naturalmente, a metilcobalamina (embora seja mais cara), em comparação com a forma sintética de cianocobalamina, mais comum[33]. A B_{12} na forma metil também pode ser mais segura, já que, em tese, a molécula de cianeto na cianocobalamina pode se acumular no organismo de fumantes ou de pessoas com a função renal prejudicada. (Digo "em tese" porque nunca foi documentada nenhuma toxicidade do cianeto decorrente da suplementação com cianocobalamina.)

Entre os alimentos ricos em vitamina B_{12} estão o fígado de galinha, com 17 mcg por porção de 100 g, o de vitela, com 85 mcg por porção de 100 g e o de cordeiro, com 130 mcg por 170 g; diversos cortes de carne de boi, com de 6 a 10 mcg por porção de 220 g; o caranguejo-real do Alasca, com 15 mcg por pata; o arenque cozido, com 14 mcg por filé de 140 g; a cavalinha salgada cozida, com 16 mcg por xícara; sardinhas em lata (com espinhas), com 13 mcg por xícara; e o atum-azul, com 18 mcg em 170 g. Em geral, as vísceras (como fígado, rins, pâncreas, coração e miolos) contêm quantidades muito maiores de vitamina B_{12} do que os cortes de músculos. Mexilhões e mariscos também são uma fonte abundante de vitamina B_{12}, apesar de o teor da vitamina variar conforme a espécie, mas, em geral, se comparamos o peso, eles fornecem mais B_{12} do que os peixes com barbatanas[34]. Legumes e verduras, castanhas, sementes de linhaça e de chia, coco e cogumelos não contêm vitamina B_{12}, o que explica por que a carência de B_{12} é uma preocupação tão comum para veganos e vegetarianos. Em suma, não coma grãos, mas inclua fígado, carnes e frutos do mar na sua dieta para coreografar sua volta à reposição da vitamina B_{12}.

DESCUBRA SUAS NECESSIDADES DE FOLATO

A carência de folato é muito menos comum hoje em dia, já que o ácido fólico é acrescentado aos produtos de grãos nos Estados Unidos e no Canadá. Embora a incidência de espinha bífida tenha sido reduzida graças a esse enriquecimento, ele também pode apresentar consequências indesejáveis, como o aumento do risco de câncer. Naturalmente, com a eliminação dos grãos da dieta, estamos também removendo o enriquecimento, assim como os riscos adicionais que ele traz.

Os níveis de folato são facilmente avaliados por meio da sua quantificação nos glóbulos vermelhos (chamado de folato RBC), uma medição melhor dos níveis de folato nos tecidos do que a avaliação dos níveis no sangue[35]. A IDR para o folato é de 400 mcg para adultos, homens e mulheres, 600 mcg para grávidas e 500 mcg para lactantes[36]. Para a maioria dos que estão engajados numa dieta sem grãos, é fácil obter quantidades suficientes de folato com o simples consumo de alimentos salutares, ricos nesse nutriente. Entre as fontes abundantes de folato natural estão o fígado de boi, com 430 mcg em 170 g; o espinafre cozido, com 262 mcg por xícara; o aspargo, com 178 mcg em oito hastes; couve-de-bruxelas cozidas, com 156 mcg por xícara; alface-romana, com 64 mcg por xícara; e ovos, com 66 mcg em três unidades[37]. Em geral, as verduras (*folium* significa folha em latim), as castanhas, as sementes, as carnes, os peixes, as leguminosas e os ovos contribuem para uma ingestão saudável de folato. A maioria das pessoas que não têm doença celíaca, sensibilidade ao glúten ou doenças inflamatórias intestinais pode obter níveis salutares de folato simplesmente comendo alimentos de verdade, de um único ingrediente. Pessoas que tenham esses distúrbios, bem como mulheres em idade reprodutiva ou que estejam grávidas, deveriam cogitar uma suplementação.

É extremamente fácil e barato suplementar o folato com sua forma sintética, o ácido fólico. O Serviço de Saúde Pública dos Estados Unidos, os Centros para Controle e Prevenção de Doenças e a Diretoria de Alimentos e Nutrição do Instituto de Medicina, todos eles recomendam que mulheres em idade reprodutiva tomem suplementos de 400 mcg de ácido fólico por dia para reduzir o risco de defeitos congênitos. No entanto, é importante não exagerar, porque o ácido fólico é o típico exemplo de algo que é nocivo tanto se ingerido em quantidade insuficiente quanto em excesso – especialmente quando consumido como ácido fólico sintético. Alguns estudos sugeriram que doses de ácido fólico de 800 mcg ou mais por dia podem aumentar o risco de câncer; e, embora a suplementação com ácido fólico em produtos derivados dos grãos tenha de fato reduzido a incidência de defeitos do tubo neural em recém-nascidos, a maior ingestão de ácido fólico pode estar associada a um aumento do risco de câncer de cólon e de próstata[38].

Por esses motivos, e porque há diferenças em como são metabolizados os folatos provenientes de alimentos e o ácido fólico sintético, é preferível ingerir suplementos na forma 5-metilfolato porque ela não provoca níveis anormalmente altos de ácido fólico não metabolizado na corrente sanguínea[39]. A forma 5-metilfolato também está se revelando mais eficaz em situações como o tratamento da depressão, com vários ensaios clínicos apresentando respostas impressionantes, com ou sem terapia convencional com antidepressivos[40]. Deveríamos ter cuidado, porém, mesmo com essa forma de folato, já que ainda não está claro se doses elevadas dessa apresentação têm ou não potencial para aumentar o risco de câncer. Talvez seja recomendável que qualquer pessoa que se preocupe com sua ingestão de folato e seu estilo de vida sem grãos faça uma suplementação de 400 mcg por dia na forma 5-metilfolato. Essa quantidade basta para tratar da ingestão deficiente a partir da dieta, mas não é tão grande que possa levantar preocupações relacionadas ao câncer.

FIBRAS: PARE DE SE ESFORÇAR

A obtenção de mais fibras é uma justificativa comum para nos incentivar a consumir mais grãos, já que a maior ingestão de fibras foi associada a uma redução nos índices de doenças cardíacas, do diabetes, de ganho de peso e de câncer de cólon. E de fato os grãos são ricos em fibras, grande parte delas indigerível, exatamente como muitos outros componentes das sementes das gramíneas. A sabedoria convencional afirma que a maior ingestão de fibras faz bem à saúde dos intestinos e estimula seu funcionamento regular. Somos aconselhados a consumir grãos integrais – as sementes de gramíneas – como pães e cereais matinais, mesmo que eles tenham gosto de papelão com um pouco de açúcar.

Os seres humanos primitivos, que em geral tinham uma ingestão muito mais alta de fibras totais e de fibras prebióticas (examinadas mais adiante, no Capítulo 9) do que os humanos modernos, obtinham fibras de leguminosas, tubérculos, legumes, frutas, castanhas e sementes – não de grãos. A crença de que os grãos devem estar entre nossas fontes de fibras é uma noção recente que contraria a nutrição humana ao longo dos últimos 2,5 milhões de anos. As fibras totais, bem como as prebióticas ou fibras resistentes, podem ser obtidas de modo confiável em quantidades adequadas sem os grãos.

Grande parte das fibras fornecidas pelos grãos está na forma de celulose indigerível: o mesmo polissacarídeo estrutural encontrado na madeira. A celulose e as fibras relacionadas a ela não são digeridas pelos seres humanos nem pela flora intestinal. Portanto, passam direto pelo trato gastrointestinal, gerando "volume", que tem sido associado à saúde dos intestinos. Sem os grãos, pode ser obtida quantidade suficiente de fibras do tipo da celulose a partir de castanhas e sementes, atingindo os 30 g aproximados, por dia, recomendados pela maioria dos órgãos de saúde. Por exemplo, as amêndoas fornecem 6 g por ½ xícara; as castanhas-do-pará, 5 g por ½ xícara; os amendoins, 6 g por ½ xícara; as pecãs, 5 g por ½ xícara; o gergelim, 13 g por ½ xícara; as sementes de girassol, 6 g por ½ xícara; e as nozes, 3 g por ½ xícara. (Os amendoins estão incluídos aqui, apesar de serem uma leguminosa, porque são consumidos de modo semelhante às castanhas.)[41] Não se preocupe. Sem os grãos, você ainda vai conseguir bastante celulose em sua dieta.

Verduras, cogumelos e frutas são outras fontes importantes de fibras, em uma mistura de formas digeríveis e não digeríveis. Uma xícara de espinafre cozido, por exemplo, possui 4 g de fibras totais; dois buquês de brócolis, 12 g; 10 aspargos, 3 g; ¼ de xícara de farinha de coco, 9 g; um abacate, 9 g; e cinco morangos grandes, 5 g. Se a ingestão diária ideal está estimada entre 25 e 40 g, ou mais, obter esse valor não será problema se você incluir na dieta algumas castanhas e sementes, algumas fontes de fibras prebióticas (o ideal seriam 10 g ou mais por dia; veja o Capítulo 9) e alguns legumes e frutas. Acrescentar um pouco de sementes de linhaça dourada moída ou de sementes de chia pode incrementar sua ingestão de fibras em termos substanciais: ½ xícara de sementes de linhaça soma 23 g de fibras totais; ¼ de xícara de sementes de chia acrescenta 15 g de fibras.

Desde que sua dieta não seja rica em alimentos como barras recheadas, goma de mascar e refrigerantes, mas, sim, rica em nozes, sementes, legumes e verduras, cogumelos e frutas, além de fontes de fibras prebióticas, obter quantidades saudáveis de todas as formas de fibras é praticamente tranquilo, sem a necessidade de nenhum esforço.

A SÍNDROME DA CARÊNCIA DOS GRÃOS

Uma coisa que você *não* precisa fazer é corrigir carências que surjam em consequência da eliminação dos grãos. Esse tipo de carência não existe (deixando de lado a carência de folato, que pode surgir durante a gestação em qualquer mulher, seja ela consumidora de grãos ou não). Não há carência de riboflavina, niacina ou tiamina; nenhuma carência de vitaminas A, C ou E; nenhuma carência de proteínas, gorduras ou fibras. Na realidade, o contrário costuma ocorrer: o nível dos nutrientes *melhora* quando são eliminados os efeitos bloqueadores de nutrientes das sementes de gramíneas não digeríveis.

Se você substituir as calorias perdidas com a eliminação dos grãos por salgadinhos, refrigerantes e batatas fritas, muitas carências poderão de fato surgir. Mas, se você substituir os grãos por alimentos saudáveis, como legumes e verduras, carnes, peixes e castanhas, irá obter nutrientes e fibras da mesma forma que os seres humanos os obtinham nos primeiros 99,6% de nosso tempo na Terra. Tudo bem se pularmos os erros nutricionais cometidos durante o desvio pelas gramíneas, que consumiu os últimos 0,4% de nosso tempo por aqui.

CAPÍTULO 9

RECUPERAÇÃO PLENA DA SÍNDROME PÓS-TRAUMÁTICA DO INTESTINO AFETADO PELOS GRÃOS

Eu não paro de comer quando estou satisfeito. A refeição não termina quando estou satisfeito. A refeição termina quando sinto ódio de mim mesmo.
– Louis C. K.

SE EXISTE UMA área problemática na vida sem grãos, é o trato gastrointestinal. Já discutimos como os grãos fazem seu trabalho sujo de perturbar a saúde gastrointestinal e como a eliminação dos grãos deixa claros esses efeitos. Agora vamos examinar como restaurar a saúde gastrointestinal no período de rescaldo depois da remoção dos grãos.

É realmente uma experiência exclusiva do ser humano que sua função gastrointestinal, adaptada à ampla variedade de alimentos da onivoridade, apresente tantos problemas. Sem dúvida, um lobo, que tem uma dieta quase exclusivamente carnívora e não consome quase nenhuma fibra vegetal, não precisa lidar com fezes duras e secas, prisão de ventre e hemorroidas. Creio que teríamos de procurar muito, e com empenho, para encontrar um ganso que enfrentasse o problema de um intestino solto, explosivo e inconveniente, ou que precisasse dar uma saidinha rápida, abandonando o bando em pleno voo. Os seres humanos, porém, são *atormentados* por uma espantosa variedade de dificuldades gastrointestinais, que vão de irritações a ameaças à vida.

Por quê? Será que é porque nós, humanos, somos tão mal adaptados ao consumo dos alimentos desta Terra, e à sua conversão nos componentes essenciais ao organismo, que, um em cada três de nós, sofremos um distúrbio gastrointestinal em algum momento – distúrbios que às vezes duram anos, décadas ou mesmo uma vida inteira? Será que estamos tão comprometidos evolutivamente que precisamos tomar medicamentos durante décadas para reduzir a acidez estomacal? Ou remover um cólon inteiro, substituindo-o por um orifício artificial, para a saída de nossas fezes, só para permitir uma digestão sem dor? Ou haveria alguma coisa, ou algumas coisas, às quais estamos expostos, que alteraram nossa capacidade de adaptação, deturparam nossa relação com os alimentos e perturbaram o processo normal, inconsciente e sem dor, de converter nutrientes em tecidos humanos?

A resposta, é claro, é que recorrer às sementes de gramíneas e considerá-las alimento foi um erro de proporções monumentais. Os alimentos dos ruminantes nos prestaram bons serviços em tempos de desespero, mas nunca estiveram destinados a ser consumidos em tempos de fartura, e sem dúvida não são adequados para dominar a dieta humana. Os humanos simplesmente não conseguem digerir os componentes das gramíneas, aí incluídas suas sementes. Entre esses componentes não digeríveis, ou mal digeríveis, estão a aglutinina do germe de trigo (WGA), que sai perfeitamente intacta de seu trajeto da boca ao ânus, e a gliadina, que aumenta a permeabilidade intestinal e aciona a autoimunidade. De modo semelhante, as várias formas de proteínas dos grãos são digeridas de modo incompleto por nosso corpo. Os grãos contêm praticamente um *Quem é quem* da destruição gastrointestinal.

Acrescentem-se todas as outras perturbações da função gastrointestinal provocadas pelos componentes dos cereais, e seu esôfago, seu estômago e seus intestinos delgado e grosso vão parecer um local de testes nucleares no deserto de Nevada. Removam-se os destrutivos componentes dos cereais, depois que a explosão tiver feito seu estrago, e de fato ela é seguida da "precipitação". Não do tipo que envolve danos radiativos, é claro, mas do tipo que deixa uma paisagem digestiva destruída, com a nutrição prejudicada, distorções de sinalização hormonal, controle digestivo desordenado e uma população bacteriana confusa com esse novo mundo.

É por isso que é comum que alguém, depois de eliminar os grãos da dieta, experimente um rápido alívio do refluxo ácido, da azia e da urgência evacuatória, mas ainda sinta distensão abdominal e prisão de ventre que não respondem às manobras habituais, como a de suplementação de fibras. Como também nos esforçamos para reverter a resistência à insulina do pré-diabetes e do diabetes que afeta tanta gente, limitamos os carboidratos, uma medida que pode ter efeitos indesejáveis sobre a flora intestinal, que precisa ser tratada com estratégias específicas com fibras – mas decerto não com as fibras dos grãos. Logo, mais esforços e *insights* podem ser importantes para a plena recuperação e a reconstrução de um sistema gastrointestinal normal, saudável, que funcione de modo organizado e previsível, e que esteja repleto de uma flora intestinal salutar.

Então, como se reconstrói a plena saúde gastrointestinal nessa paisagem danificada e calcinada que restou depois da eliminação dos grãos?

REPONHA A FLORA AMIGA

Anos de consumo de grãos perturbam a composição da flora de nosso trato intestinal. Basta remover os efeitos destrutivos dos grãos para que sua flora intestinal comece a retornar para um perfil mais saudável – mas não de imediato. Essa mudança pode levar meses, e o retorno de sua flora nem sempre é completo, já que seu corpo não pode criar espécies bacterianas que lhe faltam; assim como uma pilha de trapos sujos não gera ratos espontaneamente, nem um monte de poeira gera pulgas. Anormalidades residuais, como a hipocloridria (nível de ácido estomacal reduzido), também podem impedir o restabelecimento da flora intestinal. Além disso, é importante reduzir o supercrescimento de bactérias que costumam subir do cólon para o íleo e o jejuno, normalmente pouco povoados. Sob condições normais, o cólon é extremamente povoado, com trilhões de bactérias; um pouco acima, há menos bactérias; e, no duodeno e no estômago, menos de 1.000 bactérias por mililitro[1]. Quando a saúde gastrointestinal é afetada, o número de espécies indesejáveis aumenta, não sendo incomum que elas abram caminho, subindo uns 6 metros pelo intestino delgado, chegando ao duodeno e até mesmo ao estômago. Essas bactérias invasoras são potencialmente responsáveis pela continuidade de sintomas gastrointestinais, apesar da remoção dos grãos.

Até 35% das pessoas sem nenhuma doença gastrointestinal e sem nenhum sintoma têm supercrescimento bacteriano (disbiose) ou outras distorções na composição da flora intestinal. Apesar de muitos médicos considerarem a síndrome do intestino irritável (SII) um distúrbio sem gravidade, de 30% a 85% das pessoas com SII apresentam graus variáveis de disbiose no momento do diagnóstico – ela *não é* sem gravidade[2]. O supercrescimento de bactérias não salutares é comum em pessoas com pouca acidez estomacal decorrente de medicação antiácida (como o omeprazol, o lansoprazol, o pantoprazol e a famotidina) ou com a quantidade de ácido estomacal reduzida em decorrência do consumo anterior de grãos; em pessoas que fizeram ou fazem uso repetido ou crônico de antibióticos; em pessoas com diabetes; naquelas que consomem narcóticos que desaceleram a função intestinal; em pessoas com prisão de ventre crônica, que também desacelera a função intestinal; e ainda nas pessoas com fibromialgia, doença de Crohn, colite ulcerativa, doença celíaca e doenças autoimunes. Até mesmo a rosácea e a síndrome das pernas inquietas foram associadas à disbiose[3]. Em suma, se você está levando uma vida moderna, é provável que tenha algum grau de disbiose.

Não há consenso sobre como diagnosticar essas distorções da flora intestinal. Embora amostragens do conteúdo da parte superior do intestino delgado, feitas com um endoscópio, gerem uma avaliação mais confiável, o procedimento é invasivo e dispendioso. Outros métodos incluem testes respiratórios que procuram produtos alterados do metabolismo, provocados pela presença de bactérias anormais, e testes que examinam amostras de fezes usando uma série de métodos diversos. Felizmente, apenas uma ou outra pessoa precisa passar por essas avaliações, já que os métodos aqui expostos restauram a flora intestinal normal e saudável na maioria das pessoas.

Está na hora, portanto, de repovoar o trato gastrointestinal com bactérias salutares, como *Lactobacillus* e *Bifidobacterium*. Em parte, isso se concretiza simplesmente por meio de um aumento do número de indivíduos, enquanto algumas espécies salutares também produzem bacteriocinas – pequenas proteínas que atuam como antibióticos naturais contra bactérias não salutares[4]. As espécies de melhor resultado no uso como probióticos podem ser as que forem melhores na produção de bacteriocinas eficazes. É incrível o que acontece quando os efeitos destrutivos dos grãos são eliminados e espécies bacterianas salutares voltam a entrar em cena em grandes quantidades. Na competição por nutrientes, elas derrotam as indesejáveis, reduzindo-as, enquanto o número das espécies desejáveis aumenta, à medida que elas se alimentam e se reproduzem. Resultado: a saúde intestinal e muitos outros aspectos da saúde se beneficiam.

Probióticos: peçam reforço

Embora provavelmente seu intestino se repovoe com cepas de bactérias saudáveis ao longo de meses ou anos, à medida que você for exposto a bactérias de outros seres humanos, contaminantes presentes nos alimentos, em maçanetas de portas e em outras fontes, o uso criterioso de uma preparação de probióticos simplesmente abrevia o tempo necessário. O uso de probióticos também aumenta a probabilidade de você adquirir uma faixa mais ampla de espécies desejáveis, já que existe uma sinergia saudável resultante da inoculação do intestino com uma grande variedade de espécies bacterianas. Você pode acelerar a conversão de sua flora intestinal para outra mais saudável por meio da suplementação com um probiótico de alta potência, capaz de fornecer uma ampla coleção de espécies bacterianas que se supõem fazerem parte de uma flora intestinal saudável. (Ninguém sabe ao certo qual a constituição do leque completo de espécies saudáveis que podem ter predominado na época anterior ao consumo de grãos, apesar dos *insights* úteis proporcionados pela análise de coprólitos mencionada na p. 33. A composição de preparações de probióticos constitui, portanto, nossa melhor suposição do que pode ser necessário para restaurar a saúde intestinal.) Os probióticos fornecem ao corpo uma série de bactérias saudáveis, que privam de nutrientes as espécies indesejáveis, produzem bacteriocinas, restauram a barreira mucosa normal do intestino, fornecem quantidades maiores de butirato e facilitam respostas imunes normais[5].

Entre os melhores probióticos estão as marcas VSL#3, Garden of Life e ReNew Life; todas elas oferecem produtos de alta potência, da ordem de muitos bilhões de UFCs, que funcionam melhor do que preparações com potência inferior, com um total de milhões ou dezenas de milhões. Embora 30 bilhões de bactérias ou mais pareça um número imenso, essa quantidade representa apenas uma fração dos trilhões de bactérias que povoam o intestino. É comum que os probióticos contenham uma coleção de bactérias de espécies de *Lactobacillus* e *Bifidobacterium*, os dois grandes grupos considerados em geral benéficos à saúde. As espécies incluem *L. plantarum, L. brevis, L. acidophilus, L. casei, L. paracasei, L. rhamnosus, L. salivarius; B. bifidum, B. lactis, B. subtilis, B. breve* e *B. longum*. Logo, o segredo dos probióticos é fornecer um grande número de espécies – geralmente uma dúzia ou mais – em quantidades suficientes. Algumas preparações de probióticos contêm uma levedura, *Saccharomyces boulardii*, seja como parte de um conjunto de espécies bacterianas, seja isoladamente (como no produto Floratil®), porque estudos clínicos mostraram resultados efetivos, como o de proteção contra a infecção por *Clostridium difficile*, que pode se desenvolver após o uso de antibióticos[6].

Em casos raros, no início de uma jornada sem grãos, a disbiose ou supercrescimento bacteriano no intestino delgado (SBID) é tão grave, e a saúde intestinal tão afetada, que um probiótico não é suficiente, fazendo-se necessário um tratamento com antibióticos, lado a lado com o probiótico. Isso pode acelerar a eliminação de espécies realmente patogênicas, como *Escherichia coli, Klebsiella pneumoniae*, e espécies de *Enterococcus*, bem como algumas espécies de *Clostridium* que tenham se tornado dominantes. Isso é mais comum em pessoas com diagnósticos como os de doença de Crohn, colite ulcerativa, doença celíaca e síndromes de má absorção, e também naquelas que tenham sido submetidas a múltiplos tratamentos com antibióticos por outras infecções. Essa abordagem por duas frentes somente deve ser empreendida com a supervisão de alguém bem familiarizado com os problemas do supercrescimento bacteriano no intestino delgado. Infelizmente, esse não costuma ser o campo de atuação de um gastroenterologista, uma especialidade que em geral se interessa pelo que pode ser visto através de um endoscópio; o distúrbio é mais bem tratado por especialistas em medicina funcional, naturopatas ou outros clínicos mais voltados para tratamentos naturais.

Vivendo de sobras: os prebióticos

Lembre-se de que o trato intestinal humano é povoado por trilhões de bactérias – cerca de um quilo de vida pululante, faminta por sobreviver, que se alimenta daquilo que você põe na boca e engole. Estamos adaptados para viver numa coexistência feliz, mutuamente benéfica. Mas as bactérias tiveram de aceitar uma vida de segunda classe: elas ficam só com os restos. Você toma o café da manhã, que é mastigado e fragmentado em pedaços menores, digerido e absorvido por seu próprio processo digestivo como aminoácidos, ácidos graxos e glicose. No momento em que os restos da digestão chegam ao cólon, onde reside a maioria das bactérias, não sobrou muita coisa. Parte do que resta são fibras indigeríveis, de modo que espécies bacterianas capazes de aproveitar fibras não digeridas encontram ali seu nicho e proliferam – desde que continuemos a consumir esse tipo de fibras de polissacarídeos não digeríveis. Em troca, as bactérias metabolizam os polissacarídeos, transformando-os nos ácidos graxos butirato, propionato e acetoacetato, que nutrem as células intestinais. O butirato é especialmente interessante, porque ele é também uma fonte básica de energia para as células do revestimento intestinal, sendo necessário para a saúde do mesmo. Como as fibras não digeríveis levam à proliferação e ao desenvolvimento da flora intestinal saudável, elas costumam ser chamadas de *prebióticos*, mas também são conhecidas como *amidos resistentes*, porque resistem à digestão humana. Os prebióticos são importantes: eles podem ser decisivos para a recuperação da saúde intestinal e da flora intestinal. Em particular, as famílias de bactérias fermentadoras da lactose dos gêneros *Lactobacillus* e *Bifidobacterium*, que os seres humanos abrigam no intestino há milhões de anos, prosperam com as fibras prebióticas.

Os prebióticos costumam ser chamados de "fibras", apesar de não se assemelharem ao que geralmente chamamos de fibras, como as do farelo de trigo, nem agirem como elas. Mas eles são de fato fibras, no sentido de serem polissacarídeos poliméricos (de múltiplas unidades). No passado, foram muitas vezes chamados de fibras *viscosas*, porque são pegajosas, ou *solúveis*, porque se dissolvem em soluções aquosas, mas essas distinções foram se apagando à medida que identificávamos uma variedade mais ampla de fibras. Porém, as fibras prebióticas são diferentes das fibras de celulose dos grãos e das gramíneas. Os seres humanos quase não conseguem digerir a celulose. Aos mamíferos ruminantes também faltam as enzimas para a digestão desse material, mas em seu estômago de quatro compartimentos e em seu cólon em espiral eles abrigam bactérias que têm essa capacidade.

Como as fibras prebióticas são uma fonte preferencial de energia para bactérias fermentadoras de lactose, reforçar a dieta com fibras prebióticas estimula o crescimento de espécies de *Lactobacillus* e de *Bifidobacterium*, que produzem maiores quantidades de butirato para a saúde intestinal. Como seria de esperar, está se tornando mais claro, em estudos clínicos, que os prebióticos estão associados a uma redução do potencial para o câncer de cólon[7]. Os prebióticos também estão se revelando úteis para a redução da glicose no sangue e a melhora da sensibilidade à insulina, para a redução da pressão arterial e para outras melhoras em marcadores metabólicos. Ademais, o farto fornecimento de fibras prebióticas à sua flora intestinal diminui a reabsorção intestinal dos ácidos biliares, um efeito que reduz a produção de colesterol no fígado e resulta em queda nos valores de colesterol LDL e colesterol total[8].

Os seres humanos primitivos usavam pedaços de pau, fragmentos de ossos e pedras como ferramentas para cavar e retirar da terra os órgãos de reserva de energia das plantas – raízes e tubérculos –, que são ricos em fibras de polissacarídeos não digeríveis. Essa prática está documentada nos registros antropológicos até uma época tão remota quanto a dos australopitecos, hominídeos anteriores ao gênero *Homo*, portanto, está profundamente enraizada na adaptação alimentar humana[9]. É provável que nós considerássemos não comestível a maioria dessas raízes e tubérculos, pois eles eram densos, duros, fibrosos e não muito palatáveis. Infelizmente, as raízes e tubérculos dos tempos modernos, como a batata-inglesa e a batata-doce, costumam ser formas hibridizadas, selecionadas por seu elevado teor de amido. E, como são consumidas cozidas, e não cruas, seus amidos fibrosos são convertidos de uma forma de polissacarídeo não digerível para uma forma de açúcar altamente digerível, que resulta em elevadas taxas de glicose no sangue, como comprova o excepcional índice glicêmico de uma batata-inglesa assada (de 70 a 111).

Embora os grãos contenham fibras prebióticas – uma de suas poucas características positivas –, eles simplesmente trazem junto com elas um excesso de bagagem insalubre. Entre os alimentos que não são grãos e contêm fibras prebióticas estão legumes (em especial, a couve-de-bruxelas, o repolho, o alho e a cebola), frutas e castanhas. Mas as fontes campeãs nesse tipo de fibra são as leguminosas e os tubérculos amiláceos, como os feijões e as batatas. As leguminosas (como o feijão-mulatinho, o feijão-preto, o feijão-rajado, outros feijões amiláceos e as lentilhas), quando consumidas em pequenas quantidades (de ¼ de xícara a ½ xícara por porção, ou não mais do que 15 g de carboidratos líquidos), podem ser usadas como uma fonte de fibras prebióticas. As batatas consumidas *cruas* podem ser outra fonte, da mesma forma que as bananas verdes, ainda por amadurecer, porque as fibras permanecem na forma indigerível, sem expressar seu alto potencial glicêmico. A inulina, presente nas raízes da chicória e da alcachofra-de-jerusalém, também é fonte de fibras prebióticas.

Os alimentos com o maior retorno em fibras prebióticas são os seguintes[10]:

Batata-inglesa crua (descascada): de 10 a 12 g em metade de uma batata (média)
Homus ou grão-de-bico assado: 15 g de fibras por ¼ de xícara (10 g de carboidratos líquidos em ¼ de xícara)
Lentilhas: 2,5 g de fibras em ½ xícara (11 g de carboidratos líquidos)
Feijões: 3,7 g de fibras em ½ xícara (22 g de carboidratos líquidos)
Bananas e bananas-da-terra verdes: de 27 a 30 g de fibras em uma banana
Inulina: 5 g de fibras por colher de chá

Como no caso dos probióticos, o ideal é uma combinação de fontes de fibras prebióticas. Gosto de fatiar ou picar batatas cruas para incluir em saladas; bater no liquidificador uma batata picada, ou uma banana verde, para incorporar numa vitamina; e molhar legumes ou *crackers* sem grãos em *homus*. (Veja receitas no Apêndice A.) Pode-se comprar inulina em pó; ela também é um ingrediente do adoçante Swerve®, misturada com eritritol (veja o Apêndice D). A inulina em pó pode ser usada para dar uma sensação doce aos alimentos, além de conferir uma textura melhor a sorvetes e a sobremesas geladas de leite de coco. Ela também está à venda como um pó ou suplemento, que pode ser acrescentado aos alimentos, como o quefir ou o iogurte fermentado de coco. Ao consumir fibras desse tipo, note que elas *não devem ser aquecidas*, para que se preservem seus benefícios prebióticos, uma vez que o aquecimento costuma decompô-las em açúcares.

Embora, em média, uma pessoa obtenha da dieta cerca de 5 g de fibras prebióticas por dia, podemos ficar abaixo dessa ingestão média quando eliminamos os grãos. Não se sabe qual é a ingestão diária ideal de fibras prebióticas. Aumentos mensuráveis na produção de butirato começam a ocorrer com ingestões entre 8 e 9 g por dia; mas é provável que uma ingestão de 10 a 20 g ou mais por dia seja ideal, a julgar pelas inúmeras observações de produção de ácidos graxos de cadeia curta e pelas consequências metabólicas, como redução da taxa de glicose no sangue. (O que é interessante é que a ingestão de fibras prebióticas pode ter atingido 135 g por dia em estilos primitivos de vida.[11])

Caso se manifestem sintomas como distensão abdominal ou intestino solto intermitente, decorrentes da ingestão inadequada de fibras prebióticas, serão necessárias algumas semanas de suplementação antes que você sinta alívio. É provável que isso se deva à lenta recuperação dos intestinos de uma colite moderada, um processo que se desenvolve ao longo de algumas semanas, ao longo das quais as bactérias são "alimentadas" com as fibras que preferem. Observe-se que no início pode ocorrer um problema de quantidade considerável de gases intestinais, mas esse efeito desaparece em algumas semanas. Muitas pessoas consideram mais fácil começar com uma dose baixa, por exemplo, 5 g por dia, e ir aumentando aos poucos, com o tempo, até atingir a ingestão desejada. Exatamente como um jardim saudável e viçoso, o intestino saudável exige cuidado e nutrição constantes. Logo, a saúde intestinal ideal se desenvolve com a adoção de estratégias prebióticas pela vida inteira.

Nação da fermentação

Alimentos fermentados representam mais uma estratégia a longo prazo que vale a pena incorporar à sua dieta para manter a saúde intestinal e a flora intestinal. A fermentação é tão antiga quanto os seres humanos, pois o processo natural de decomposição – apodrecimento – ocorre sempre que qualquer alimento fica exposto ao ar por mais do que algumas horas. Os seres humanos descobriram que o alimento por baixo do que tinha se decomposto – o que não estava exposto ao ar, mas num ambiente anaeróbico – podia não só ser consumido com segurança, mas era também saboroso. Nós agora sabemos que esse tipo de alimento também é saudável.

Antes dos tempos da refrigeração, a fermentação era usada para conservar alimentos. Se bactérias fermentadoras de lactato estiverem entre as que contaminaram as folhas que você colheu ou a carne do javali que você caçou, se o alimento não for exposto ao ar, o ácido láctico estará entre os subprodutos gerados pelo processo de fermentação. O ácido láctico reduz o pH do meio, matando organismos perigosos. (A fermentação alcoólica para produzir cerveja e vinho segue um conjunto diferente de reações.)

Os alimentos fermentados são, portanto, uma fonte de organismos fermentadores de lactato, como as bactérias dos gêneros *Lactobacillus* e *Bifidobacterium*. A quantidade de bactérias contida no alimento fermentado varia muito, dependendo do tipo de alimento, de quanto tempo se permitiu que a fermentação prosseguisse, da temperatura ambiente, da disponibilidade de outros nutrientes, como aminoácidos e ácidos graxos, bem como de outros fatores. A quantidade de bactérias pode ir de discreta, como na maioria dos iogurtes e quefires comerciais, a substancial, como em laticínios de fermentação natural, no *kimchi* (repolho fermentado coreano), no chucrute (não enlatado e não aquecido, ou seja, não o produto vendido em mercados, que é uma conserva feita com vinagre, em vez de fermentada) e em outros legumes fermentados. O queijo comum e o queijo *cottage* não fornecem quantidades significativas de bactérias probióticas, já que a fração do soro que é descartada após a fermentação contém grande parte do conteúdo bacteriano. Praticamente qualquer fruta ou legume pode ser submetido à fermentação. Algumas outras fontes incluem *kombucha* (um chá fermentado), *takuan* (nabo *daikon* japonês fermentado), *natto* (soja fermentada, que é excepcionalmente rica em vitamina K_2) e *garum* (molho fermentado de peixe). O teor de bactérias também pode ser modificado com o acréscimo de bactérias probióticas a um produto fermentado depois de terminado o processo da fermentação. É por isso que alguns iogurtes comerciais contêm quantidades maiores de bactérias.

O que é interessante é a existência de uma maravilhosa interação entre a fermentação do ácido láctico e a saúde humana, pois as bactérias contidas nos alimentos fermentados também estão entre as espécies que revelaram proporcionar os maiores benefícios à saúde dos humanos, como reduções nos níveis de colesterol LDL, melhora na saúde intestinal e controle do peso[12]. O aspecto negativo desses alimentos é que em sua maioria eles contêm apenas uma ou duas, raramente mais do que quatro, espécies dominantes de *Lactobacillus* ou de *Bifidobacterium*. (Compare-se isso com suplementos probióticos, que provavelmente serão muito mais favoráveis à sua saúde, pois contêm uma multiplicidade de espécies de bactérias.) Embora a contagem bacteriana nesses alimentos possa, vez por outra, chegar aos bilhões, o mais comum é que elas cheguem aos milhões de UFCs por porção[13]. Além disso, quefires e iogurtes comerciais geralmente são feitos com açúcar em excesso, xarope de milho rico em frutose e outros ingredientes indesejáveis. Você pode preparar suas próprias versões, mais saudáveis, do iogurte e do quefir; e também pode fermentar seus próprios repolhos, pepinos e outros legumes (veja o Apêndice A).

A quantidade relativamente baixa de UFCs e a faixa limitada de espécies encontradas nos alimentos fermentados podem ser úteis para *manter* a flora intestinal saudável; mas esses alimentos podem não ser a melhor solução para recuperar com rapidez a saúde intestinal no início de sua jornada sem grãos, depois de um tratamento com antibióticos ou quando você estiver se recuperando da doença celíaca, da doença de Crohn ou da colite ulcerativa. Nessas situações, existem benefícios claramente documentados em tomar grandes quantidades de uma ampla variedade de espécies bacterianas probióticas, não as quantidades e espécies limitadas fornecidas pelos alimentos fermentados.

Se você não se dispõe a fazer seus próprios alimentos fermentados, o que é extraordinariamente fácil e satisfatório, procure alimentos fermentados no setor de produtos refrigerados de lojas de alimentos naturais ou de supermercados. O rótulo geralmente diz "contém culturas vivas" ou algo semelhante. Evite alimentos fermentados em latas ou em frascos de vidro, pois o processo de embalagem, nesses casos, mata as bactérias.

Outras estratégias dietéticas para estimular mudanças saudáveis na flora intestinal incluem a eliminação de alimentos açucarados e de laticínios que contenham lactose. (O leite, o queijo *cottage* e o iogurte são os que oferecem maior risco; a manteiga, a manteiga clarificada e o queijo fermentado são menos nocivos nesse aspecto.)

AUMENTE A PROBABILIDADE DE SE RECUPERAR DA DOENÇA DE CROHN, DA COLITE ULCERATIVA E DA DOENÇA CELÍACA

A devastação intestinal que atinge as pessoas com esses processos inflamatórios intestinais crônicos pode afetar muitas facetas da saúde digestiva. Remover os grãos da dieta é um passo enorme para a recuperação, mas costuma ser *insuficiente*, mesmo no caso da doença celíaca, que muitas vezes é considerada não mais do que uma forma de intolerância ao glúten. Quase sempre são necessários outros passos para corrigir distúrbios persistentes.

É uma situação semelhante à vivida por muitas pessoas que não têm a doença celíaca nem doenças inflamatórias intestinais, mas que não conseguem recuperar a saúde plena apesar da remoção dos grãos da dieta. Uma recuperação parcial ou malsucedida revela muitos dos mesmos problemas encontrados em pessoas não celíacas, só que num grau maior. Por exemplo, carências de ferro, zinco e vitamina B_{12} podem se desenvolver ainda com maior frequência. Um grave desequilíbrio da flora intestinal, ou disbiose, também ocorre, só que pior. Logo, é de importância igual ou ainda maior que se removam todos os grãos, tanto os que contêm glúten como os que não contêm. Remova todos os grãos com proteínas prolaminas (trigo, centeio, cevada, triticale, triguilho e milho), remova todos os grãos que contenham aglutinina do germe de trigo (os já citados e também o arroz), bem como todos os grãos que contenham fitatos. Em suma, remova todos os grãos. O *teff* e o amaranto são, de todos os grãos, os que menos exercem esses efeitos, mas eles ainda têm implicações na taxa de glicose do sangue e na insalubridade da flora intestinal. Por isso use-os muito pouco ou elimine-os totalmente da dieta.

O retorno à saúde gastrointestinal total pode incluir alguns dos seguintes passos, ou todos eles:

- **Restaure a flora intestinal.** No início, o ideal é tomar um probiótico de elevada potência e amplo espectro. Como a inflamação pode ser substancial e a recuperação exige um período prolongado, você deve tomar probióticos por muito tempo, talvez mesmo anos, para permitir a recuperação total. Pode ser essencial ter o acompanhamento de um profissional de saúde experiente nos processos envolvidos na recuperação desses distúrbios. Uma questão que esse seu profissional de saúde pode querer examinar é se a disbiose é grave o suficiente para justificar um tratamento com antibióticos, administrado juntamente com a ingestão de um probiótico de elevada potência. A ingestão do probiótico deve prosseguir por um longo período depois de terminado o tratamento com os antibióticos. Esse procedimento basicamente permite que sua flora intestinal recomece do zero. Além disso, evite todos os tipos de açúcar e reduza a um mínimo sua exposição à lactose de laticínios, para promover ainda mais a proliferação de espécies bacterianas normais, saudáveis.

- **Mantenha a flora intestinal saudável e reduza a inflamação com fibras prebióticas.** Outras vantagens impressionantes, entre elas efeitos anti-inflamatórios e promotores da recuperação da saúde, podem ser obtidas por meio do uso de fibras prebióticas que não tenham origem nos grãos (veja o que já foi dito sobre fibras prebióticas).

- **Corrija carências de nutrientes.** É comum que haja carência de ferro, zinco e vitamina B_{12}, por causa da inflamação intestinal e dos fitatos dos grãos, que bloqueiam a absorção dos nutrientes. Exames de sangue para pesquisar os níveis de cada um desses nutrientes são fáceis de obter e estão amplamente disponíveis (veja o Apêndice D).

- **Corrija a carência da vitamina D.** A reposição da vitamina D tem impacto especial em pessoas com doenças inflamatórias intestinais[14]. Na realidade, os dados são tão inquestionáveis que, para mim, constitui imperícia *não* dar atenção à vitamina D quando estiverem presentes doenças inflamatórias intestinais. A carência de vitamina D é pior quando o intestino está inflamado, por causa da absorção reduzida das pequenas quantidades existentes nos alimentos. A restauração dos níveis de vitamina D contribui para reverter danos autoimunes e inflamatórios. Sou favorável à obtenção de um nível de 60 a 70 ng/mL de 25-hidroxivitamina D. As doses necessárias para alcançar esse nível podem ser mais altas se você tiver a doença de Crohn ou a doença celíaca, em decorrência da absorção reduzida no intestino delgado. Enquanto a maioria das pessoas precisa de 6.000 unidades internacionais (UI) por dia, pacientes de doenças inflamatórias intestinais e da doença celíaca muitas vezes precisam de doses mais elevadas. Veja as pp. 215-6 para mais informações sobre a correção dessa carência e o monitoramento dos níveis da vitamina D no sangue.

- **Controle a ingestão de gorduras.** Quantidades excessivas de ácidos graxos ômega-6, associadas ao consumo insuficiente de ácidos ômega-3, pioram a inflamação intestinal. Corrigir esses desequilíbrios reduz a inflamação[15]. Isso significa reduzir a um mínimo o uso de óleos ômega-6, como o óleo de milho, o óleo vegetal misto, o óleo de cártamo, o de girassol e o de colza, além de ingerir suplementos de 3.000 a 3.600 mg de EPA e DHA por dia, divididos em duas doses. Para uma absorção melhor, formas líquidas do óleo de peixe são superiores. Vale ressaltar que os ácidos ômega-6, especificamente o ácido linoleico, não devem ser eliminados por completo, por tratar-se de ácidos graxos essenciais, mas a maioria das pessoas obtém quantidades suficientes deles simplesmente consumindo carnes, castanhas e sementes.

- **Considere a possibilidade de uma avaliação para detectar um distúrbio digestivo residual.** A disfunção pancreática, com a consequente digestão incompleta de gorduras e proteínas, pode impedir a plena recuperação, e até mesmo ser um estímulo à disbiose. Essa é uma área importante a investigar, caso os sintomas persistam apesar da eliminação dos grãos da dieta e de uma estratégia que integre probióticos e prebióticos.

- **Faça suplementação do aminoácido glutamina.** Embora ele não seja considerado um aminoácido essencial para o metabolismo do corpo, as células que revestem o intestino (enterócitos) usam de preferência a glutamina, quando ela está disponível. Já se evidenciou que a glutamina ajuda a prevenir lesões a enterócitos e que, em doses de 25 a 50 g por dia, contribui para acelerar discretamente a recuperação da saúde quando a lesão já tiver ocorrido[16].

- **Evite fatores que aumentem a inflamação intestinal ou afetem a permeabilidade intestinal.** Fumar está em primeiro lugar na lista, seguido do uso de medicamentos anti-inflamatórios não esteroides, como o naproxeno, o ibuprofeno e a aspirina. Além disso, você deve reduzir a um mínimo o uso de antibióticos e tomá-los apenas quando realmente necessário. As mulheres devem evitar anticoncepcionais orais, já que o risco de inflamação do intestino aumenta com o seu uso[17]. O estresse também desempenha um papel nesse caso; e, embora ainda não tenham surgido estratégias específicas para a redução dessa associação, é recomendável reconhecer e reduzir as experiências estressantes sempre que possível.

- **Não se preocupe com as fibras.** A última coisa de que alguém com a doença celíaca, a doença de Crohn ou a colite ulcerativa precisa é de mais fibras de celulose, presentes em grãos. Fibras insolúveis de celulose *não* são protetoras e podem até mesmo aumentar a irritação intestinal. Obtenha fibras de legumes e frutas, que nutrem a flora intestinal e já foram associadas a uma redução da inflamação, além das fibras prebióticas, mencionadas anteriormente, que têm propriedades anti-inflamatórias[18].

- **Cogite fazer suplementação anti-inflamatória.** Uma dose de 100 mL de gel de *Aloe vera*, duas vezes por dia, mostrou-se capaz de aliviar sintomas e melhorar as lesões aos tecidos[19]. A curcumina, um componente do conhecido tempero cúrcuma, pode exercer efeitos salutares suplementares em pessoas com doença inflamatória intestinal, em especial nas que têm colite ulcerativa. Um grama (1.000 mg) de curcumina, duas vezes por dia, reduz recorrências de distúrbios inflamatórios intestinais[20]. De modo semelhante, a ingestão de 900 mg de *Boswellia* (um componente do olíbano), três vezes ao dia, foi associada a uma probabilidade maior de remissão tanto da colite ulcerativa como da doença de Crohn[21].

- **Considere a possibilidade de outras intolerâncias alimentares.** Intolerâncias a laticínios são comuns e, se estiverem presentes, podem manter a inflamação e incentivar a disbiose. A intolerância à frutose e alergias a outros alimentos também podem desempenhar um papel nesse caso. É recomendável que a eliminação de alimentos suspeitos e testes para a detecção de intolerâncias sejam conduzidos sob o olhar atento de um clínico com experiência nessas questões.

É demasiado o número de celíacos que ouvem a recomendação de "simplesmente evitar o glúten", sem que mais nenhum esforço seja feito para a obtenção de uma plena recuperação da saúde intestinal. Assim como já vi inúmeras pessoas com a doença de Crohn ou com colite ulcerativa serem submetidas a tratamentos com medicamentos e cirurgias, tendo como resultado uma resposta incompleta, com a continuação da dor, da diarreia, da má absorção de nutrientes e do risco de câncer e doenças autoimunes, mas sem que fosse feito o menor esforço para cuidar de qualquer um desses problemas. Não é assim tão difícil: você pode apostar numa recuperação plena se, após a eliminação dos grãos nocivos da dieta, completar esses importantes passos.

PROBLEMAS NO PARAÍSO: SINTOMAS PERSISTENTES APÓS A ELIMINAÇÃO DOS GRÃOS

O entulho gastrointestinal que permanece depois da explosão nuclear do consumo de grãos nem sempre permite uma recuperação plena sem esforços adicionais. Algumas pessoas apresentam uma melhora inicial no desconforto gastrointestinal, mas têm sintomas residuais anormais, de modo que até se sentem melhor, mas não perfeitamente bem. A natureza dos sintomas persistentes sugere a existência de um problema residual subjacente, bem como sua solução, como veremos agora.

Refluxo ácido, indigestão e azia

Remova os grãos da dieta e você terá removido um fator que desregula a produção de ácido estomacal, a liberação de bile pela vesícula e a função pancreática. Associe a remoção dos grãos a uma estratégia total com probióticos e prebióticos (veja o texto anterior), e a maioria das pessoas passa, sem esforço, a ter uma saúde intestinal fantástica. Mas, e se isso *não* acontecer, e você apresentar sintomas persistentes de refluxo ácido, indigestão, náusea ou azia? É nessa hora que vale a pena se perguntar se os grãos não provocaram uma destruição gastrointestinal tão completa em você que sua recuperação total ainda não ocorreu. Imagine, por exemplo, que você nasceu com uma perna mais curta do que a outra, o que fez com que passasse anos compensando a diferença no seu jeito de andar, resultando em distorções no alinhamento da coluna bem como em inflamação e artrite. Agora imagine que sua perna mais curta foi corrigida, mas sua coluna continua inflamada e artrítica. A causa desapareceu, mas as consequências permanecem, e elas exigem intervenções específicas. É assim que funciona o mundo da eliminação dos grãos. Se o refluxo ácido, a indigestão ou a azia persistirem depois que você já estiver livre dos grãos, procure ver se está presente algum dos seguintes problemas.

- **Disbiose persistente.** Se a questão for essa, uma avaliação formal (seja por meio de um teste respiratório ou por um exame da composição das fezes) poderá encaminhá-lo a uma solução. Pode ser necessário um tratamento com antibióticos, para erradicar organismos insalubres, antes que você repovoe o intestino com espécies salutares. Seja como for, seu futuro inclui um tratamento prolongado com probióticos, bem como a ingestão de prebióticos e alimentos fermentados por toda a vida.

- **Hipocloridria.** A longo prazo, o consumo de grãos desregula a função digestiva no estômago e prejudica a liberação do ácido estomacal para iniciar a digestão dos alimentos. Infelizmente, mesmo depois da remoção dos grãos da dieta, a produção normal do ácido estomacal pode não ser retomada, o que resulta em hipocloridria, ou produção insuficiente de ácido estomacal. Pessoas que tomaram medicamentos anti-inflamatórios não esteroides também são propensas a esse distúrbio. Lembre-se de que os sintomas de baixa acidez estomacal são iguais aos sintomas de alta acidez estomacal. Algumas pessoas nessa situação fazem uma tentativa de recuperação da acidez estomacal com suplementos nutricionais estimulantes, como uma colher de chá ou duas de vinagre de maçã ou um comprimido ou mais de 500 mg de cloridrato de betaína, tomados imediatamente antes das refeições, para que forneçam o ácido[22]. Outras preferem se submeter a uma avaliação formal (um caminho mais seguro) para documentar a hipocloridria e determinar exatamente quanto ácido a mais pode ser necessário para normalizar a função digestiva. Tomar esse tipo de ácido na situação errada, como no caso de excesso de ácido estomacal, pode agravar a situação.

- **Atraso na recuperação da emissão de sinais da colecistoquinina (CCQ).** Como as lectinas dos grãos são desreguladoras muito eficazes dos receptores hormonais de glicoproteínas, como o receptor CCQ do pâncreas e da vesícula biliar, a recuperação da função pancreática ou da vesícula pode não ocorrer de imediato, podendo demorar meses ou anos. Nesse meio-tempo, você pode fazer suplementação com enzimas pancreáticas para auxiliar a digestão dos alimentos, com ácidos biliares para emulsificar gorduras, ou com curcumina (componente da cúrcuma, um condimento), que estimula a liberação da bile por parte da vesícula[23]. O ideal é que decisões desse tipo sejam tomadas com a orientação de um clínico experiente nessas questões.

- **Cogite fazer um teste de intolerância alimentar, em especial em relação a laticínios, frutose, ovos, castanhas e soja.** Pode ser realizada uma variedade de métodos de teste para identificar se um alimento, ou mais de um, está contribuindo para a persistência de uma inflamação intestinal ou de perturbações na flora.

- **Evite fatores que aumentem a inflamação intestinal ou afetem a permeabilidade intestinal.** Essa lista inclui o tabagismo; o uso de medicamentos anti-inflamatórios não esteroides, como o naproxeno, o ibuprofeno e a aspirina; e o uso de anticoncepcionais orais. O estresse também pode perpetuar uma série de fenômenos intestinais anormais. Reconheça essa ligação e tome providências para reduzir a um mínimo as experiências estressantes, se possível.

Prisão de ventre

A prisão de ventre pode ser consequência de uma série de fenômenos que ocorrem isoladamente ou em várias combinações. Não se trata de "intestino preguiçoso", do mesmo modo que os problemas de saúde que afligem os consumidores de grãos não se devem à gula e à preguiça. A defecação irregular ou infrequente é um sinal de que algo está errado com a passagem normal dos restos não digeridos. E o problema decerto não é resolvido com laxantes, que deveriam ser considerados apenas como último recurso.

A hidratação insuficiente está entre as causas mais comuns da prisão de ventre, pois ela faz com que a água seja absorvida, *saindo do* cólon, o que resulta em fezes secas, duras, de difícil passagem pelo intestino. Solução: hidratação intencional e constante. Hidrate-se com água, não com bebidas tolas e destrutivas, como sucos ou águas aromatizadas. Use a água simples, verdadeira – a que supriu os seres humanos desde o início.

Uma baixa produção de muco, que tem como consequência a menor lubrificação intestinal, também pode levar à formação de fezes secas e duras. A redução na produção de muco geralmente decorre de perturbações na composição da flora intestinal. Um tratamento com probióticos, associado ao consumo de fibras prebióticas e de alimentos fermentados (veja nas pp. 236-8), costuma resolver o problema.

A prisão de ventre é outro motivo para o uso de suplementos de magnésio. Se você estiver tomando magnésio só para corrigir ou prevenir uma carência, são preferíveis as formas de absorção elevada, como o malato ou o glicinato. No entanto, se você quiser estimular a regularidade intestinal, tome 400 mg de citrato de magnésio duas ou três vezes por dia. Quando a prisão de ventre foge ao controle, você pode tomar de 800 a 1.200 mg de citrato de uma única vez, ou de 250 a 500 mg de óxido de magnésio. Tanto um como o outro atuam como agentes osmóticos, simplesmente atraindo água para o interior do cólon, para expelir seu conteúdo. (Essa ação é distinta da atuação de laxantes irritantes, como a fenolftaleína e o sene, que, com o uso repetido, podem levar à dependência.)

A suplementação com fibras raramente é necessária com a melhora da função intestinal, característica das pessoas livres dos grãos. Contudo, se você precisar de mais fibras do que as que já obtém com os legumes, as frutas, as castanhas e as sementes, experimente sementes de psílio, sementes moídas de linhaça ou sementes de chia: todas elas podem ser úteis. Certifique-se de se hidratar bem, para que a prisão de ventre não se agrave em vez de melhorar.

Desconforto abdominal

Se um desconforto moderado persistir após a eliminação dos grãos, examine a relação de fatores enumerados anteriormente para o refluxo ácido, a indigestão e a azia. Tenha em mente, porém, que também é possível a manifestação de um problema abdominal que não esteja associado à sua experiência de eliminação dos grãos e que exija atenção formal. Crises de cálculos biliares, apendicite, úlceras estomacais, cistos pancreáticos e diverticulite são apenas alguns dos distúrbios geralmente sugeridos por uma dor abdominal que se agrave ou persista.

Diarreia

Caso a diarreia continue ou surja no meio de sua experiência sem grãos, o mais comum é que ela seja um sinal da persistência da disbiose. Você não perde nada, praticamente, em fazer um tratamento com probióticos, associado a um esforço vigoroso de suplementação prebiótica, para acelerar o repovoamento do cólon com bactérias saudáveis. Se der certo: aleluia! Continue com a suplementação de probióticos por no mínimo mais algumas semanas, senão de meses a anos, para permitir a plena recuperação da saúde intestinal; e continue com estratégias de uso de prebióticos e alimentos fermentados por, digamos, mais uns cinquenta ou sessenta anos.

Se o intestino solto não responder aos seus esforços para restaurar e manter a flora intestinal, será necessária uma avaliação formal para identificar o problema e sua solução, já que há causas que simplesmente não podem ser identificadas sem o acompanhamento médico, podendo exigir uma avaliação da composição fecal em busca de fragmentos não digeridos, óleos e gorduras ou parasitas. Podem surgir infecções intestinais, como a causada pela bactéria *Clostridium difficile*, e que *devem* ser enfrentadas com tratamentos médicos convencionais.

O COCÔ É QUEM MANDA

Tudo bem, você pode debochar da ideia de que a saúde gastrointestinal, o funcionamento de seus órgãos e as populações bacterianas que os habitam podem afetar a saúde digestiva, bem como a saúde geral. Mas a experiência de milhares de pessoas que, com uma simples mudança na dieta, encontraram alívio para problemas intestinais crônicos, incômodos – e, às vezes, incapacitantes –, só pode ser considerada espantosa, nada menos que isso.

O sistema gastrointestinal humano desenvolveu-se ao longo de milhões de anos, elaborando essa fantástica coleção de órgãos que extraem o máximo da nutrição e adaptaram-se para funcionar como um relógio. Nós atrapalhamos a história toda com a introdução desse conjunto de "alimentos" (sementes de gramíneas) que, como se sabe, nunca foram adequados para a dieta humana e foram piorados pela ambição do agronegócio. Isso gerou a perfeita tormenta da saúde gastrointestinal destruída. Reconheça essa verdade essencial e você estará capacitado para reconquistar a saúde gastrointestinal ideal e total.

CAPÍTULO 10

DOMINE O METABOLISMO SEM GRÃOS: RECONQUISTE O CONTROLE SOBRE A GLICOSE NO SANGUE, O COLESTEROL, A SAÚDE ÓSSEA E AS INFLAMAÇÕES

*Não mereço esse prêmio, mas tenho artrite,
e isso eu também não mereço.*

– Jack Benny

INJETE NA EXPERIÊNCIA HUMANA alguma coisa que não pertença a ela, como a *Yersinia pestis*, o organismo que causa a peste bubônica ao ser transmitido de ratos infectados para seres humanos, ou o LSD, com a agitação de seus delírios, alucinações e *flashbacks*, e você pode rapidamente discernir se essas coisas têm ou não um lugar na nossa vida.

Introduza as sementes de gramíneas na dieta humana e todos os tipos de problemas peculiares de saúde começam a surgir. Elas podem provocar efeitos mentais, como um comportamento impulsivo ou irracional. Podem causar uma estimulação do apetite, provocando um consumo anormal ou incessante de alimentos, que não faz sentido em termos fisiológicos. Podem provocar uma erupção cutânea estranha e irritante, que não sara, ou uma diarreia explosiva e imprevisível. Elas podem dar início ao processo de autoimunidade. Resumindo, os grãos são um componente antinatural na experiência alimentar humana. Da mesma forma que nenhum trabalhador respeitador das leis poderia cumprir uma rotina diária enquanto estivesse sob o efeito de LSD, nenhum integrante da espécie *Homo sapiens* pode alcançar e manter uma saúde ideal enquanto estiver sob os efeitos perturbadores das sementes de gramíneas.

Depois de sobreviver às perturbações crônicas da saúde causadas pelos grãos, você os removeu da dieta. Mas será que todos os aspectos de seu metabolismo vão se normalizar com essa remoção? É possível que sim, mas pode ser que não. Ainda que a eliminação dos grãos seja poderosa, pode ser que isso não possibilite desemaranhar plenamente todos os fenômenos metabólicos nocivos à saúde causados pelos grãos; da mesma forma que a abstinência do álcool não corrigirá as carências nutricionais e a cirrose que atingiram um alcoolista enquanto ele bebia. Por exemplo, se você tem diabetes e anteriormente precisou de insulina e de medicamentos por via oral para controlar a glicose no sangue, remover os grãos fará sua taxa de glicose diminuir rapidamente, bem como sua necessidade de insulina e de outros medicamentos – mas nem sempre a taxa atinge o nível normal. Será que você deveria tomar providências para proteger-se de efeitos negativos, como os índices baixos de glicemia? Será que existem outros passos para aumentar ao máximo suas chances de se tornar não diabético, com confiança e segurança, com níveis normais de glicose no sangue e de HbA1c, sem precisar do auxílio de medicamentos? Ou, se você é hipertenso e toma três anti-hipertensivos, passar a viver sem grãos pode baixar sua pressão arterial junto com a redução de sua gordura visceral. Como você pode reduzir seus medicamentos com segurança? E como você pode tirar proveito dessa situação para chegar a não precisar de *nenhum* medicamento?

BRINCANDO COM FOGO

O conceito de metabolismo cobre um território extenso. O metabolismo refere-se a todos os processos químicos por meio dos quais seu corpo usa alimentos, nutrientes e água para crescer, recuperar-se e produzir energia. Ele é a fogueira da energia corporal: precisa de gravetos e lenha para a geração de calor e as transformações de energia de uma forma em outra.

A infinidade de processos da atividade metabólica pode ser rastreada pela avaliação de parâmetros que revelam se ela está avançando de modo saudável ou se desviou do curso e está seguindo diretamente para desastres metabólicos, como diabetes, demência, osteoporose, doença cardíaca, câncer ou obesidade. Muitos distúrbios crônicos e comuns de saúde, talvez a maioria deles, envolvem alguma forma ou algum grau de desregulação do metabolismo.

Começo essa análise pressupondo que você já se lançou em sua própria jornada de eliminação dos grãos para dar início ao processo de anulação de toda a desregulação metabólica provocada por eles. Você pode já ter suportado e completado o processo da síndrome de abstinência. Pode estar começando ou já estar no meio de transformações que levam ao emagrecimento, à redução de inflamações, ao aumento de energia, à interrupção da autoimunidade e a outros processos metabólicos benéficos. Essa exposição vai ajudá-lo a entender se, sem os grãos, os processos de seu metabolismo se normalizaram ou se mais esforços serão necessários para a obtenção da saúde metabólica total. Vou me limitar às formas mais comuns de perturbações metabólicas residuais: diabetes e nível de glicose no sangue, hipertensão, anormalidades do colesterol e osteoporose. À medida que for lendo, você verá que há uma quantidade substancial de pontos em comum entre esses distúrbios, o que explica por que motivo, por exemplo, alguém com diabetes também desenvolve, com o tempo, hipertensão, problemas cardíacos, osteoporose e demência. Os princípios básicos aqui examinados, aplicados às formas mais comuns de desregulação metabólica, aplicam-se, portanto, a muitas outras formas que não são examinadas especificamente. Mesmo que você ache que atingiu um estado de saúde metabólica perfeita, vale a pena continuar a ler e adquirir uma compreensão mais profunda de como atingir e manter uma condição metabólica ideal.

GLICOSE NO SANGUE, HBA1C, DIABETES E HIPERTENSÃO: O QUE SOBE ACABA BAIXANDO

Embora muitos considerem o diabetes o preço da civilização, deveríamos nos livrar desse jugo de subserviência alimentar e proclamar nossa liberdade.

O nível elevado de glicose no sangue é um marcador que define o consumo de grãos. Isso faz perfeito sentido quando você descobre que os grãos são em grande parte indigeríveis, a não ser pelo teor de amilopectina A, o carboidrato que eleva o nível de glicose no sangue ainda mais do que o açúcar comum. Isso vale para todos os grãos, mesmo os menos nocivos, como o painço, o *teff* e o amaranto. Todos os grãos são ricos em amilopectina A, e todos eles aumentam a taxa de glicose no sangue para níveis elevados. Quanto mais grãos você comer, quanto mais frequente for o seu consumo das sementes de gramíneas, mais vezes você verá seus níveis de glicose no sangue se elevarem (ficando tão elevados ou mais elevados do que os resultantes do consumo de balas ou de refrigerantes), o que obriga seu organismo a elevadas respostas de insulina. Esse é o processo que dá início à *resistência à insulina* – níveis mais elevados de glicose no sangue levam a níveis mais elevados de insulina, que levam a níveis mais elevados de glicose no sangue, e assim por diante. Com o tempo, o pâncreas (que produz a insulina) perde sua capacidade de acompanhar esse ritmo. É nesse ponto que a taxa de glicose no sangue sobe ainda mais, atingindo um nível que justifica o diagnóstico de diabetes. Junto com o diabetes, vem o aumento do risco de doenças cardíacas, câncer, demência, hipertensão, catarata, falência renal, neuropatia, fraturas dos ossos e perda de membros.

Agora que entendemos o potencial dos grãos para causar o diabetes, podemos removê-los, com suas propriedades de elevar a taxa de glicose no sangue e seus efeitos estimuladores de produção da insulina. Está na hora de desemaranhar todo o processo de resistência à insulina e dos elevados índices de glicose no sangue.

Diabetes: o preço da civilização e a orientação de saúde moderna

O diabetes é o resultado inevitável da conversão de uma dieta tradicional para uma dieta moderna, como foi observado entre os índios *pima*, o povo aborígine da Austrália e as tribos da floresta amazônica. Todas essas populações praticamente não apresentavam casos de obesidade nem de diabetes enquanto seguiam sua dieta tradicional, mas revelaram níveis epidêmicos de obesidade e diabetes no prazo de apenas alguns anos depois de terem sido apresentadas aos alimentos modernos.

Órgãos como a Associação Americana de Diabetes (ADA, na sigla em inglês) também defendem uma dieta moderna – uma dieta em que foram reduzidas as gorduras saturadas e totais e que inclui até 300 g de carboidratos por dia, obtidos principalmente dos grãos. Eu já presenciei isso centenas de vezes: aconselha-se às pessoas que sigam a dieta da ADA, que é rica em grãos e tem baixa quantidade de gorduras, e a taxa de glicose no sangue sobe, a taxa de HbA1c sobe, a necessidade de insulina e de medicação oral para o diabetes dispara e o peso aumenta em 5, 10, 15 quilos. A situação piora quando se faz a transição para a insulina injetável (semelhante à insulina que seu pâncreas produz, o hormônio de armazenamento de gordura), aumentando as reservas de gordura visceral, agravando a inflamação e a resistência à insulina.

Mais grãos, mais amilopectina A, mais diabetes. Rejeite essa orientação – coma *mais* gorduras e *não* coma nenhum "grão integral saudável" – e o diabetes recua de modo impressionante. Cai o índice de glicose no sangue em jejum, caem os níveis de insulina e a resistência à insulina é revertida; o nível de HbA1c despenca, o peso do corpo e o tamanho da cintura encolhem, o apetite se reduz, a inflamação recua e a necessidade de insulina e de medicamentos por via oral para controlar a taxa de glicose no sangue é reduzida ou eliminada[1]. Agregue a esses benefícios metabólicos algumas estratégias adicionais, como a correção da carência de vitamina D e de magnésio, bem como o manejo da flora intestinal (examinado mais adiante), e você terá um método poderoso para restaurar o controle metabólico normal e minimizar, senão reverter totalmente, a manifestação do diabetes.

Como foi que uma instituição como a ADA errou tanto? Ignorância, covardia, ganância? Vamos ignorar as rendas substanciais obtidas das indústrias de alimentos e de medicamentos que apoiam esse tipo de orientação. (A Cadbury Schweppes, maior fabricante de balas do mundo, foi uma grande patrocinadora da ADA ao longo de anos, assim como os fabricantes de medicamentos para o diabetes Novo Nordisk, Sanofi-Aventis, Merck e Eli Lilly, todos contribuindo com milhões de dólares para a ADA a cada ano.) Você já ouviu o argumento de que, se os grãos integrais substituírem os produtos de farinha branca, diminuirá a probabilidade de ocorrência do diabetes. Isso é de fato (um pouco) verdadeiro, e a ADA caiu como um patinho. O passo seguinte – a eliminação de todos os grãos e de seu potencial glicêmico excepcional – ninguém menciona. Mas é nesse passo que o verdadeiro poder da dieta se manifesta. Agora seria necessário um enorme ato de coragem para uma organização reverter essa mensagem, plenamente, com todas as repercussões legais. É melhor esperar sentado.

Não se trata simplesmente de uma questão de reduzir carboidratos. Trata-se do efeito combinado da eliminação de *todos* os fatores existentes nos grãos. Um fator importante é remover as proteínas prolaminas, que se degradam em opiáceos estimuladores do apetite. Remover as lectinas, que ativam a inflamação e bloqueiam a leptina, o hormônio da saciedade, é outro. Pelo fato de os grãos terem dominado a dieta e de suas formas modernas apresentarem um potencial glicêmico tão extraordinário, remover os grãos da dieta resulta em reduções maiores do que as esperadas nas taxas de glicose e insulina e na inflamação.

Essa é uma questão tão importante que vale a pena repetir. Com a eliminação dos grãos, os níveis elevados de glicose no sangue e o diabetes recuam, não só porque removemos o elevado potencial glicêmico dos cereais. É a combinação desses efeitos que concentra um poder tão espantoso de reversão do diabetes.

Com o tempo, somam-se aos benefícios o emagrecimento e a redução da gordura visceral, que promove a inflamação. É aí que a maioria dos pré-diabéticos passa por um retorno a níveis normais de glicose no sangue; e muitos diabéticos, senão a maioria deles, deixam de ser diabéticos ou, no mínimo, apresentam melhoras acentuadas nas taxas de glicose no sangue, com uma redução da dependência da insulina e de outros medicamentos. Infelizmente, nem todos os diabéticos conseguirão alcançar a plena condição de não diabéticos. O diabetes pode persistir se os anos de pré-diabetes e diabetes tiverem causado lesões às células β do pâncreas, que produzem a insulina. Se, por exemplo, ao longo do processo em que se tornou diabético, você acabou usando insulina e dois medicamentos de via oral para o diabetes, para manter sob controle os níveis de glicose no sangue, e se 50% das células β tiverem deixado de funcionar, o seu controle sobre os níveis de glicose poderá ser insuficiente mesmo depois de você remover os grãos da dieta e de perder peso. Mesmo assim, você ainda terá maior controle sobre os teores de glicose no sangue e de HbA1c, uma menor necessidade de medicamentos e uma redução no potencial para complicações diabéticas.

Além disso, algumas pessoas (menos de 10%) que, quando adultas, receberam um diagnóstico de diabetes tipo 2, bem como um número cada vez maior de crianças e adolescentes, apresentam lesões autoimunes nas células β do pâncreas, semelhantes às apresentadas por diabéticos tipo 1. (Há quem chame esse distúrbio de *diabetes autoimune latente do adulto*, ou LADA [na sigla em inglês].) Também essas pessoas, com a eliminação dos grãos, podem ter um controle melhor dos níveis de glicose no sangue e de HbA1c, emagrecer, precisar de menos medicamentos e reduzir seu potencial para complicações do diabetes. No entanto, elas ainda precisarão de insulina, já que suas células β do pâncreas produzem quantidades insuficientes de insulina (ao contrário dos níveis elevados de insulina do típico diabético tipo 2), e correm o risco de desenvolver uma cetoacidose diabética, um estado potencialmente perigoso causado pela falta da insulina. Se você tiver esse tipo de distúrbio, é melhor seguir a proposta sem grãos com a supervisão de um clínico experiente. Um alerta que indica a presença de lesões nas células β do pâncreas é a incapacidade de redução dos níveis de glicose no sangue, apesar de você já ter eliminado os grãos da dieta, reduzido a ingestão de outros carboidratos e perdido peso. Tudo isso sugere que a produção de insulina é insuficiente.

Para a maioria das pessoas, com o tempo, os benefícios crescem como uma bola de neve. Nas semanas ou meses iniciais, o excesso de peso e a gordura visceral vão encolhendo, enquanto ácidos graxos e triglicerídeos são mobilizados para a corrente sanguínea, um fenômeno natural e esperado durante o emagrecimento. (Num exame de colesterol ou num lipidograma, isso pode aparecer como uma elevação transitória nas taxas de triglicerídeos e uma queda nas de HDL.) Essa enxurrada de ácidos graxos e triglicerídeos bloqueia a atuação da insulina, às vezes a tal ponto que provoca a elevação do nível de glicose no sangue e de HbA1c durante os estágios iniciais do processo de eliminação dos grãos, ou deixa de gerar a queda desejada na taxa de glicose no sangue. Contudo, à medida que a perda de peso continua e, com o tempo, atinge um patamar, as taxas de glicose no sangue e de HbA1c apresentam uma forte queda. Portanto, o tempo também é um fator, e os efeitos plenos de reversão do diabetes geralmente exigem alguns meses para seu desdobramento total. A duração do efeito de bloqueio da insulina causado pela perda de peso também depende de quantos quilos a pessoa precisa perder: para alguém que só precise perder 15 quilos para chegar ao seu peso ideal esse processo pode durar apenas de 4 a 6 semanas, enquanto alguém que precise perder 70 quilos poderá ter de aguentar esse processo por um ano ou mais. Você passou anos sendo agredido pelos grãos para se tornar um diabético, não deveria de modo algum se surpreender com o fato de o processo inteiro não poder ser desfeito em instantes.

Uma questão essencial a ter em mente: se, quando começar o processo, você tiver diabetes e estiver tomando insulina ou medicamentos para diabetes por via oral, existe o perigo em potencial de sofrer hipoglicemia (baixo nível de glicose no sangue), quando eliminar os grãos da dieta. Em outras palavras, à medida que seu apetite se reduz e que você consome menos alimentos que elevam o nível de glicose no sangue, a sensibilidade à insulina do seu próprio corpo é restaurada, ocorre perda de gordura visceral, reduzem-se as inflamações e você se torna menos diabético. A dosagem de seus medicamentos deixa de estar adequada para seu corpo, e você pode apresentar níveis baixos de glicose no sangue, exatamente como poderia acontecer com um não diabético que tomasse medicamentos para o diabetes. Por esse motivo, você precisa tomar algumas precauções, porque é absolutamente necessário evitar a hipoglicemia.

Alerta: tolerância zero contra a hipoglicemia

Por mais que a Associação Americana de Diabetes (ADA) faça alarde sobre querer tratar o diabetes, não se encontra em suas orientações, nos textos de seus "especialistas", em seu *website* ou em qualquer outro lugar uma única recomendação às pessoas sobre como tratar o diabetes tipo 2. Não podemos recorrer à ADA, nem a endocrinologistas (que são em grande parte responsáveis pelo esboço da absurda orientação dietética oferecida pela ADA), nem à maioria dos clínicos em atividade, para aprender como fazer, em segurança, a transição de diabético para não diabético. Por isso, vamos tentar nós mesmos resolver a questão.

Coma alimentos que elevam a taxa de glicose no sangue e aumenta a necessidade de medicamentos para o diabetes aumenta. Reduza ou elimine alimentos que elevam a glicose no sangue, e diminui a necessidade de medicamentos para esse distúrbio. Na realidade, o raciocínio é simples assim.

Mas são necessárias precauções se você for diabético e estiver tomando certos medicamentos. O perigo em potencial é a *hipoglicemia* (níveis de glicose no sangue inferiores a 70 mg/dL) e, com menor frequência, a cetoacidose diabética, se você tiver uma forma de diabetes em que a produção pancreática de insulina é insuficiente. Tenha em mente que muitos médicos farão objeções desinformadas à ideia de reduzir seus medicamentos, já que eles acreditam que o diabetes é incurável, irreversível e constitui um diagnóstico para a vida inteira.

Qualquer pessoa que tome injeções de qualquer forma de insulina precisará reduzir a dosagem para seguir uma dieta sem grãos sem se expor à hipoglicemia. Uma imediata redução à *metade* da dose de insulina é típica. O ideal seria a transição ser empreendida com acompanhamento de um profissional de saúde com experiência em ajudar pacientes a se tornar menos diabéticos ou não diabéticos. Isso quase sempre significa procurar um *novo* clínico, pois é provável que o que prescreveu a insulina originalmente pertença à escola do "diabetes é incurável e irreversível". Mas é importantíssimo salientar que a hipoglicemia deve ser evitada, mesmo que disso resultem alguns níveis de glicose no sangue mais elevados (embora o ideal seja mantê-los abaixo de 200 mg/dL ao longo de todo o processo). Outros medicamentos, em especial certos agentes por via oral, podem causar uma hipoglicemia perigosa, se tomados durante a eliminação dos grãos da dieta. Por esse motivo, muitas pessoas param de tomar esses medicamentos por via oral ou reduzem suas doses, mesmo que isso signifique um aumento temporário na taxa de glicose no sangue.

Não importa que medicamentos você esteja tomando, nessa jornada é essencial monitorar com frequência a taxa de glicose no sangue. Digo a meus pacientes que, durante essa transição, níveis elevados de glicemia (embora abaixo de 200 mg/dL) são preferíveis a níveis baixos (abaixo de 100 mg/dL). À medida que os níveis de glicose no sangue forem baixando,

> você precisará reduzir ainda mais seus medicamentos. Se, por exemplo, você apresentar uma glicemia em jejum de 100 mg/dL ou menos, está na hora de reduzir ou eliminar um medicamento, por exemplo, o que toma antes de dormir.
> Pessoas com diabetes tipo 1, diabetes autoimune latente do adulto ou ainda redução acentuada da função das células β do pâncreas terão necessidade de insulina a vida inteira. Sua dose de insulina e sua necessidade de medicamentos para diabetes por via oral, bem como dos medicamentos para hipertensão, inflamação e outros fenômenos, podem ter suas doses reduzidas de forma impressionante, mas essas pessoas serão sempre dependentes de insulina. A redução da necessidade de medicamentos e de insulina ainda diminui de modo significativo seu risco para complicações diabéticas a longo prazo. Mudanças na dieta, acompanhadas de redução das doses de insulina e de outros medicamentos, só deveriam ser empreendidas com a supervisão de um clínico experiente e disposto a isso.

CRIE UMA MÃO IMBATÍVEL CONTRA O DIABETES

Vá a Vegas e aposte contra a casa e é provável que você saia perdendo. Torne-se diabético ou pré-diabético e arrisque-se numa dieta de "grãos integrais saudáveis", e tanto faz se você desistir do jogo e for tomar um martíni. Está claro que vai perder.

Depois da eliminação dos grãos, há uma série de estratégias que funcionam com sua dieta aperfeiçoada e o levam mais perto de minimizar ou eliminar seu diabetes. Elas são importantes e podem, às vezes, ser a diferença entre o sucesso e o fracasso, do mesmo modo que, no pôquer, ter na mão um curinga ou dois.

Entre as estratégias mais importantes estão as seguintes:

Suplemente com vitamina D. A correção da carência de vitamina D reduz o nível de glicose no sangue ao restaurar a resposta do corpo à insulina. A reposição da vitamina D pode até mesmo manter ou restaurar em parte a função das células β do pâncreas, que produzem insulina – quase mais nada consegue esse efeito[2]. A vitamina D também exerce um efeito anti-inflamatório, permitindo que a insulina cumpra melhor seu papel. (Veja na p. 216 o nível ideal de vitamina D a almejar.)

Suplemente com magnésio. A carência de magnésio é especialmente comum entre os diabéticos e contribui para os níveis mais elevados ou imprevisíveis de glicose no sangue[3]. Procurar atingir valores na metade superior da faixa de referência tem se revelado útil para aliviar os sintomas da carência do nutriente, assim como reduzir os níveis imprevisíveis de glicose no sangue, a pressão alta, as cãibras nos dedos das mãos e nas panturrilhas e regularizar ritmos cardíacos anormais. (Veja na p. 134 informações sobre a escolha do tipo e da dose certa de magnésio para você.)

Obtenha potássio em quantidade suficiente. O método mais fácil e natural para obter potássio em abundância consiste em incluir verduras, coco, abacate, peixe e bananas verdes na sua rotina diária de alimentação. Revelou-se que esses alimentos exercem muitos benefícios para a saúde, entre eles o de reduzir a pressão arterial. Muitas pessoas também escolhem fazer a suplementação com uma forma alcalina de potássio, como o citrato ou o bicarbonato de potássio. Para garantir uma ingestão suficiente de potássio, capaz de reduzir a pressão arterial ao longo do tempo, tome, por dia, três ou quatro cápsulas de 99 mg, a forma mais comercializada. Já se evidenciou que o citrato de potássio reduz a pressão arterial sistólica em 7,9 mmHg e a diastólica em 6,4 mmHg após três meses de uso[4].

Deixe feliz sua flora intestinal. Uma estratégia incipiente e empolgante para reduzir a glicose no sangue e melhorar a resposta à insulina está resultando de *insights* no uso de fibras prebióticas, que não são digeríveis pelas enzimas humanas, mas são digeríveis pela flora intestinal[5]. Essa deve ser considerada uma estratégia a longo prazo, não o tipo de coisa que se faz por um dia e já produz uma melhora, pois é necessário que ocorram mudanças na flora intestinal e nos subprodutos metabólicos desta, mudanças na saúde das células intestinais e alterações nas respostas de hormônios derivados da gordura visceral, que afetam os níveis de glicose e de insulina no sangue, para que os fenômenos do diabetes retrocedam. Portanto, é essencial a constância a longo prazo. Consuma esses produtos todos os dias. Podemos obter carboidratos prebióticos de fontes que não são grãos, como as leguminosas e os tubérculos, bem como de outros legumes. (Veja na p. 238 uma lista mais completa.)

Meu único motivo para escolher esse caminho foi minha saúde.

Comecei minha jornada porque queria engravidar. Depois de alguns abortos espontâneos, fertilizações *in vitro* sem sucesso, síndrome do ovário policístico (SOP), diabetes tipo 2, pressão alta e colesterol alto, decidi fazer alguma coisa. Fiz o suficiente para conceber minha filhinha linda, mas fracassei totalmente depois que ela nasceu.

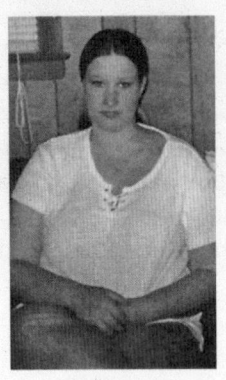

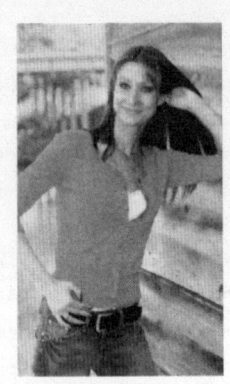

Quase três anos atrás, resolvi voltar a me dedicar à minha saúde. Comecei com 130 quilos. Até agora emagreci 80 quilos e não estou tomando nenhum medicamento de prescrição. Comer de acordo com esse estilo de vida me curou do diabetes, da pressão alta e do colesterol alto. E minha SOP não se manifesta há séculos (nenhuma dor nem ciclos menstruais malucos). Eu não esperava que essa mudança curasse minha síndrome do intestino irritável nem que atingisse a minha tireoide, mas agora meus níveis estão normais! O que é estranho é que meus gânglios linfáticos viviam inchados e eu estava sempre fazendo biópsias. Seis meses depois de me livrar do trigo, esse problema desapareceu. Todas as minhas dores sumiram, e eu não tenho uma enxaqueca há mais de dois anos. Eu dormia de dez a onze horas por noite; agora durmo de seis a sete horas e me sinto ótima. Essa é a vida que eu imaginava. Sem meus problemas de saúde, acho que não teria iniciado essa jornada. Só lamento não ter começado mais cedo!

Ainda não gosto de falar com as pessoas, mas agora posso andar de cabeça erguida, sem ficar olhando para o chão por medo do que as pessoas pensam de mim. Tenho orgulho de mim mesma e de quem eu sou agora.

Quando digo que *Barriga de trigo* me salvou, eu sei do fundo do coração que, sim, ele me salvou. Eu estava pronta para desistir, mas não desisti. Eu realmente devo minha vida à sua pesquisa e à sua obra maravilhosa. Obrigada!

Melissa Ann, Louisburg, Carolina do Norte

Há uma série de outros suplementos nutricionais que apregoam reduzir as taxas de glicose no sangue, entre eles o cromo, o *ginseng* americano e o *pycnogenol*. Pela minha experiência, essas estratégias raramente são necessárias, e são de pouca utilidade, porque seus efeitos ou são pequenos demais para fazer diferença de fato (como no caso do cromo) ou têm consequências que podem não ser totalmente benéficas (por exemplo, o *ginseng* americano pode estimular a liberação de insulina pelo pâncreas, podendo agravar as exigências sobre um pâncreas já sobrecarregado). Uma exceção talvez seja a canela, pois ela já faz parte de nossa dieta. A canela do Ceilão é a variedade que mostrou ter algum efeito na redução da taxa de glicose no sangue, mas não conte demais com isso. Em geral, ela tem se revelado decepcionante na redução da taxa de glicose no sangue, apesar de relatos sugerirem um efeito positivo[6].

Antes do consumo dos grãos, e sem dúvida antes das orientações amplamente difundidas para tornarmos os grãos o ingrediente principal de nossa dieta, o diabetes era incomum. A perda de peso e de gordura visceral experimentada por você após a eliminação dos grãos, associada às poucas estratégias adicionais já mencionadas, deveria tornar em grande parte supérfluo o uso desses suplementos.

DESENREDE A HIPERTENSÃO

Uma vez que, na maioria das pessoas, a hipertensão é basicamente um fenômeno paralelo à taxa de glicose no sangue, todos os esforços que ajudam a reduzir os níveis elevados de glicose, com o tempo, também reduzem a pressão arterial. Isso quer dizer que você deveria tomar sua vitamina D e seu magnésio, bem como controlar sua flora intestinal, como visto na p. 232. Além disso, a suplementação com ácidos graxos ômega-3 de 3.000 a 3.600 mg por dia, divididos em duas doses, permite uma queda suave da pressão arterial.

Há algumas questões singulares em torno da pressão arterial.

- Reduções na pressão arterial podem ser retardadas pela quantidade de ácidos graxos e triglicerídeos liberada na corrente sanguínea à medida que a pessoa passa por uma progressiva perda de peso. Logo, não se sinta frustrado se seu peso estiver baixando, sua gordura visceral estiver sumindo, mas sua pressão arterial teimar em continuar alta. A pressão arterial costuma baixar algumas semanas depois que seu peso atingir o nível desejado, já que a liberação de ácidos graxos se desacelera.

- Alguns medicamentos para a pressão arterial não podem ser interrompidos abruptamente, sua retirada precisa de uma redução gradativa. Isso se aplica em especial aos betabloqueadores e à clonidina. Você deveria procurar a ajuda de um profissional de saúde experiente para deixar de tomá-los aos poucos, já que é preciso que sejam avaliadas a viabilidade e a segurança da remoção desses medicamentos. (Para alguém que toma um betabloqueador para a hipertensão, o processo de retirada progressiva do medicamento pode ser diferente se também estiverem presentes doença coronariana, angina, problemas de ritmo cardíaco e enxaquecas.) Livrar-se dos betabloqueadores e dos diuréticos, como a hidroclorotiazida e a clortalidona, permite reduzir a taxa de glicose no sangue e elevar a taxa de HDL, diminuir as taxas de triglicerídeos e de partículas pequenas de LDL e reduzir o potencial a longo prazo para o diabetes em até 30%. Além disso, ressalte-se que os betabloqueadores também bloqueiam sua capacidade de perder peso. Removê-los ajuda a restaurar essa capacidade.

- Atingir seu peso ideal elevará ao máximo a probabilidade de você normalizar a pressão arterial e se livrar dos medicamentos. Para algumas pessoas, até um pequeno excesso de peso acima do ideal pode causar a persistência de pressão arterial elevada, em especial se ele estiver alojado no abdômen. Perder esse pequeno excesso de peso costuma gerar benefícios extraordinários na redução da pressão arterial.

Uma ou outra pessoa apresentará hipertensão apesar de fazer tudo certo. Em geral, atribui-se essa situação a variantes genéticas que causam hipertensão, o que sugere possíveis benefícios em controlar a hipertensão com medicamentos de prescrição, pelo menos até que surjam novas descobertas sobre um manejo melhor e natural dessas variantes genéticas.

Exatamente como devemos ter tolerância zero com a taxa de glicose no sangue baixa, devemos ter tolerância zero com a pressão arterial baixa, ou hipotensão. Embora não seja tão perigosa quanto a hipoglicemia, a hipotensão, quando extrema, pode fazer com que você desmaie ou mesmo se machuque. Peço a meus pacientes que relatem qualquer sensação de tontura que se manifeste e verifiquem a pressão arterial diariamente. Quando ocorrem tonturas ou uma pressão arterial (sistólica) de 100 mmHg ou abaixo desse valor, os medicamentos para a hipertensão precisam ser reduzidos ou eliminados de imediato. (Ressalte-se que pode haver exceções, em decorrência das precauções já mencionadas acerca de certos medicamentos.) Além disso, a ingestão de líquidos e de sal precisa ser examinada. Sem as propriedades dos grãos de reter sal e líquidos, a maioria das pessoas precisa tanto de uma hidratação vigorosa quanto do uso, desde que moderado, de sal, que é o *oposto* do que vale para os consumidores de grãos.

Saiba que a maioria das pessoas que toma um medicamento, ou mais de um, contra a hipertensão está simplesmente tomando medicamentos que tratam de mais uma das manifestações de uma dieta que contém grãos, nada além disso. Remova os grãos, trate de carências comuns que atormentam o ser humano moderno, e a maioria das pessoas consegue voltar a apresentar pressão arterial normal de 120/80, ou abaixo desse nível.

DUENDES, NINFAS, COLESTEROL ALTO E OUTRAS NOÇÕES FANTASIOSAS

No início de sua jornada sem grãos, muitas vezes as pessoas se inquietam com a perda dos supostos benefícios dos grãos para a saúde, enquanto aumentam sua ingestão de gorduras, entre elas as saturadas. Sua preocupação é que uma mudança alimentar desse teor venha a "aumentar o colesterol" e, com isso, aumentar o risco de doenças cardíacas.

Vamos esclarecer esse ponto de uma vez: o colesterol presente em sua dieta não causa doenças cardíacas, assim como também não o fazem a gordura, a gordura saturada ou um boneco de vodu espetado com alfinetes por seu maior inimigo. Só porque o colesterol é encontrado tanto em partículas na corrente sanguínea quanto na placa aterosclerótica não significa necessariamente que esta seja causada por ele. Afinal, o colesterol constitui 25% do teor de gordura de *todas* as células do corpo. O colesterol na corrente sanguínea não causa doenças cardíacas, mas é uma forma conveniente de avaliar o risco de elas ocorrerem. Exatamente como você não culparia a vareta medidora do óleo se o motor de seu carro não ligasse, não deveríamos acusar essa "vareta" que mede partículas de colesterol no sangue de provocar doenças cardíacas. Então por que tanta e tão surpreendente atenção voltada para uma coisa tão inocente quanto o colesterol? Por que foram gastos bilhões de dólares de *marketing* recomendando que reduzamos seu consumo? Por que contingentes de médicos e representantes de laboratórios distribuem medicamentos para seu tratamento? Por que artigos na mídia não param de nos avisar de seus perigos?

Para entender a situação, precisamos estudar como e por que chegamos até aqui, além de saber o que *realmente* acontece no corpo que aumenta o risco de doenças cardíacas. Pode ser um pouco difícil acompanhar esse exame, mas creio que o mundo do colesterol se tornará de uma transparência cristalina quando você compreender esses conceitos.

Uma rápida aula de história sobre os exames de colesterol. Voltemos ao início da década de 1960, quando o dr. William Friedewald e outros cientistas pesquisadores dos Institutos Nacionais de Saúde (NIHs, na sigla em inglês) realizaram estudos sofisticados sobre os vários componentes do sangue. Eles chegaram ao entendimento de que proteínas portadoras de gordura (lipoproteínas), presentes na corrente sanguínea, pareciam ganhar acesso às paredes das artérias, como as do coração, levando com isso a acúmulos de aterosclerose e, com o tempo, a infartos. Eles concluíram que quantificar as lipoproteínas na corrente sanguínea seria um bom método para avaliar o potencial, a longo prazo, para aterosclerose coronariana. A equipe dos

NIHs também sabia que, quando o sangue era girado a alta velocidade (centrifugado), ocorria a separação das lipoproteínas do sangue nos tubos de ensaio em várias frações: uma fração de alta densidade ficava no fundo do tubo, e frações de baixa densidade e de densidade muito baixa ficavam mais para cima. Em especial, as partículas que constituíam a fração de baixa densidade pareciam ser as mais ricas em colesterol – e o colesterol era um dos compostos extraídos de artérias com aterosclerose.

Não importa de que fração de densidade ela seja proveniente, cada partícula de lipoproteína possui vários componentes, como fosfolipídeos, proteínas, triglicerídeos e colesterol. O dr. Friedewald e seus colaboradores deduziram que, ao escolher um componente e medi-lo, eles poderiam compará-lo em indivíduos diferentes. Medir um componente em cada fração de densidade *quantificava de modo indireto as lipoproteínas em cada fração de densidade*. Níveis mais altos de um componente numa fração correspondiam, embora aproximadamente, a maiores quantidades de lipoproteínas naquela fração – na prática, uma vareta medidora de lipoproteínas. Eles escolheram o colesterol para a medida indireta porque ele era um componente importante da placa aterosclerótica, estava presente em todas as frações de densidade e podia ser medido facilmente com a tecnologia da década de 1960. Por isso, mediram o colesterol no sangue não fracionado (colesterol total) e depois em cada fração de densidade: uma fração de lipoproteínas de alta densidade (HDL), uma fração de baixa densidade (LDL) e uma fração de densidade muito baixa (VLDL). A quantidade de colesterol em cada fração foi usada para comparar a quantidade de colesterol de uma pessoa com a de outra, e isso permitiu que eles, de modo indireto, comparassem o número de lipoproteínas em cada fração de densidade.

O colesterol era, portanto, um componente conveniente para a medição. Eles poderiam ter escolhido fosfolipídeos, triglicerídeos ou qualquer outro componente, mas escolheram o colesterol. O colesterol não foi medido por ser o *causador* da aterosclerose. Ele simplesmente era um dos componentes da placa aterosclerótica que também podiam ser medidos na corrente sanguínea. O dr. Friedewald e seus colaboradores deram um passo a mais: como era trabalhoso medir a fração de baixa densidade, eles criaram uma equação simples que permitiu aos laboratórios medir o colesterol total na amostra de sangue, as frações de alta densidade e de densidade muito baixa, e, então, estimar a fração de baixa densidade por meio de um cálculo aproximado. Isso lhes forneceu um valor muito próximo do valor obtido por meio da medição real. Algumas pressuposições foram empregadas para permitir esse cálculo, entre elas a de que todo mundo seguisse uma dieta razoavelmente uniforme.

Apesar de suas reconhecidas imperfeições, esse foi o início do lipidograma convencional de três medições – colesterol total, colesterol HDL e colesterol VLDL (agora estimado por meio da medição de triglicerídeos) – que é então usado para calcular o colesterol LDL:

colesterol LDL = colesterol total – colesterol HDL – triglicerídeos/5

(Triglicerídeos divididos por 5 é uma estimativa do colesterol VLDL.)

Esse tipo simples de exame foi amplamente adotado para avaliar o risco de doença coronariana e de infartos, apesar das dúvidas do dr. Friedewald e dos seus colaboradores acerca de suas limitações, entre elas as incorreções introduzidas quando os valores correspondentes ao colesterol de alta densidade e ao de densidade muito baixa se afastavam da faixa pressuposta. Como seria de esperar, à medida que os lipidogramas, que incluíam valores de colesterol LDL obtidos por meio da "equação de Friedewald", difundiam-se no uso clínico, inúmeras objeções foram levantadas, afirmando que esses exames eram imperfeitos, imprecisos e ultrapassados[7].

Além do fato de essa avaliação ser aproximada e indireta e de trazer embutidos pressupostos falhos, ela também tinha outras deficiências. Por exemplo, como ela dependia principalmente da medição ou do cálculo da quantidade de colesterol nas várias frações de densidade de lipoproteínas do sangue, nenhum esforço era feito para decifrar a verdadeira forma, conformação, densidade, características superficiais, duração de persistência ou outros aspectos cruciais do comportamento das lipoproteínas. Em vez disso, pressupunha-se que todas as partículas de lipoproteína nos limites da, digamos, fração de baixa densidade eram iguais em todas as pessoas, independentemente de idade, sexo, dieta, peso, níveis de glicose e de insulina no sangue, presença ou ausência de diabetes, e assim por diante, porque se considerava apenas a perspectiva do teor de colesterol.

Agora, avancemos rapidamente para as décadas de 1980 e 1990, quando foi inventada uma forma muito inteligente para tirar proveito desse método de exames amplamente adotado, embora falho.

Foram criadas as estatinas, que inibem a síntese de lipoproteínas pelo fígado, ao bloquear a enzima HMG-CoA redutase. Esses medicamentos foram anunciados como fármacos "redutores do colesterol" porque, ao reduzir a produção de colesterol pelo fígado, a produção de lipoproteínas também era reduzida.

Muito embora a contribuição da dieta para a síntese do colesterol a partir dos alimentos (como gemas de ovos e gorduras animais) vá de pequena a insignificante em comparação com a capacidade do corpo para fabricar colesterol, esses alimentos foram rotulados como nocivos à saúde, enquanto alimentos com baixo teor de colesterol (grãos, legumes, verduras e açúcares) foram rotulados como saudáveis. Em grande parte foi ignorada a contribuição que os carboidratos fazem ao aumento da produção de colesterol pelo fígado[8]. E o que é pior, o potencial dos carboidratos para provocar a formação de quantidades excessivas de VLDL, que causam alterações impressionantes no tamanho, na densidade e na composição de outras partículas (como reduzir o tamanho da partícula de LDL de grande para pequeno), nunca foi reconhecido, porque o exame padrão para o colesterol não reflete esses fenômenos.

A atenção concentrada nos valores aproximados fornecidos pelos exames de colesterol, em especial o cálculo do colesterol LDL, também instigou a orientação nacional pela redução da ingestão de gorduras totais, gorduras saturadas e colesterol, uma campanha que não conseguiu reduzir o colesterol total nem o LDL nos Estados Unidos[9]. No país inteiro, reduções no colesterol total e no LDL são atribuíveis somente ao uso de estatinas, não a mudanças na dieta. (Isso mesmo: aconselhe as pessoas a seguir a dieta errada e, depois, chegue para "salvá-las" com medicamentos de prescrição.) Dirigimos toda a nossa atenção para um único componente das lipoproteínas, o colesterol, deixamos de lado os comportamentos variados que elas apresentam e então equiparamos o colesterol nas lipoproteínas com o colesterol na placa aterosclerótica. É assim que nos encontramos no início do século XXI, depois dessa mancada, chegamos aqui com centenas de milhões de pessoas no mundo inteiro recebendo tratamento para o "colesterol alto".

Por que não medir as *lipoproteínas*?

Não podemos culpar pessoas como o dr. Friedewald por essa mancada, pois a intenção dele, meio século atrás, foi tão somente fornecer um método simples e amplamente acessível de caracterizar lipoproteínas. Não muitos anos depois de o dr. Friedewald e seus colaboradores terem completado sua pesquisa, surgiu a tecnologia para medir de modo direto, rápido e fácil as lipoproteínas em todas as frações do sangue, basicamente tornando seus métodos desnecessários e ultrapassados, como os teletipos e os mimeógrafos. A ultracentrifugação, a eletroforese e a ressonância magnética nuclear (RMN) comprovaram, todas elas, sua utilidade como meio de examinar *diretamente* tanto a quantidade quanto o tamanho das várias frações de lipoproteínas – não o colesterol presente nas frações de lipoproteínas, mas as próprias lipoproteínas, incluindo avaliações de tamanho, carga elétrica superficial, densidade, conteúdo de triglicerídeos e outras características. Esses métodos estão amplamente disponíveis há mais de vinte anos – amplamente disponíveis, mas não amplamente utilizados. (Eu os uso há quase todo esse tempo.) Como a prática médica exige vinte anos ou mais para que uma noção convencional ceda lugar a novas percepções, mesmo hoje o método ultrapassado e aproximado de analisar lipídios, ou "colesterol", persiste. O método está ainda mais arraigado por causa do enorme esforço de *marketing*, sem precedentes, de laboratórios farmacêuticos que fabricam as oito estatinas disponíveis, medicamentos que produzem mais de 20 bilhões de dólares por ano em vendas. As estatinas estão entre os fármacos de maior sucesso financeiro da história.

Já não resta a menor dúvida: as avaliações de lipoproteínas são substancialmente superiores às avaliações de colesterol. Elas fazem melhores previsões da quantidade de aterosclerose e da probabilidade de infarto e mortalidade cardiovascular[10]. Na realidade, muitas análises evidenciaram que medir o colesterol total e o LDL praticamente não é melhor do que jogar dados na previsão do risco de doenças cardíacas, classificando esses índices como os *piores* marcadores de risco cardiovascular entre todos os examinados. Pessoas com risco baixo ou nenhum risco recebem prescrições de estatinas, enquanto pessoas com risco elevado não são tratadas ou são tratadas de modo insuficiente ou incorreto. Nesse jogo de dados, o único vencedor é a indústria farmacêutica.

A pergunta que deveria ser feita quando lidamos com a doença coronariana é a seguinte: "Quais frações de lipoproteínas parecem estar associadas a um aumento do risco de doença coronariana e o que pode ser feito para modificá-las?" Descobrimos então que uma série de lipoproteínas surgem como culpadas. Por exemplo, um aumento da quantidade de partículas de VLDL e uma redução no número de partículas grandes de HDL (muitas vezes chamadas de HDL2b) foram associados a um risco aumentado. Em especial, um aumento na quantidade e na porcentagem de partículas pequenas de LDL demonstrou estar entre os marcadores de risco mais eficazes.

As partículas pequenas de LDL são mais propensas à oxidação e à glicação (modificação pela glicose), permanecendo muitos dias a mais na corrente sanguínea do que as partículas grandes de LDL. Elas são mal processadas pelo fígado, mas aderem mais aos tecidos das artérias e à placa aterosclerótica, além de serem desencadeadoras mais fortes de respostas inflamatórias nas artérias[11]. Partículas pequenas de LDL, duradouras e *glicoxidadas* – glicadas e oxidadas –, deveriam ser vistas como o principal suspeito de causar doenças cardíacas.

O que aciona as partículas pequenas de LDL? Três coisas: grãos, açúcares e leguminosas cozidas ricas em amido (nessa ordem, do mais responsável para o menos). A predisposição genética também exerce seu papel, tendo em vista que o consumo de uma quantidade padrão de amilopectina de grãos pode produzir 1.500 nmol/L de partículas pequenas de LDL num indivíduo, mas apenas 700 nmol/L em outro. Mas permanece o fato de que essas partículas pequenas de LDL derivam do consumo dos três tipos de alimentos citados.

As gorduras também têm seu papel, mas ele é secundário. Elas aumentam o número de partículas pequenas de LDL ativadas pelo consumo de grãos, açúcares ou leguminosas cozidas, ricas em amido. O consumo de gordura na ausência dessas três fontes de carboidratos raramente provoca a formação de partículas pequenas de LDL. (Há eventuais exceções genéticas a essa regra geral.)

Você agora pode ver que a pergunta comumente formulada "Será que essa mudança no estilo de vida vai elevar meu colesterol?" é simplista demais para ter uma resposta direta. Em vez disso, a pergunta deveria ser "Quais são as consequências, em termos de lipoproteínas, dessa mudança no estilo de vida?" Essas consequências incluem o seguinte:

- **Reduções nas partículas de VLDL.** Reduções impressionantes no número de partículas de VLDL refletem a conversão reduzida de amilopectinas em triglicerídeos, pela redução da lipogênese *de novo* no fígado (conversão de carboidratos em triglicerídeos), bem como uma redução acentuada nas lipoproteínas após as refeições (pós-prandiais), que antes se desenvolviam a partir da digestão das amilopectinas dos grãos[12]. A redução nas partículas de VLDL é crucial para reduzir as partículas pequenas de LDL e de HDL, bem como para baixar a taxa de glicose no sangue e permitir que as respostas da insulina se normalizem, já que a formação das partículas VLDL é o primeiro passo na criação desse leque de efeitos[13].

- **Redução nas partículas pequenas de LDL.** Uma redução comum (em termos de um exame de RMN típico) seria de 1.800 nmol/L no início do processo para 200 nmol/L ou mesmo zero depois da eliminação dos grãos. Uma redução nas partículas pequenas de LDL significa que as partículas de LDL propensas à oxidação e à glicação, que persistem por longos períodos, já não se encontram presentes ou estão presentes em quantidades muito reduzidas. Uma redução no número das partículas de VLDL leva a uma formação reduzida de partículas pequenas de LDL. Se os grãos forem eliminados, ocorrem menos lipogênese *de novo* no fígado e menor produção de partículas de VLDL. O número das partículas pequenas de LDL diminui ou elas são eliminadas – e o risco de doença cardíaca se reduz junto.

- **Aumento do HDL total, aumento das partículas grandes de HDL (HDL2b), redução das partículas pequenas de HDL (HDL2a).** A redução do número das partículas de VLDL também resulta na menor formação de partículas pequenas de HDL, que são menos protetoras, e num aumento do número das partículas grandes de HDL, que são mais protetoras.

Prestar atenção aos efeitos da dieta sobre as partículas de VLDL e sobre as partículas pequenas de LDL ensina ao observador rapidamente algumas lições importantes: cortar a gordura exerce pouca mudança nas lipoproteínas, enquanto o consumo irrestrito de carboidratos e grãos causa perturbações significativas, entre elas, surtos substanciais de partículas de VLDL e criação de partículas pequenas de LDL. Por outro lado, eliminar os grãos e limitar açúcares e leguminosas cozidas gera reduções impressionantes em partículas pequenas de LDL e nas partículas de VLDL.

Apesar das limitações do exame padrão para o colesterol, ele de fato aponta mudanças que são bastante previsíveis e evidentes para o observador bem informado (embora em geral subestimem as verdadeiras mudanças subjacentes, que ocorrem nas lipoproteínas). Entre elas, estão as seguintes:

- **Redução dos triglicerídeos.** Esse efeito pode ser extraordinário, como uma queda de 600 para 60 mg/dL. Isso ocorre porque cortar a amilopectina dos grãos, assim como outras fontes de açúcares (como balas, refrigerantes e lanches doces), interrompe o fluxo de açúcares para o fígado, que já não converte esses carboidratos em triglicerídeos. A redução dos triglicerídeos também permite que o número de partículas de HDL aumente, a taxa de glicose no sangue baixe e as respostas à insulina melhorem.

- **Aumentos no número de HDL.** Como o excesso de triglicerídeos no sangue leva a degradação e eliminação das partículas de HDL, a redução dos triglicerídeos permite o aumento do número de partículas de HDL. Com o tempo, isso pode resultar em aumentos espetaculares no número dessas partículas. Uma mudança de 39 para 80 mg/dL não seria de todo incomum. (No meu caso, meu valor de HDL subiu de 27 para 97 mg/dL, um aumento de mais de 300%.)

- **O colesterol LDL perde o sentido.** Lembre-se de que o colesterol LDL é calculado pela equação de Friedewald, que pressupõe que todo mundo coma a mesma dieta com quantidades relativamente altas de carboidratos e rica em grãos, e que os valores de triglicerídeos e de HDL de todo mundo se encaixam numa faixa estreita. À medida que passamos para uma dieta sem grãos e com limitação de carboidratos, os pressupostos embutidos no cálculo de Friedewald já não são válidos. Nós já não consumimos amilopectinas, que fazem subir os valores dos triglicerídeos, enquanto a composição dos triglicerídeos das partículas de VLDL e de outras lipoproteínas é extremamente modificada. Para começar, o valor calculado de colesterol LDL era aproximado e impreciso. Com essa mudança de estilo de vida, ele perde essencialmente todo e qualquer valor. Portanto, num estilo de vida sem grãos, o valor de colesterol LDL pode subir, baixar ou permanecer inalterado, mas geralmente ele não significa nada.

- **O colesterol total pode ir para um lado ou para o outro.** Como o colesterol total inclui o HDL (que sobe), os triglicerídeos (que baixam) e o colesterol LDL (que pode reagir de um modo ou de outro), você não tem como prever que sentido o valor de seu colesterol total vai seguir. Como resulta de determinantes tão variados, o colesterol total é um valor sem significado importante. É um absurdo que ele ainda chegue a ser informado em lipidogramas.

A esta altura é provável que você já possa avaliar o valor limitadíssimo e a natureza imprecisa dos exames de colesterol – uma imprecisão que permite conclusões falhas, como a de que "reduzir a gordura saturada reduz o colesterol". Embora os triglicerídeos e as partículas de HDL num exame padrão de colesterol costumem apresentar uma melhora impressionante com esse estilo de vida, a maioria dos médicos não presta atenção a esses valores, preferindo se concentrar no valor mais falho, porém mais considerado pela indústria farmacêutica, o colesterol LDL resultante de cálculo.

A forma de resolver esse problema é insistir na realização de uma análise total de lipoproteínas, se você quiser obter uma visão real de seu potencial para doenças cardiovasculares. (Veja o Apêndice D para informações sobre exames de lipoproteínas. Eles estão amplamente disponíveis e agora também são amplamente cobertos por planos de saúde, embora seu médico talvez não saiba disso.) Tenha em mente que você pode precisar procurar um médico mais bem informado para ajudá-lo a interpretar os resultados – algum clínico que tenha investido tempo e esforço para continuar estudando e que, talvez, tenha até chegado a compreender a natureza absurdamente simplista e interesseira do argumento de "reduza seu colesterol". O estilo de vida sem grãos gera uma melhora extraordinária nos valores de lipídios e lipoproteínas, mas exige um olhar abalizado para o entendimento das mudanças – não o de alguém que só enxerga o valor estimado de colesterol LDL, as prescrições de estatinas e o bem-apessoado representante do laboratório, com suas promessas de jantares e viagens a Orlando com todas as despesas pagas.

Outras estratégias para melhorar os valores de lipídios e lipoproteínas

Além da eliminação dos grãos, há estratégias que podem gerar outras melhoras nos valores registrados pelos exames de lipídios e lipoproteínas. Talvez você não se surpreenda ao descobrir que muitos dos mesmos suplementos e mudanças de estilo de vida examinados para outros distúrbios também beneficiam os resultados para lipídios e lipoproteínas.

- **Reponha a vitamina D.** Além de todos os outros efeitos maravilhosos de se chegar a um nível sanguíneo favorável de 25-hidroxivitamina D, a reposição desse hormônio importante, ao longo de muitos meses, também reduz triglicerídeos, eleva as partículas de HDL e contribui para a redução das partículas pequenas de LDL[14].
- **Faça suplementação de ácidos graxos ômega-3.** O EPA e o DHA do óleo de peixe (mas *não* o de *krill* ou de fontes de ácido linolênico, como as sementes de linhaça ou a chia) reduzem os valores de VLDL e de triglicerídeos tanto nas medições em jejum como naquelas feitas após refeições. O efeito é impressionante, em especial quando são usadas doses de 3.000 a 3.600 mg de EPA e DHA por dia. (Observe que a quantidade não se refere ao volume de óleo de peixe, mas ao teor de EPA e de DHA informado no rótulo.[15])
- **Normalize a função tireoidiana.** Da mesma forma que a condição da tireoide exerce um impacto sobre tantos outros aspectos da saúde, ela também pode ter efeitos substanciais sobre os valores de lipídios e lipoproteínas. A obtenção da condição *ideal* da tireoide reduz valores de LDL, aumenta os de HDL e reduz os triglicerídeos. Se essa condição ideal da tireoide também facilitar a perda de peso (o que é comum), os efeitos serão ainda mais significativos[16].
- **Alimente sua flora intestinal.** Espécies salutares da flora intestinal, principalmente as espécies dos gêneros *Lactobacillus* e *Bifidobacterium*, podem exercer efeitos benéficos substanciais nos níveis de LDL, porque esses organismos participam do metabolismo do ácido biliar. A bile é liberada pela vesícula biliar para emulsificar gorduras. Os ácidos biliares são então reabsorvidos pelo intestino e se tornam disponíveis para a produção do colesterol no fígado. As espécies bacterianas de *Lactobacillus* e *Bifidobacterium* presentes no intestino efetuam uma reação chamada de *desconjugação*, que impede a reabsorção do ácido biliar, o que acaba por resultar em valores reduzidos de LDL,

aumento moderado nos valores de HDL e reduções nos triglicerídeos[17]. Todas as estratégias examinadas acima e no Capítulo 9 (veja a p. 243) para a flora intestinal, entre elas a suplementação inicial com probióticos, seguida da incorporação a longo prazo de fibras prebióticas e alimentos fermentados, proporcionam melhoras nos valores de lipoproteínas.

- **Procure perder peso.** Atingir um peso ideal traz benefícios muito além dos obtidos com as mudanças na dieta, na flora intestinal, nos níveis de vitamina D e na função da tireoide. Como a gordura visceral libera constantemente ácidos graxos na corrente sanguínea, resultando na elevação dos triglicerídeos, na redução das partículas de HDL, em taxas mais elevadas da glicose e da insulina no sangue e em mais inflamação, perder o excesso de gordura visceral reduz o fluxo de ácidos graxos na corrente sanguínea e reverte esses efeitos[18].

Enquanto grande parte do mundo do atendimento à saúde continua a prescrever estatinas, depois de oferecer informações nutricionais ineficazes, nós invertemos esse procedimento. Começamos com informações nutricionais eficazes, a partir da eliminação dos grãos. Depois normalizamos múltiplos fenômenos metabólicos com as estratégias naturais que acabamos de descrever. Somente *depois* de adotar essas estratégias naturais e benéficas, deveríamos começar a nos perguntar se seria adequado usar medicamentos como as estatinas. Pela minha experiência, em sua maioria, as pessoas que seguem as estratégias simples aqui descritas obtêm resultados *melhores*, e, com isso, a redução do risco cardiovascular muito além do que é possível apenas com medicamentos.

QUEIMANDO DE TÃO QUENTE: INFLAMAÇÃO

"Inflamação" é o termo usado para descrever as centenas de respostas do organismo para lidar com bactérias, vírus e outros invasores, bem como para erradicar células migrantes que poderiam iniciar o processo do câncer. O termo também descreve situações em que ocorre um afluxo de glóbulos brancos característicos de inflamações; vermelhidão, inchaço e dor nos joelhos ou nos pulsos; vermelhidão pruriginosa na pele; ou deficiência na "vigilância" de células cancerígenas antes que elas tenham a chance de proliferar e se espalhar. Portanto, a inflamação é *normal* até certo ponto, mas não quando serve para promover condições anormais de saúde.

Em sua maioria, as pessoas modernas são panelas ferventes: caldeirões quentes, fumegantes, em ebulição, com respostas inflamatórias caóticas, desordenadas, grande parte delas decorrente de escolhas alimentares inadequadas às necessidades nutricionais humanas. Sente-se com pessoas assim em um aposento fechado e você literalmente percebe o ambiente se aquecer. (Já passei por isso por horas incontáveis no meu consultório.)

Alguns sinais de respostas inflamatórias excessivamente estimuladas são os seguintes:

- Elevação da proteína C-reativa (PCR); qualquer nível acima de 1,0 mg/dL indica graus crescentes de inflamação.

- Aumento da contagem de glóbulos brancos (WBC, na sigla em inglês), até mesmo valores situados na parte superior da faixa normal sugerem um estado de inflamação subjacente.

- Aumento injustificado da intensidade da transpiração.

- Elevação das taxas de insulina ou de glicose no sangue, já que a inflamação bloqueia a insulina, elevando a glicose.

- Elevação da pressão arterial, já que as proteínas inflamatórias causam a constrição das artérias e outros efeitos anormais que elevam a pressão arterial.

- Inchaço, dor ou vermelhidão de qualquer área da pele, músculos ou articulações, das vias respiratórias ou do trato gastrointestinal.

- Um processo autoimune em qualquer órgão.

No processo inflamatório, também está envolvida uma rede complexa de proteínas inflamatórias entrelaçadas, que incluem o fator de necrose tumoral, várias interleucinas e dezenas, senão centenas, de outras proteínas. Com base em nosso conhecimento atual, é impossível medir e controlar isoladamente cada uma delas.

É interessante notar que, se um marcador dessa rede complexa for ativado a níveis anormalmente altos, o mesmo acontece com muitos outros. Por exemplo, se o nível da interleucina-6 estiver aumentado, também estará aumentado o nível da PCR, junto com o de outras interleucinas, do fator de necrose tumoral, da proteína quinase ativada por mitógenos, do fator nuclear kappa-B e de várias metaloproteinases de matriz. A natureza interligada das respostas inflamatórias atua como se uma escaramuça inflamatória num sistema ou parte do corpo acionasse o exército inteiro.

Se tentássemos desligar essa complexa rede de respostas inflamatórias interligadas, interferindo em um marcador por vez, ficaríamos loucos por causa da natureza complicada e emaranhada do processo. Ainda bem que existem algumas estratégias que exercem amplos efeitos repressores da inflamação e se estendem pela maioria, senão pela totalidade, das vias inflamatórias, resultando na redução de muitos dos marcadores comuns que usamos para a identificação de respostas inflamatórias. Em geral, as pessoas que eliminam os grãos da dieta e consomem alimentos saudáveis perdem gordura visceral e o excesso de inflamação associado a ela; apresentam queda na taxa de glicose no sangue, na taxa de insulina e na pressão arterial; sentem alívio de erupções cutâneas, dores e inchaços nas articulações; conseguem alívio da transpiração excessiva; e veem reduções na contagem da PCR (muitas vezes chegando a quase zero, mesmo a partir de níveis altos) e dos glóbulos brancos. Em outras palavras, a maior parte dos sinais de inflamação é revertida de modo impressionante com a eliminação dos grãos.

Para reduzir ainda mais ou eliminar níveis excessivos de inflamação, leve em consideração as mesmas estratégias sugeridas para facilitar a correção de anormalidades com lipídios e lipoproteínas, em especial a suplementação com vitamina D e o manejo da flora intestinal, que estão se revelando como meios muito eficazes para reduzir fenômenos inflamatórios[19].

Além dessas estratégias há mais duas a considerar que podem ser úteis depois que todos os outros caminhos indicados neste livro tiverem sido seguidos.

Curcumina

A curcumina, o polifenol ativo que compõe o condimento cúrcuma, tem-se mostrado capaz de exercer amplos efeitos anti-inflamatórios inesperados, que incluem a redução de marcadores, como o fator de necrose tumoral e o fator nuclear kappa-B[20]. Mais de 50 ensaios clínicos foram realizados com esse componente alimentar, e estão registrados mais de 30 ensaios em andamento.

Dados clínicos revelaram efeitos promissores da curcumina sobre o câncer, distúrbios inflamatórios, transtornos neurológicos, doença renal diabética e dor[21]. Doses efetivas da curcumina variam numa larga faixa, de 30 mg a 8.000 mg (8 g), embora sejam requeridas doses mais baixas quando combinadas com a piperina, que aumenta sua absorção.

Tomar alguns milhares de miligramas por dia (de preferência, com a piperina) como um suplemento nutricional pode aumentar o potencial de outras estratégias anti-inflamatórias. Se a cúrcuma ou a curcumina for adquirida como suplemento, observe que a quantidade de substância contida deve estar especificada no rótulo.

Você também pode incluir o condimento cúrcuma em seus alimentos. Por peso, ela contém de 2 a 8 g de curcumina. Como a cúrcuma está presente no pó de *curry*, use esse tempero à vontade. Você também pode usar o condimento cúrcuma com alho, com cebola em pó e com pimentas para temperar frango, peixe, couve-flor, couve-de-bruxelas e outros pratos.

Boswellia

Como no caso da cúrcuma, amplos efeitos anti-inflamatórios estão sendo observados com o uso do extrato de olíbano, a *Boswellia*. Estudos preliminares sugeriram efeitos benéficos nos processos inflamatórios envolvidos na artrite reumatoide, na gengivite, em doenças inflamatórias intestinais e na asma[22]. Ainda não foi bem calculada a posologia. Em geral, a dosagem é de 300 mg duas ou três vezes por dia. Os extratos de *Boswellia* não são facilmente absorvidos, mas é possível aumentar substancialmente a absorção quando eles são ingeridos junto com uma refeição de alto teor de gordura[23].

"CAÍ E NÃO CONSIGO ME LEVANTAR!": OSTEOPOROSE E OSTEOPENIA

Talvez nada retrate melhor o desamparo e a incapacidade da osteoporose e da osteopenia (um grau mais brando de enfraquecimento dos ossos do que a osteoporose) do que aqueles comerciais em que idosos caem e não conseguem se levantar. Tendo em vista os efeitos prejudiciais dos grãos aos ossos, cair já não é um problema exclusivo dos idosos – pessoas de meia-idade e até mais jovens correm esse risco. Como agora está amplamente disponível a tecnologia para medir a densidade óssea e, portanto, a probabilidade de a longo prazo ocorrerem fraturas osteoporóticas, muitas pessoas receberam o diagnóstico de níveis reduzidos de densidade óssea, e à maioria delas foram oferecidos medicamentos para corrigir a situação.

Quase como uma norma, os celíacos desenvolvem osteoporose ou osteopenia durante os anos de consumo de grãos. A remoção de todo o glúten produz melhora em quase todos, embora a maioria não consiga recuperar a densidade óssea normal, e muitos fiquem com graus moderados de osteopenia ou osteoporose, que aumentam a probabilidade de fraturas do quadril e outras[24]. Logo, seguir uma dieta sem glúten não é suficiente para corrigir a densidade óssea reduzida nos celíacos.

Mesmo se não considerarmos a doença celíaca, a osteoporose e a osteopenia são comuns, tendo sido responsáveis por dois milhões de fraturas de pulso, coluna, quadris e pelve só no ano de 2005[25]. O processo de enfraquecimento progressivo dos ossos tem início aos 25 anos de idade nas mulheres e aos 40 nos homens[26]. O enfraquecimento dos ossos é agravado pelo consumo crônico de grãos, pela ingestão insuficiente de verduras, pelo consumo de refrigerantes, por alterações hormonais que acompanham a menopausa e por anos de uma condição de desequilíbrio ácido-base provocada pelos grãos (acidemia crônica leve)[27]. Trata-se de uma ocorrência comum, em particular em mulheres na pós-menopausa; e os homens não são de modo algum poupados desse problema, pois eles representam 29% de todas as fraturas por osteoporose. Embora a osteoporose e a osteopenia costumem ser encaradas como "apenas" doenças dos ossos ou carências de cálcio, como muitos outros distúrbios elas representam o resultado a longo prazo de distorções metabólicas decorrentes em grande parte da dieta e de outros fatores.

Considerando-se a natureza disseminada e crônica da osteopenia e da osteoporose, bem como o risco de fraturas que elas apresentam a longo prazo, não surpreende que a indústria farmacêutica tenha se interessado pelo assunto. Seu objetivo é desenvolver produtos que tratem doenças crônicas, decorrentes do estilo de vida, não doenças agudas, porque problemas de estilo de vida permitem que eles vendam medicamentos por anos, não só por alguns dias ou semanas. Isso quer dizer que o médico típico encara a osteopenia, a osteoporose e a possibilidade de, a longo prazo, ocorrerem fraturas do quadril como situações que exigem medicamentos. E, quando se trata de osteoporose e osteopenia, a maioria dos médicos também descarta a importância da dieta e de suplementos nutricionais que não sejam o cálcio.

Esse é um caso emblemático do foco mal direcionado do atendimento médico. Por que os médicos estão prescrevendo medicamentos, e até procedimentos, quando estratégias nutricionais ou outras estratégias naturais podem ser igualmente eficazes, ou talvez mais? Parte da explicação está no fato de que, quando agentes nutricionais, como as vitaminas D ou K_2, foram comparados isoladamente com medicamentos para a osteoporose por períodos equivalentes, embora tenham se revelado eficazes, não se mostraram tão poderosos na reversão do enfraquecimento dos ossos quanto os medicamentos. Logo, na interpretação dos médicos, isso significa que os medicamentos são preferíveis como agentes de primeira linha no tratamento. O que eles deixam de reconhecer é que, quando podemos usar agentes nutricionais seguros e benéficos ao longo de muitos anos para prevenir, bem como reverter, a osteoporose e a osteopenia, os métodos naturais, autoadministrados, são preferíveis. Eles podem ser eficazes e não apresentam os custos nem os efeitos colaterais e o potencial incerto a longo prazo dos medicamentos. Além disso, quando usados em associação, nutrientes como as vitaminas D e K_2, por exemplo, revelam uma eficácia aumentada, revelando-se com frequência comparável à de medicamentos prescritos e, às vezes, comprovando sua eficácia quando os medicamentos não tiveram sucesso[28].

Se você recebeu um diagnóstico de osteoporose ou de osteopenia, se apresentou uma resposta incompleta em termos de densidade óssea à eliminação dos grãos, ou se simplesmente deseja fazer uma prevenção para não ter esse tipo de problema de saúde óssea no futuro, seguem-se alguns passos a considerar depois de eliminar os efeitos destruidores dos grãos sobre os ossos.

Vitamina D: o fator "ou-vai-ou-racha"

Se existe um fator que tem um potencial decisivo em um programa para a saúde óssea, esse fator é a vitamina D. Ela tem o controle central sobre o metabolismo do cálcio e a saúde óssea. Corrigir a carência de vitamina D é algo que tem um peso considerável para a recuperação da densidade normal dos ossos.

Os seres humanos estão adaptados para obter a vitamina D da exposição ao sol e, em pequenas quantidades, de alimentos como peixes, frutos do mar, vísceras de animais terrestres (em especial, o fígado), gemas de ovos e cogumelos. O problema é que, na vida moderna, usamos roupas pesadas durante grande parte do ano, trabalhamos entre quatro paredes mesmo com o tempo ensolarado e evitamos alimentos como as gemas de ovo e o fígado, enquanto consumimos frutos do mar só eventualmente. Além disso, à medida que envelhecemos, perdemos a capacidade de ativação da vitamina D na nossa pele. Aos 40 anos, a maioria das pessoas já perdeu grande parte dessa capacidade e não consegue atingir níveis ideais, mesmo com um forte bronzeado.

A "sabedoria" convencional inclui orientação para suplementação com cálcio. Esse conselho ultrapassado não incorpora observações mais recentes que mostram que a absorção intestinal de cálcio é dobrada ou quadruplicada se a carência de vitamina D for corrigida[29]. Elimine os grãos da dieta, em especial as formas que contenham glúten, e a perda urinária de cálcio também é reduzida em termos substanciais[30]. Isso sugere que a ingestão de cálcio nunca foi o fator limitador da saúde dos ossos; a carência de vitamina D e o consumo de grãos, sim.

Infelizmente, os ensaios clínicos que examinaram o efeito da associação da vitamina D com o cálcio usaram doses baixas de vitamina D – muito abaixo do que é necessário para a plena restauração dos níveis sanguíneos a faixas ideais. Com isso, a maioria dos estudos não mostrou uma redução em fraturas do quadril ou um aumento da densidade óssea. Embora seja prescrita regularmente, a dose típica de 400 unidades internacionais (UI) de vitamina D e 1.000 mg de cálcio não mostrou o menor efeito na redução de fraturas do quadril[31]. Os melhores dados que temos são de uma recente meta-análise exaustiva de mais de 31 mil indivíduos. Ela revelou uma redução de 30% em fraturas do quadril e uma redução de 14% em outras fraturas com doses mais elevadas de vitamina D, na faixa de 800 a 2.000 UI por dia; quanto ao cálcio, ele parece não desempenhar nenhum papel nesse processo.

A máxima supressão da reabsorção óssea (que leva à osteoporose) ocorre quando os níveis de 25-hidroxivitamina D são elevados a 40 ng/mL, ou talvez até mesmo a valores entre 60 e 70 ng/mL[33]. Com base nessas observações, e no fato de que jovens que se expõem ao sol desenvolvem naturalmente níveis sanguíneos de 70 a 84 ng/mL ou mais elevados, sem efeitos adversos[34], recomendo aos meus pacientes que tomem de 4.000 a 8.000 UI por dia de vitamina D_3 à base de óleo (geralmente na forma de cápsulas de gel, para garantir a absorção). Essa dose é suficiente para que se atinja um nível sanguíneo de 60 a 70 ng/mL. Em termos ideais, os níveis sanguíneos da vitamina deveriam ser reavaliados de seis em seis meses, ou pelo menos uma vez por ano, para garantir que você ainda esteja dentro da faixa desejada.

O cálcio exerce algum papel?

A importância comprovada da vitamina D revela que quem toma cálcio para melhorar a saúde dos ossos pode ser um cabeça-dura. Novos dados comprovam que a absorção de cálcio pelo intestino é aumentada quando os níveis de vitamina D são repostos a níveis saudáveis e as perdas de cálcio na urina são reduzidas com a eliminação dos grãos. O aumento do consumo de grãos eleva em 63% a perda de cálcio através da urina (chamada de calciúria)[35]. A eliminação dos grãos, portanto, reduz a perda de cálcio pela urina, enquanto a vitamina D melhora a absorção intestinal do cálcio – um poderoso efeito líquido nos níveis de cálcio *sem* suplementação de cálcio.

Embora milhões de mulheres tenham sido orientadas a fazer suplementação de cálcio para a saúde óssea, essa prática pode não ser salutar. Algumas análises sugeriram um aumento de infartos e mortes com a suplementação de cálcio, em particular com ingestões de 600 mg ou mais por dia[36]. Nem mesmo está claro se há *alguma* quantidade de suplementação de cálcio que seja benéfica.

Vem se tornando cada vez mais evidente, porém, que: (1) o cálcio é pouco eficaz ou ineficaz para aumentar a densidade óssea e reduzir o risco de fraturas osteoporóticas; (2) é provável que o cálcio aumente o risco de doença cardiovascular; e (3) o cálcio é normalizado com a simples eliminação dos grãos da dieta, a reposição da vitamina D e o consumo de alimentos saudáveis como, por exemplo, legumes e verduras. A suplementação de cálcio não é apenas ineficaz, ela pode ser perigosa[37].

Em minha opinião, a suplementação de cálcio não deveria ser incluída em sua abordagem em busca da saúde óssea. Em vez disso, conte com a suplementação de vitamina D e uma dieta saudável que reduza perdas de cálcio e forneça o cálcio a partir dos alimentos.

Vitaminas K_1 e K_2: mais uma casa de marimbondos

As vitaminas K, tradicionalmente consideradas nada mais do que auxiliares no processo normal da coagulação do sangue, também desempenham papéis cruciais na saúde dos ossos. Baixas ingestões de K_1 e K_2 talvez não sejam algo de que possamos culpar o consumo de grãos, mas outros hábitos alimentares modernos, como as quantidades insuficientes de verduras na dieta e o costume de evitar alimentos como as gemas de ovos, o fígado e os laticínios integrais produzidos com o leite de vacas criadas no pasto, contribuíram para o baixo nível dessas duas vitaminas.

As verduras são as fontes mais importantes da vitamina K_1. Elas também fornecem potássio, magnésio e outros nutrientes salutares para os ossos[38]. A couve-crespa e o espinafre são excelentes fontes de K_1, com 1.000 a 1.200 mcg da vitamina por xícara, já cozidos, em comparação com 97 mcg por xícara de alface comum e 32 mcg por haste de brócolis.

A ingestão insuficiente de vitamina K_1 está associada à redução da carboxilação (acréscimo de um grupo de carboxila) da proteína óssea osteocalcina, necessária para deixar os ossos fortes. A obtenção da vitamina K_1 em quantidade adequada permite que a carboxilação prossiga, reduz a remodelação óssea e aumenta a resistência dos ossos. A IDR para a K_1 é de 90 mcg para mulheres adultas e 120 mcg para homens. Contudo, A IDR pode não representar a ingestão ideal para obter uma carboxilação plena. Num estudo, a ingestão alimentar de apenas um pouco mais de vitamina K_1, 109 mcg por dia, foi associada a uma redução das fraturas osteoporóticas do quadril[39]. A diminuição das fraturas não foi acompanhada por um aumento da densidade óssea, mesmo com uma dose de K_1 de até 5 mg por dia ao longo de dois anos, o que sugere um efeito independente do aumento da quantidade de cálcio nos ossos[40]. A vitamina K_1 também pode precisar da vitamina D para exercer plenamente seus efeitos benéficos[41].

A vitamina K_2 também tem seu papel na saúde dos ossos, talvez até mais importante do que o da K_1. Assim como a K_1, a K_2, é essencial para a carboxilação da osteocalcina[42]. É interessante notar que, no Japão, a vitamina K_2 é prescrita para o tratamento da osteoporose (embora nos Estados Unidos ela esteja disponível como suplemento nutricional). A vitamina K_2, obtida por meio da dieta ou de suplementação, aumenta a densidade óssea e reduz o risco de fraturas osteoporóticas, sem efeitos colaterais, mesmo quando administrada nas doses mais elevadas, usadas para tratar a osteoporose no Japão (que chegam a 45 mg por dia)[43]. Acrescentá-la a qualquer medicamento prescrito para a osteoporose reduz ainda mais a incidência de fraturas. Já se mostrou que a vitamina K_2 em associação com a vitamina D apresenta efeitos sinérgicos maiores no aumento da densidade óssea do que qualquer um dos dois suplementos isoladamente, com um aumento de quase 5% na densidade óssea após dois anos do tratamento associado. Isso é equivalente às melhoras apresentadas com o uso de medicamentos de prescrição, ou as supera[44].

Doses da forma de ação rápida da vitamina K_2, a MK-4, mesmo tão baixas quanto 1,5 mg (1.500 mcg) por dia, exercem efeitos salutares sobre os ossos[45]. Para a forma de ação prolongada da vitamina K_2, a MK-7, mostrou-se que doses na faixa de 100 a 180 mcg aumentam a densidade óssea em um prazo de um a três anos[46].

A vitamina K_2 pode ser obtida através dos alimentos. Gemas de ovos, queijos duros, carne, frango e vísceras são as fontes mais ricas, enquanto outras carnes e laticínios contêm quantidades menores. E nada supera o teor de vitamina K do *natto*, grãos fermentados de soja, mas a maioria das pessoas considera impossível comê-lo.

A flora intestinal tem um papel na conversão da vitamina K_1 em vitamina K_2, mas ainda não se tem certeza sobre as implicações desse fato. Evidências revelam que o uso anterior de antibióticos reduz em termos impressionantes as reservas de K_2 do fígado[47]. Minha previsão: ainda vai se revelar que a carência de vitamina K_2 é mais uma daquelas que se desenvolvem em consequência do equívoco de se evitar alimentos ricos nessa vitamina, carência que é agravada por perturbações da flora intestinal que prejudicam a conversão de K_1 em K_2. Pesquisas sobre K_2 e a flora intestinal estão crescendo rapidamente. Por isso, aposto que teremos uma resposta no futuro próximo.

Magnésio: argamassa para os ossos

Todos nós precisamos de magnésio, que proporciona a integridade estrutural dos ossos e reduz os níveis do hormônio da paratireoide (ou paratormônio, na sigla em inglês, PTH) que, quando em níveis elevados, faz com que o cálcio seja extraído dos ossos[48]. Carências comuns e amplamente disseminadas de magnésio contribuem para a osteoporose, agravada pelo consumo de grãos e por várias tendências modernas que geram deficiência.

A IDR para o magnésio elementar é de 320 mg por dia para mulheres adultas e 420 mg por dia para homens adultos. A maioria dos americanos obtém apenas 245 mg por dia – muito abaixo da IDR[49].

Mulheres que fizeram suplementação com magnésio apresentaram um aumento na densidade óssea da ordem de 1,8% ao fim de um ano, em comparação com uma redução na densidade óssea em mulheres que não tomaram magnésio[50]. Num estudo em que foi usada uma associação de nutrientes favoráveis à saúde óssea, 25 mg de magnésio elementar eram um dos componentes de um conjunto de nutrientes que promoveu o aumento da densidade óssea em 4% ao fim de um ano, mais do que o obtido pelo alendronato, de prescrição médica[51].

Veja as pp. 213-4 para fontes alimentares de magnésio e informações de dosagem para suplementação. Observe que, se você estiver investigando níveis de magnésio nos glóbulos vermelhos, uma plena recuperação pode exigir alguns anos de suplementação.

Legumes, verduras e frutas e a vantagem do potássio

Legumes, verduras e frutas são uma cornucópia de nutrientes salutares para os ossos: eles possuem vitamina K_1, potássio e magnésio, além de exercer um efeito alcalinizante, que reduz a formação de ácidos metabólicos, os quais retiram o cálcio dos ossos. Fitonutrientes também podem exercer efeitos benéficos[52].

Alguns dos benefícios dos legumes, verduras e frutas devem-se ao elevado teor de potássio desses alimentos. De modo que a suplementação de potássio na forma de bicarbonato ou citrato (alcalina) pode proporcionar um método alternativo de garantir quantidades suficientes e de colher ainda mais vantagens do nutriente. Por exemplo, num estudo, foi observado um aumento de quase 1% na densidade óssea ao fim de um ano com suplementação de citrato de potássio (mas não com cloreto de potássio, a forma de potássio de prescrição mais comum), bem como uma redução na perda urinária de cálcio e fosfato. Esse benefício foi semelhante ao obtido com medicamentos de prescrição[53].

Exercício: é preciso criar músculos

O envelhecimento é acompanhado de perda muscular. Não é incomum que se percam de 6 a 9 quilos de músculos entre os 20 e os 70 anos de idade. E, junto com eles, ocorre redução da densidade óssea. A situação é agravada se a pessoa tiver passado por um emagrecimento significativo, já que é inevitável que ela tenha perdido massa muscular, aumentando o potencial para a perda de densidade óssea, além de prejudicar a possibilidade de futura perda de peso.

Felizmente, os músculos podem ser facilmente restaurados à condição apresentada na juventude. Os treinamentos de força e outros esforços que criam ou mantêm massa muscular desempenham, portanto, um papel importante no aumento da densidade óssea e na redução do risco de fratura osteoporótica. O mesmo não acontece com a prática de exercícios aeróbicos, como caminhar, andar de bicicleta ou nadar, que trazem pouco ou nenhum benefício à saúde dos ossos[54]. (Eles trazem benefícios de natureza metabólica e cardiovascular, mas nenhum benefício para os ossos.) Exercícios em camas elásticas, ginástica aeróbica e outros movimentos de alto impacto aumentam a densidade óssea, mas em menor grau do que o treinamento de força[55].

O treinamento de força pode obter aumentos impressionantes na densidade óssea – de até 8,8% ao fim de três anos[56]. O efeito sobre a saúde dos ossos ocorre tanto em pessoas mais jovens como em mais velhas, com resultados sendo atingidos num período tão curto quanto seis meses, e apresentando melhoras constantes em períodos mais longos. Portanto, trate de tirar a poeira daqueles pesos velhos, esquecidos no porão, matricule-se em alguma academia com equipamentos de treinamento de força, ou pelo menos levante pesos ou faça algum outro trabalho braçal, e a saúde de seus ossos há de melhorar em termos significativos.

Hormônios sexuais: amuletos para os ossos?

Junto com os cabelos, a libido e o desejo de dançar, uma série de hormônios diminui com o envelhecimento, e isso contribui para a redução da densidade óssea. Embora tanto homens como mulheres sejam afetados, as mulheres apresentam uma redução especialmente vertiginosa durante os anos da menopausa.

Nas mulheres, a restauração dos níveis hormonais é um modo de manter ou recuperar a densidade óssea, mas esses benefícios trazem riscos, porque a indústria farmacêutica emprega fórmulas com hormônios não humanos. O Premarin®, um substituto do estrogênio elaborado com estrogênios de equinos, aumentava a densidade óssea e reduzia as fraturas osteoporóticas, mas se fazia acompanhar de efeitos adversos. Na pesquisa Women's Health Initiative [Iniciativa pela saúde da mulher], a incidência de fraturas osteoporóticas foi reduzida em 30% ao fim de sete anos, mas esse resultado foi acompanhado de aumento de infartos, derrames, trombose profunda e câncer de mama[57]. Por esses motivos, o uso de suplementação de estrogênio não humano caiu em desagrado.

Os hormônios "bioidênticos" – hormônios idênticos àqueles que ocorrem naturalmente no ser humano – foram então oferecidos como uma solução lógica. Infelizmente, a eficácia de estrogênios bioidênticos, com ou sem a progesterona, na prevenção da osteoporose não foi estudada em termos suficientes, embora dados preliminares revelem que os níveis de glicose no sangue e de triglicerídeos e a percepção de de bem-estar apresentaram melhoras com cremes tópicos elaborados com hormônios bioidênticos, o que sugere efeitos fisiológicos benéficos[58]. Restaurar os níveis de progesterona com reposição de hormônio bioidêntico pode elevar a densidade óssea por meio do aumento da atividade das células que constroem os ossos, os osteoblastos[59]. No entanto, não está claro se a progesterona administrada isoladamente de fato aumenta a densidade óssea ou se ela deve ser administrada junto com estrógenos. Mesmo assim, considerando-se os outros efeitos positivos da suplementação com progesterona, como, por exemplo, a facilitação da perda de peso e a melhora do humor e do sono, pode valer a pena levar em conta a reposição bioidêntica para qualquer mulher interessada em otimizar a saúde óssea.

Nos homens, a saúde óssea pode melhorar com a reposição de testosterona. Em homens com baixos níveis de testosterona, a reposição desse hormônio aumenta a densidade óssea até mesmo no curto prazo de seis meses[60]. Da mesma forma, de 25 a 50 mg por dia do hormônio da suprarrenal, semelhante à testosterona, de hidroepiandrosterona, ou DHEA, aumentam a densidade óssea na região lombar da coluna em até 2,5% ao fim de um ano ou dois, tanto em homens como em mulheres, com maiores benefícios naquelas pessoas que começaram com níveis mais baixos de DHEA[61].

METABOLISMO SEM GRÃOS: SEM "-ITES"

É provável que você tenha percebido que as estratégias para reverter o diabetes, a hipertensão, o "colesterol alto" e a osteoporose são em grande parte as mesmas, coincidindo sob muitos aspectos, senão na maioria deles. O mesmo vale para outras perturbações metabólicas que podem levar ao câncer ou a inflamações como a colite, a prostatite, a pancreatite, a hepatite, a colecistite, a tireoidite, a dermatite e uma enorme quantidade de outras "-ites" que assolam os seres humanos. Isso se deve ao fato de que perturbações do metabolismo e fenômenos inflamatórios quase nunca se restringem a uma erupção cutânea, uma articulação ou um pequeno trecho do intestino, mas são questões do corpo inteiro e deveriam ser tratadas dessa forma.

CAPÍTULO 11

TIREOIDE IRRITADA: UMA ARMADILHA PARA O PESO E A SAÚDE

Você não é maior do que as coisas que o irritam.

– Jerry Bundsen

ENTRA DIA E SAI DIA, tranquila e despercebida ali na região anterior do pescoço, a tireoide gostaria muito de cumprir sua função: produzir em silêncio a quantidade suficiente de hormônio para sustentar a taxa metabólica do corpo. Entretanto, influências modernas em nossa vida prejudicam ambições tão simples como essa. Os distúrbios da tireoide são tão comuns e têm implicações tão intensas para a saúde e o peso do corpo que fazem jus a um capítulo inteiro só para si. Esses distúrbios estão, por exemplo, entre as razões mais comuns para o fracasso de tentativas de perda de peso apesar de esforços admiráveis por meio de dietas e exercícios.

Embora talvez pareça que um tratamento tão extenso do tópico é mais do que o necessário, posso garantir que, quando você vier a entender as questões relacionadas à saúde da tireoide, terá como lidar com as soluções com segurança. E, se está pensando que esse capítulo pode não se aplicar a seu caso, lembre-se de que, mesmo que você não tenha um distúrbio da tireoide agora, a disfunção tireoidiana está se tornando parte da vida de muita gente. Será útil saber como ela é e que sensações produz, para a eventualidade de você apresentar o distúrbio no futuro. Se você não se informar, corre o risco de se expor à negligência ou à indiferença do atendimento à saúde, comuns em nosso tempo – descaso, por parte de profissionais de saúde, que pode se estender por anos até o problema ser reconhecido. Faça com que cuidem direito de suas questões tireoidianas e você terá dado mais um grande passo na direção da saúde total.

VÁ FUNDO NO ATAQUE

A glândula tireoide é como aquele cara hipercontrolador no trabalho, que presta atenção a todos os aspectos do comportamento de todo o mundo e reage reclamando e se irritando de maneira exagerada se alguma coisa estiver, mesmo que ligeiramente, fora do padrão. A tireoide desempenha a função crucial de modular a taxa metabólica. Ela faz a sintonia fina do funcionamento de praticamente todos os tecidos do corpo, desde as humildes células responsáveis pela produção das unhas até as células nervosas do cérebro, que orientam a memória e o pensamento.

O mundo mudou. Poucas pessoas escrevem cartas com papel e caneta, colam um selo no envelope e, então, esperam uns quinze dias pela resposta. Do mesmo modo, mudou o mundo em torno de nossas glândulas endócrinas, tornando-se irreconhecível. Da perspectiva da saúde tireoidiana, estamos vivendo num mundo cada vez mais contaminado por milhares de produtos químicos industriais. Muitos desses compostos penetram no corpo humano e têm a capacidade singular de desregular a função das glândulas endócrinas. As funções das glândulas endócrinas constituem redes complexas, interligadas, que normalmente estão sob um controle rígido. Contudo, as mesmas complexidade e interligação que fazem do corpo humano um organismo tão esplêndido e de alta adaptação representam também uma vulnerabilidade numa vida moderna cheia de produtos químicos que desregulam as delicadas operações desse sistema. Essa é uma situação jamais encontrada até então pelo *Homo sapiens*, uma situação exclusiva do mundo industrializado moderno.

Seja bem-vindo ao mundo da *desregulação endócrina*. Essa nova era foi criada pelas atitudes descuidadas da indústria, que não deu importância aos perigos de milhares de produtos químicos introduzidos no ambiente e em nosso corpo. Tais produtos chegam até nós por meio de alimentos, herbicidas e pesticidas, de revestimentos de utensílios de cozinha, da contaminação da água potável, de produtos antichamas aplicados em tapetes e em roupas, bem como através dos plásticos, que estão por toda parte e em todas as coisas, desde automóveis até garrafas de água, passando pelo revestimento interno de latas usadas como embalagem de alimentos. Eles estão até mesmo na água da chuva e no ar. Ninguém – e eu estou querendo dizer realmente *ninguém* – que esteja vivo hoje evitou a exposição a esses produtos químicos onipresentes. A Iniciativa Pela Saúde da Mulher analisou o sangue do cordão umbilical de recém-nascidos e descobriu 287 compostos industriais diferentes, entre eles o mercúrio, 21 pesticidas diferentes e componentes de lubrificantes industriais. Isso em recém-nascidos, não em seres humanos de 60 anos de idade, que tivessem trabalhado a vida inteira em fábricas ou outros ambientes contaminados[1]. Produtos químicos industriais que provocam desregulação endócrina podem ser detectados no cabelo, na urina, no sangue, no fígado, nos rins e em praticamente quaisquer outros fluidos ou órgãos corporais. Um estudo recente avaliou indivíduos em busca da presença de percloratos, um resíduo de fertilizantes sintéticos. De 2.800 pessoas examinadas, todas tinham níveis detectáveis desse resíduo no corpo[2]. Você já ouviu aquele ditado sobre a morte e os impostos? Bem, pode acrescentar a exposição a produtos químicos industriais à lista de coisas inevitáveis nesta vida. (Analisarei essa questão mais a fundo no Capítulo 12.)

A disfunção tireoidiana leve ou insignificante, em particular, está entre as formas mais comuns de desregulação endócrina. (Outras formas comuns são a desregulação neuroendócrina, a suprarrenal, a ovariana e a testicular.) Ela é também a que tem maior pertinência para a experiência sem grãos, pois mesmo graus insignificantes de disfunção tireoidiana – que são muito comuns – podem prejudicar a capacidade de perder peso. Problemas com a tireoide podem também impedir seu retorno à saúde total, já que uma função tireoidiana prejudicada desregula outros fenômenos fisiológicos, elevando muito os níveis do colesterol LDL, dos triglicerídeos, da pressão arterial e da glicose no sangue, provocando queda da energia, desregulação da saúde intestinal e um aumento da retenção de água. A correção de graus até mesmo sutis de disfunção tireoidiana pode ser útil para colocar você no caminho do controle total da saúde. Pode também fazer com que se sinta mais feliz e com mais energia, além de ajudá-lo a entrar naquela roupa tamanho P, em que você está de olho.

Infelizmente, não existe nenhum programa de "detox" que tenha demonstrado conseguir reduzir percloratos ou bifenilas policloradas da glândula tireoide, ou ainda remover resíduos de ácido perfluoroctanoico das suprarrenais. Não se podem desfazer os efeitos de fungicidas, como a vinclozolina, com a simples ingestão de algum suplemento purgativo ou submetendo-se a quatro enemas por dia. Embora haja muitos debates sobre os benefícios para a saúde resultantes de programas de desintoxicação que, de fato, podem ter algum mérito, nenhum demonstrou desfazer efeitos da desregulação endócrina, nem nos proteger deles.

Como não podemos desfazer esses efeitos, precisamos lidar com as consequências das alterações provocadas no sistema endócrino. Esse pode não ser o método perfeito, mas é o melhor de que dispomos.

A tireoide frita pelos grãos

Muita gente que tem esperança de seguir veloz pela vida é forçada a cambalear e mancar, prejudicada por uma glândula tireoide que foi surrada, martelada e torrada pelas forças determinadas a desregulá-la. Quem segue a orientação de consumir mais "grãos integrais saudáveis" pode revelar o potencial para uma doença autoimune da tireoide, se for suscetível em termos genéticos. Imagine dar ao público em geral o conselho de ingerir tanto álcool quanto se deseje, deixando de lado a possibilidade de desenvolvimento do alcoolismo numa minoria predisposta em termos genéticos. Seria inconcebível. Mas parece que, no mundo dos grãos, nada está fora dos limites do fornecimento de orientações insensatas.

Ao remover os grãos da dieta, você removerá um forte desregulador do funcionamento das glândulas endócrinas. Remover os grãos remove também as proteínas prolaminas, responsáveis por desencadear o primeiro estágio da autoimunidade: o ataque ao organismo pelo próprio sistema imune, que pode inflamar e lesionar a tireoide e outras glândulas. Passar a viver sem grãos remove as proteínas lectinas, que também exercem efeitos inflamatórios sobre a tireoide[3]. As doenças autoimunes da tireoide, tireoidite de Hashimoto e doença de Graves, podem começar com os *bagels*, os *pretzels* ou o pão de centeio, que você achava que não faziam mal. Anticorpos contra as proteínas prolaminas do trigo, do centeio e da cevada foram identificados em mais de 50% das pessoas com tireoidite de Hashimoto, a causa mais comum de hipotireoidismo[4]. Sim, a doença autoimune da tireoide decorre em grande parte do consumo de grãos. Por isso, a remoção dos grãos da dieta é o primeiro passo para recuperar o controle da saúde da tireoide.

Embora as proteínas prolaminas do trigo, do centeio e da cevada desencadeiem a inflamação autoimune da tireoide, não é comum que uma melhora da função tireoidiana se manifeste com a eliminação dos grãos da dieta, pois a glândula não é muito eficaz em se recuperar depois de ser submetida a uma "surra" inflamatória. São recomendados, portanto, esforços de monitoramento da função tireoidiana, em especial se você estiver repondo hormônios, como levotiroxina ou Armour Thyroid®.

SAÚDE DA TIREOIDE: "NORMAL" PODE NÃO SER NORMAL

Depois da eliminação dos grãos da dieta, o próximo passo para recuperar a saúde da tireoide é avaliar a condição da glândula. Depois de parar de espancar sua glândula tireoide com o consumo de grãos, você permite que ela dê um suspiro de alívio; e, como uma vítima resgatada da surra que estava levando, ela pode estar incólume ou não.

O *hipotireoidismo*, ou a deficiência de hormônios tireoidianos ativos, é a situação que mais comumente persiste após a eliminação dos grãos da dieta. Já se sabe há décadas que, quando o hipotireoidismo é grave, seus sinais são óbvios e permitem que ocorram até mesmo insuficiência cardíaca e morte. Mais recentemente, reconhecemos que até mesmo graus leves de hipotireoidismo podem contribuir para a precariedade da saúde – mesmo graus geralmente considerados "normais", segundo exames de sangue para avaliação da tireoide. O hipotireoidismo brando também está se revelando muito mais comum do que se suspeitava antes. Por ser menos impactante, esse problema pode passar anos sem ser detectado. Casos de dificuldades com o peso, baixa energia, perda de cabelo, depressão, prisão de ventre sem explicação, aumento das taxas de colesterol, pressão arterial elevada etc. costumam ser descartados com a simples explicação de que resultam do "envelhecimento" ou são uma consequência da preguiça e da gula. Pode ser complicado (embora de modo algum impossível) diagnosticar graus sutis de hipotireoidismo. Some-se isso o debate no interior da comunidade médica referente à fronteira entre a função tireoidiana normal e a anormalmente baixa, e muitas pessoas suportam níveis variáveis de hipotireoidismo por anos a fio, o que culmina em problemas significativos de saúde.

Antes de passarmos ao assunto de *como* ganhar controle sobre a saúde da tireoide, vamos falar sobre as formas da disfunção tireoidiana e os motivos pelos quais elas se desenvolvem.

É sua glândula tireoide que está falando

Saber é poder, em particular quando se trata de reconhecer quando a glândula tireoide não está funcionando direito. Entender a linguagem da tireoide também o capacitará para conversar com seu clínico. Se você puder falar sobre questões da tireoide com confiança, terá maior probabilidade de ser levado a sério num mundo em que a disfunção da tireoide costuma passar despercebida, ser minimizada ou descartada. É difícil deixar de dar atenção a alguém que diz: "Tenho certeza de que meu nível de T3 livre está baixo, porque tenho sintomas persistentes de hipotireoidismo apesar de tomar levotiroxina. Talvez eu esteja sofrendo de algum tipo de desregulação endócrina. Acho que meu nível de T3 livre deveria ser avaliado." Só o médico mais negligente do mundo, ou com uma personalidade extremamente controladora, poderia ignorar um apelo desses.

Embora ela esteja sobreposta à traqueia e se localize logo abaixo da superfície da pele, uma tireoide normal deveria ser impalpável. No entanto, uma glândula tireoide aumentada pode ser palpável, o que indica que há algo errado. O T4, a forma relativamente inativa do hormônio da tireoide, representa 80% dos hormônios produzidos por essa glândula. Ele é convertido na forma ativa, o T3, através da ação de enzimas deiodinases, presentes no corpo inteiro, que removem um átomo de iodo – a deiodinação – da molécula do hormônio. (O 4 e o 3 referem-se ao número de átomos de iodo por molécula do hormônio da tireoide.) O T4, que persiste no sangue por alguns dias, age como um reservatório que proporciona ao corpo um fornecimento constante do T3, de vida muito mais curta. O T3 controla a taxa metabólica no nível celular, modulando a taxa de consumo de energia em praticamente todos os tecidos do corpo. A tireoide produz somente pequenas quantidades de T3 (de 15% a 20% do que o corpo necessita), dependendo em grande parte da conversão do T4 em T3 em vários órgãos (basicamente, no fígado e nos rins). O T3 é um hormônio particularmente poderoso, tanto que o corpo requer apenas um trilionésimo de grama por litro de sangue para funcionar adequadamente.

A conversão do T4 em T3 é, portanto, um passo crucial na determinação da condição da tireoide: um passo que pode ser desregulado por fatores bloqueadores da enzima 5'-deiodinase. Ponto crítico: muitos compostos industriais bloqueiam esse passo. Entre eles estão os bifenilas policloradas (PCBs, usadas em milhares de processos e produtos industriais, aí incluídos os produtos eletrônicos), os éteres bifenílicos polibromados (PBDEs, usados em produtos antichamas, no poliuretano e em produtos têxteis), o triclosan (usado em sabonetes antibacterianos, loções para as mãos, roupas, utensílios de cozinha e brinquedos) e o "corante vermelho 3" (eritrosina), um corante alimentício de uso comum[5]. Essa é uma lista apenas parcial, o que significa que todos nós, sem exceção, estamos sendo expostos a produtos químicos que bloqueiam a conversão de T4 em T3. Se você respira, bebe água, se alimenta, anda em tapetes, lava as mãos ou assistiu a pelo menos um episódio de *The Walking Dead*, você foi exposto a compostos que bloqueiam a deiodinação.

Muitos novos *insights* no que diz respeito à saúde são obtidos pela associação de disciplinas que costumam não trocar ideias entre si nem compartilhar descobertas. Por exemplo, algumas das revelações mais importantes sobre os efeitos que o trigo e outros grãos exercem na saúde humana tiveram como origem esclarecimentos obtidos em conversas com cientistas agrônomos. Mas médicos raramente conversam com agrônomos, e vice-versa. No mundo da saúde da tireoide, endocrinologistas raramente conversam com toxicologistas, ou toxicologistas com endocrinologistas. Disso resulta que, num mundo em que é compulsória a percepção de produtos químicos que desregulam o sistema endócrino, os endocrinologistas, em sua maioria, não têm *nenhum* conhecimento dessa área da saúde. Isso os leva a descartar como inconsequentes muitos fenômenos anormais de saúde, causados por desregulação endócrina, ou mesmo a deixar de reconhecê-los. Eles não se dão conta de que o bloqueio da conversão de T4 em T3 pode ser causado por compostos domésticos, como o triclosan do sabonete antibacteriano. Essa falta de conhecimento leva a comentários do tipo "Não sei por que você sente tanto frio o tempo todo, vive deprimida e não consegue perder peso. Por que não toma um antidepressivo?" Isso, deixar de reconhecer tais sintomas como um exemplo gritante de desregulação endócrina, só ocorre porque há pouquíssima ou nenhuma discussão interdisciplinar.

O processo de deiodinação também tem o potencial de gerar o que se conhece por T3 reverso (T3r), que é semelhante em termos estruturais ao T3, só que o átomo de iodo é removido de um ponto diferente da molécula. Os dois hormônios são indistinguíveis na maioria dos exames de diagnóstico, mas o T3r liga-se aos mesmos sítios receptores das células que o T3, bloqueando assim a ação do "verdadeiro" T3. Embora o T3r possa ser medido diretamente, isso em geral não é feito, o que significa que os médicos deixam de identificar uma causa para sintomas de hipotireoidismo que não fica aparente nos exames habituais.

Os hormônios T3 e T4 são ativos somente quando não estão ligados a proteínas do sangue e quando se apresentam em suas formas livres. Num reflexo de sua potência impressionante, menos de 1% de todo o T3 e T4 se apresenta em seu estado livre, e é essa forma que mais nos interessa. Por esse motivo, quando avaliamos os níveis dos hormônios da tireoide, entre os exames importantes que fazemos estão as análises do T3 livre e do T4 livre.

A glândula tireoide está sob o controle da glândula hipófise, localizada na base do cérebro. Por sua vez, a hipófise está sob o controle do hipotálamo. A hipófise produz o hormônio estimulante da tireoide (TSH, na sigla em inglês), que estimula essa glândula a produzir os hormônios T4 e T3. Se os níveis de T4 e T3 nos tecidos estiverem baixos, a hipófise reage, aumentando a produção do TSH. Consequentemente, quanto maior o nível de TSH, maior o grau de hipotireoidismo. O nível de TSH é, portanto, o exame de sangue mais comumente usado no diagnóstico dessa disfunção. O nível de TSH que deveria ser considerado "anormal" vem sendo debatido há anos, tendo caído de 10 mUI/mL para 7,5; depois, para 5,5; em seguida, para 4,5. Mais recentemente, a Associação Americana de Tireoide (ATA, na sigla em inglês) sugeriu que 2,5 mUI/mL ou menos do que isso deveria ser a nova meta[6].

Apesar de suas falhas significativas, a análise do nível de TSH continua sendo o principal método para confirmar que certos sintomas podem ser atribuídos ao hipotireoidismo. Estão relacionadas a seguir as faixas de TSH padrão (embora questionadas) de acordo com a ATA.

0,0-0,4 mUI/ml	Hipertireoidismo
0,4-2,5 mUI/ml	Faixa normal
2,5-4,0 mUI/ml	Faixa de risco, repetir exame de TSH pelo menos uma vez por ano
4,0-10,0 mUI/ml	Hipotireoidismo subclínico (leve)
Acima de 10,0 mUI/ml	Hipotireoidismo

Essa classificação tende a subestimar o impacto de níveis crescentes de TSH. Novos estudos, como o Estudo HUNT, da Noruega, com 25 mil participantes, sugerem que um nível ideal de TSH pode ser tão baixo quanto 1,5 mUI/mL ou menos (a julgar pela mortalidade resultante de doença coronariana, uma associação mais significativa em mulheres)[7]. Na minha experiência, a verdadeira saúde total somente ocorre quando os níveis de TSH estão nessa faixa inferior, de 1,5 mUI/mL ou menos.

Uma questão importante no diagnóstico e tratamento de qualquer problema da tireoide é que a desregulação endócrina também pode afetar o hipotálamo e a hipófise, não apenas a glândula tireoide em si. Muitos dos mesmos compostos industriais que bloqueiam a conversão de T4 em T3 também bloqueiam o hipotálamo e a hipófise. Os PCBs, percloratos, pesticidas, PBDEs e o bisfenol A (BPA) estão entre as dezenas de compostos que revelaram efeitos prejudiciais à função da tireoide através da desregulação do hipotálamo ou da hipófise. Esses efeitos podem atingir até mesmo um feto no útero, persistindo na infância e na vida adulta[8]. Isso levanta outro problema fundamental, que desafia as noções convencionais do diagnóstico da disfunção tireoidiana. Quando a tireoide sofre desregulação no nível do hipotálamo ou da hipófise, o problema não pode ser diagnosticado com os métodos habituais de triagem, porque, nesses casos, o nível de TSH (normalmente o único exame de laboratório usado para avaliar a função tireoidiana) se mostra caracteristicamente normal – mesmo que esteja presente um hipotireoidismo significativo. Em termos práticos, isso quer dizer que uma mulher com anos de ganho progressivo de peso, depressão, retenção de líquido ou edema, hipertensão, cabelos enfraquecidos, função intestinal desregulada, erupções cutâneas peculiares e inúmeros outros problemas de saúde ficará sem diagnóstico por anos, com a vida e a saúde prejudicadas por causa de exposição inadvertida a plásticos, produtos antichamas ou produtos para limpeza das mãos – e, por todo esse tempo, receberá a informação de que a sua função tireoidiana está bem.

O fato de a comunidade dedicada ao sistema endócrino se negar a incorporar plenamente as questões singulares desta nova era de desregulação endócrina está entre as questões de saúde mais importantes de nosso tempo. Mas não espere que Fulano de Tal, endocrinologista, tenha a mínima ideia do que você está falando se você abordar esse tópico.

Hipotireoidismo: levando a vida devagar

Os transtornos da tireoide podem ser divididos em duas categorias gerais: o hipotireoidismo (baixa atividade da tireoide) e o hipertireoidismo (excesso de atividade da tireoide). O hipotireoidismo é muito mais comum e mais insidioso, com frequência deixando de ser diagnosticado por anos. Como o hipotireoidismo é, de longe, a forma mais comum de disfunção tireoidiana, vamos restringir nossa análise a esse distúrbio.

O hipotireoidismo é um distúrbio no qual a tireoide produz quantidades insuficientes dos hormônios T4 e T3, o que provoca uma desaceleração na taxa metabólica, por mais cuidadosa ou meticulosa que seja sua dieta, por mais vigoroso que seja seu programa de exercícios. O hipotireoidismo, mesmo em grau sutil ou brando, pode prejudicar totalmente um esforço de emagrecimento e pode até resultar em ganho de peso, por mais que você se empenhe. Mas as consequências do hipotireoidismo não terminam no impedimento à perda de peso. A longo prazo, o hipotireoidismo pode ter graves consequências, entre elas, o aumento do número de partículas de LDL, a elevação do nível de triglicerídeos e da pressão arterial (em particular, uma hipertensão diastólica), bem como um aumento do risco de doenças cardíacas e infarto, de síndrome do túnel do carpo e de depressão[9].

Pessoas diagnosticadas com a tireoidite de Hashimoto ou a doença de Graves, podendo ser ambas desencadeadas pela autoimunidade provocada pelos grãos, podem acabar ficando com um hipotireoidismo decorrente de lesões sofridas durante a crise inflamatória. Isso quer dizer que a glândula tireoide lesionada já não é capaz de produzir seus hormônios em quantidades suficientes para atender às necessidades do corpo. A deficiência de iodo (examinada mais adiante) é outra causa do hipotireoidismo, assim como a desregulação endócrina resultante da exposição a produtos químicos industriais.

O hipotireoidismo geralmente se manifesta por meio de um ou mais dos seguintes sintomas:

- Redução da energia, fadiga, aumento da necessidade de sono
- Mãos e pés anormalmente frios, transpiração reduzida ou ausente

- Pele seca e pruriginosa
- Cabelos secos, quebradiços; queda ou raleamento do cabelo
- Ganho de peso ou dificuldade para emagrecer
- Problemas com a memória de curto prazo, lentidão no raciocínio
- "Formigamento" nas mãos e nos pés
- Prisão de ventre
- Inchaço em torno dos olhos, edema nas mãos ou nos tornozelos
- Síndrome do túnel do carpo
- Menstruações mais pesadas ou mais frequentes, cólicas mais fortes, sintomas pré-menstruais mais graves
- Depressão
- Bócio (aumento do tamanho da tireoide)
- Pressão arterial diastólica mais alta (o valor menor)
- Anemia ferropriva, baixo nível de ferritina (proteína de armazenamento do ferro, que pode ser medida num exame de sangue)

  Diagnosticar o hipotireoidismo apenas pelos sintomas pode ser difícil, já que muitos não são específicos do hipotireoidismo ou podem ser vagos (embora a presença de mãos e pés anormalmente frios e a dificuldade para perder peso sejam dois sinais muito confiáveis). Como os sintomas não são absolutamente específicos do hipotireoidismo, exames de sangue são úteis para chegar a um diagnóstico. E os sintomas não precisam estar presentes. Por motivos que não foram esclarecidos, algumas pessoas não apresentam sintoma algum, apesar de graus leves a moderados de hipotireoidismo.
  A frequência do hipotireoidismo aumenta com a idade; e, embora as estimativas variem em decorrência de limites diferentes para o TSH "normal", a maioria delas menciona uma faixa de 2% a 4% de pessoas que desenvolvem o hipotireoidismo cedo e de 15% a 20% que apresentam a doença mais tarde, com maior prevalência entre as mu-

lheres[10]. Entretanto, com critérios mais rigorosos, é provável que a porcentagem de pessoas com graus mais sutis de hipotireoidismo seja de 25% a 30%, o que o torna nem um pouco incomum. Isso quer dizer que entre 25% e 30% das pessoas que seguem meticulosamente um programa nutricional deixarão de perder peso por causa do hipotireoidismo. O envelhecimento também tem seu papel: um estudo revelou que o aumento do TSH, com função tireoidiana reduzida, é 75% menor em comparação com pessoas mais jovens, o que torna o TSH um índice cada vez menos confiável da função tireoidiana à medida que envelhecemos[11].

Além do TSH, outros exames laboratoriais comumente usados para avaliar a função tireoidiana incluem o T4 livre e o T3 livre. Faixas de referência para o T4 e o T3 livres deveriam ser fornecidas pelo laboratório clínico, com as faixas ideais em geral se situando na metade superior da faixa de referência. Um valor baixo de T3 livre é outro indicador comum do hipotireoidismo. O T4 também pode estar baixo, mas isso não é comum. Há uma série de outros exames da tireoide, como os de absorção de T4 e de T3, que têm sido substituídos por medições diretas de T4 livre e T3 livre; esses exames estão obsoletos e, por isso, não deveriam ser usados.

A inflamação autoimune da tireoide, que pode ser responsável tanto pelo hipotireoidismo quanto pelo hipertireoidismo, pode ser identificada pela medição de anticorpos contra os compostos tireoidianos – os anticorpos antiperoxidase tireoidiana (TPOAb, sigla em inglês) e antitireoglobulina (TgAb, sigla em inglês). Enquanto cerca de 90% das pessoas que têm tireoidite de Hashimoto apresentarão resultado positivo em exames para detectar níveis elevados de anticorpos TPO, aproximadamente 60% delas apresentarão resultados positivos em exames para detectar níveis elevados de antitireoglobulina[12]. Resultados positivos em *ambos* os exames de anticorpos TPO e antitireoglobulina aumentam para 95% a probabilidade da tireoidite de Hashimoto[13]. Mais da metade das pessoas com tireoidite de Hashimoto também apresentam resultados positivos em exames para detectar anticorpos contra a proteína gliadina do trigo. É útil fazer os testes para esses anticorpos, uma vez que, se os resultados forem altos, eles podem sugerir a presença de inflamação crônica e a possibilidade de que a condição da tireoide talvez mude depois da remoção do trigo, do centeio e da cevada da dieta. Isso quer dizer que uma reavaliação periódica será necessária para verificar qualquer mudança nas necessidades de reposição de hormônios tireoidianos.

O diagnóstico de hipotireoidismo pode apresentar dificuldades maiores quando se tratar da investigação de baixa atividade da função tireoidiana de grau leve ou subclínico. Como é possível concluir, para uma pessoa receber o diagnóstico de hipotireoidismo, tudo depende das opiniões e critérios do clínico que estiver fazendo a avaliação. Vale a pena você entender as orientações práticas que se seguem como um auxílio para obter informações úteis e confiáveis sobre a condição de sua tireoide.

- Sintomas, em especial mãos e pés anormalmente frios, energia baixa não atribuível a outras causas (como a privação de sono) e redução da capacidade para perder peso, apesar das diretrizes dietéticas aqui fornecidas, são sinais razoavelmente confiáveis de hipotireoidismo, ou pelo menos são suficientes para justificar uma avaliação. Eles não são infalíveis, mas deveriam ser considerados sintomas de hipotireoidismo até prova em contrário.
- Quanto mais alto o TSH, mais provável a presença de hipotireoidismo. Pode-se, por exemplo, praticamente garantir que um TSH de 5 mUI/mL representa hipotireoidismo. Com um TSH de 2,5 mUI/mL, é provável que haja hipotireoidismo, em especial se houver sintomas como mãos e pés anormalmente frios, energia baixa e dificuldade para perder peso. Valores de TSH de 1,5 mUI/mL e inferiores costumam estar muito menos associados ao hipotireoidismo, embora também possam estar, caso haja desregulação endócrina, disfunção no nível do hipotálamo ou da hipófise ou ainda deficiência na conversão de T4 em T3.
- A associação de um TSH um pouco elevado com um nível baixo de T4 livre sugere deficiência de iodo. Por exemplo, um TSH de 3,5 mUI/mL com um T4 livre mais para a parte infe-

rior da faixa de referência ou abaixo dela é uma situação que quase sempre melhora com suplementação de iodo (veja mais adiante). A correção pode exigir alguns meses de suplementação de iodo. Se houver bócio (aumento da glândula tireoide), tanto o bócio quanto os valores de TSH e T4 livre quase sempre melhoram ou ficam totalmente normalizados com o iodo.

- O nível de T3 livre na metade inferior da faixa de referência ou abaixo dela (independentemente dos níveis de TSH) pode sugerir um problema com a 5'-deiodinase, decorrente da exposição a produtos químicos industriais que bloqueiam a ação dessa enzima. Observe-se, porém, que um emagrecimento recente (nas últimas semanas), ou em andamento, pode provocar, em caráter transitório, uma queda do valor de T3 livre e até mesmo uma discreta elevação no de TSH. Se esses níveis forem decorrentes da perda de peso, eles se corrigirão no prazo de algumas semanas. Além disso, um valor cronicamente baixo de T3 livre não deve ser confundido com algo chamado de *síndrome do T3 baixo*, em que os níveis de T3 livre se apresentam baixos durante uma enfermidade aguda, como pneumonia, septicemia, câncer ou infarto. A reposição de T3 em situações desse tipo é desnecessária e pode ser prejudicial. Nesses casos, o nível baixo de T3 baixo corrige-se sozinho com a solução da enfermidade aguda[14]. Contudo, essa situação não relacionada é a origem da relutância por parte de alguns médicos em fazer reposição de T3 em situações crônicas. (Veja a p. 313 para outra análise do T3 baixo.)

Outro recurso útil, do tipo faça-você-mesmo, para avaliar e acompanhar a condição de sua tireoide consiste em medir a temperatura oral imediatamente após acordar. A temperatura oral normal é de 36,3°C. Temperaturas constantes abaixo desse valor sugerem hipotireoidismo. (Veja "A saúde da tireoide: verifique seu termostato", na p. 310.)

Quando se diagnostica o hipotireoidismo, são inestimáveis o critério e a experiência por parte do seu clínico. Insista em explicações completas para seus sintomas. Não aceite respostas que menosprezem seus sintomas, do tipo "Você só está envelhecendo" ou "Está tudo bem com a sua tireoide". Exija uma análise plena da fundamentação lógica (ou da falta de uma) para o seu diagnóstico. Se estiver convencido de que está com hipotireoidismo, mas seu clínico se recusar a avaliar a doença ou a corrigi-la (o que infelizmente é comum), procure alguém que se disponha a isso. Os melhores nessa área são médicos que praticam a medicina funcional, naturopatas e clínicos gerais de cabeça aberta, mas raramente endocrinologistas.

IODO: ÁGUA PARA UM CÃO SEDENTO

Exatamente como um cão ofegante e acalorado bebe água com vontade depois de uma tarde brincando ao ar livre, sua tireoide absorve o iodo, que é essencial para o seu funcionamento. O iodo é necessário para a saúde. É o antibacteriano primordial, indispensável para todos os organismos, desde os unicelulares. Sem ele, a vida cessa. Não deixe ninguém lhe dizer que o iodo não é importante: ele é crucial. O simples cumprimento da Ingestão Diária Recomendada (IDR) de 150 mcg garante que você não apresente bócio (tireoide de tamanho aumentado em decorrência da falta de iodo, que se apresenta como um inchaço na região anterior do pescoço). No entanto, pode ser necessária uma ingestão maior para um funcionamento tireoidiano ideal e para a saúde total. (Veja o Capítulo 6 para informações sobre como e por quê a carência de iodo se desenvolve, em especial nos tempos modernos.)

Se houver sintomas de hipotireoidismo, como mãos e pés anormalmente frios ou incapacidade de perder peso após a eliminação do açúcar e dos grãos da dieta, a carência de iodo deveria estar no topo da lista de causas em potencial. Lembre-se de que, num exame básico da tireoide, o T4 livre na parte inferior da faixa de referência ou abaixo dela, associado a um TSH de 2,5 a 3,5 mUI/mL, ou ligeiramente mais alto, sugere carência de iodo. Se houver qualquer indício disso ou de hipotireoidismo, a maioria das pessoas se beneficia com o aumento da ingestão desse nutriente para uma faixa de 500 a 1.000 microgramas (*não* miligramas) por dia, preferivelmente de um suplemento de iodo, como comprimidos de *kelp*. Essa é a forma mais semelhante à fonte natural, derivada do oceano, e que pode acelerar a recuperação da função tireoidiana, se a causa subjacente for a carência de iodo. O iodo também pode ser encontrado em lojas de produtos naturais, na forma de cápsulas, comprimidos e gotas de iodeto de potássio. Ressalte-se que, depois do início da reposição de iodo, pode ocorrer um leve aumento do TSH por alguns meses, mas aos poucos ele volta ao nível normal[15].

Se estiver presente o hipotireoidismo, ou bócio, deve ser avaliada a ingestão de iodo, e a condição da tireoide deve ser monitorada pelo clínico que o atende. Ainda que raramente, pessoas com hipotireoidismo ou bócio desenvolvem uma resposta tireoidiana anormal ao iodo. Isso ocorre por causa da carência de iodo ou de outros fatores presentes *antes* da correção, que podem levar à formação de nódulos anormais de tecido na tireoide. O acréscimo do iodo pode, de fato, revelar a presença de nódulos tireoidianos anormais ou algum outro distúrbio e resultar em sintomas de hipertireoidismo, como nervosismo, insônia e palpitações cardíacas. A interrupção do iodo reverte esses efeitos, mas sugere a necessidade de uma avaliação mais profunda da tireoide.

A saúde da tireoide: verifique seu termostato

A regulação da temperatura do corpo, ou termorregulação, reflete a capacidade do corpo de manter sua temperatura dentro de uma faixa restrita. Se não fosse por nossa capacidade de regular nossa própria temperatura corporal, precisaríamos nos aquecer ao sol, como as tartarugas e os jacarés. Portanto, afastamentos em relação a essa faixa normal sugerem desregulação do controle interno. Logo, a medição de sua temperatura oral com um termômetro caseiro pode ser um recurso útil para ajudá-lo a avaliar a condição de sua tireoide. É mais uma medição, como a da pressão arterial ou a da glicose no sangue, uma avaliação simples que você pode fazer sozinho e acompanhar ao longo do tempo.

A temperatura corporal normalmente flutua nos limites de uma faixa. Estudos realizados durante os últimos setenta anos indicam que a temperatura oral normal se situa entre 35,7°C e 37,7°C, apresentando variações previsíveis segundo a hora do dia[16]. Isso vai de encontro à opinião amplamente disseminada de que a temperatura normal é de 37°C a qualquer hora do dia: um resquício ultrapassado de observações da temperatura humana efetuadas no século XIX.

Situações extremas do ambiente externo podem derrubar o controle da temperatura, da mesma forma que fatores desreguladores do controle interno. Qualquer pessoa que tenha passado por uma hipotermia, por exposição ao frio, ou que tenha tido uma febre de 40°C, sabe que apenas alguns graus de afastamento da faixa normal, para cima ou para baixo, provocam desconforto e até podem ameaçar a vida. A temperatura corporal também apresenta variações circadianas previsíveis. Num ciclo de 24 horas, a temperatura mais alta ocorre em torno das 8 horas da noite e a mais baixa, em torno das 4 horas da manhã. É esse valor *baixo* da temperatura que reflete melhor a condição da tireoide, e a melhor forma de estimá-lo consiste em medir a temperatura oral imediatamente ao acordar[17]. Uma temperatura corporal baixa indica hipotireoidismo, enquanto uma temperatura corporal elevada sugere hipertireoidismo (bem como outras condições, entre elas, a ovulação nas mulheres, o exercício e a febre). Qualquer temperatura oral medida imediatamente após acordar que seja constantemente inferior a 36,2°C sugere o hipotireoidismo. Quanto mais baixa a temperatura, mais provável a condição de hipotireoidismo. Uma temperatura de 34,8°C, por exemplo, sugere com mais ênfase o hipotireoidismo do que uma temperatura de 36,1°C.

Quem adota essa prática há muito tempo aferra-se à noção original de medir a temperatura axilar (nas axilas) para avaliar a temperatura corporal. Esse método está ultrapassado. As temperaturas axilares não são confiáveis e são suscetíveis a variações decorrentes da temperatura ambiente, da quantidade e composição do vestuário, da transpiração, do braço usado (pode haver uma variação de até 1,2°C do braço direito para o esquerdo) e de outros fatores. Nosso interesse é monitorar as temperaturas internas com a máxima precisão. As temperaturas axilares podem variar de 1°C a 1,5°C no prazo de alguns minutos e, por isso, não devem ser usadas[18].

Como ninguém quer começar o dia enfiando um termômetro no traseiro, usamos temperaturas orais para estimar as temperaturas internas ("do âmago"). Medir sua temperatura oral é útil na identificação do hipotireoidismo, em particular quando os valores obtidos em exames de laboratório são limítrofes ou ambíguos, quando os sintomas são incomuns ou atípicos, ou quando você está pensando se deveria aprofundar a questão com seu clínico ou fazer perguntas sobre exames de sangue. A temperatura baixa pode sugerir uma insuficiência da tireoide, mesmo quando todas as outras avaliações, entre elas o nível de TSH, estão normais. A temperatura também pode ser usada para acompanhar tendências ao longo do tempo, o que permite que você avalie se seus esforços de correção da tireoide, como a suplementação com iodo ou a reposição do hormônio tireoidiano, estão adequados.

Há algumas lições a ter em mente quando se usam temperaturas para avaliar a condição da tireoide.

- O melhor modo de usar as temperaturas orais para avaliar a condição da tireoide é em associação com uma avaliação de sintomas e exames de laboratório que incluam TSH, T3 livre, T4 livre e, em termos ideais, T3 reverso.
- As temperaturas orais devem ser medidas imediatamente ao acordar, antes de você se levantar da cama e antes de beber água ou outro líquido ou comer qualquer coisa. Bebidas alcoólicas devem ser evitadas na noite anterior. A temperatura não deve ser avaliada durante dietas de restrição calórica, jejuns ou privação de sono.
- Se uma pessoa que acorda às 8 horas da manhã medir sua temperatura oral, ela será mais alta do que o valor baixo verdadeiro, que para a maioria das pessoas ocorre entre as 3 horas e as 6 horas da manhã – geralmente por volta das 4 horas. Para quem acorda depois das 6 horas da manhã, as temperaturas medidas podem ser ajustadas para o "equivalente das 6", por meio da subtração de 0,1°C para cada hora decorrida depois das 6 da manhã.
- Mulheres em idade reprodutiva deveriam medir a temperatura oral durante os sete primeiros dias após o início da menstruação (a fase folicular), o que não mostrará o aumento exagerado da temperatura provocado pela ovulação ou por um surto de progesterona.

Logo, o melhor é que a reposição de iodo seja feita em conjunto com um monitoramento da função tireoidiana por seu clínico. Como alternativa, algumas pessoas têm sucesso aumentando aos poucos a dose de iodo, partindo da IDR de 150 mcg por dia e, por meio de incrementos de 50 a 100 mcg, subindo gradativamente a dose ao longo de seis meses, até que seja atingida a dose desejada, de 500 mcg por dia. Além disso, qualquer pessoa com um histórico de tireoidite de Hashimoto, doença de Graves, câncer da tireoide ou nódulos na tireoide somente deveria fazer a suplementação com iodo sob a supervisão de um clínico experiente.

REPOSIÇÃO DE HORMÔNIO TIREOIDIANO NA ERA DA DESREGULAÇÃO ENDÓCRINA

A vida moderna, entre a segunda metade do século XX e o início do século XXI, fez com que os *reality shows* dominassem a nossa atenção, as mídias sociais surgissem como a interação social preferida e os *nuggets* de frango se tornassem o alimento predileto de milhões de crianças. Ainda mais disseminados estão os produtos químicos industriais que desregulam as funções de nossas glândulas endócrinas. Para muitos de nós, a glândula tireoide é o elo mais fraco.

Como não podemos remover ou desfazer os efeitos de toda uma vida de exposição aos grãos ou a produtos químicos industriais, adotamos a segunda alternativa: a reposição dos hormônios da tireoide. Em sua maioria, as pessoas se sentem mais felizes – com melhor humor, mais energia, melhor tolerância ao frio, melhor funcionamento intestinal, cabelos mais fortes e com maior sucesso no emagrecimento – quando o tratamento inclui tanto o T3 quanto o T4, seja como comprimidos associados (como Armour Thyroid®) ou como dois comprimidos separados de liotironina (T3) e levotiroxina (T4).

Ao contrário da opinião disseminada no meio médico, o T4 sintético (levotiroxina ou Synthroid®) *não* é suficiente para resolver os sintomas do hipotireoidismo numa proporção significativa de pessoas com o distúrbio. Isso porque nem todo mundo converte o T4 em T3 ativo com a mesma eficácia nesta nova era de desregulação endócrina. A suplementação com T3 tem efeitos positivos nos sintomas psicológicos do hipotireoidismo, com alguns estudos demonstrando melhoras no bem-estar, no humor e na função cognitiva. A perda de peso também é maior com o acréscimo de T3[19]. A suplementação de T3, personalizada para o alívio dos sintomas como fadiga ou sensações indevidas de frio, por exemplo, pode também tratar da questão do T3 reverso, ao fornecer uma fonte externa desse hormônio ativo[20].

A reposição de T3 continua a ser polêmica, entretanto, por causa da confusão em torno da síndrome do T3 baixo (veja texto anterior). A reposição de T3 em enfermos em estado crítico, com síndrome do T3 baixo, não proporciona benefícios ou pode prejudicar o doente[21]. Mas a síndrome do T3 baixo é diferente da situação crônica de alguém que não está em estado crítico por causa de uma enfermidade, mas vem apresentando sintomas de hipotireoidismo há tempos, em decorrência do baixo nível de T3 livre. Entretanto, essa confusão provocou em alguns clínicos uma relutância em tratar de questões de T3, ou mesmo os tornou categoricamente contrários a prescrever esse hormônio. Para mim, esse é um grave erro. Para pessoas com sintomas crônicos de hipotireoidismo, que apresentam baixos níveis de T3 livre, nível elevado de T3 reverso, ou sintomas persistentes enquanto fazem reposição apenas com T4, a reposição de T3, com a correção do seu nível, revela uma reversão fantástica de todos os fenômenos do hipotireoidismo.

Não é incomum que alguém a quem tenha sido prescrita apenas a levotiroxina lute com a depressão, não consiga perder peso (ou ganhe peso), apresente queda de cabelo, sofra de prisão de ventre e tenha as mãos e os pés anormalmente frios – todos sintomas de hipotireoidismo –, apesar de apresentar um valor de TSH na faixa desejável ou próximo dela. A grande maioria dessas pessoas apresenta reversão completa de todos os sintomas do hipotireoidismo quando uma preparação com T3 é acrescentada ao tratamento, ou quando a levotiroxina é substituída por um comprimido associado de T4 com T3. Se seu médico não se dispuser a analisar essa questão, ou se ele se recusar a realizar uma avaliação mais profunda, procure um médico que esteja disposto a isso. *Esse aspecto da saúde tireoidiana é crucial e pode ser suficiente para levar ao êxito ou ao fracasso seus esforços no sentido da saúde em geral e da perda de peso.* Outra maneira prática de identificar um clínico esclarecido é contatar uma farmácia de manipulação na sua região (farmácias que preparam, ou "manipulam", fórmulas especiais prescritas por médicos) e pedir nomes de clínicos que prescrevam fórmulas manipuladas para a tireoide, ajustadas às necessidades individuais. Esse nível de atenção é um sinal de um clínico cuidadoso e esclarecido no que diz respeito à tireoide.

Nem todos se sentem melhor com o acréscimo de T3. Uma ou outra pessoa desenvolverá sintomas de hipertireoidismo, como ansiedade, palpitações ou insônia, quer o T3 a mais seja tomado como parte de uma fórmula associada para a tireoide, quer seja tomado isoladamente. É provável que essa pessoa seja uma daquelas que se sentem bem com o T4 sozinho. Elas são uma minoria, mas existem, sim.

Conseguir que o funcionamento de sua tireoide fique "na medida certa" é importante. Seguem-se algumas das medidas práticas que sugerem que a glândula está em perfeitas condições:

- TSH de 1,5 mUI/mL ou inferior, mas de preferência não abaixo de 0,1 mUI/mL
- Tanto o T3 livre quanto o T4 livre na metade superior da faixa de referência
- T3 reverso na faixa de referência
- Boa energia, bom humor, ausência de sensações excessivas ou anormais de frio: uma sensação geral de bem-estar
- Temperatura oral de no mínimo 36,3°C imediatamente ao acordar

A correção do hipotireoidismo que inclua o T3 e leve em conta a possibilidade de desregulação endócrina nos níveis da hipófise e do hipotálamo é uma salvação para as pessoas que alegam: "Parei de comer todos os grãos e não emagreci. Isso não funciona!" Funciona, sim, mas é tão comum o hipotireoidismo atrapalhar, que se torna necessário lidar com a condição da tireoide antes que a perda de peso e outros benefícios para a saúde decorrentes da eliminação dos grãos da dieta possam fazer sua parte.

A VITAMINA D E A INFLAMAÇÃO TIREOIDIANA: UMA RELAÇÃO ESPECIAL

A carência de vitamina D traz implicações para a saúde tireoidiana (e outros distúrbios autoimunes), que incluem um maior potencial para inflamações, inclusive a inflamação causada pela autoimunidade[22]. Como muitos casos de disfunção tireoidiana têm como base uma inflamação autoimune provocada pelo consumo de grãos, a conclusão lógica seria que a carência de vitamina D pode desempenhar um papel nisso.

De fato, isso é verdadeiro. Pessoas com tireoidite de Hashimoto – destruição autoimune da tireoide – têm uma alta probabilidade de apresentar carência de vitamina D, com mais de 90% dos pacientes revelando níveis de 25-hidroxivitamina D de 30 ng/mL ou inferiores[23]. (Também vale ressaltar que, em mais de 50% dos pacientes, a tireoidite de Hashimoto tem início com o consumo de grãos.) A associação também se aplica a crianças: a carência de vitamina D foi detectada em 73,1% das crianças com tireoidite de Hashimoto, mas em apenas 17,6% das crianças que não tinham a doença[24].

Isso sugere que atingir níveis favoráveis de vitamina D pode ajudá-lo a evitar desenvolver uma inflamação tireoidiana autoimune. Também sugere que atingir um nível favorável de vitamina D pode ser um fator crucial para fazer parar a inflamação autoimune ou para revertê-la. (Veja o Capítulo 8 para mais informações sobre a obtenção de níveis ideais desse importante nutriente.)

ATÉ O PESCOÇO

O hipotireoidismo é o exemplo prototípico da desregulação endócrina em nossos tempos. Infelizmente, as práticas convencionais de atendimento à saúde fazem com que grande parte das disfunções tireoidianas seja descartada, ignorada, mal diagnosticada ou tratada equivocadamente; e a proliferação de desreguladores endócrinos nos grãos e nos produtos químicos industriais em tudo a nossa volta nem mesmo chega a ser reconhecida. Você foi orientado a comer mais "grãos integrais saudáveis"; também lhe disseram: "Você não precisa de iodo, precisa de um antidepressivo" ou "Sua tireoide está perfeitamente bem", enquanto lutava para continuar seguindo em frente, com a glândula tireoide espirrando e engasgando.

Não deveria ser assim. Você não deveria ficar atolado até o pescoço em problemas da tireoide para só então ser levado a sério. Para sua saúde geral e para o sucesso de seus esforços pelo emagrecimento, é essencial, portanto, que você reconheça quando questões da tireoide devem ser alvo de séria reflexão. Não espere que problemas de saúde mais graves se desenvolvam para só então exigir respostas.

CAPÍTULO 12

DESREGULAÇÃO ENDÓCRINA: PROBLEMAS NO *FRONT* DAS GLÂNDULAS

Sam, seus hormônios deram um golpe de Estado no seu cérebro.
– Diane Chambers, *Cheers*

AS GLÂNDULAS ENDÓCRINAS produzem hormônios. Não apenas os hormônios sexuais, como o estrogênio e a testosterona, mas hormônios encarregados de regular processos metabólicos, a fome, a temperatura corporal, o nível de glicose no sangue, a pressão arterial, o crescimento e a maturação, todo o nosso percurso, desde o nascimento até nosso último suspiro. Os efeitos das glândulas endócrinas têm um alcance tão extenso que afetam praticamente todas as facetas da saúde humana. Se as deixarmos em paz, elas seguirão um roteiro gravado em nosso código genético, com o ritmo e o compasso em perfeita orquestração, sem a necessidade de qualquer esforço consciente.

A glândula tireoide não é a única glândula endócrina que pode ser desregulada. Basta que se mexa com essas glândulas e seu rigoroso equilíbrio hormonal para que sejam solapados alguns dos processos mais fundamentais na definição da vida humana. Nas crianças, a desregulação pode impedir o crescimento ou fazer com que sistemas de órgãos amadureçam com velocidades diferentes. Ela pode ser responsável pelo desenvolvimento precoce de características sexuais adultas aos 8 ou 9 anos de idade. Em adultos, a desregulação pode explicar o aumento da estimulação do tecido da mama, que leva ao câncer de mama. E pode resultar em sintomas tão variados quanto fadiga, depressão, dificuldades para regular a temperatura corporal, alterações na glicose do sangue e na pressão arterial, redução da libido, fome ou sede indevidas e alterações em inúmeros outros processos corporais que normalmente funcionariam de modo automático. Caos, desordem, tumultos nas ruas... não estamos falando da praça Tahrir nem de Bagdá. Mas do pandemônio que irrompe quando o sistema endócrino se depara com alguma coisa que perturbe seu frágil equilíbrio.

O sistema endócrino é suscetível à desregulação por parte de qualquer coisa não humana que seja vagamente parecida com um hormônio humano. Muitos compostos, tanto naturais quanto sintéticos, se assemelham aos hormônios humanos. Pesticidas clorados e moléculas semelhantes ao estrogênio presentes em plásticos, por exemplo, podem mimetizar o hormônio tireoidiano e o estradiol ou ativar genes humanos de maneira desnecessária, desreguladora e fora da ordem normal. Considerando-se a sua complexidade, comparável à de uma teia, uma perturbação num ponto do sistema endócrino provoca ondulações, e às vezes ondas maiores, pelo sistema inteiro. A desregulação de apenas um sinal da hipófise por uma pequena quantidade de um desses impostores hormonais pode resultar, por exemplo, em temperaturas corporais mais baixas e sensações indevidas de frio, raleamento dos cabelos, prisão de ventre, colesterol elevado, pressão arterial alta, retenção de líquidos, infertilidade e fadiga, pela interrupção de um sinal para as suprarrenais, os ovários, os testículos e o fígado.

Quando funciona, ele é realmente um projeto fantástico, que trabalha como um relógio, cumprindo em silêncio o seu dever. Quando fica desregulado, praticamente qualquer coisa pode acontecer. Como esse tópico é imenso e tem muitas implicações para a saúde, restringirei nossa análise a aspectos que sejam especiais do ponto de vista da experiência sem grãos.

AS GLÂNDULAS NÃO SÃO FORMIDÁVEIS?

Se a rede de glândulas endócrinas fosse uma orquestra, o maestro seria o hipotálamo, uma coleção de tecidos especializados do tamanho de uma castanha de caju, enfurnada nas profundezas do cérebro. O hipotálamo comanda o andamento (a taxa metabólica e os ritmos circadianos) e a melodia (fome, fadiga, sono, transpiração ou calafrios). É ele que decide qual glândula (a hipófise, a tireoide, as suprarrenais, os ovários e os testículos, por exemplo) deve tocar e em que momento. Exatamente como um maestro ouve a música enquanto os músicos tocam, cada órgão manda sinais de volta para o hipotálamo, numa interação de idas e vindas que permite ao maestro manter várias funções dentro de suas faixas desejadas.

Para que a orquestra toque com perfeição, tanto o maestro quanto os músicos precisam cumprir suas funções corretamente, tocando nos tons e volumes adequados e no momento certo. Se, por exemplo, um dos violinos ou um dos trombones desafinar, entrar tarde ou perder sua hora, toda a apresentação é prejudicada. Se o próprio maestro tropeçar, tudo irá por água abaixo. O mesmo se aplica ao sistema de glândulas endócrinas: a disfunção pode ocorrer no nível do hipotálamo ou da primeira glândula abaixo dele, a hipófise, o que resultará em disfunções de várias glândulas, bem como de qualquer órgão isolado.

Imagine que alguns músicos comecem a tocar trompas ou a bater nos tambores de modo caótico, sem sincronia com a orquestra, ignorando as instruções do maestro. A bela música da orquestra fica reduzida a uma dolorosa cacofonia, decorrente das muitas perturbações das ligações equilibradamente harmoniosas entre ritmo e melodia. Você talvez reconheça a música, mas dificilmente ela será a mesma. Isso acontece com a desregulação do sistema endócrino. É claro que as consequências dessa desregulação são muito mais importantes do que uma apresentação de música ruim.

Os desreguladores endócrinos estão por toda parte: no ar, na água, no solo, no leite materno, em cremes para as mãos, sabonetes, xampus, condicionadores, cosméticos, medicamentos de prescrição, recipientes de plástico, latas, panelas, frigideiras e até nos alimentos. Você pode tentar reduzir a um mínimo sua exposição; mas, se você respira, bebe água, se alimenta, toma banho e pratica atividades normais do dia a dia, será exposto, em algum grau, a produtos químicos que são desreguladores endócrinos. Muitos desses desreguladores do sistema endócrino já foram identificados, entre eles os que relacionamos a seguir:

- **Plásticos, plastificantes e os compostos que se desprendem deles:** bisfenol A (BPA), ftalatos, dioxina, estireno, cloreto de vinila
- **Pesticidas e fungicidas:** vinclozolina, clordecona, ciflutrina, permetrina, tetrametrina, fentiona, hexaclorobenzeno, malation, paration, heptacloro, beta-hexaclorocicloexano, gama-hexaclorocicloexano; diclorodifenildicloroetileno, tributiltina, trifeniltina
- **Fertilizantes e herbicidas:** percloratos, imazamox, glifosato, dioxina, metoxicloro, clorpirifós, clornitrofen, clometoxifeno, brometo de metila, atrazina
- **Compostos industriais:** bifenilas policloradas (PCBs), éteres bifenílicos polibromados (PBDEs, sigla em inglês), cânfora 4-metilbenzilideno, cânfora 3-benzilideno, benzofenona-3, benzofenona-4, isopentil 4-metoxicinamato, octil metoxicinamato, homossalato, octocrileno, salicilato de benzila, salicilato de fenila, salicilato de octila, ácido paraminobenzoico e octil dimetil paraminobenzoato, dicloroestireno, benzotriazol
- **Metais pesados:** cádmio, arsênio
- **Produtos de uso doméstico:** triclosan (higienizador de mãos, sabonetes antibacterianos), ácido perfluoroctanoico (utensílios de cozinha revestidos com Teflon), ditiocarbamatos (cosméticos), parabenos (cosméticos)

Todos os compostos que acabamos de relacionar foram associados à desregulação endócrina em estudos clínicos[1]. Enquanto alguns são usados como pesticidas, fungicidas ou herbicidas, contaminando nossos legumes, verduras, frutas e água, outros nos chegam através de produtos comuns de uso doméstico, como higienizadores de mãos, sabonetes, utensílios revestidos com Teflon e cosméticos. E, mesmo que você não pulverize herbicida no seu gramado, seus vizinhos talvez o façam, o que significa que esses produtos químicos estão se infiltrando no solo, contaminando o lençol freático e sendo levados para dentro de sua casa pelo ar. O tempo que compostos desse tipo permanecem no solo ou no lençol freático é medido em anos; e às vezes esse período se estende a uma década ou mais[2]. Da mesma forma, alguns compostos, uma vez que entrem no corpo, permanecem em seus tecidos por anos.

Os grãos têm um papel de destaque entre os muitos fatores desreguladores endócrinos em nosso mundo. A aglutinina do germe de trigo (WGA) e a lectina do trigo, do centeio, da cevada e do arroz mimetizam os seguintes hormônios: insulina, fator de crescimento semelhante à insulina-1, leptina e colecistoquinina (CCQ). Isso provoca ganho de peso, dificuldade para reprimir o apetite apesar da satisfação das necessidades nutricionais e desregulação da função digestiva, além de aumentar o risco de desenvolvimento de câncer[3]. A gliadina e as proteínas prolaminas relacionadas a ela desregulam a função endócrina por meio indireto. Se for iniciada a destruição autoimune da tireoide (tireoidite de Hashimoto ou doença de Graves), o resultado poderá ser o hipertireoidismo ou o hipotireoidismo[4]. A destruição autoimune das células β produtoras de insulina do pâncreas, desencadeada pela gliadina e outras prolaminas relacionadas a ela, ao extinguir a capacidade de produção da insulina, desregula a função endócrina, o que resulta no diabetes tipo 1[5]. Do mesmo modo, podem ser acionados anticorpos que atacam o córtex das suprarrenais, responsável pela produção dos hormônios cortisol, DHEA e aldosterona, provocando a disfunção das suprarrenais[6]. Os grãos também contribuem para a desregulação endócrina ao promover o crescimento da gordura visceral.

Remova os grãos da dieta e naturalmente você terá removido uma das causas da desregulação endócrina, embora o hipotireoidismo, o diabetes, a desregulação da função digestiva, a disbiose, o diabetes tipo 1, a disfunção das suprarrenais, entre outros fenômenos, possam persistir e talvez precisem de atenção específica. No diabetes tipo 1, por exemplo, as células β que foram destruídas não voltam a crescer, e, pela vida inteira, perdurará a necessidade de insulina. Do mesmo modo, a não recuperação da resposta ao hormônio digestivo CCQ pode explicar a disbiose e a persistência da distensão abdominal e da indigestão, muito embora as lectinas bloqueadoras da CCQ já não estejam presentes.

Seja como for, a remoção dos grãos é um modo garantido de reduzir sua exposição a fatores que desregulam o sistema endócrino. Infelizmente, remover os produtos químicos industriais, pesticidas, herbicidas e outros produtos químicos que desregulam a função das glândulas endócrinas não é tão fácil, em virtude de sua onipresença e de sua persistência quando já estiverem no ambiente e no corpo. Existe algum processo desintoxicante que lhe permita remover esses produtos químicos industriais? As únicas estratégias que mostraram proporcionar essa proteção (e, por sinal, somente uma proteção parcial) são o consumo de isotiocianatos presentes em legumes crucíferos, como o brócolis, a couve-flor, a couve-crespa e a couve-de-bruxelas, e o consumo de fitoalexinas de tomates, alho e leguminosas. Tanto uns como outros acionam enzimas do fígado que eliminam produtos químicos tóxicos. É provável que essa seja uma explicação parcial do motivo pelo qual consumidores inveterados de legumes apresentam incidência reduzida de câncer[7].

O iodo também pode nos proteger de muitos produtos químicos desreguladores endócrinos. Se você se recordar da tabela periódica dos elementos, de suas aulas de química no ensino médio, talvez se lembre de que a penúltima coluna da direita contém os halogênios: iodo, bromo, cloro e flúor. Isso quer dizer que produtos químicos que contêm um halogênio, como as bifenilas policloradas, o ácido perfluoroctanoico e os perclorados, podem ter o acesso a seus órgãos parcialmente bloqueado na presença de quantidades suficientes de iodo. Isso se aplica especialmente à glândula tireoide, que é rica em iodo.

Examinemos agora algumas consequências importantes da desregulação endócrina.

Desregulação suprarrenal: o cortisol necessário

Assim como a tireoide, a desregulação das glândulas suprarrenais pode ocorrer diretamente no hipotálamo, na hipófise ou em qualquer um dos pontos sinalizadores no caminho até elas. O mais comum é que isso resulte em fadiga, sono prejudicado e dificuldade para perder peso. Por causa do exclusivo ciclo circadiano de liberação do cortisol pelas suprarrenais, os sintomas da desregulação dessas glândulas em geral ocorrem em padrões previsíveis todos os dias: de manhã, de tarde e de noite.

Como foi examinado no Capítulo 5, há alguns componentes nos grãos que podem desregular a função das suprarrenais. Os mesmos produtos químicos industriais que desregulam os sinais que o hipotálamo e a hipófise enviam para a tireoide podem agir de forma semelhante com os sinais enviados para as glândulas suprarrenais, resultando no aumento ou na redução da liberação dos hormônios das suprarrenais: cortisol, DHEA e adrenalina. Como as perturbações do cortisol, em especial, são comuns e são as que mais dizem respeito ao tema da alimentação sem grãos, concentrarei minha atenção nelas.

Um estresse crônico intenso também tem seu papel na desregulação da função das suprarrenais, provocando uma resistência peculiar ao cortisol, chamada de *resistência aos glicocorticoides*. Isso causa uma redução da sensibilidade ao cortisol, com a possibilidade de surgirem sintomas de cortisol reduzido, mas com níveis normais ou elevados de cortisol.

Entre os sintomas mais característicos da liberação desregulada de cortisol estão a queda de energia pela manhã, o excesso de fadiga e sonolência à tarde, surtos inadequados de energia à noite (provocando insônia), depressão, incapacidade de perder peso e, com menor frequência, pressão baixa, desejos irresistíveis de ingerir sal ou tonturas. Sintomas desse tipo deveriam levantar a questão acerca de uma disfunção suprarrenal e uma desregulação dos ciclos circadianos do cortisol serem os responsáveis. Isso pode ser investigado por meio da obtenção de uma curva de cortisol que reflita os níveis de cortisol ativo liberados ao longo de um dia. Consegue-se obter facilmente essa curva pela avaliação dos níveis de cortisol salivar, um método simples de rastrear de modo indireto os níveis sanguíneos[8]. É necessário simplesmente obter um *kit* para exame de cortisol salivar (veja no Apêndice D alguns fornecedores) e colher quatro amostras: ao acordar, ao meio-dia, na hora do jantar e na hora de dormir. As amostras são enviadas para um laboratório, e uma curva de cortisol é gerada. Uma curva normal apresenta o nível mais elevado do hormônio na hora de acordar (já que uma das funções do cortisol consiste em fazer a pessoa despertar), seguido de uma queda do nível ao meio-dia e um patamar até a hora do jantar, para então ocorrer mais uma queda quando se aproxima a hora de dormir (o que permite o sono normal).

Entre os padrões mais comuns de anormalidade estão os seguintes:

- Cortisol matinal anormalmente baixo e um surto anormal à noite, associados a uma queda de energia de manhã e insônia e energia anormalmente alta à noite.
- Baixa energia o dia inteiro, associada ao cortisol anormalmente baixo ao longo das 24 horas.
- Níveis matinais excessivamente altos, com uma queda anormalmente vertiginosa, resultando em fadiga e sonolência à tarde, o que costuma estar associado ao estresse crônico.

É melhor que essa avaliação seja feita com o acompanhamento de um clínico com experiência e boa percepção dos problemas das suprarrenais e do cortisol, como um clínico especializado em medicina funcional ou um naturopata.

A solução para o seu problema com o cortisol depende do padrão revelado por sua curva de cortisol de 24 horas. O cortisol muito baixo pela manhã, por exemplo, responde bem a uma prescrição de suplemento de hidrocortisona oral, o que restaura a energia. Um surto excessivo de energia pela manhã, acompanhado de uma queda acentuada à tarde, responde ao tratamento da origem do estresse que deu início ao processo, bem como a uma dose baixa de hidrocortisona no final da manhã. Surtos indevidos de cortisol à noite, que perturbam o sono, estão entre as variações de tratamento mais difícil, mas os esforços nesse sentido podem incluir a ingestão de suplementos nutricionais de fosfatidilserina e melatonina de dose elevada na hora de dormir.

Pode ser importante contar com um clínico bem informado, que leve em consideração também a possibilidade de desregulação do hipotálamo e da hipófise, assim como de resistência aos glicocorticoides. Isso se aplica ainda mais quando estão presentes a obesidade, o diabetes, o estresse (inclusive o transtorno do estresse pós-traumático) ou a depressão. Adicionalmente, deveria ser feita, por exemplo, uma avaliação do nível do hormônio adrenocorticotrófico (ACTH), que fornece uma medida do funcionamento da hipófise. Depois da eliminação dos grãos da dieta, frequentemente as soluções incluem o tratamento de importantes fatores de estresse, capazes de causar a disfunção das suprarrenais ou de agravá-la, como o sono insuficiente, os relacionamentos infelizes ou o trabalho frustrante.

Em suma, a disfunção das suprarrenais e a desregulação circadiana do cortisol são questões um pouco complexas para as quais não existe uma solução única. Contudo, se elas forem examinadas corretamente por um clínico bem informado, você será recompensado com outros benefícios, como mais energia e melhor humor, sono mais repousante e perda de peso, mesmo depois de os grãos e os produtos químicos desreguladores do sistema endócrino terem arrasado com a sua saúde.

EDUCAÇÃO SEXUAL: TESTOSTERONA, PROGESTERONA E DHEA

Examinamos como o consumo de grãos e o excesso de gordura visceral, que se acumula a partir do consumo de grãos, atacam o sexo, desregulando os níveis dos hormônios sexuais. Mulheres desenvolvem níveis elevados de estrogênio e prolactina, bem como de testosterona; enquanto homens apresentam elevação no nível de estrogênio e prolactina, com baixo nível de testosterona. Para as mulheres, isso resulta em infertilidade ou repetição de abortos espontâneos, diminuição da libido e aumento do risco de câncer de mama; para os homens, o resultado é depressão, diminuição da libido e mamas aumentadas – efeitos bastante desagradáveis por qualquer perspectiva, e tudo isso graças aos "grãos integrais saudáveis". A eliminação dos grãos dá início ao processo de reversão, com o aumento dos benefícios proporcionados pela perda de peso. As mulheres apresentam uma redução nos níveis anormalmente elevados de estrogênio e prolactina, a recuperação da fertilidade, um aumento do potencial de levar uma gestação a termo, a melhora da libido e uma redução do risco de câncer de mama. Os homens apresentam redução nos níveis de estrogênio e prolactina, acompanhada de uma elevação do nível da testosterona, a melhora da libido e a redução do tamanho das mamas.

Em geral, é isso o que acontece. Infelizmente, não é o que acontece *sempre*, e várias desregulações dos níveis hormonais podem persistir. Seguem-se algumas das formas mais comuns de desregulação hormonal persistente que, uma vez tratadas, proporcionam benefícios além dos já obtidos por meio da eliminação dos grãos.

1. **Nível baixo de testosterona.** As mulheres normalmente têm um nível baixo de testosterona – decerto mais baixo que o dos homens. Mas nível mais baixo não quer dizer nível insignificante. Nas mulheres, o nível baixo de testosterona está associado a queda de energia, diminuição da libido, dificuldade para perder peso e depressão. Se a redução da testosterona se manifestar depois da eliminação dos grãos, da perda de peso e da gordura visceral e da reposição da vitamina D (que pode eventualmente elevar a testosterona), então talvez seja recomendável uma avaliação do hormônio e sua correção. Nos homens, o nível baixo de testosterona se manifesta como pouca energia, irritabilidade, dificuldade para perder peso ou para manter a massa muscular e diminuição da libido. Tanto os homens como as mulheres deveriam almejar manter os níveis de testosterona na metade superior da faixa de referência para seu sexo, conforme indicada pelo laboratório, já que valores na metade inferior costumam ser insuficientes para o pleno alívio dos sintomas. Além disso, o modo mais fácil e mais econômico de obtenção da testosterona é através de farmácias de manipulação, que são especializadas em aviar prescrições individualizadas, de acordo com as especificações de seu clínico. A testosterona pode ser prescrita como um creme, a ser aplicado no tórax, nos braços ou no pescoço, na forma pura ou em associação com outros hormônios, entre eles, a progesterona, para as mulheres, e a DHEA, para homens e mulheres.
2. **Nível baixo de progesterona.** A progesterona começa a declinar quando a mulher passa dos 35 anos, ocorrendo uma queda acentuada durante a menopausa. Geralmente, o baixo

nível de progesterona é marcado por queda de energia, raciocínio embotado, diminuição da capacidade para perder peso, prejuízo do sono, diminuição da libido e irritabilidade. Como no caso da testosterona, é fácil avaliar os níveis de progesterona e fazer sua reposição com um creme aplicado à pele, numa dosagem especificada por seu médico com base nos níveis salivares e sanguíneos do hormônio. Mulheres que fizeram reposição de progesterona costumam relatar melhora do humor e redução da irritabilidade, aumento da libido, sono mais repousante, pensamento mais claro, cabelos mais fortes, pele mais lisa e uma recuperação da capacidade de perder peso. A progesterona não se faz acompanhar dos riscos decorrentes do uso de estrogênios equinos (Premarin®), desde que seja prescrita a progesterona bioidêntica, em vez de uma progestina sintética com efeitos colaterais terríveis[9].
3. **Nível baixo de DHEA.** A DHEA tem inúmeros efeitos sobre o corpo. Como acontece com muitos hormônios, os níveis de DHEA vão baixando ao longo da vida e apresentam sintomas que em parte coincidem com os de nível baixo de testosterona e, em menor grau, com os de nível baixo de cortisol. É fácil fazer avaliação e reposição da DHEA, embora seja melhor usar doses baixas (de 5 a 10 mg por dia). Níveis mais altos são seguros, mas costumam estar associados a comportamento agressivo e pilosidade facial nas mulheres e agressividade nos homens. No entanto, quando os níveis baixos são corrigidos, a maioria das pessoas apresenta uma discreta melhora na energia e no humor, uma discreta melhora na capacidade de perder gordura visceral e um aumento da libido[10].

Dê uma boa organizada nos seus hormônios. Depois de eliminar os desreguladores da saúde hormonal – os grãos e a gordura visceral –, trate de qualquer disfunção residual persistente nesse seu esforço para obter a saúde total. Podem ser necessários alguns empurrões de sua parte para que seu clínico aja como deve e investigue seus níveis hormonais, mas a recompensa valerá o esforço.

CAPÍTULO 13

PARE DE SE SABOTAR: COMO SE RECUPERAR DA AUTOIMUNIDADE

Fogo amigo... não é amigo.
– Lei de Murphy do combate

A AUTOIMUNIDADE: uma verdadeira perversão da Natureza. Como uma mãe de *hamsters* que devora seus filhotes, ou um traidor infiltrado nas fileiras de soldados, a autoimunidade – o ataque imune direcionado equivocadamente contra órgãos do próprio corpo – desperta sensações perturbadoras de desconfiança e traição. Lesa-pátria, alta traição, Benedict Arnold*, Judas, ela é a deslealdade e o fingimento que solapam a ordem natural das coisas.

Seus pulmões são seus pulmões, seu timo é seu timo, seu cérebro é seu cérebro. E nenhum desses órgãos deveria ser confundido com as proteínas de alguma bactéria, vírus ou fungo – tampouco com as proteínas dos alimentos.

Por que seu próprio sistema imune, que vem derrotando habilmente bactérias, fungos e vírus há muitos anos, de repente haveria de se voltar contra o corpo em que vive, destruindo, por exemplo, o pâncreas (pancreatite autoimune, diabetes tipo 1), o fígado (hepatite autoimune), a tireoide (tireoidite de Hashimoto, doença de Graves), tecidos que envolvem o cérebro e o sistema nervoso (esclerose múltipla, demência, ataxia cerebelar) ou a pele (psoríase, alopecia areata, derma-

---

* General americano que passou para o lado britânico durante a Guerra da Independência. (N. do E.)

tomiosite, esclerodermia, vitiligo)? Por que um sistema complexo de vigilância e ataque direcionaria anticorpos, proteínas inflamatórias e linfócitos contra seus velhos amigos? A autoimunidade não é tanto um ato de traição, mas, sim, um ato de reconhecimento equivocado. Confundindo o amigo com o inimigo, ela é o fogo amigo em termos de saúde. Autoimunidade significa, por exemplo, confundir os tecidos sinoviais das articulações com as proteínas de um vírus, confundir a íris dos olhos com as proteínas do vírus do herpes simples labial, confundir os tecidos do íleo com bactérias intestinais, como na doença de Crohn. Cada proteína, em cada órgão do corpo, é um alvo em potencial para os ataques mal orientados da autoimunidade. É realmente perturbador pensar que distúrbios tão sérios assim possam ser desencadeados sem qualquer malfeito de sua parte em termos de saúde. Simplesmente acontece.

Será mesmo? Pense bem. A autoimunidade vai totalmente contra a nossa intuição, contra a nossa capacidade de adaptação e de evolução. Ela se assemelha a um processo autocorretivo: digamos que você fosse atingido por uma artrite reumatoide enquanto estivesse vivendo na selva, caçando e coletando comida e tentando se defender de predadores violentos. A dor e a deformação das articulações seriam uma desvantagem significativa e, mais cedo ou mais tarde, você haveria de morrer. Do mesmo modo, tanto as lesões neurológicas da esclerose múltipla quanto os problemas digestivos da colite ulcerativa prejudicariam sua sobrevivência.

Então, o que pode ter entrado na vida do *Homo sapiens* bem recentemente, em termos evolutivos, que ainda não teve tempo para exercer efeitos de má adaptação sobre a sobrevivência? E por que as doenças autoimunes estão em expansão, quebrando recordes a cada ano que passa? Estima-se que de 5% a 10% da população do norte da Europa e da América do Norte esteja agora com alguma forma de doença autoimune, com números crescentes para a doença autoimune da tireoide, as doenças inflamatórias intestinais, o diabetes tipo 1 e a esclerose múltipla[1]. Executivos do ramo farmacêutico ficam com água na boca ao pensar no mercado das doenças autoimunes, que agora ultrapassa os 40 bilhões de dólares anuais e continua crescendo, pois as doenças da autoimunidade são o sonho da indústria farmacêutica tornado realidade: distúrbios crônicos, que exigem anos de tratamento e, muitas vezes, incluem agentes biológicos, como anticorpos e peptídeos, que custam milhares de dólares por mês.

Está claro que alguma coisa mudou. Poderia ser algum vírus sorrateiro, afetando milhões de seres humanos no mundo inteiro. Poderiam ser aqueles malditos produtos químicos industriais, que provocam a desregulação endócrina e desnorteiam o sistema imune. Alguma autoimunidade pode ser decorrente de erros do estilo de vida moderno, como, por exemplo, a redução da amamentação natural ou a exposição a toxinas perturbadoras da imunidade presentes nos cigarros. E é claro que o consumo de "grãos integrais saudáveis" desempenha um papel subestimado nesse drama. Pelo menos, alguma autoimunidade pode ser atribuída ao processo de mimetismo molecular, no qual a estrutura de alguma proteína estranha é muito semelhante à estrutura de uma proteína humana. A proteína estranha pode ter como origem um vírus, uma bactéria ou um fungo. Esse tipo de imitação molecular foi encontrado em cepas do vírus do herpes simples e da bactéria *Streptococus sanguinis*, que acionam a autoimunidade da doença de Behçet; da bactéria que causa a meningite bacteriana, a *Neisseria meningitidis*, que mimetiza muitas proteínas do fígado, dos testículos e da pele; e da *Campylobacter jejuni*, que causa gastroenterite, mas desencadeia a síndrome de Guillain-Barré (lesões autoimunes ao sistema nervoso). Temos mais em comum com organismos primitivos do que gostaríamos de acreditar.

A imitação molecular também pode provir dos alimentos, em especial de alimentos que nós, em termos evolutivos, não estamos plenamente adaptados para consumir. Os produtos das glândulas mamárias de bovinos – laticínios – acrescentados à dieta humana aproximadamente na mesma época em que o consumo de grãos se tornou parte da experiência humana acionam anticorpos humanos contra as proteínas dos laticínios, como a albumina do soro bovino, a caseína e a insulina bovina, por exemplo. Esses anticorpos podem lançar um ataque imune equivocado contra as células β do pâncreas, resultando em alguns casos de diabetes tipo 1[2]. De modo semelhante, proteínas presentes nas sementes de gramíneas podem enganar o sistema imune do corpo, devido a sua semelhança com proteínas humanas. A proteína gliadina do trigo, com proteínas idênticas no centeio e na cevada e uma similar no milho, é o modelo para esse processo de mimetismo molecular a partir dos grãos.

Decerto nem todos desenvolvem doenças decorrentes de reconhecimento autoimune equivocado, já que a predisposição genética naturalmente faz parte do quadro. Pessoas com predisposição para a espondilite anquilosante, por exemplo, quase sempre têm um gene para a variante da proteína HLA-B27 do sistema imune. Por outro lado, somente 5% das pessoas com o gene HLA-B27 chegam a desenvolver de fato a inflamação da coluna vertebral que caracteriza a espondilite anquilosante, o que nos diz que, embora a genética tenha um papel importante, permissivo, outros fatores desencadeiam a predisposição genética.

Cada vez mais se confirma que as deficiências nutricionais estão entre os fatores que permitem o desenvolvimento da autoimunidade. A carência de vitamina D, em particular, está se revelando como um fator importante para o reconhecimento equivocado de "si mesmo" como um invasor, assim como a carência dos ácidos graxos ômega-3. A carência de um dos dois, ou de ambos, permite o comportamento imune mal orientado, mas nos dois casos é fácil tratar e corrigir o problema. Fatores que desregulam a flora intestinal também desempenham um papel na autoimunidade. O crescimento excessivo de espécies insalubres, em especial, pode aumentar a permeabilidade intestinal, no que é chamado de "intestino permeável", permitindo a entrada na corrente sanguínea de substâncias estranhas, entre elas subprodutos bacterianos, que chegam aos órgãos.

A destruição autoimune de um órgão pode, não raramente, estar associada à destruição autoimune de outros órgãos. O diabetes tipo 1, por exemplo, costuma estar acompanhado da doença celíaca, da tireoidite de Hashimoto ou da artrite reumatoide. O reconhecimento errôneo dos componentes de um órgão pode, portanto, ser acompanhado do reconhecimento errôneo dos componentes de outros órgãos.

Não há muito que se possa fazer para reverter sua exposição prévia ao estreptococo ou para mudar sua genética em relação à proteína

HLA de reconhecimento imune. Mas há muitas coisas que você pode fazer para eliminar de sua dieta os grãos que estimulam o sistema imune e para ajudar a corrigir as deficiências nutricionais comuns que permitem o surgimento de um distúrbio autoimune.

OS GRÃOS FAZEM ROLAR A BOLA DA AUTOIMUNIDADE

As proteínas prolaminas dos grãos – a gliadina do trigo, a secalina do centeio, a hordeína da cevada e a zeína do milho – iniciam o processo do intestino delgado que acende a fogueira da autoimunidade. E elas fazem isso de mais de uma maneira. Seria até mesmo possível alegar que as proteínas prolaminas foram perfeitamente elaboradas para criar a autoimunidade.

As proteínas prolaminas dos grãos são mestres do mimetismo molecular. Já se confirmou que elas desencadeiam respostas imunes contra uma série de proteínas humanas, entre elas, a sinapsina, do sistema nervoso; a enzima transglutaminase, encontrada no fígado, nos músculos, no cérebro e em outros órgãos; proteínas do endomísio, que reveste as células musculares; e a calreticulina, proteína presente em praticamente todas as células do corpo[3]. Se sequências de proteínas estranhas se assemelham a sequências de uma proteína do corpo humano, um ataque imune mal direcionado pode ser desencadeado pelo sistema imune, que envia anticorpos, linfócitos T, macrófagos, fator de necrose tumoral, entre outras armas, contra o órgão. Algumas proteínas humanas que são alvo desse tipo de ataque, como a transglutaminase e a calreticulina, estão por toda parte e podem, portanto, ser associadas à inflamação autoimune de praticamente qualquer órgão do corpo, do cérebro ao pâncreas.

O mimetismo molecular não é o único modo pelo qual os grãos provocam a autoimunidade. Eles também fazem isso ao provocar o aumento da permeabilidade intestinal. Já examinamos como as prolaminas podem resistir à digestão. Quando permanecem intactas, elas se ligam às células do revestimento intestinal e dão início a um processo exclusivo e complexo, que abre as barreiras intestinais normais para o conteúdo do intestino: componentes dos alimentos, componentes e subprodutos de bactérias, como, por exemplo, o lipopolissacarídeo bacteriano – um forte promotor da inflamação. Esse processo, que ocorre em muitas etapas e é ativado pelas proteínas dos grãos, foi descoberto por meio de investigações simples e bem conduzidas pelo dr. Alessio Fasano e sua equipe da Universidade de Maryland (veja a p. 86), um trabalho extraordinário que traça uma ligação segura entre as doenças da autoimunidade e os grãos. As prolaminas dos grãos provocam o aumento da expressão da proteína zonulina, que, por sua vez, abre as barreiras normais – as "junções de oclusão" – entre as células intestinais, permitindo a entrada de peptídeos e componentes bacterianos indesejados na corrente sanguínea, onde eles podem desencadear uma resposta imune[4]. Além da gliadina e das prolaminas relacionadas a ela, o único outro desencadeador dessa forma de permeabilidade intestinal são as infecções intestinais, como a cólera e a disbiose.

Isso quer dizer que a gliadina e as proteínas relacionadas a ela são o primeiro passo para que se inicie o processo de autoimunidade, um mecanismo que não está ligado de modo algum com a sensibilidade ao glúten ou com a doença celíaca. A suscetibilidade a várias doenças autoimunes também pode ser determinada por padrões genéticos; mas, numa proporção estarrecedora dos casos, o evento desencadeador acaba se resumindo a um único fator: o consumo de grãos.

A autoimunidade: manobrando o *Titanic*

Muitos distúrbios respondem à eliminação dos grãos no prazo de dias. Por exemplo, a dor nas articulações dos dedos e dos pulsos, o refluxo ácido e a urgência evacuatória da síndrome do intestino irritável costumam desaparecer no prazo de cinco dias após sua última panqueca. O mesmo não acontece com os fenômenos da autoimunidade. O inchaço, a dor e a rigidez nas articulações e a deformação que caracterizam a artrite reumatoide vão demorar mais tempo para responder à eliminação dos grãos, geralmente de semanas a meses, e às vezes até mais do que isso.

Talvez isso não devesse ser nenhuma surpresa, já que os complexos mecanismos da inflamação autoimune se desenvolvem ao longo de anos. Do mesmo modo, alterações nas respostas de linfócitos, na eliminação de anticorpos, na redução de fluidos, nas inflamações localizadas e um amplo leque de outros fenômenos acabam sendo revertidos com o tempo. O segredo é eliminar todos os grãos e, então, esperar. Se duas semanas tiverem se passado e nada tiver acontecido, não diga que o esforço fracassou. A paciência é essencial. É por isso que comparo a reversão de distúrbios autoimunes à tentativa de desacelerar uma locomotiva ou de mudar o rumo de um transatlântico – nenhum dos dois acontece depressa, mas ambos acabam acontecendo.

Também é importante corrigir os outros fenômenos anormais que agravam a autoimunidade. A maioria das pessoas com distúrbios autoimunes deixa de cuidar de fatores que desempenham um papel importante na permissão ou na manutenção da autoimunidade. Ao lidar com esses fatores, como examinaremos a seguir, você aumentará suas chances de obter alívio total desse distúrbio.

Vitamina D: moduladora mestre do sistema imune

A vitamina D tem um papel importantíssimo na regulação do sistema imune, protegendo o organismo contra os vírus, as infecções bacterianas, os cânceres e a autoimunidade. A variação sazonal – maior incidência no inverno, menor no verão – observada em alguns distúrbios, como a gripe e outras viroses, a esclerose múltipla, os infartos e o câncer, faz sentido se considerarmos a variação sazonal da exposição ao sol, que ativa a vitamina D na pele. A incidência de muitas doenças também aumenta com o maior distanciamento em relação ao Equador, em decorrência da redução da intensidade da luz solar. Nosso estilo de vida moderno, que nos impede de obter uma exposição suficiente ao sol, associado a nossa aversão ao consumo de vísceras de animais ricas em vitamina D, como o fígado, permitiu que a carência da vitamina atingisse proporções epidêmicas, e que, em consequência disso, a incidência de distúrbios autoimunes aumentasse. A carência de vitamina D está se revelando um poderoso fator "permissivo" no desenvolvimento da autoimunidade[5], e ela tende a ser mais grave nas pessoas que têm distúrbios autoimunes. A carência de vitamina D também foi associada à maior intensidade dos sintomas de autoimunidade, como a dor, o inchaço e a incapacitação neurológica.

O diabetes tipo 1, uma resposta autoimune que pode ser desencadeada pela gliadina e pelas proteínas relacionadas a ela presentes nos grãos e que resulta em lesões às células β do pâncreas, está entre as doenças autoimunes mais estudadas. Por isso, ela ilustra o papel que a reposição da vitamina D pode desempenhar. Crianças diagnosticadas com o diabetes tipo 1 apresentam níveis sanguíneos de 25-hidroxivitamina D substancialmente inferiores em comparação com crianças sem o diabetes tipo 1[6]. Inúmeros estudos evidenciaram que a suplementação com vitamina D reduz a incidência da doença numa faixa entre 30% e 78%, com as doses mais elevadas (2.000 unidades internacionais, ou UI, por dia) resultando num sucesso ainda maior[7]. Como uma proporção significativa dos casos de diabetes tipo 1 é desencadeada por exposição às proteínas prolaminas dos grãos, a eliminação de todos os grãos – associada à restauração dos níveis de vitamina D – é um método poderoso de prevenção da autoimunidade que leva à doença.

A lista de outros distúrbios autoimunes associados à carência de vitamina D inclui a cirrose biliar primária, a alopecia areata, a esclerose múltipla, a doença de Behçet, o vitiligo, a hepatite autoimune, a síndrome de Sjögren, o lúpus sistêmico eritematoso, a tireoidite de Hashimoto, o pênfigo vulgar, a púrpura trombocitopênica imune e doenças inflamatórias intestinais (doença de Crohn e colite ulcerativa)[8]. Não está muito claro exatamente qual é a melhor forma de reposição da vitamina D em meio a esses distúrbios, nem quantas pessoas em cada categoria autoimune irão responder à reposição, já que são incompletos os dados de ensaios clínicos. (Isso é comum no caso de questões nutricionais, já que essas investigações não recebem o financiamento vigoroso que os estudos de fármacos recebem.) Contudo, tendo ajudado muitos milhares de pessoas a corrigir deficiências de vitamina D, creio que não há praticamente nenhum aspecto negativo na sua reposição quando existe um distúrbio autoimune, ou quando a reposição é parte de um esforço mais amplo no sentido de manter a saúde e prevenir distúrbios autoimunes e de outras naturezas. Na realidade, a correção costuma resultar num grande leque de benefícios para a saúde. (A única contraindicação à correção da carência de vitamina D é a sarcoidose. Na presença desse distúrbio, a correção exige monitoramento dos níveis sanguíneos de 1,25-di-hidroxivitamina D, e somente deve ser colocada em prática com a supervisão de um clínico experiente nessa área. No entanto, essa situação se restringe à sarcoidose.)

A vitamina D é prontamente restaurada com o uso de colecalciferol, ou vitamina D_3, a forma em que ela ocorre naturalmente no ser humano, em cápsulas de gel à base de óleo. Considerando-se que, quando está presente um distúrbio autoimune, deve-se procurar obter a máxima vantagem possível, e que em alguns distúrbios autoimunes há uma absorção falha dos nutrientes, os níveis sanguíneos da 25-hidroxivitamina D deveriam ser verificados de seis em seis meses, pois a dosagem necessária pode variar muito e se alterar com o tempo. Embora o nível sanguíneo ideal de vitamina D ainda seja debatido, tenho usado de 60 a 70 ng/mL como meta, com resultados excelentes e nenhum efeito tóxico. Em geral, esse nível sanguíneo é atingido com doses de 6.000 a 8.000 UI por dia de vitamina D_3 na forma de cápsulas de gel, quando a absorção intestinal é normal, e com doses mais elevadas quando a absorção estiver prejudicada. Baseei essa meta em observações epidemiológicas que revelam que a incidência de doenças incluídas num amplo espectro, entre elas, doenças cardiovasculares e câncer, cai acentuadamente nessa faixa de vitamina D, e no fato de essa ser uma faixa facilmente atingível por jovens saudáveis que mantêm a capacidade para ativar a vitamina D na pele com bastante exposição ao sol, o que sugere que esse é um nível fisiologicamente adequado. Veja a p. 215 para mais informações sobre a vitamina D.

Ácidos graxos ômega-3: parte da solução

Os ácidos graxos ômega-3 (EPA e DHA) mostraram ter efeitos discretos na redução da inflamação associada a distúrbios autoimunes[9].

Entre estes, o mais bem estudado é a artrite reumatoide, com várias pesquisas revelando que doses de no mínimo 2.000 mg por dia de EPA e DHA (total combinado) exercem efeitos positivos, reduzindo a dor, a rigidez e o inchaço das articulações[10]. Como seria de esperar, ensaios clínicos voltados para outros distúrbios autoimunes geraram resultados ambíguos quando foram usadas doses baixas de ômega-3 sem que fossem tratados outros problemas, como o consumo de grãos e a carência de vitamina D.

Isoladamente, os ácidos graxos ômega-3 não bastam para causar uma remissão, mas podem desempenhar um papel complementar a outros esforços, em especial, à eliminação dos grãos, à reposição da vitamina D e à mudança da composição da flora intestinal (veja adiante). Para que se aproveite plenamente esse efeito, é necessária uma dose diária entre 3.000 e 4.000 mg de EPA e DHA combinados.

A flora intestinal: bem arrumadinha

Embora esteja claro que, em pacientes com distúrbios autoimunes, a flora intestinal sofre modificações nada saudáveis, não está claro se isso se desenvolve antes da manifestação da doença ou é uma consequência dela. Seja como for, uma vez que essas alterações se desenvolvam, elas agravam as inflamações da autoimunidade, piorando sintomas como, por exemplo, a dor nas articulações da artrite reumatoide; a distensão abdominal e a diarreia da colite ulcerativa; e a fraqueza muscular da polimiosite[11].

A doença celíaca, em particular, está associada a perturbações importantes das populações bacterianas intestinais, com redução de populações salutares de *Bifidobacterium* e predomínio de bactérias insalubres, como a *Escherichia coli* e espécies de *Bacteroides*[12]. Evidências preliminares em modelos experimentais de diabetes tipo 1, tais como o aumento de espécies de *Bacteroides* em animais que desenvolvem o distúrbio, sugerem que a flora intestinal tem um papel no desenvolvimento da doença[13]. Pessoas com doenças inflamatórias intestinais apresentam mudanças na flora intestinal semelhantes às observadas em quem tem doença celíaca[14].

As proteínas prolaminas induzem um aumento da permeabilidade intestinal e do mimetismo molecular, os quais atuam no desencadeamento da autoimunidade. Uma vez modificada, a flora intestinal gera maiores quantidades de lipopolissacarídeo (LPS), um componente da parede celular de bactérias insalubres, como a *E. coli*. Tirando proveito da maior permeabilidade intestinal, o LPS penetra na corrente sanguínea, revelando-se mais um poderoso causador de inflamações e intensificando a inflamação autoimune[15].

A atenção à saúde gastrointestinal em geral e à flora intestinal em particular pode, portanto, ser uma parte importante da recuperação da saúde em relação a vários distúrbios autoimunes. Faça tudo o mais da maneira certa – elimine o fator desencadeador da autoimunidade e corrija as carências de vitamina D e dos ácidos graxos ômega-3 –, mas deixe para lá a saúde intestinal e a restauração da flora intestinal, e pode ser que seu retorno à saúde plena e o alívio de seus problemas de autoimunidade sejam comprometidos.

Como examinamos no Capítulo 9, a receita completa para a restauração da flora intestinal inclui um período de suplementação com probióticos, bem como a ingestão de fibras prebióticas por toda a vida, para ajudar a sustentar a população renovada de bactérias salutares e aumentar a produção de butirato. O consumo de alimentos fermentados também é benéfico. Trate de agradar as bactérias benéficas do seu intestino e elas lhe serão muito úteis.

Heavy metals: mais do que bater cabeça

A crescente exposição dos seres humanos aos *heavy metals* [metais pesados], em especial o mercúrio, o chumbo, o cádmio e o arsênio, tem potencial para ativar as respostas mal orientadas da autoimunidade. Dados experimentais revelam com clareza que há distorções nos linfócitos T, em particular, que desempenham um papel na resposta autoimune. O que não está claro é exatamente que porcentagem das pessoas com diferentes doenças autoimunes apresenta níveis tóxicos desses metais no organismo, e se sua remoção poderia resultar numa melhora.

A exposição a metais pesados, como a produtos químicos industriais, é um risco cada vez maior na vida moderna. Por exemplo, somos expostos ao metilmercúrio por meio do consumo de peixes; ao cádmio, por causa dos cigarros e da crescente dependência desse metal para as baterias de níquel-cádmio; ao chumbo, devido ao uso anterior de gasolina aditivada; e ao arsênio, que está presente em alimentos (especialmente no arroz) e na água potável[16].

Os níveis desses metais no sangue, no cabelo ou nas unhas podem ser medidos em exames clínicos, e todos podem ser reduzidos ou removidos com o uso de diferentes agentes quelantes ou aglutinantes, que são administrados por via endovenosa, oral ou retal. Como em muitas outras áreas da saúde, os clínicos gerais, em sua maioria, não estão bem preparados para essas questões. Se você quiser fazer uma quelação, é provável que seja mais bem-sucedido com um especialista em medicina funcional ou um naturopata.

Outras sensibilidades alimentares

Sensibilidades imunes a alimentos que não sejam grãos podem incluir laticínios, ovos, amendoins, castanhas e carnes, entre outros alimentos comuns. Embora os dados sejam preliminares, aparentemente algumas pessoas que expressam níveis mais elevados de anticorpos contra os componentes desses alimentos podem obter benefícios para a saúde, entre eles uma redução de respostas autoimunes, ao identificar e eliminar esses desencadeadores[17].

Há controvérsias sobre como identificar essas sensibilidades. Uma série de métodos está disponível, entre eles as dietas de eliminação, em que alimentos neutros são consumidos e outros alimentos são acrescentados de volta, um de cada vez, para avaliar a resposta do corpo. O procedimento típico consiste em aguardar alguns dias depois do acréscimo de cada alimento para permitir o desenvolvimento de respostas tardias. Outros métodos disponíveis incluem, por exemplo, testes cutâneos, exames de sangue em busca de anticorpos contra diferentes alimentos, avaliação das respostas dos linfócitos aos alimentos e exames de fezes. Infelizmente, não foi feita uma comparação satisfatória entre esses métodos para que fosse possível uma avaliação significativa de seus valores relativos.

Embora saibamos com certeza que algumas pessoas têm distúrbios autoimunes e de outras naturezas que são desencadeados por respostas imunes a diferentes alimentos, ainda não está claro que proporção das pessoas com doenças autoimunes se pode esperar que tenha esse tipo de sensibilidade, nem que proporção apresente melhora com a remoção do alimento culpado. Se você suspeita ter uma hipersensibilidade alimentar ou se tem sintomas constantes de autoimunidade, apesar de tomar todas as providências mencionadas, o segredo é procurar um médico especializado no uso de uma ou mais de uma das formas de testes de sensibilidade alimentar.

AUTOIMUNIDADE: ABUSO DE MEDICAMENTOS

A abordagem médica convencional às doenças autoimunes deixa de lado as perturbações da permeabilidade intestinal, o mimetismo molecular, a imunomodulação pela vitamina D e por ácidos graxos ômega-3, a composição da flora intestinal, a exposição a metais pesados ou a produtos químicos industriais e a noção de que vários alimentos podem dar início a problemas no sistema imune e perpetuá-los.

O atendimento de saúde moderno prefere concentrar a atenção apenas no "desligamento" das respostas imunes por meio de medicamentos. Alguns tratamentos são feitos com drogas imprecisas e não específicas. Por exemplo, esteroides, como a prednisona, que, ao bloquear todo o sistema imune, também nos deixa suscetíveis a infecções. Outros tratamentos são mais específicos, como os que usam os bloqueadores do fator de necrose tumoral etanercepte e adalimumabe. Esses agentes endovenosos só funcionam ocasionalmente e com sucesso parcial, são caríssimos e se fazem acompanhar do potencial para problemas como a tuberculose, as infecções virais e bacterianas, a lesão ou falência hepática e a ativação da hepatite viral. Eles até mesmo permitem que outras doenças autoimunes se desenvolvam – uma solução, no mínimo, imperfeita.

O aspecto admirável de lidar com os potenciais desencadeadores de processos autoimunes por meio da eliminação dos grãos, da reposição da vitamina D e da correção de desequilíbrios da flora intestinal está no fato de que isso ajuda a restaurar a saúde de muitas formas, não apenas pela redução da inflamação e da autoimunidade. Elimine os grãos da dieta, por exemplo, e a depressão pode se dissipar; a taxa de glicose no sangue, baixar; a gordura visceral, sumir – e a autoimunidade pode recuar. Eleve os níveis de vitamina D para 70 ng/mL, e seu raciocínio se torna mais nítido, a densidade óssea aumenta, os níveis de insulina caem – e a autoimunidade pode recuar. E intervenções desse tipo são seguras e econômicas, custando muito pouco em comparação com os milhares de dólares por mês que você gastaria em medicamentos para a autoimunidade.

Adote métodos naturais adequados para um membro da espécie humana que não consome grãos e permita que seu sistema imune distinga amigos de inimigos.

CAPÍTULO 14

E SE O PESO NÃO SE ALTERAR?

As pessoas dizem que o peso tem a ver com a genética. Mas o que ascontece é que pessoas com sobrepeso não têm apenas filhos com sobrepeso. Seus animais de estimação também têm sobrepeso. Isso não tem a ver com genética.
– dr. Mehmet Oz

OS "GRÃOS INTEGRAIS SAUDÁVEIS" não são saudáveis, nem ajudam ninguém a controlar o peso. Na realidade, o oposto disso é a verdade: os grãos são um meio poderoso para o ganho de peso. Aqueles estudos que pretendem mostrar que os "grãos integrais saudáveis" ajudam a controlar o peso, no fundo, não fazem nada disso, mas, de fato, mostram que os grãos integrais causam menor ganho de peso do que os produtos de farinha de trigo branca. Por exemplo, em um estudo denominado Nurse's Health Study [Estudo da Saúde das Enfermeiras], em que 74 mil mulheres foram acompanhadas ao longo de doze anos, aquelas que consumiam menos grãos integrais (e, portanto, mais grãos refinados) ganharam uma média de 4,5 quilos em comparação com as que consumiam mais grãos integrais, que ganharam uma média de 4,1 quilos, mostrando que os cereais refinados engordam e que os cereais integrais engordam ligeiramente menos[1]. Parece absurdo quando se apresenta a questão nesses termos, mas é esse tipo de raciocínio falho que a "ciência" nutricional e as orientações dietéticas convencionais de hoje em dia usam para justificar a ingestão de cereais.

E se você tiver cumprido todos os passos expostos até agora e, ainda assim, der de cara com um "muro" na questão da perda de peso? Você tinha imaginado se exibir num biquíni minúsculo numa praia no Caribe, mas depois de oito semanas de vida sem grãos descobre que não está nem um pouco melhor do que estava antes, e ainda precisa encolher a barriga para fechar o zíper dos seus *jeans*. Você deu o melhor de si, suportou até mesmo o tumulto emocional e físico da síndrome de abstinência, além de ter irritado parentes e amigos com seu cansaço, suas dores de cabeça e seu mau humor. Mas a perda de peso ainda lhe escapa. Ou pode ser que você tenha emagrecido algo como 5 quilos, só para ver a perda de peso estacionar por um longo período, deixando-a num frustrante patamar de peso que já dura semanas ou meses, com ainda 25 ou 50 quilos a perder antes que você possa dizer com segurança que foi bem-sucedida. Você leu todas aquelas fantásticas histórias de sucesso e viu todas aquelas fotografias surpreendentes de "antes" e "depois", aqui e em *sites* de mídias sociais dedicados à experiência Barriga de Trigo. Você viu provas de sucessos espantosos na perda de peso, pessoas se gabando de ter perdido 15, 25, 75 quilos, e agora está se perguntando por que uma estratégia que gera um emagrecimento rápido e muitas vezes espantoso na maioria das pessoas não funciona no seu caso.

A experiência da perda de peso com a eliminação dos grãos pode, de fato, variar de um indivíduo para outro. Enquanto a maioria das pessoas que seguem o estilo de vida sem grãos perde mais de 2 quilos na primeira semana, de 7 a 8 quilos no primeiro mês e continua a emagrecer ao longo dos meses subsequentes, chegando a perder 30, 45 ou até um maior número de quilos ao longo de um ano, as experiências podem variar bastante. (Acompanhe as conversas em mídias sociais dedicadas a *Wheat Belly*, como a página do Facebook, e você verá o fluxo diário de histórias, em sua maioria de pessoas com um sucesso extraordinário, outras de pessoas com um sucesso discreto e algumas de pessoas sem nenhum sucesso.) O ritmo de perda de peso não é igual nos homens e nas mulheres (os homens emagrecem mais depressa). Ele depende de qual era o seu sobrepeso no início do processo (quanto maior o sobrepeso, mais rápida a perda inicial), varia com a idade (os jovens emagrecem mais depressa) e é influenciado pela massa muscular (uma massa muscular maior permite a perda mais rápida de gordura). Este último ponto torna-se significativo para pessoas que, ao longo dos anos, passaram pelo efeito sanfona, já que cada episódio de perda substancial de peso é acompanhado de perda de massa muscular. Recupere aqueles 15 quilos que você tinha perdido, e tudo o que volta é gordura, não músculos. Você agora está mais pesado, mas com menos músculos, dificultando ainda mais o controle do peso. (Veja outras informações sobre esse assunto, mais adiante, neste capítulo.)

Será que o fracasso em perder peso pode significar que o trigo, o centeio, a cevada, o arroz, o milho e outros grãos são, no fundo, bons para você? Que de algum modo você é diferente de outros membros da espécie humana? Será que isso pode significar que você escapou dos efeitos inflamatórios das proteínas prolaminas, das perturbações digestivas causadas pelas lectinas, dos efeitos alérgicos, dos níveis elevados de glicose no sangue provocados pelas amilopectinas dos grãos, das alterações da flora bucal e intestinal, do estímulo às partículas pequenas de LDL e dos diagnósticos inesperados de distúrbios autoimunes? Será que eliminar os grãos da dieta não lhe traz nenhum bem, como revela o seu fracasso em usufruir dos benefícios do emagrecimento como faz a maioria das pessoas?

Não, é claro que não. Com perda de peso ou sem ela, você ainda está exposto a todos os outros efeitos adversos dos grãos.

Uma impossibilidade de perder peso significa que existe alguma coisa impedindo seu êxito nesse sentido, que existe algum fator ou alguns fatores que, apesar da eliminação dos grãos e de uma dieta perfeita sob outros aspectos, estão bloqueando sua capacidade de perder a gordura em excesso. Da mesma forma que você faz quando tenta descobrir por que seu carro não está com seu melhor desempenho, apesar de um ajuste do motor, é preciso que você identifique esses fatores, um a um. Trata-se de fatores que, por mais que você se esforce, reduza calorias e faça exercícios, continuarão a obstruir sua capacidade de perder peso. Com a perda de peso, você realmente está tentando recuperar *saúde*, pois o excesso de peso é apenas uma evidência de que o metabolismo não está saudável. Se você se deparar com uma estagnação no emagrecimento, é porque há algo de errado com a sua saúde; e esses fatores insalubres precisam ser identificados e corrigidos para que a perda de peso prossiga, o que muitas vezes é acompanhado de benefícios em outras áreas da saúde. Cada um desses fatores precisa ser enfrentado e tirado da sua frente para que a perda de peso possa prosseguir como você esperava.

Neste capítulo vamos estudar os obstáculos ao emagrecimento apesar da eliminação dos grãos e examinar modos de corrigi-los, um a um.

NÃO TROQUE UM PROBLEMA POR OUTRO

No Capítulo 7, falamos sobre a necessidade de evitar alimentos sem glúten preparados com ingredientes de "carboidratos vazios", como o amido de milho, a fécula de batata, o polvilho e a farinha de arroz, mas vale a pena repetir, já que tanta gente continua a interpretar a mensagem Barriga de Trigo como uma mensagem "sem glúten". A maioria dos alimentos sem glúten à venda pode levar ao aumento do número de quilos e prejudicar sua capacidade para perder peso. O simples fato de não conterem glúten não os torna saudáveis. Comer pães, massas e bolinhos sem glúten é o mesmo que consumir saquinhos de balas de goma e se perguntar por que você não consegue perder peso. Livre-se das balas de goma – não existe lugar para elas num esforço pelo emagrecimento. Além disso, o peso que você ganha com carboidratos vazios sem glúten é do pior tipo: gordura visceral inflamatória no abdômen. Ninguém deveria comer alimentos industrializados, sem glúten, feitos com esses ingredientes. Às vezes, pessoas que têm doença celíaca ou sensibilidade ao glúten dizem: "Mas eu preciso comer alimentos sem glúten!" Elas não estão entendendo o cerne da questão. Sim, elas precisam evitar meticulosamente todas as fontes de glúten, mas não precisam colocar em seu lugar ingredientes como os carboidratos vazios sem glúten. Esse é o tipo de pensamento autodestrutivo incentivado pela indústria de alimentos sem glúten. Ninguém deveria consumir pães, biscoitos ou pãezinhos sem glúten – ninguém.

Barras de cereais, massas, pães, bolinhos e outros alimentos de baixo teor de carboidratos são mais um obstáculo à perda de peso. Alguns desses itens podem de fato conter poucos carboidratos, mas costumam incluir outros ingredientes insalubres. Há, por exemplo, uma famosa linha de barras "energéticas" que apresenta baixo teor de carboidratos mas contém uma forma concentrada de glúten e, portanto, de gliadina, que se degrada em opiáceos estimuladores do apetite, promovendo ganho de peso. Elas deveriam ser chamadas de "Barras de Engorda", e não de barras energéticas. E uma linha de massas de baixo teor de carboidratos alega que seu produto não eleva o nível de glicose no sangue tanto quanto as massas convencionais graças ao acréscimo de alguns ingredientes, entre eles o glúten de trigo, e que, portanto, ela pode fazer parte de um programa saudável para a perda de peso com baixo teor de carboidratos. Associe-se a isso a redução ínfima na taxa de glicose no sangue que esse produto oferece, e tem-se um alimento que acaba provocando ganho de peso.

O consumo de refrigerantes *diet* adoçados com aspartame, neotame e sucralose não resulta em perda de peso (em comparação com o consumo de refrigerantes adoçados com açúcar) e pode até mesmo ser responsável pelo ganho de peso[2]. Os refrigerantes *diet* adoçados com esses ingredientes podem prejudicar sua capacidade para perder peso e deveriam ser totalmente eliminados.

Mais uma vez voltamos ao conselho básico de consumir alimentos de verdade, de um único ingrediente, para reduzir os riscos a um mínimo. Coma pepinos, abobrinhas, pimentões, carnes (com a gordura), peixes, aves (com a pele e a gordura), castanhas e sementes cruas, cogumelos e frutinhas. Somente quando você estiver confiante em relação a essa abordagem, poderá voltar a se aventurar no mundo de alguns alimentos industrializados, preparados com ingredientes que você sabe que são seguros.

ESMURRE, CHUTE E ARRASE COM A INSULINA

A insulina é o hormônio do armazenamento de gordura. Ela faz com que a glicose entre nas células e seja convertida em gordura, impede a degradação das gorduras em energia e, com isso, faz com que você engorde. No início de uma empreitada em busca do emagrecimento, a maioria das pessoas apresenta níveis sanguíneos de insulina elevados.

Num estado de jejum, os níveis ideais de insulina estão perto do zero e decerto nunca são superiores a 7 ou 8 mUI/mL. Muitas pessoas que embarcam num esforço pelo emagrecimento começam com níveis de insulina de 30, 40 ou 50 mUI/mL, níveis suficientes para impedir totalmente a perda de peso, com o estímulo à criação de depósitos de gordura e a inibição da mobilização de gordura. A eliminação dos grãos da dieta resulta numa redução da insulina, mas essa redução pode não ser suficiente. Essa situação precisa ser corrigida para que o emagrecimento possa ocorrer.

O que estimula a produção de insulina são os carboidratos, muito mais do que as gorduras e as proteínas. Logo, eliminamos os alimentos que, mais do que todos, estimulam a elevação da insulina: os grãos e os carboidratos. O debate já está encerrado: restringir carboidratos é mais eficaz do que restringir as gorduras para a perda do peso em excesso[3]. Esse é um dos motivos pelos quais eu condeno os alimentos sem glúten feitos com farinha de arroz, amido de milho, polvilho e fécula de batata. Esses alimentos garantem o nível elevado de insulina e, em minha opinião, nunca devem ser consumidos. Cuidado com muitos alimentos industrializados do tipo *low carb* [baixo teor de carboidratos], que não são nem um pouco melhores e, às vezes, são até piores, entre eles pães e massas *low carb*.

A maioria das pessoas pode reenergizar seus esforços para emagrecer reduzindo a quantidade de carboidratos da dieta para não mais do que 15 g de carboidratos líquidos por refeição (carboidratos totais menos fibras), ou em torno de 45 g de carboidratos líquidos por dia (embora não ingeridos numa única refeição, mas distribuídos ao longo do dia). Há uma série de aplicativos para *smartphones* que fornecem análises nutricionais dos alimentos e podem ajudar a facilitar esse processo, em especial em restaurantes ou outros ambientes fora de casa. Há também muitos *websites* com listas da composição nutricional dos alimentos. (Busque por "análise nutricional".) A tecnologia torna a contagem de carboidratos extremamente fácil. Se você não tiver um *smartphone* nem um computador, um manual tradicional com a lista de informações nutricionais de vários alimentos também funciona.

Você vai descobrir, por exemplo, que uma banana madura de tamanho médio (não confunda com uma banana verde, isto é, não madura, de baixo teor de carboidratos e alto teor de fibras prebióticas não digeríveis) contém 29 g de carboidratos totais e 4 g de fibras, fornecendo, portanto, 25 g de carboidratos líquidos – mais do que o suficiente para levar a taxa da insulina (e a da glicose) no sangue a níveis elevados o bastante para prejudicar a perda de peso. Logo, uma banana inteira não se encaixa nessa abordagem. (Parta a banana ao meio, ou prefira bananas verdes.) É comum que as pessoas se surpreendam com a sua ingestão de carboidratos, muitas vezes consumindo grande parte deles em alimentos que consideravam saudáveis, como mingau de aveia, batatas assadas ou quantidades excessivas de leguminosas, como o feijão comum. É importante obter baixas quantidades de fibras prebióticas a partir de lentilhas, grão-de-bico, *homus* e outras leguminosas para nutrir nossa flora intestinal, mas restrinja sua ingestão a 15 g de carboidratos líquidos por refeição. Um quarto de xícara de *homus*, por exemplo, contém 10 g de carboidratos líquidos, ao mesmo tempo em que fornece fibras prebióticas. (Essa restrição não se aplica à inulina, a bananas verdes nem a batatas cruas, pois elas são quase inteiramente compostas de fibras indigeríveis, que não são incluídas na contagem de carboidratos digeríveis. Veja o Capítulo 9 para mais informações.)

Se essa abordagem simples não tiver funcionado ao fim de quatro semanas, permita-me que lhe apresente o que chamo de "a ferramenta mais eficaz para perda de peso já inventada": um medidor de glicose. Monitorar e acompanhar a glicose no sangue é uma forma de eficácia excepcional para observar os carboidratos mais de perto e, com isso, conseguir controlar o peso. (Veja a explicação completa de como verificar a glicose no sangue no Capítulo 7.) Verifique a glicose no sangue imediatamente antes e, então, depois de trinta a sessenta minutos do início de cada refeição. Seu objetivo é que não ocorra *nenhuma alteração* no teor da glicose no sangue. O fato de não haver nenhuma alteração no teor da glicose no sangue praticamente garante que não há um estímulo excessivo à produção de insulina.

Se sua glicemia aumentar, digamos, de 90 para 140 mg/dL de trinta a sessenta minutos depois de você comer, reexamine os alimentos ingeridos para identificar o culpado. A resposta será encontrada em alguma fonte oculta ou subestimada de carboidratos. Reduza o tamanho da porção ou exclua esse alimento da dieta. Uma vez que uma refeição tenha se mostrado segura, sem elevar a taxa de glicose no sangue, não há necessidade de refazer o teste para essa refeição no futuro, a menos que você acrescente ou mude um componente ou mais. Após apenas algumas semanas desse procedimento, você saberá quais alimentos causam problemas glicêmicos, e os testes somente serão necessários quando você inserir alimentos não conhecidos. Monitorar a taxa de glicose no sangue para ter certeza de que não há nenhuma modificação entre os valores de antes e depois de uma refeição faz milagres para muitas pessoas que, assim, descobrem que podem finalmente superar um renitente patamar de peso. As medições da quantidade de glicose no sangue podem ser realizadas lado a lado com a contagem de carboidratos, para ajudá-lo a determinar sua tolerância pessoal aos carboidratos.

Pode acontecer de uma pessoa precisar ir fundo no caminho *low carb*, precisando chegar a um estado cetogênico para conseguir perder peso – todos os carboidratos terão de ser eliminados da dieta para que as gorduras sejam metabolizadas. Em sua forma extrema, uma dieta cetogênica, na qual haja uma ingestão quase nula de carboidratos (menos de 20 g de carboidratos líquidos por dia), com uma alta ingestão de gorduras para saciar a fome, desvia o metabolismo para uma mobilização da gordura do corpo, resultando na formação de cetonas, ou cetose.

Você pode detectar a cetose pelo odor frutado de seu hálito. Entretanto, o método mais garantido e preciso é avaliar os níveis sanguíneos de cetonas com um medidor de punção digital, da mesma forma que faz para verificar a taxa de glicose no sangue. As dicas das pp. 181-92 para verificar a glicose no sangue também se aplicam à verificação de cetonas com um dispositivo de teste de punção digital. A única diferença está nos horários, já que o monitoramento das cetonas pode ser efetuado a qualquer hora, ao contrário da verificação do teor de glicose no sangue após as refeições. A maioria das pessoas avalia as cetonas bem cedo de manhã, taxa que se aproximaria da mais alta do dia. No momento, o Abbott Precision Xtra® é o único dispositivo que permite testar tanto as taxas de glicose quanto as de cetonas, com tiras de teste projetadas para o uso com cada um dos dois testes. Para manter um estado cetogênico a fim de acelerar o emagrecimento ou superar um patamar na perda de peso, tenha como objetivo um nível de cetonas de 1,0 a 3,0 mmol/L, e mantenha esse nível pelo tempo necessário para a aceleração da perda de peso. Se o seu nível de cetonas estiver abaixo desse limite, isso significa que o consumo continuado de carboidratos está impedindo que você passe para um estado cetogênico.

Vale ressaltar que as cetonas podem ser medidas através da urina, com uso de tiras reagentes, como as Ketostix®, mas elas só detectam as cetonas nas faixas mais elevadas, como as apresentadas por diabéticos tipo 1 durante a cetoacidose diabética. O monitoramento da urina é, portanto, menos sensível para identificar os níveis mais sutis de cetose que se apresentam fisiologicamente, o que o torna inadequado para fins de perda de peso.

Manter a cetose não é somente uma forma de acelerar o emagrecimento, mas também de melhorar o desempenho físico e mental. Você vai sentir isso por si mesmo, com um aumento da clareza mental, da energia e da resistência, quando atingir um estado cetônico. (Veja no Apêndice A receitas de alguns alimentos, como os Detonadores de Gorduras, que podem ajudá-lo a atingir ou manter a cetose com uma boa dose de gordura.)

Médicos e nutricionistas costumam avisar às pessoas que a cetose é perigosa e pode resultar em lesões aos rins. Isso não é verdade. Eles estão confundindo a cetose, uma adaptação natural a períodos em que os carboidratos não estão disponíveis (o que é uma situação sazonal comum para caçadores-coletores), com a cetoacidose diabética, um distúrbio grave que se desenvolve em diabéticos tipo 1 quando estes, privados da insulina, apresentam níveis extremamente elevados de glicose no sangue e um nível elevado de cetonas, condição que é suficiente para gerar uma queda no pH do sangue, o que pode representar ameaça à vida. Nada disso ocorre na cetose fisiológica gerada pela restrição de carboidratos em pessoas que não tenham diabetes tipo 1. Os críticos também alegam que a cetose pode lesionar os rins em decorrência da alta ingestão de proteínas. Isso não é verdade. Os dados clínicos não revelam nenhuma deterioração na função renal provocada pela alta ingestão de proteína em pessoas com rins normais[4]. Além disso, a cetose não exige necessariamente um aumento na ingestão de proteínas acima dos níveis habituais, mas, sim, um aumento na ingestão de gorduras, o que não afeta de modo algum a saúde renal. Ainda é preciso prestar atenção à ingestão de fibras prebióticas, que não causam impacto no teor de glicose no sangue nem na cetose. Na minha opinião, certificar-se de que você obtenha uma quantidade suficiente de fibras prebióticas é essencial para maximizar os benefícios de um estado cetogênico. (Veja o Capítulo 9 para mais informações sobre prebióticos.)

É provável que esse passo importante de controle dos carboidratos, da glicose, da insulina e das cetonas tivesse sido desnecessário em qualquer outra era da história humana, quando o consumo de alimentos era mais adequado às necessidades de sobrevivência do ser humano. Mas a industrialização dos alimentos fez com que esse aumento da conscientização sobre os carboidratos, por serem eles *commodities* de baixo preço, passasse a ser uma necessidade.

LIVRE-SE DO SORO

O problema com os laticínios não é a gordura. É a fração de proteína do soro e, em menor grau, o açúcar da lactose. Por ironia, nós passamos os últimos cinquenta anos nos preocupando com o teor de gordura da manteiga, do creme de leite, do leite integral e de outros laticínios gordurosos, desviando as pessoas para o consumo de laticínios desnatados, enquanto o componente mais saudável desses produtos sempre foi a gordura. Contudo, resta um problema em potencial com a proteína dos laticínios.

Algumas pessoas são suscetíveis à ação insulinotrópica do soro de leite, que aciona uma produção de insulina três vezes maior pelo pâncreas, uma situação que interrompe a perda de peso em algumas delas. Solução: evite todos os laticínios. (Ressalte-se que isso inclui a proteína do soro do leite vendida em pó, porque, bem, ela não deixou de ser a proteína do soro do leite.) O único método prático que conheço para identificar o soro do leite como culpado pela interrupção da perda de peso é um teste de eliminação. Para determinar se isso é um problema para você, dedique-se a um teste de 4 semanas de eliminação total de laticínios. Se seu peso cair, digamos, 5 quilos, você pode concluir com certeza que é suscetível aos efeitos dos laticínios, que provocam a elevação da insulina. Se nada acontecer, é provável que esse efeito não se aplique ao seu caso; e voltar a consumir laticínios talvez não tenha efeito algum, positivo ou negativo, sobre seu peso. No entanto, eliminar os laticínios torna uma dieta sem grãos muito restritiva, de modo que você talvez queira restringi-los somente enquanto estiver tentando emagrecer. Uma vez que sua meta tenha sido atingida e você esteja voltando a incluir laticínios na sua dieta, concentre-se principalmente em queijos obtidos a partir de culturas (a maior parte do soro é removida durante o processo de produção do queijo), manteiga e *ghee* (que contêm quantidades pequenas ou insignificantes de soro).

Se você escolher esse caminho, produtos de leite de coco (enlatados ou em embalagens cartonadas), bem como produtos de leite de cabra e de ovelha, são substitutos úteis.

NÃO FUJA DAS GORDURAS

Esse é um erro comum entre as pessoas que eliminam os grãos da dieta. Elas continuam com medo de gorduras e óleos. Mas isso não deve acontecer com você.

Os argumentos obsoletos, estudos descuidados, apresentações enganosas, interpretações equivocadas e contos de fadas que levaram à defesa do baixo teor de gorduras para a prevenção de doenças cardíacas já caíram por terra. Agora está claro que as gorduras totais e as gorduras saturadas não têm nada a ver com o risco de doenças cardíacas[5]. Demorou quarenta anos e foi necessária muita reinterpretação dos dados, originalmente entendidos de tal modo que se associou a ingestão de gorduras ao risco cardiovascular, mas agora está claro que a redução do consumo de gorduras em escala nacional, além de não ter reduzido a incidência de doenças cardiovasculares, de fato contribuiu para as crises de sobrepeso, obesidade e diabetes. Foi um erro enorme. Esqueça o que foi dito sobre a redução de gorduras, a gordura saturada e o colesterol. A maioria de nós não precisa cortar gorduras para manter a saúde cardiovascular. As gorduras e óleos saciam. Eles desligam o apetite e reduzem nosso desejo por doces. Ao contrário do que diz a sabedoria convencional, uma generosa ingestão de gorduras não engorda. Ela ajuda a nos manter magros. Depois que tiver eliminado os grãos da dieta e reduzido o consumo dos carboidratos para evitar seus efeitos estimuladores da insulina, você deve aumentar a ingestão de gorduras e óleos, para compensar a perda de calorias e lidar com sua fome.

Os últimos cinquenta anos de desventuras dietéticas que nos foram oferecidas pelo poderoso setor de alimentos também criaram uma coleção de óleos e gorduras que realmente deveria ser evitada. Trata-se de gorduras e óleos que não ocorrem naturalmente, são formas criadas pelos seres humanos, mas que estes não deveriam consumir. As gorduras a serem evitadas são as hidrogenadas (gorduras *trans*), as parcialmente hidrogenadas e qualquer gordura usada para fritar alimentos (em decorrência de alterações na estrutura da gordura que ocorrem em temperaturas elevadas). É importante também evitar o excesso de exposição a óleos industrializados poli-insaturados de sementes, como o óleo de milho, o óleo vegetal misto e os óleos de cártamo, girassol, semente de uva, soja e canola. Isso o ajudará a evitar o consumo excessivo dos ácidos graxos ômega-6, dos ácidos linoleicos e araquidônicos, o que é comum acontecer. Embora o ácido linoleico seja um ácido graxo essencial, do qual não se pode prescindir, a maioria de nós sofre de exposição excessiva aos ácidos graxos ômega-6, dada sua presença generalizada em alimentos industrializados e em óleos de sementes.

Uma estratégia vantajosa consiste em acrescentar óleos e gorduras saudáveis aos alimentos, como 2 a 3 colheres de sopa de azeite de oliva extravirgem ou de óleo de coco a ovos mexidos ou sopas. Entre os óleos seguros estão o azeite de oliva extravirgem ou o extralight (com o sabor vegetal removido para receitas de pães, bolos, biscoitos etc.), o óleo de coco, o óleo de abacate, o óleo de macadâmia, o óleo de linhaça e, para surpresa de muitos, a gordura animal e a banha – mas somente se você mesmo os preparar, ou se os adquirir na forma não hidrogenada e sem conservantes insalubres, como o BHT.

Há até quem decida consumir óleo de coco diretamente, misturando uma colher ao café ou a uma vitamina *low carb*, obtendo assim uma saciedade rápida, bem como uma fonte saudável de ácidos graxos. Os Detonadores de Gorduras (veja na p. 409) são lanchinhos que fornecem um monte de gordura para qualquer um que esteja sem tempo e precise satisfazer a fome rapidamente, ou alguém que precise de um reforço de gordura para estimular a cetose. E para levar a sério a adoção da ideia de consumir gorduras coma a gordura da carne de boi, de porco, de cordeiro e de aves; peça o fígado ou outras vísceras; ferva os ossos para fazer sopa ou caldo, e depois não retire a gelatina ou gordura que se formar quando a panela esfriar. Se os laticínios fizerem parte de sua dieta, escolha produtos integrais – creme de leite, leite integral, queijos etc. –, não os desnatados, os semidesnatados nem aqueles com 1% de gordura. É importante não sentir fome. Se você estiver sentindo fome, é provável que tenha deixado de aumentar o consumo de gordura e óleo.

Membros da espécie humana vêm consumindo a gordura animal durante os últimos 2,5 milhões de anos. Não deixe que órgãos governamentais lhe deem conselhos bobos, equivocados, de que essas adaptações evolutivas estão totalmente erradas, só porque o agronegócio e os gigantes do setor de alimentos pediram que eles os dessem.

A VIDA NUA E CRUA

Os alimentos crus são de digestão ineficiente.

Não estamos falando sobre o consumo de alimentos crus por seus supostos efeitos salutares, como algumas pessoas falam. Estamos falando de consumir o máximo possível de alimentos crus, não cozidos, e fazer a digestão ineficiente trabalhar em seu proveito. O processo de aquecimento – assar, grelhar, refogar, fritar, cozinhar no vapor – aumenta a digestibilidade de proteínas e carboidratos. Logo, consumir uma dieta exclusivamente crua dificulta a obtenção de calorias e nutrientes em quantidades suficientes, o que se reflete numa densidade óssea anormalmente baixa, na elevada incidência de amenorreia (ausência de ciclos menstruais) e na desnutrição em pessoas que baseiam sua dieta totalmente em alimentos crus[6]. Na natureza, onde a falta de alimentos pode ocorrer de modo intermitente, a digestão ineficiente de alimentos crus não oferece vantagem alguma, e, em prol da sobrevivência, é preferível aquecer o alimento para aumentar sua digestibilidade. Mas neste nosso mundo de acesso ilimitado a energia e excesso de peso, podemos recorrer à indigestibilidade dos alimentos em nosso próprio benefício.

Comer alimentos inteiramente crus ou crus em sua maior parte deve, portanto, ser uma estratégia a curto prazo para a perda de peso, não uma estratégia a longo prazo para manter a saúde. Coma legumes crus. Consuma batatas cruas (veja o Apêndice A). Coma a carne mal--passada, sempre que possível, já que ao homem moderno não agrada a ideia de consumir carne crua (e porque os animais domésticos e a moderna industrialização da carne podem introduzir patógenos, especialmente na carne de porco e na de frango, elas devem ser consumidas somente quando tiverem sido totalmente cozidas). Se você gosta de *sushi* e de comida japonesa, o *sashimi* (peixe cru) é outra boa escolha. Entretanto, uma vez que você tenha atingido sua meta de emagrecimento, trate de acender o fogão, o forno e o micro-ondas e cozinhe suas refeições, para aumentar a digestibilidade.

SERÁ QUE É A TIREOIDE?

A disfunção da tireoide é uma questão que ganha destaque quando você espera se unir às multidões que conseguiram perder peso de maneira espetacular com a eliminação dos grãos e descobre que foi deixado para trás, desamparado. Em muitos desses casos, a culpa é mesmo da tireoide ou, para ser mais preciso, a culpa é do consumo anterior de grãos, da exposição a produtos químicos industriais e da carência de iodo, que deixaram a sua tireoide (a vítima inocente) incapaz de cumprir a tarefa de manutenção da taxa metabólica. Para fins de perda de peso, estamos falando apenas do hipotireoidismo ou baixa atividade da tireoide. (A disfunção da tireoide é tão comum e exerce uma influência tão poderosa sobre a saúde que é tema do Capítulo 11 inteiro.)

Cerca de 20% das pessoas com hipotireoidismo podem atribuir a condição de baixa atividade de sua tireoide à carência de iodo. Essa situação quase sempre responde a uma simples suplementação de 500 a 1.000 mcg de iodo por dia, que pode ser conseguida com comprimidos de *kelp* ou com iodo em gotas. Você poderia usar sal iodado, mas saiba que o iodo praticamente desaparece do recipiente 4 semanas depois de aberta a embalagem. Logo, a suplementação é um meio mais garantido para ter controle sobre a ingestão de iodo. Fazer suplementação com iodo não é mais perigoso do que usar sal iodado nos alimentos. E são raras as reações adversas, como ansiedade ou nervosismo, decorrentes de uma resposta exagerada à substância. Contudo, se ocorrer uma resposta de hipertireoidismo (ansiedade, palpitações, insônia), ela deve ser investigada para excluir a possibilidade de distúrbios como a tireoidite de Hashimoto e nódulos tireoidianos ativos (que ocasionalmente são cancerosos). Esses distúrbios podem estar latentes até serem revelados por níveis adequados de iodo, que permitem a ocorrência dessas respostas.

A maioria das pessoas considera necessário suplementar o iodo por no mínimo três meses para recuperar plenamente sua capacidade de perder peso, embora melhoras possam começar nos primeiros dias da suplementação. Se você tiver um distúrbio tireoidiano já identificado, consulte seu clínico antes de iniciar uma suplementação com iodo. Não se surpreenda, porém, se seu médico lhe disser que o iodo é desnecessário ou perigoso. Se isso acontecer, procure um profissional de saúde bem informado quanto ao iodo e à saúde da tireoide, como um especialista em medicina funcional ou um naturopata.

Um problema com um diagnóstico de baixa atividade tireoidiana, ou hipotireoidismo, é que a maioria dos clínicos trata do distúrbio prescrevendo somente o hormônio tireoidiano T4 (Synthroid® ou levotiroxina), enquanto deixa de lidar com o T3, mesmo que ele esteja anormalmente baixo (embora em geral ele nem mesmo seja avaliado). O Capítulo 11 explica em detalhe por que esse é um grande erro e por que a maioria das pessoas se beneficia mais com a suplementação associada de T3 e T4 para a perda de peso e para a melhora da saúde. Qual é o TSH ideal que permite que a perda de peso ocorra? Um valor de 1,5 mUI/mL ou menos, talvez até mesmo 1,0 mUI/mL ou menos – não os 3,5 ou 4,0 mUI/mL com que se contentam muitos médicos.

Até mesmo uma disfunção mínima da tireoide ou um hipotireoidismo que não foi tratado adequadamente podem impedir totalmente o sucesso na perda de peso. Corrija a função da tireoide para níveis ideais e, na maioria dos casos, a perda de peso avança. É realmente muito simples, embora você talvez precise trocar seu médico atual para resolver essa questão.

CORTISOL: VOLTE A ENTRAR NO RITMO

A desregulação do controle do peso não está tão relacionada ao excesso de cortisol quanto à desregulação dos ritmos circadianos, embora níveis excessivamente altos de cortisol também possam ocorrer. Os níveis de cortisol deveriam acompanhar um ritmo circadiano previsível, sob o controle de sinais provenientes do hipotálamo e da hipófise. Normalmente, a glândula suprarrenal recebe um sinal da hipófise para fazer uma grande liberação de cortisol de manhã cedo, para despertá-lo e prepará-lo para agir. Os níveis do hormônio caem até atingir um patamar ao meio-dia e, então, caem novamente, atingindo níveis mais baixos à noite, o que permite o sono normal, reparador. (Questões relacionadas ao cortisol e às suprarrenais são examinadas em detalhe no Capítulo 12.)

Em muitas pessoas, esse ciclo circadiano natural se perdeu: há quem tenha um padrão invertido, com baixos níveis do hormônio pela manhã (associados a uma anormal fadiga matinal) e níveis elevados na hora de dormir (associados à insônia), o que pode resultar em interrupção da perda de peso ou em ganho de peso. Outros têm níveis excessivamente elevados de manhã ou ao longo do dia inteiro, uma situação que pode imitar os efeitos da ingestão do medicamento prednisona; e qualquer um que tenha tomado prednisona sabe que ela causa um aumento explosivo no apetite e no ganho de peso. Níveis elevados de cortisol podem simular esse efeito, prejudicando o emagrecimento ou causando ganho de peso.

A causa mais comum para esse tipo de desregulação é o estresse físico ou emocional incessante. Além disso, os mesmos processos que desregulam a função tireoidiana (exposição aos efeitos autoimunes dos grãos e a produtos químicos industriais, sinais inflamatórios descontrolados em decorrência do ganho de peso e acúmulo de gordura visceral) podem ser responsabilizados pela desregulação do cortisol[7]. Níveis de cortisol persistentemente elevados prejudicam ainda mais o esforço para emagrecer, já que costumam resultar em redução da massa muscular e níveis mais elevados de insulina, que estimulam o armazenamento de gordura e interrompem a perda de peso.

Portanto, os níveis de cortisol precisam ser avaliados, em geral por meio de um exame de cortisol salivar. Veja as pp. 322-5 para detalhes de como proceder e dos passos a ser dados para corrigir seu problema individual de cortisol.

Embora isso possa envolver algum esforço e despesa, corrigir um problema das suprarrenais relacionado ao cortisol e aos ritmos circadianos pode finalmente romper um frustrante patamar na perda de peso, da mesma forma que parar de tomar prednisona faz cessar o ganho de peso. Corrigir padrões do cortisol também pode ajudar a restaurar a saúde em outras áreas, ao contribuir para a redução da gordura visceral abdominal, dos teores de glicose no sangue e da pressão arterial; a ter um sono de melhor qualidade; e a aumentar a energia durante o dia. Fazer o nível de seu cortisol voltar para o ritmo circadiano adequado pode ajudar você a ser mais feliz, ficar mais cheio de energia, mais descansado e mais esbelto. Isso mesmo: noite e dia.

ESTRESSE: O GRANDE INIMIGO DA PERDA DE PESO

O estresse crônico, causado por relacionamentos, pelo trabalho, por preocupações financeiras e por outras questões vitais importantes, pode impedir a perda de peso. Isso acontece em decorrência dos níveis mais elevados de cortisol, de respostas inflamatórias e de nossa tendência a perder o controle diante de escolhas impulsivas de alimentos tranquilizadores quando estamos estressados. Se mantida por um longo período, essa situação pode resultar em maior desregulação do ritmo circadiano do cortisol e em uma perda ainda maior do controle sobre o peso, além de fadiga e depressão.

Infelizmente, é provável que o estresse crônico seja o item mais difícil de controlar nessa lista de obstáculos ao emagrecimento, já que a solução consiste em dar o melhor de si para eliminar a fonte do estresse ou para sair da situação-problema. Sei que isso nem sempre é possível. Não é exatamente viável afastar-se de um pai idoso com demência ou de um filho autista que depende de seus cuidados. Logo, não se podem oferecer soluções prontas, fáceis, para as muitas situações complexas que o levaram a essa situação. Podemos dizer apenas que já ajuda tomar conhecimento de que o estresse crônico, qualquer que seja sua origem, prejudica a saúde, e de que a estagnação na perda de peso é somente uma expressão das distorções metabólicas que o estresse vem provocando. Dê-se conta disso e, com o tempo, tente criar soluções que, se possível, reduzam a um mínimo seu envolvimento na situação causadora do estresse.

MEDICAMENTOS BLOQUEIAM A PERDA DE PESO

Uma série de medicamentos de prescrição comum pode bloquear sua capacidade de perder peso, por mais sérios que sejam seus esforços em termos nutricionais. A mentalidade de "medicamentos para todos os distúrbios", vigente no atendimento de saúde moderno, significa que vão lhe prescrever um medicamento mesmo que, com isso, você tenha que suportar um ganho de peso, ou que ele prejudique a sua perda de peso. Não estamos falando aqui de drogas raras, exóticas. Estamos falando de medicamentos comuns, usados para o tratamento de distúrbios comuns, como a hipertensão, a depressão e o diabetes. Estamos falando de dezenas de milhões de pessoas que tomam esses medicamentos, todas elas sofrendo com o efeito colateral do ganho de peso. Betabloqueadores, como o metoprolol, o atenolol, o carvedilol e o propranolol; antidepressivos, como a amitriptilina (Elavil®), a doxepina, a paroxetina (Paxil®) e a trazodona, além de outros; o Lyrica®, para fibromialgia e dor; o ácido valproico (Depakene®), para convulsões; Actos® e Avandia®, para o pré-diabetes e o diabetes; e a insulina: todos esses medicamentos foram associados ao ganho de peso ou à incapacidade de perder peso durante esforços para emagrecer.

Não é surpresa que a insulina injetável, por ser o hormônio do armazenamento de gordura, seja um medicamento especialmente poderoso que impede a perda ou provoca o ganho de peso. Vi pacientes ganharem 10, 15 e até mesmo 25 ou mais quilos no prazo de alguns meses após terem iniciado o tratamento com insulina de ação prolongada. É fácil reduzir a insulina por meio da eliminação dos grãos, bem como de outros carboidratos e açúcares. Ao fazer isso, é importantíssimo evitar a hipoglicemia; assim, costumam ser necessárias reduções de 50% nas doses de insulina (injetável ou contínua, por meio de bomba) durante os primeiros dias e, às vezes, até mesmo durante as primeiras 24 horas. Identificar um clínico com interesse em reverter o diabetes e com o conhecimento necessário para isso é extremamente útil e torna o processo mais seguro. Essa é uma questão tão importante que é examinada em detalhe no Capítulo 10. Reduzir a necessidade de insulina e, então, eliminá-la está normalmente associado a uma renovação da capacidade de perder peso.

Há muitos outros medicamentos que bloqueiam a perda de peso. É óbvio que tentativas de reduzir ou eliminar o uso desses medicamentos devem ser conduzidas com o conhecimento e a cooperação de seu clínico, tendo em vista que não se deve simplesmente interromper o uso de nenhum medicamento prescrito. Converse com o seu clínico sobre como e por que motivos você gostaria de reduzir ou parar de usar esses medicamentos. Se encontrar resistência, ignorância ou uma recusa em examinar o assunto ou responder a suas perguntas, procure um profissional de saúde que se disponha a cooperar com você. Eles existem.

DURMA O SUFICIENTE

Você precisa dormir. Todos os mamíferos precisam. Todos os outros animais também precisam. Se não conseguir dormir, você pode morrer. E se fizer concessões na quantidade ou na qualidade do sono você não conseguirá perder peso.

A privação do sono tem implicações importantes para a saúde. O sono insuficiente aumenta o risco de pressão arterial alta, asma, artrite, diabetes, doenças cardíacas e AVC. E também tem implicações para o peso[8]. A privação de sono eleva os níveis de cortisol e de insulina, prejudica a sensibilidade à insulina e aumenta o apetite; todos esses fatores acabam resultando em estagnação da perda de peso ou ganho de peso. E, quanto menos você dormir, pior fica a situação. Isso ocorre até mesmo com a redução da quantidade de sono em uma única noite. Embora haja alguma divergência a respeito dos detalhes de como e por que a privação do sono contribui para o aumento de peso, incluindo-se nessa divergência uma incerteza quanto aos efeitos de hormônios reguladores do apetite, como a leptina e a grelina, está claro que a quantidade insuficiente de sono faz aumentar o apetite, acionando um aumento na ingestão calórica de 300 a 559 calorias por dia[9]. O interessante é que o aumento das calorias costuma vir não de porções maiores durante as refeições, mas de um aumento de lanchinhos[10]. Apenas alguns dias por semana de sono insuficiente podem, portanto, exercer um impacto significativo no apetite e na ingestão calórica, especialmente se as calorias a mais forem na forma de grãos ou açúcares. Fazendo as contas, três noites de sono insuficiente por semana podem resultar em 10 quilos a mais ao fim de um ano. Somemos ao aumento do apetite e da ingestão calórica os efeitos superpostos dos opiáceos dos grãos e teremos um método tremendamente eficaz para um ganho significativo de peso, e com muita rapidez. A quantidade adequada de sono depois da eliminação dos grãos é, portanto, essencial para que se adquira o controle sobre a condição hormonal e o apetite, permitindo que a perda de peso ocorra.

Quanto sono é o suficiente? É óbvio que isso varia de um indivíduo para outro, mas a maioria das pessoas precisa dormir 7 horas e meia para evitar os efeitos da privação do sono. Após alguns dias de redução na quantidade de sono, acumula-se um "déficit de sono" capaz de amplificar as distorções metabólicas que contribuem tanto para o ganho de peso como para efeitos insalubres. Uma noite inteira de sono não desfaz por completo o impacto do déficit de sono. São necessários alguns dias de sono com duração superior às sete horas e meia habituais (em geral, nove horas ou mais por noite), para normalizar as distorções dos níveis sanguíneos de glicose, insulina, cortisol e leptina[11].

Você pode ter percebido que o sono normal, não interrompido, ocorre em "pacotes" de noventa minutos (por exemplo, uma noite inteira poderia ser de sete horas e meia ou de nove horas). Esses períodos permitem que seu cérebro cumpra um ciclo completo de todas as fases do sono, do sono leve até as fases mais profundas, incluindo a fase de movimento rápido dos olhos (REM, na sigla em inglês), que é o sono acompanhado de sonhos. Como o melhor é cumprir esse ciclo normal do sono, ajuste seu despertador para uma quantidade de tempo que respeite esse fenômeno fisiológico, o que vai ajudar a melhorar a sua atenção e o seu humor, e talvez até contribua para a sua saúde. Atualmente, já estão disponíveis também alguns dispositivos que podem acordar a pessoa com delicadeza na hora marcada, usando uma luz que vai aos poucos se tornando mais forte; um som tranquilizador, não sobressaltante; ou uma vibração. Também estão aparecendo aplicativos para *smartphones*, muitas vezes associados a um dispositivo (como o Lark Un-Alarm Clock and Sleep Sensor® ou o sistema UP®, da Jawbone) para acordá-lo suavemente depois de acompanhar o comportamento e a qualidade de seu sono durante toda a noite.

A apneia do sono, um distúrbio em que as vias respiratórias ficam obstruídas durante o sono, fazendo com que a pessoa desperte parcialmente de suas fases mais profundas do sono, pode ser um verdadeiro entrave se você estiver tentando melhorar a qualidade do sono e ser bem-sucedido na perda de peso. Esse tipo de "despertar parcial" pode ocorrer dezenas ou centenas de vezes por noite e está associado a muitas das mesmas distorções metabólicas da privação do sono – só que piores. Pessoas com obesidade visceral e glicemia na faixa pré--diabética ou diabética apresentam uma probabilidade de até 60% de ter apneia do sono[12]. Roncos, sonolência diurna indevida (mesmo após uma noite inteira de sono), depressão e pernas inquietas, todos esses problemas sugerem a presença de apneia do sono. Embora a perda de peso possa levar a maioria dos pacientes a se recuperar do distúrbio, o déficit de sono acumulado pode ser tão grave que a perda de peso pode não ocorrer com tanta presteza quanto acontece com outras pessoas. Nesses casos, um estudo do sono é necessário para documentar a gravidade da apneia e distingui-la de alguns outros distúrbios. Quando há diagnóstico de apneia do sono, costuma ser recomendado o uso de um aparelho gerador de pressão positiva contínua nas vias aéreas (CPAP, na sigla em inglês). Naturalmente, o uso desse dispositivo exige a ajuda de seu clínico.

Auxiliares naturais do sono

Há dois auxiliares naturais do sono que, para mim, são melhores que medicamentos de prescrição médica, na medida em que eles o ajudam a "reconfigurar" seu ritmo circadiano e podem até melhorar a arquitetura do sono. Isso causa, por exemplo, o prolongamento das fases profundas do sono REM, que são mais reparadoras. E nenhum dos dois leva à dependência.

Melatonina

A melatonina é o hormônio natural do sono e do ritmo circadiano. Sua liberação é ativada pela exposição ao escuro e inibida pela exposição à luz. (Dormir em total escuridão, sem nenhuma exposição à luz, ou com uma exposição mínima – por exemplo, expor-se à alguma iluminação quando for ao banheiro à noite –, é, portanto, um modo natural de aumentar a liberação de melatonina.) A suplementação de melatonina pode acelerar o adormecimento, aprofundar o sono e desestimular o despertar precoce, o que a torna muito útil para restaurar o ritmo circadiano normal do sono. A melatonina também tem efeitos significativos na redução da pressão sanguínea, quando tomada numa apresentação de liberação prolongada[13]. A melatonina tem se mostrado segura, mesmo com uso por tempo prolongado.

Com frequência, pessoas que experimentaram usar melatonina declaram que ela não funciona, mas um pouco de ajuste pode ajudar muito a obter um efeito positivo. Por exemplo, se o problema for a dificuldade de adormecer, pode ser útil tomar a melatonina mais ou menos duas ou três horas antes de quando se pretende ir para a cama. Ela não é um sonífero, mas um hormônio do sono, que simplesmente torna seu corpo mais receptivo ao sono. Se seu problema for com a interrupção do sono, tomar a melatonina na hora de dormir pode funcionar melhor para impedir que você acorde no meio da noite. Além disso, considere usar uma apresentação de liberação prolongada, para que o efeito se mantenha por mais tempo. Também ajuda fazer experiências com doses diferentes. Enquanto algumas pessoas têm um sono maravilhosamente repousante com apenas 0,5 mg, há quem precise de 3, 5, 10 ou até mesmo 20 mg para obter o mesmo efeito.

Os efeitos da melatonina são intensificados se ela for associada à exposição a luz forte pela manhã, já que isso também ajuda a restabelecer os ciclos de dia e noite. Se a luz forte do sol não for uma opção, pode ser útil, como descobriram algumas pessoas, adquirir iluminação de alta intensidade (de 3.000 a 10.000 lux) para, por exemplo, colocar na cozinha, expondo-se a ela enquanto se toma o café da manhã. Isso também ajuda a melhorar o humor e a tratar do transtorno afetivo sazonal.

5-hidroxitriptofano

Além de ajudar na redução das "compulsões" durante a síndrome de abstinência dos grãos, o 5-hidroxitriptofano (5-HTP) também pode ser usado para melhorar o sono. Já se mostrou que a suplementação com 5-HTP prolonga a fase REM do sono, sugerindo que, com o seu uso, o sono seja mais profundo e reparador[14]. Como ocorre com a melatonina, a dose necessária pode variar. A maioria das pessoas toma de 25 a 200 mg na hora de dormir. Ressalte-se que o 5-HTP não deve ser usado junto com antidepressivos, pois dessa associação pode resultar um excesso de serotonina. Ele pode, entretanto, ser utilizado junto com a melatonina.

FAÇA JEJUNS INTERMITENTES

O jejum intermitente – não comer por, digamos, de 15 a 48 horas, enquanto toma bastante água – pode ser um ótimo recurso para superar um patamar na perda de peso. Contudo, esse método somente deve ser empreendido depois que você tiver removido com segurança todos os grãos da dieta e tiver concluído a fase da síndrome de abstinência dos grãos. Antes da eliminação dos grãos, jejuar por mais de quatro horas é uma perfeita tortura, pois você, de fato, provoca o fenômeno de retirada dos opiáceos cada vez que experimenta jejuar. Por esse motivo, é melhor ter encerrado totalmente o processo de retirada dos grãos da dieta e, com isso, eliminado o efeito estimulante do apetite das prolaminas, amilopectinas e lectinas dos grãos. Uma vez que você esteja livre dos grãos, o jejum intermitente deve se tornar uma experiência tranquila, sem dor e sem esforço, que ocorre simplesmente porque você já não está mais com fome.

O jejum pode seguir uma série de modelos. Por exemplo, você pode ingerir um café da manhã saudável e depois não comer nada até o dia seguinte. Ou pode não comer de manhã, pular o almoço e depois fazer um jantar saudável. Jejuns benéficos podem ser rápidos, como os de quinze horas de duração, ou se estender por semanas. Só trate de se manter bem hidratado durante esse período.

Jejuns curtos intermitentes podem beneficiar a saúde sob muitos aspectos, como foi comprovado por vários grupos que adotam o jejum por motivos religiosos, como os adventistas do sétimo dia, os membros da igreja ortodoxa grega e os cristãos que praticam o jejum de

Daniel, cuja origem está na Bíblia. Todas essas pessoas praticam o jejum intermitente de uma forma ou de outra e apresentam um risco reduzido de doenças cardiovasculares, diabetes, hipertensão e câncer[15]. Você pode recriar muitos desses benefícios com o jejum intermitente realizado fora da prática religiosa.

Peço desculpas pela repetição, mas certifique-se de se hidratar com eficácia, já que a desidratação é a razão mais comum para sintomas tais como tonturas, náuseas e fadiga sem explicação. O jejum intermitente não deve ser confundido com o hábito de saltar refeições, como o de nunca tomar café da manhã. Saltar refeições habitualmente, num padrão constante, provoca *ganho* de peso, em decorrência de uma redução compensatória na taxa metabólica. Se você saltar refeições, faça isso de uma forma aleatória e imprevisível, para que seu corpo não se ajuste, desacelerando sua taxa metabólica.

Entre os que não devem praticar o jejum intermitente estão as gestantes, os que estiverem doentes por algum motivo, pessoas com disfunção das suprarrenais ou com hipotireoidismo não corrigido e aquelas que têm diabetes tipo 1. Qualquer pessoa com diabetes tipo 2, hipertensão ou outros problemas de saúde que exijam medicação deve analisar com seu médico a possibilidade de interromper temporariamente certos medicamentos, em especial a insulina, medicamentos orais para controlar a glicose no sangue (especificamente a glimepirida, a gliburida e a glipizida) e medicamentos para a hipertensão, durante o período do jejum, principalmente se ele se estender por mais de 24 horas. A ajuda de um especialista em medicina funcional, um naturopata ou outro clínico bem informado é inestimável quando se tratar dessa questão.

Mais do que o meio quilo, aproximadamente, perdido por dia, a cada período de 24 horas de jejum, creio que a capacidade renovada de apreciar a comida e o renascimento do sentido do paladar são os responsáveis pelos benefícios do jejum intermitente. À medida que se torna mais consciente do ato de comer, você redescobre o sabor dos alimentos e passa a apreciar cada garfada, cada bocado de alimento.

CRIE MÚSCULOS PARA MANDAR A GORDURA EMBORA

Já percebeu quantas pessoas, tendo perdido uma quantidade significativa de peso, ficam com os braços e as pernas anormalmente magros e a pele flácida? Em parte isso se deve à perda muscular.

Muitas pessoas que embarcam na aventura sem grãos já perderam peso antes, mas voltaram a ganhá-lo, experimentando muitas vezes o efeito "sanfona". A cada vez que você perde peso, cerca de 30% do peso perdido é de músculo[16]. Uma perda de 13,5 quilos, por exemplo, corresponde a uma perda de 4,5 quilos de músculo – uma proporção substancial. Quando o peso é recuperado, ele corresponde quase totalmente à gordura, sem haver reposição do músculo. Logo, em termos metabólicos, você está em pior situação agora, com a volta do peso, do que estava no princípio, antes de emagrecer. Esse efeito se agrava com a idade, já que perdemos massa muscular no processo de envelhecimento, resultando num estado de gordura em excesso e falta de músculos, um distúrbio que alguns chamam de "sarcobesidade" (sarcopenia, ou perda muscular, associada à obesidade)[17].

Como o músculo é um tecido metabolicamente ativo, com uma importante contribuição para a taxa metabólica geral do corpo, a redução na massa muscular significa uma redução na taxa metabólica, o que prejudica esforços futuros para emagrecer. Muitas pessoas notaram, por exemplo, que cada novo esforço pelo emagrecimento é mais difícil do que o anterior. A culpa disso está na redução relativa da massa muscular.

Você pode reconstruir a massa muscular e neutralizar esse efeito. A solução envolve a dedicação ao treinamento de força, que pode aumentar a massa muscular em muitos quilos, quando praticado de modo constante ao longo de meses e anos. O treinamento de força também fornece outros benefícios, como a redução do nível de glicose no sangue, a melhora da resposta à insulina, uma maior sensação de bem-estar, um aumento da densidade óssea e um menor potencial para quedas mais tarde na vida[18]. Em minha opinião, *todo o mundo* deveria fazer treinamento de força, transformando-o num hábito para a vida inteira. Além do treinamento de força, dedique-se a outras atividades que constroem músculos, como subir escadas, fazer trabalho pesado no quintal ou em casa, ou ainda aprender algumas posições de ioga. Todas essas atividades contribuem para o desenvolvimento dos músculos.

Se você avalia os resultados pela balança, porém, pode ser que de início fique desapontado. Como a construção de massa muscular aumenta o peso, os quilos não diminuirão com a rapidez que você gostaria, muito embora esteja ocorrendo de fato uma redução da gordura. Há métodos melhores para aferir seus esforços enquanto estiver aumentando a massa muscular, que incluem a medição do tamanho da cintura, a medição da porcentagem de gordura corporal por meio de um medidor de gordura corporal ou, simplesmente, uma olhada no espelho. O bom volume muscular é indicado pela postura ereta, braços e pernas firmes e pelo jeito vigoroso de andar.

PROCESSE OS AGRESSORES SEXUAIS

O consumo de grãos não é *sexy*. No mínimo, o consumo de grãos é o maior desregulador dos níveis dos hormônios sexuais, transformando a regulação hormonal normal numa confusão turva e cheia de atoleiros. Livrar-se dos grãos dá início ao processo de reversão dessa situação, mas você pode precisar ir mais além se alcançar o peso ideal estiver entre os seus objetivos.

Já examinamos como é importante corrigir distúrbios da insulina, do cortisol e dos hormônios da tireoide, quando se está tentando recuperar o controle sobre a saúde e o peso. Corrigir desequilíbrios nos hormônios sexuais, testosterona, estrogênio e progesterona, pode ter importância semelhante. Mulheres com sobrepeso costumam apresentar níveis mais elevados de estrogênio, que podem prejudicar um esforço de emagrecimento e bani-las para a seção de tamanhos especiais pelo resto da vida[19]. A melhor solução para um nível elevado de estrogênio é perder a gordura visceral, que foi o que provocou a elevação do nível desse hormônio, em vez de bloquear ou remover o excesso de estrogênio (que exige medicamentos tóxicos, de prescrição obrigatória). Com a redução do peso, os níveis de estrogênio na corrente sanguínea e nos tecidos vão baixando – um processo normal e natural. Quanto à progesterona, a história é outra. Nas mulheres, a partir dos 35 anos de idade, esse hormônio apresenta um declínio natural, que está associado à depressão, aos ciclos menstruais desregulados ou mais difíceis, à pele seca, ao raleamento dos cabelos, a distúrbios do sono e à insônia, bem como ao ganho de peso. Infelizmente, a progesterona adquiriu, sem merecer, uma reputação ruim, em decorrência dos efeitos adversos observados em ensaios clínicos em que foram usadas formas sintéticas do hormônio (progestinas), resultando num aumento do risco de câncer de mama. A suplementação com a forma de ocorrência natural ou bioidêntica parece não estar associada a esses efeitos colaterais nocivos, pelo menos com base em observações preliminares[20]. O uso isolado da progesterona não resultará na perda de peso, mas em associação com a eliminação dos grãos e com outros esforços apresentados neste livro, proporcionará uma vantagem considerável.

A suplementação da progesterona pode ajudar a restaurar a capacidade de perder peso e proporcionar uma sensação de bem-estar, cabelos mais fortes e pele mais lisa. Esse hormônio também pode reduzir os níveis de glicose, de triglicerídeos e de marcadores inflamatórios[21]. A progesterona pode ser tomada por via oral ou por via transdérmica, por meio de cremes elaborados por farmácias de manipulação e aplicados nos locais especificados pelo médico. Um clínico experiente com relação às questões hormonais específicas das mulheres e que tenha interesse em reposição com hormônios bioidênticos poderá avaliar os níveis de progesterona da paciente e criar um regime apropriado para a etapa da vida em que ela está (perimenopausa, pré-menopausa, menopausa ou pós-menopausa).

As mulheres podem se beneficiar também de uma avaliação mais extensa, que inclua a testosterona e a DHEA, hormônio da suprarrenal que tem efeito muito semelhante ao da testosterona. Embora muitas mulheres com sobrepeso apresentem níveis elevados de testosterona, uma ou outra tem um nível baixo, que pode prejudicar a perda de peso, em especial se o nível baixo do hormônio estiver associado à depressão. Mulheres com testosterona reduzida costumam ter problemas com peso, humor, diminuição da libido e pouca força. A correção desse nível baixo de testosterona resulta no aumento da massa muscular (que propicia a perda de peso), da força e do desejo sexual[22]. Como as mulheres convertem DHEA em quantidades pequenas de testosterona, alguns clínicos preferem suplementar a DHEA para reforçar a testosterona. A DHEA pode ser tomada por via oral, ou é possível acrescentar testosterona e/ou DHEA a cremes preparados por uma farmácia de manipulação. A suplementação com DHEA em doses que vão de 5 a 25 mg por dia, raramente superiores, pode produzir um aumento discreto na testosterona e nos seus efeitos, se for esse o objetivo desejado. Com uma supervisão adequada, esse tipo de manipulação hormonal pode gerar melhoras impressionantes no humor, na energia e na qualidade do sono, além de aumentar o controle sobre o peso. Só tenha cuidado com doses de DHEA maiores do que 5 a 10 mg; elas podem estar associadas a um aumento do buço e a comportamento agressivo em mulheres.

Nos homens, o excesso de gordura visceral está associado a níveis baixos de testosterona, decorrentes tanto da baixa produção do hormônio nos testículos quanto da maior conversão de testosterona em estrogênio pela enzima aromatase, anormalmente ativa, na gordura visceral. A perda de gordura visceral reduz a atividade da aromatase, aumentando com isso os níveis da testosterona, não sendo incomum que seus níveis no sangue *dobrem*[23]. Logo, níveis baixos de testosterona podem ser corrigidos com a simples perda de peso. Pode-se acrescentar o hormônio DHEA a um esforço pelo emagrecimento, embora os efeitos costumem ser discretos. Podem ser necessárias doses de até 25 mg, eventualmente de 50 mg, mas tenha cuidado com o aumento da agressividade com doses mais altas[24]. O controle tanto da testosterona quanto da DHEA é mais bem conduzido com a supervisão de um clínico experiente. Contudo, se o peso parar de cair depois de um esforço razoável, pense em obter uma avaliação dos níveis de testosterona livre e total, e faça suplementação se os níveis estiverem baixos (especialmente 350 ng/mL ou menos; quanto mais baixo o nível, maior a probabilidade de ele ser um fator impeditivo da perda de peso). A testosterona está à venda, mediante prescrição, como creme, adesivo ou gel e em apresentações injetáveis. Cremes ou géis manipulados custam bem menos do que adesivos e géis fornecidos pela indústria farmacêutica. Procure *on-line* uma farmácia de manipulação na sua região.

ÊNFASE NA HIDRATAÇÃO

O efeito da hidratação vigorosa é pequeno, mas pode representar uma contribuição discreta para a perda de peso[25]. Umas poucas pessoas, especialmente aquelas que têm um mecanismo fraco para a sinalização da sede e costumam confundir desidratação com fome, podem usufruir de uma vantagem mais substancial na perda de peso porque com a atenção voltada para a hidratação podem evitar essa confusão.

É difícil avaliar a quantidade adequada de hidratação. Não sou adepto de regras simples, que envolvem a avaliação dessa necessidade por meio do peso corporal ou outras medidas, pois é enorme a variação individual no modo do organismo lidar com os líquidos. A capacidade dos rins de concentrar fluidos, o teor de água nas fezes, o uso de diuréticos (cafeína e medicamentos de prescrição), a exposição a temperaturas e umidade ambiental variadas, o tipo de roupa usada, a tendência a transpirar mais ou menos, bem como a intensidade da atividade física, tudo isso afeta a quantidade de líquido de que cada pessoa realmente necessita. As necessidades de hidratação de um morador de Miami, que passa grande parte do tempo ao ar livre, que caminha e anda de bicicleta, usando *short* e camiseta, e bebe três xícaras de café por dia serão muito diferentes das necessidades de hidratação de um morador de Minnesota, que usa muitas camadas de roupa, com pouca pele exposta, leva uma vida sedentária e não toma café. A ingestão adequada de líquidos para uma pessoa pode significar a desidratação para outra.

Métodos simples para aferir se a ingestão de líquidos está adequada incluem o hábito de urinar de pelo menos quatro em quatro horas, com a urina quase incolor, nunca num tom de amarelo-escuro ou da cor de âmbar. (Observe-se que alguns medicamentos e as vitaminas B, que contêm riboflavina, podem afetar a cor da urina.) Algumas pessoas até usam fitas reagentes (compradas em farmácias) para verificar a gravidade específica, ou a concentração relativa, da urina. O desejável é manter um nível de 1,010 ou menos. Se a gravidade específica da urina estiver constantemente em, digamos, 1,020 ou 1,030, isso indica uma hidratação insuficiente (pressupondo-se que a função renal esteja normal).

A água é, de longe, o melhor líquido para hidratação. O café e o chá, embora se encaixem num estilo de vida sem grãos, provocam uma pequena desidratação, por meio de sua ação diurética. Refrigerantes, mesmo os não adoçados, não são a melhor escolha, por conta da ação acidificante do ácido carbônico, proporcionada pela gaseificação. Formas diluídas de leite de coco (em embalagens cartonadas, não em latas; o leite de coco enlatado é basicamente útil para receitas de forno) e água de coco são ótimas fontes de líquidos, pois são ricas em eletrólitos, como o potássio, e são úteis até mesmo para atletas. (Veja o Apêndice A para encontrar receitas simples para preparar uma solução básica de eletrólitos que pode ajudar na hidratação, incluindo uma bebida benéfica para ser consumida durante seus esforços pela perda de peso.) Observe que o aumento da hidratação pode acrescentar ao seu peso de meio quilo a um quilo, o que não tem nada a ver com a gordura corporal. Trata-se apenas do peso do líquido ingerido.

OUTROS FATORES

Existem alguns fatores que fazem uma pequena contribuição para a perda de peso. Isoladamente, nenhum deles fará a diferença necessária para perder, digamos, 15 quilos, mas eles podem ajudá-lo a perder os poucos quilos de gordura visceral que lhe restam, ou podem se somar aos efeitos de perda de peso de todas as outras estratégias que você adotar.

Flora intestinal

A relação entre flora intestinal e peso está se revelando complexa. A composição da flora intestinal passa por uma mudança acentuada à medida que se faz a transição de uma dieta "baseada em grãos" para uma dieta "sem grãos". Há alguma vantagem na manipulação da flora intestinal, usando, por exemplo, probióticos ou outros suplementos? Até agora, a única estratégia que confirmou uma eficácia discreta na aceleração da perda de peso por meio da flora intestinal foi o acréscimo de prebióticos, fibras que são indigeríveis pelos seres humanos, mas digeríveis pelas bactérias que moram em nosso trato intestinal (veja o Capítulo 9). A inulina e formas de fruto-oligossacarídeos de fibras prebióticas, em particular, mostraram uma aceleração discreta da perda de gordura abdominal[26]. Doses eficazes vão de 10 a 20 g por dia, com as mais altas provocando os efeitos indesejáveis de gases e distensão abdominal. Além da inulina em pó, vendida em lojas de produtos naturais, você pode encontrar a inulina e fibras de fruto-oligossacarídeos em alguns alimentos e adoçantes sem nutrientes. (Veja uma relação no Apêndice D.)

Beba café e chá

Isso não produz de modo algum um grande efeito, ou todos os consumidores de café e chá seriam magrinhos. Mas, graças à cafeína e a outros componentes, como o ácido clorogênico, de 2 a 3 xícaras por dia de café comum ou descafeinado, ou de chá-verde, *oolong* ou branco, podem surtir efeitos discretos na redução do peso. Essas bebidas também proporcionam outros benefícios para a saúde, entre eles, a redução do potencial para o diabetes e o mal de Parkinson[27].

Pare com o álcool

O etanol presente em bebidas alcoólicas desacelera a mobilização de ácidos graxos das reservas de gordura, o que no fundo "desliga" a perda de peso[28]. Por esse motivo, muitas pessoas observaram que a perda de peso vai avançando como era esperado, só para parar de repente quando elas ingerem alguma bebida alcoólica. O efeito do álcool que prejudica a perda de peso é agravado pelo generoso teor de carboidratos das cervejas e de algumas bebidas aromatizadas, para não mencionar os resíduos de proteínas prolaminas encontrados nas bebidas alcoólicas, em especial nas cervejas elaboradas a partir de trigo, cevada, centeio e milho. Elas produzem opiáceos estimulantes do apetite, que, com toda a certeza, derrubarão seus esforços de emagrecimento.

Uma única dose de álcool desacelera um pouco a perda de peso, mas duas doses ou mais a desativarão totalmente, podendo até mesmo causar um pequeno ganho de peso. Se você quiser tomar uma bebida alcoólica durante um esforço constante de emagrecimento, reconheça que o melhor é escolher entre as formas com menor teor de carboidratos, como o vinho tinto, cervejas sem trigo de baixo teor de carboidratos (Michelob Ultra® ou Bud Light®) ou destilados puros (vodca, gim ou rum).

Outras intolerâncias alimentares

Ocasionalmente, uma intolerância a outros alimentos que não sejam grãos pode causar o ganho de peso ou a incapacidade de emagrecer, provavelmente através de um mecanismo inflamatório. O mais comum é que intolerâncias alimentares incluam laticínios, ovos, amendoins, soja, moluscos e outros frutos do mar. Uma forma para lidar com essa questão consiste em eliminar cada um desses alimentos, um de cada vez, por 4 semanas. Observe o efeito: se você perder peso, descobriu o culpado. Como alternativa, há uma variedade de exames que podem identificar intolerâncias alimentares (veja no Apêndice D). Os dados científicos em que essa abordagem se baseia são incipientes. Por isso, ponha essa estratégia em último lugar.

NÃO PERCA TEMPO

Embora os itens a levar em conta quando você enfrenta um patamar na perda de peso componham uma lista um pouco longa, veja bem o que eu *não* incluí nela.

- **Faça mais exercício.** É possível que uma pessoa ou outra experimente uma aceleração na perda de peso com exercícios aeróbicos, mas a maioria das pessoas obtém uma vantagem apenas discreta, se é que obtém alguma. Não há dúvida de que fazer exercício seja bom para sua saúde geral, mas normalmente isso fornece uma vantagem ínfima ou nenhuma para a perda de peso. Exercite-se por sua saúde e, se você perder uns quilinhos a mais, considere a perda de peso como uma bonificação. (Não confunda esse tipo de exercício com o exercício que aumenta a massa muscular, que realmente *pode* oferecer vantagens em termos de perda de peso; veja a análise anterior neste mesmo capítulo.)

- **Coma menos ou corte as calorias.** A redução de calorias não é apenas uma tortura, mas ela também pode prejudicar seus esforços, porque sua taxa metabólica acaba baixando, "desligando" sua capacidade de emagrecer.

- **Corte a ingestão de gorduras.** Cortar as gorduras não reduz o peso. Essa ideia faz parte da noção antiquada de "consumo de calorias, gasto de calorias", algo que você deveria deixar para trás, com as ombreiras e os agasalhos de *plush*.

- **Reduza as porções.** Comemos até nos sentirmos satisfeitos, e para evitar a fome e seus efeitos negativos sobre os estímulos do corpo. Não reduzimos o tamanho das porções pelos mesmos motivos pelos quais não cortamos calorias.

- **Vários suplementos nutricionais.** Você não precisa de *Irvingia gabonensis*, extrato de grão de café verde, extrato de feijão-branco, ácido hidroxicítrico nem de muitos outros suplementos. No caso desses, dados clínicos tendem a ser relativamente fracos, e a experiência na vida real costuma gerar resultados decepcionantes. Em geral, suplementos desse tipo são métodos muito dispendiosos para se perder – na melhor das hipóteses – meio quilo ou um quilo.

COMPRE ROUPAS DE TAMANHO PEQUENO

Depois de seguir uma dieta sem grãos, consumindo alimentos saudáveis, como exposto neste livro, e cumprindo cada uma das estratégias oferecidas, é raro o indivíduo que não consiga emagrecer o quanto desejava. Lembre-se de que o que você realmente está tentando fazer é recuperar a saúde enquanto emagrece. O excesso de peso é simplesmente uma manifestação externa de que algo não vai bem com a saúde. O emagrecimento é um sinal de que a situação foi corrigida.

Um pensamento final: a atitude faz diferença. Vi muita gente abordar a perda de peso com frases como as seguintes: "Não vai ter jeito de essa história funcionar comigo." Ou "Nada nunca funcionou antes." Ou ainda "Sempre fui gorda e é provável que eu continue assim." Essas atitudes costumam se confirmar. Se você espera ter sobrepeso, terá. Você encontrará modos de sabotar seu sucesso.

Por outro lado, se você realmente espera caber naquele vestidinho tamanho P ou naquele *jeans* com 15 cm a menos na cintura, a ponto de adquirir as roupas que planeja usar, é muito mais provável que alcance seu objetivo. Prepare-se para o sucesso e, na maioria das vezes, você há de superar os obstáculos que se apresentarem.

CAPÍTULO 15

MAIS LÚCIDO, MAIS INTELIGENTE, MAIS VELOZ: O DESEMPENHO SEM GRÃOS

Não foi um novo programa de treinamento que me transformou de tenista muito bom em melhor tenista do mundo em só um ano e meio. Não foi uma raquete nova, uma nova preparação física, um novo treinador nem mesmo um novo saque o que me ajudou a perder peso, manter a concentração e ter a melhor saúde de minha vida. Foi uma nova dieta.

– Novak Djokovic

ESPERO QUE, a esta altura, você já reconheça o poder da remoção dos grãos da sua dieta. Você pode tomar um antibiótico para tratar uma infecção, ou um comprimido para conseguir dormir ou aliviar a dor nas costas. Mas nenhum medicamento nem qualquer outro procedimento de saúde fornece o grande leque de benefícios obtidos com a eliminação dos grãos. Não existe um remédio único que reduza o teor da glicose no sangue, acabe com erupções cutâneas, reverta a inflamação e a autoimunidade, reduza o apetite, proporcione alívio para dores nas articulações, melhore o humor e reverta distúrbios hormonais. Sem dúvida, existem medicamentos que tratam desses problemas, um de cada vez, a um custo substancial e com efeitos colaterais. Mas não existe um único medicamento que sequer se aproxime do poder da eliminação dos grãos da dieta.

Mas melhorar o desempenho do ser humano? Será que a eliminação dos grãos pode fazer mais do que nos livrar dos efeitos das sementes de gramíneas, prejudiciais à saúde, e de fato liberar nosso potencial de desempenho físico, mental e vital?

Sim. Sem grãos, as pessoas são mais otimistas, mais inteligentes, aprendem com mais eficácia, são melhores no atletismo e no sexo. Não defendemos a supremacia da dieta sem grãos, mas somos pessoas que se livraram do jugo debilitante que nos foi imposto pelos produtos das sementes de gramíneas, produtos fáceis, acessíveis e causadores de dependência. Preferimos lançar essa carga por terra e voltar a uma vida e a um desempenho que sejam como eles sempre deveriam ter sido.

Melhoras no desempenho aplicam-se a praticamente todos os ambientes e situações imagináveis, da sala de aula ao escritório, da quadra de tênis ao campo de golfe, da quadra de basquete ao campo de futebol, e até mesmo ao quarto. O desempenho sem grãos significa que você pode estar livre de empecilhos comuns, como as dores e os inchaços nas articulações, os gases e a distensão abdominal, a retenção de líquidos e o embotamento mental, ficando capacitado para correr mais, saltar mais alto, pensar com mais clareza e se concentrar por mais tempo e com mais eficácia. E também pode representar uma renovação da libido e da capacidade erétil nos homens, ciclos menstruais e sintomas de menopausa menos perturbadores nas mulheres, assim como uma libido revigorada. Qualquer que seja a esfera da iniciativa humana, o desempenho nela poderá melhorar.

Nos esportes, cada vez mais ouvimos falar de atletas que evitam tudo o que contém glúten (trigo, centeio, cevada), entre eles o tenista Novak Djokovic, a golfista Sarah-Jane Smith, o zagueiro do New Orleans Saints, Drew Brees, e o corredor olímpico Andrew Steele. O primeiro ano de Djokovic sem trigo e glúten foi o melhor ano de sua vida: ele ganhou três Grand Slams e venceu 50 partidas de um total de 51. Levanto a hipótese de que a eliminação do trigo e do glúten eleve os padrões de desempenho nos esportes, com o estabelecimento de um patamar superior, que outros atletas precisarão se esforçar para alcançar. Estar livre dos grãos vai se tornar um requisito para o desempenho nos níveis superiores e para competir com eficácia.

Você não precisa ser um atleta profissional, é claro, para usufruir dos benefícios ao desempenho proporcionados pela eliminação dos grãos. Mesmo que a única competição em que se envolva seja tentar ganhar no bingo da igreja, ainda assim você pode obter vantagens substanciais ao se livrar dos grãos.

A FAIXA DE ALTA VELOCIDADE DA VIDA SEM GRÃOS

Como poderia a eliminação dos grãos melhorar o desempenho do ser humano? As razões por trás desse desempenho melhor dos que não consomem grãos constituem uma lista impressionante. Deixemos de lado o fato de que a eliminação dos grãos proporciona alívio para inúmeros distúrbios de saúde, o que já examinamos nos capítulos anteriores deste livro. Em vez disso, vamos nos concentrar nos motivos pelos quais a reversão ao estilo de vida sem grãos, que os seres humanos supostamente deveriam seguir, resulta em maior capacidade e eficácia como ser humano.

Aumento da energia

Entre as observações mais comuns relatadas pelos que adotaram o estilo de vida sem grãos recentemente está um grande aumento da energia física e mental. Comentários do tipo "Há anos não me sentia com tanta energia" e "Voltei vinte anos no tempo e me sinto com 30 anos de novo" são rotineiros. A energia maior traduz-se em níveis mais altos no trabalho, nos estudos e no desempenho vital. Encarar um novo projeto, escrever um longo relatório, construir um quartinho de ferramentas, preparar um jantar para seis pessoas – tudo fica menos intimidante, menos penoso e mais fácil de realizar. Você já não precisa dar explicações. Não precisa dizer aos filhos que está sem energia para jogar bola, não precisa dizer a seu cônjuge que está cansado(a) ou desinteressado(a) demais para fazer sexo, e já não precisa tentar escapar de atividades por causa da dor ou rigidez nas articulações.

Infelizmente, a energia não é algo que possa ser avaliado formalmente por meio de exames clínicos, de modo que não há nenhum dado que possa ser citado. Mas não seria um grande salto da imaginação considerar que a remoção dos efeitos embotadores da mente das exorfinas derivadas da gliadina e das proteínas de outros grãos relacionadas a ela, a redução do nível de glicose no sangue e da inflamação, a melhora na duração e qualidade do sono e a correção de distúrbios hormonais acabariam resultando no fantástico aumento dos níveis de energia que as pessoas que vivem sem grãos experimentam.

> *O exercício costumava ser uma obrigação*
>
> Agora, sem os carboidratos e sem o trigo, adoro me exercitar. Agora eu me sinto tão bem quanto me sentia no nono ano da escola, e meu desempenho está equivalente. É simplesmente espantoso. Hoje eu estava correndo na esteira. Precisei parar quando completei 60 minutos *só* porque outra pessoa estava esperando para usar o equipamento, não porque eu mesmo quisesse parar.
> Meus colegas são todos apáticos e dizem que eu pareço um disco quebrado: "Pare de comer trigo, livre-se dos carboidratos." Mas eles também parecem um disco quebrado: "Estou com uma dor aqui", "Não posso fazer isso ou aquilo", "Minha dor de cabeça voltou", "Preciso comprar calças novas porque as minhas estão apertadas", "Sinto muito sono no meio do dia."
> Meu desempenho atlético está aumentando num ritmo fenomenal. Já corri algumas meias maratonas e este ano estou pensando numa maratona completa.
>
> Wayne, Woodstock, Geórgia

Sono melhor

Um sono mais profundo significa um sono melhor, reparador, durante o qual você pode ter sonhos mais nítidos, mais pitorescos – do tipo que tinha quando era criança. Os sonhos podem envolver a sensação de voar, dragões, monstros e aparecer na sala de aula despreparado para sua apresentação, mas isso é bom, porque indica mais tempo passado nas fases mais profundas, mais restauradoras do sono, a fase 4 e a REM, dos movimentos rápidos dos olhos.

Muitas pessoas também apresentam um alívio dos efeitos da síndrome das pernas inquietas, que perturbam o sono. O peso perdido com a gordura visceral, decorrente da eliminação dos grãos, pode proporcionar alívio da interrupção do sono provocada pela apneia, com a redução dos roncos e da necessidade de medidas corretivas, como o uso de um aparelho gerador de pressão positiva contínua nas vias aéreas

(CPAP, na sigla em inglês) ou uma cirurgia na garganta. Isso também reverte as muitas consequências para a saúde decorrentes da apneia do sono, como a hipertensão, o diabetes, as doenças cardíacas, a depressão e a necessidade de medicamentos.

Um sono reparador mais longo e mais profundo resulta numa melhora do funcionamento mental durante o dia. Você vai estar livre dos empecilhos da sonolência, como irritação, desatenção e memória prejudicada, ao mesmo tempo em que estará mais alerta, com melhor humor e uma capacidade maior para aprender. Um sono reparador também poderá contribuir para uma redução da necessidade de medicamentos para a falta de concentração, a hipertensão, o alto nível de glicose no sangue e a depressão.

Maior atenção e mais clareza mental

Livrar-se dos grãos significa que você já não está sendo dopado. Livrar-se dos subprodutos semelhantes à morfina, gerados pela gliadina e pelas proteínas prolaminas de outros grãos relacionadas à gliadina, significa que você já não precisa lutar com o embotamento mental, a dificuldade em manter a atenção e a redução do estado de alerta que eles causam. Uma vez que a síndrome da abstinência dos grãos tenha terminado, a clareza, a capacidade de se concentrar por períodos longos, a facilidade de aquisição e lembrança de dados são observações comumente feitas. Vemos isso acontecer com crianças com o transtorno do déficit de atenção e com o transtorno do espectro do autismo, e também com crianças sem esses distúrbios. Vemos acontecer com adultos que vêm lutando porque não conseguem se sentar e ler um livro ou um relatório, entender o que foi lido e depois se lembrar do que leram. Quando estão livres dos grãos, eles conseguem manter a atenção, compreender um assunto e reter seus detalhes. Vemos o que ocorre na sala de aula, com a manutenção da concentração, a melhora da memória e o aumento da capacidade para sintetizar e criar. Também vemos o que ocorre no ambiente de trabalho, com a capacidade para manter o foco, a transmissão mais precisa de informações e a adaptação mais fácil a desafios.

A montanha-russa dos humores é reduzida ou eliminada depois que você fica livre das exorfinas derivadas de proteínas prolaminas. Suas variações de humor são mais brandas e mais adequadas a cada situação. Não são os humores descontrolados e impróprios, responsáveis por conversas lamentáveis, ansiedade injustificada, explosões de raiva e confrontos cheios de lágrimas característicos das pessoas que consomem grãos.

Metabolismo reforçado

O consumo dos carboidratos da amilopectina dos grãos prejudica o desempenho físico. O não reconhecimento dessa simples verdade desviou do rumo certo uma geração de maratonistas, triatletas e outros atletas de provas de resistência. E mandou para o "banco" uma infinidade de tenistas, jogadores de futebol e de futebol americano, para não falar em atletas de fim de semana e amadores mal informados. Com isso, criou-se um mundo de atletas e aspirantes a atletas que, na noite anterior a um evento, consome grande quantidade de massa e de outros carboidratos ("carga de carboidratos"); depois come pão, biscoitos e barras energéticas; e toma bebidas açucaradas imediatamente antes e ao longo do evento. Essa prática foi baseada em estudos que demonstraram que, quando atletas (ou soldados, ou outras pessoas que estejam passando por várias formas de privação) são privados de carboidratos, seu desempenho é prejudicado. Quando os carboidratos são acrescentados de volta, seu desempenho melhora[1].

Não há dúvida de que a eliminação de carboidratos, entre eles, a amilopectina dos grãos, prejudica o desempenho enquanto, digamos, se corre, pedala ou combate, mas apenas ao longo das primeiras 4 a 6 semanas e nas pessoas que vieram a depender deles para o metabolismo. Prive o fígado de fontes nutricionais de carboidratos para produção do glicogênio (a forma de armazenamento de energia da glicose), e menos glicogênio estará disponível para se converter em glicose, liberando energia para os músculos. Mas, depois que os carboidratos tiverem sido removidos da dieta, o processo muda com o tempo. O melhor desempenho físico só vai aparecer de 4 a 6 semanas depois que o corpo tiver passado da dependência do glicogênio do fígado para uma dependência da metabolização de ácidos graxos. Isso quer dizer que muitos estudos sobre a carga de carboidratos, que revelaram um aumento no desempenho físico com a restauração desses nutrientes, foram realizados por um período curto demais para permitir que ocorresse o processo de conversão de energia. Depois de passadas as primeiras 4 a 6 semanas, quando a dependência do glicogênio tiver sido substituída pelo metabolismo dos ácidos graxos, a capacidade de desempenho é recuperada.

Mas a situação ainda melhora. Se a eliminação dos grãos – e, por conseguinte, a eliminação da amilopectina dos carboidratos – for realizada por um período ainda mais longo, o desempenho físico apresenta uma *melhora* em comparação com o que se atingia nos tempos de consumo de grãos. O dr. Stephen Phinney, PhD, foi o pioneiro no estudo e documentação desse efeito. Em seu primeiro estudo, voluntários não treinados, com sobrepeso, se exercitaram numa esteira antes da mudança na dieta; voltaram então à esteira uma semana após terem iniciado uma dieta com teor extremamente baixo de carboidratos (uma dieta cetogênica ou sem grãos, com quase nenhum carboidrato); e finalmente, depois de seis semanas com a dieta de baixo teor de carboidratos. Embora o desempenho caísse durante a primeira semana, ele apresentou uma melhora espetacular na sexta semana, com os participantes mostrando-se 48% mais resistentes antes da exaustão. O que é ainda mais incrível, como os participantes tinham perdido uma média de 10 quilos ao longo das 6 semanas, na prova de resistência da sexta semana cada participante teve de usar uma mochila que continha o peso equivalente ao que tinha sido perdido[2]. O dr. Phinney realizou um estudo semelhante com ciclistas profissionais. Apesar de sua condição de saúde superior no início do estudo, eles ainda observaram uma pequena perda de peso e melhoras discretas no desempenho. Além disso, a energia que consumiram durante o exercício veio quase exclusivamente da gordura[3].

Isso quer dizer que, quando os atletas eliminarem os grãos da dieta e abandonarem práticas como a carga de carboidratos, eles precisarão suportar de 4 a 6 semanas de desempenho reduzido, mas serão recompensados com um melhor desempenho após um período maior.

E, ao eliminar as amilopectinas dos grãos, eles também evitarão a destruição das cartilagens e articulações provocada a longo prazo por essas substâncias, por meio da inflamação e da glicação que podem resultar da prática nociva da carga de carboidratos.

Observe que viver sem as amilopectinas dos grãos também se traduz numa maior dependência da queima de reservas de gordura. Enquanto o fígado pode armazenar cerca de 60 g de energia como glicogênio, que é o suficiente para fornecer energia para trinta a quarenta minutos de esforço contínuo, até mesmo pessoas magras têm quilos de gordura armazenada de onde extrair energia, uma fonte praticamente ilimitada em comparação com a energia que obtemos do glicogênio. E o jeito certo de manter um peso saudável é queimar gordura, não aumentar a quantidade de gordura com os efeitos da glicose e da insulina no sangue, provocados pelas amilopectinas dos grãos.

Redução ou eliminação de dor e rigidez nas articulações

Em geral, a mobilidade e a flexibilidade aumentam com a eliminação dos grãos, proporcionando vantagens óbvias para o desempenho físico. Como a remoção dos grãos elimina o excesso de inflamação causado pelas prolaminas, lectinas, alérgenos e pelos efeitos da gordura visceral, a inflamação das articulações retrocede, permitindo que você se curve, se ajoelhe, fique em pé, caminhe, corra, pule ou responda a um saque difícil no tênis com mais facilidade e menos dor, ou sem nenhuma dor.

É interessante que muitos atletas e outras pessoas que se exigem muito também relatem uma recuperação mais rápida depois da eliminação dos grãos. A dor e a rigidez muscular que muitas pessoas sentem por alguns dias depois de um dia de trabalho no quintal ou de vinte minutos de treino de força são reduzidas a um nível quase imperceptível, isso quando chegam a ocorrer.

Aumento da massa muscular

Embora os benefícios variem de uma pessoa para outra, a eliminação dos grãos resulta no aumento da massa e da força muscular. Pessoas que fazem treino de força costumam descobrir que conseguem lidar com pesos maiores com menos esforço. Elas também mantêm a massa e a força muscular por mais tempo, mesmo durante períodos em que não treinem.

Esse ganho de massa muscular pode se manifestar como uma redução substancial no tamanho da cintura e dos quadris, sem que seja acompanhada por uma perda de peso condizente. Para avaliar esse efeito, você pode monitorar a porcentagem da sua gordura corporal e sua massa de musculatura magra (com um aparelho analisador de gordura corporal), ou pode simplesmente avaliar as mudanças em andamento que observa no espelho (não necessariamente usando a balança).

O aumento dos músculos traz muitos benefícios para a saúde, entre eles a redução da probabilidade de quedas e lesões; a manutenção de uma coordenação e um equilíbrio juvenis ao andar, subir e pular; a melhora das respostas à insulina; e um menor potencial para a osteoporose. Os músculos a mais também ajudam a manter uma aparência jovem, bem como uma sensação de juventude.

Menos distúrbios gastrointestinais

Sem dúvida ninguém gosta de um ataque de gases e da sensação de distensão abdominal durante uma reunião de trabalho, enquanto assiste a uma aula ou durante um encontro romântico à noite. É libertadora a sensação de não sofrer o desconforto, o inchaço, os gases, a prisão de ventre e a diarreia da síndrome do intestino irritável (SII), bem como de outros distúrbios gastrointestinais comuns relacionados aos grãos. Não só você é poupado da dor e da aflição desses distúrbios, mas também não precisa mais ficar preparado para urgências inesperadas. Você já não precisa planejar seus passeios, mesmo aqueles que fazia na vizinhança, com base na disponibilidade de um banheiro público. Só isso já muda a vida.

Se um atleta tiver SII, que aflige 25% da população, ele pode ter crises perturbadoras e embaraçosas no meio de uma prova de natação ou de uma partida de beisebol. Se você não for atleta, pode ser difícil entender a importância disso. No entanto, se pudesse perguntar a alguém como o desconforto e a inconveniência da SII afetou seu desempenho, ou conversar com um maratonista que tenha precisado lidar com uma urgência intestinal incontrolável por volta do vigésimo quilômetro, você entenderia. Nenhum ser humano, atleta ou não, deveria passar pelo desconforto, inconveniência e aflição de problemas gastrointestinais associados ao consumo das sementes de gramíneas.

Melhora da libido

Dizer "não, obrigado" à cestinha de pães no início de um jantar romântico é melhor do que qualquer afrodisíaco. Como a eliminação do trigo, nos homens, reduz o nível de estrogênio e eleva o da testosterona, e, nas mulheres, reduz níveis anormalmente elevados de estrogênio, a libido aumenta. O aumento da libido está associado a um melhor impulso e desempenho sexual, que se traduz em melhoras em outras esferas da vida, inclusive na saúde do seu relacionamento.

Prevejo que, no futuro, as vantagens no desempenho obtidas com a eliminação dos grãos serão tão acentuadas que nós seremos capazes de distinguir os consumidores de grãos, com seu fraco desempenho, dos não consumidores de grãos, com seu alto desempenho. Vamos, escolha de que lado quer ficar.

CHECKLIST PARA O ALTO DESEMPENHO

Ao longo deste livro, foram examinadas muitas das estratégias que vão além da eliminação dos grãos, mas mesmo assim têm um impacto sobre o desempenho geral. No entanto, quando encaradas pela perspectiva do desempenho, essas estratégias importantes incluem as seguintes:

- **Reposição da vitamina D.** A vitamina D, reposta a níveis saudáveis (em minha opinião, de 60 a 70 ng/mL), é um requisito indispensável. Ela só fica atrás da eliminação dos grãos, se você quiser atingir altos níveis de desempenho. Isoladamente a vitamina D aumenta a clareza mental, melhora o humor e reduz o potencial para o transtorno afetivo sazonal. Ela também aumenta a energia, torna o sono mais profundo e melhora a memória. (A vitamina D é examinada com mais detalhe no Capítulo 8.)

- **Obtenção da condição ideal da tireoide.** A disfunção tireoidiana prejudica as funções corporais em praticamente todos os níveis. Corrigir o hipotireoidismo é essencial se você quiser atingir seus níveis mais altos de desempenho, além de melhorar a saúde e o controle do peso. O grau de melhora dependerá do grau da disfunção tireoidiana no início da jornada, com os maiores benefícios sendo observados nas pessoas que começaram a jornada com os graus mais altos de disfunção. A restauração do hormônio tireoidiano T3, em particular, pode estar associada a melhoras perceptíveis na clareza mental, na concentração e no humor. (O processo para identificar e corrigir a disfunção tireoidiana é analisado em detalhe no Capítulo 11.)

- **Identificação de outras formas de desregulação endócrina, especialmente a desregulação do ritmo circadiano do cortisol.** Se seu ciclo normal de 24 horas do cortisol estiver desregulado, também estarão desregulados sua energia ao longo do dia, a qualidade do seu sono e seu desempenho. A correção pode envolver um esforço a longo prazo, mas será recompensada com melhor desempenho, sono de melhor qualidade e mais energia pela manhã e à tarde. (A desregulação endócrina é examinada em detalhe no Capítulo 12.)

- **Restauração da flora intestinal com probióticos, fibras prebióticas indigeríveis e alimentos fermentados.** Não são apenas os marcadores metabólicos, como os níveis sanguíneos de glicose, insulina e triglicerídeos, que melhoram com uma flora intestinal saudável, mas a própria saúde intestinal é beneficiada, aí incluída uma redução do risco de câncer intestinal. A regularidade intestinal também melhora, livrando-o do desconforto da prisão de ventre. (A abordagem completa para o cultivo da flora intestinal saudável é examinada no Capítulo 9.)

- **Obtenção do peso ideal.** O excesso de peso, especialmente o da gordura visceral, é uma fonte de extraordinários problemas de saúde. Portanto, perdê-lo faz-se acompanhar de benefícios imensos para a saúde, já que essa perda permite o recuo da inflamação e de distúrbios hormonais. Reduzir a carga física do peso excessivo também é liberador e positivo para manter a saúde das articulações por muito tempo. (Um exame extenso de como atingir o peso ideal e derrubar obstáculos à perda de peso pode ser encontrado no Capítulo 14.)

- **Independência em relação a medicamentos de prescrição.** A esta altura, você já leu sobre todos os efeitos da eliminação dos grãos que libertam as pessoas de fármacos. Eu diria que nada é mais eficaz para liberá-lo da dependência de medicamentos do que a eliminação dos grãos, que por sua vez o libera de todos os efeitos prejudiciais ao desempenho decorrentes dos fármacos de prescrição. Esses efeitos incluem a fadiga provocada por antidepressivos; o embotamento mental causado pelos betabloqueadores (para hipertensão e enxaquecas); a sonolência e o desamparo causados pelos medicamentos para dor crônica; e a dor abdominal causada por anti-inflamatórios.

- **Tratamento de outras deficiências nutricionais comuns.** O ferro (incluindo os níveis de ferritina nos atletas), o zinco, o magnésio e a vitamina B_{12} têm, todos, uma importância especial. A deficiência de qualquer um desses nutrientes pode resultar em sintomas prejudiciais ao desempenho, como a queda de energia, com o baixo nível de ferro e de ferritina; as cãibras musculares durante esforços físicos decorrentes da carência de magnésio; ou dificuldades de memória e raciocínio, pela carência de vitamina B_{12}. Corrigir essas deficiências, que costumam ser resultantes do consumo de grãos, reverte esses fenômenos. (A correção de carências nutricionais induzidas pelos grãos é examinada no Capítulo 8.)

- **Manutenção de um sono adequado.** Com a melhora na qualidade do sono, conseguida com a eliminação dos grãos, não significa que você precisa de menos sono. O sono insuficiente está entre as causas mais comuns para o mau desempenho durante o dia, mesmo com o potencial de alta octanagem dos que vivem sem grãos. Realmente, não vale a pena economizar quando se trata do sono.

Sim, a maior segurança da vida sem grãos é o primeiro passo. E, embora tantas mudanças maravilhosas na saúde ocorram só com esse passo, é possível perceber que existem outros fatores, além dos grãos, que podem prejudicar ou melhorar o desempenho. É preciso que você dedique atenção a *cada um e a todos eles* para conseguir alcançar o mais alto nível de desempenho que seu corpo e sua mente permitam.

A ELIMINAÇÃO DOS GRÃOS SUPERA AS EXPECTATIVAS

As pessoas costumam dizer "Estou me sentindo vinte anos mais novo(a)" depois que adotam uma vida sem grãos. Quando postam suas fotos de "antes" e "depois" nas páginas de mídia social de *Wheat Belly*, com frequência elas realmente parecem vinte anos mais jovens, às vezes no prazo de algumas semanas, com reduções na gordura abdominal, nas erupções da pele, na vermelhidão e no inchaço do rosto; e com os contornos faciais mais marcados. Apesar de não podermos ver isso nas fotos, elas fazem relatos fantásticos de ter recuperado a energia da juventude, de ter melhorado o humor, a flexibilidade e a vivacidade mental – todas as características que tornam a vida mais rica, mais fácil, mais satisfatória e mais bem-sucedida.

Aos benefícios à saúde provenientes da eliminação dos grãos, some-se a remoção de obstáculos à saúde comuns na vida moderna, alguns causados pelos grãos, outros não, e o resultado final será maior que a soma das partes: sua vida pode ser melhor do que você esperava.

EPÍLOGO

FOI UMA LONGA VIAGEM até aqui. Se você estivesse desesperado e faminto, sem comer há dez dias, não há dúvida de que saberia instintivamente que o mexilhão com que se deparou na praia, o pequeno animal que cruzou seu caminho ou as frutinhas silvestres à disposição num arbusto são, todos eles, alimentos.

E se você estivesse desesperado e faminto e se encontrasse numa pradaria coberta de gramíneas? Ficaria com água na boca, na expectativa de isolar as sementes, uma a uma, descascá-las, secá-las, pulverizá-las e aquecê-las como mingau ou cereal matinal? Ou então assá-las na forma de um pão? É um grande salto da imaginação. Na realidade, a maioria de nós não faria a menor ideia de como sobreviver usando as gramíneas como alimento, e provavelmente morreria de fome no meio delas.

Essa *insight* simples se perdeu à medida que os seres humanos foram se aperfeiçoando na manipulação de produtos provenientes das sementes de gramíneas e na transformação deles em algo que se assemelha a alimento.

SORTILÉGIOS, ENCANTAMENTOS E A CIÊNCIA NUTRICIONAL

Quando voltamos o olhar para o passado a partir deste nosso século XXI, esclarecido em termos nutricionais, vemos como é realmente espantoso que os fornecedores de orientação nutricional tenham entendido tão mal os detalhes: restrinjam as gorduras, eliminem as gorduras saturadas, usem laticínios desnatados, substituam gorduras saturadas por gorduras poli-insaturadas, comam menos ovos, descartem a gordura dos bifes, não reduzam os carboidratos (é desnecessário e perigoso), consumam mais fibras, usem açúcar com moderação e, é claro, o pior conselho de todos, comam muitos grãos, de preferência integrais, com a maior frequência possível. É uma mensagem que, se seguida à risca, exige aumento da prática de exercícios, enriquecimento de alimentos com vitaminas, prescrição de medicamentos e *jeans* de tamanho especial, nos quais as pessoas caibam.

Erros sistemáticos tão abrangentes não são cometidos na física, na bioquímica nem na astronomia – pelo menos não desde que se tornou claro que a Terra girava em torno do Sol. Quando Copérnico divulgou sua teoria, que desafiava a opinião então corrente, de que o Sol girava em torno da Terra, sua concepção provocou indignação, inspirando acusações de que suas ideias desrespeitavam as Escrituras, de que todo o mundo "sabia", e tinha sabido desde o tempo de Aristóteles, que a Terra era o centro do universo. Agora, é claro, nós entendemos que Copérnico estava com a razão e já mandamos seres humanos ao espaço, com base em teorias propostas por ele, sem nenhum Sol irritante se intrometendo no caminho.

Enquanto outras disciplinas cederam diante da luz da investigação científica e da aplicação prática, a ciência da nutrição de algum modo se manteve arraigada a noções arcaicas, obsoletas e mágicas, mesmo nesta nossa esclarecida Idade da Informação. Não faltam acusações de que a mensagem sem grãos é sacrílega e contrária a tudo o que os nutricionistas "sabem" que está certo; e são comuns as previsões de que ela vai acabar se extinguindo como uma moda passageira. Mas esse tipo de defesa do *status quo* está ruindo diante de descobertas apresentadas pela verdadeira ciência, como já analisamos extensamente neste livro. E está ficando cada vez mais difícil ignorar os inúmeros sucessos obtidos por quem segue na prática a mensagem "sem grãos". Também está se tornando cada vez mais difícil evitar a constatação de que os grãos causaram problemas consideráveis à saúde dos humanos, que aprenderam a incorporá-los à dieta. Torna-se uma tolice negar que, nos grãos modernos, foram introduzidas modificações que têm implicações incertas, às vezes fatais, para os humanos que os consomem. Está ficando muito difícil descartar curas de problemas de saúde como a colite ulcerativa, a artrite reumatoide, o diabetes e a obesidade como se fossem "modas" passageiras.

Que os especialistas em dieta e outros defensores do mantra dos "grãos integrais saudáveis" mexam seus caldeirões e adorem falsos ídolos, lançando encantamentos para recuperar a saúde e atribuindo a culpa do sofrimento do público à impiedade do próprio público; enquanto nós, o povo "livre dos grãos", usufruímos da liberdade e da saúde proporcionadas pela lucidez de uma dieta sem grãos.

DECLARAÇÃO DE INDEPENDÊNCIA DOS GRÃOS

Será que você começa a captar a magnitude das implicações desse novo, ou melhor, desse *antigo* estilo de vida? Se dezenas, até mesmo centenas de enfermidades humanas retrocedem ou desaparecem com a eliminação dos grãos, o que isso nos diz do modelo atual de saúde alimentar, que nos incentiva a consumir o que se resume a pouco mais do que um veneno saboroso? Já analisamos como o ganho de peso, os distúrbios hormonais, o diabetes, o "colesterol alto", os problemas digestivos, a prisão de ventre implacável, a dor nas articulações, os distúrbios autoimunes, os desequilíbrios na flora intestinal e as perturbações da saúde neurológica podem, todos, ser atribuídos a um estilo de vida com "grãos integrais saudáveis". Em duas gerações, recorrendo aos grãos como fonte primordial de calorias, presenciamos uma explosão desses distúrbios de saúde, agravados pelas manipulações genéticas do agronegócio. E com o consumo de grãos representando mais de 50% de todas as calorias consumidas pelos seres humanos estamos cada vez mais doentes, cada vez mais gordos; e ainda nos dizem que é por nossa própria culpa.

Enxergar além da ignorância, da indiferença, dos enigmas científicos da mensagem convencional nos confere um poder espantoso. Na verdade, não existe outro *insight* dietético que concentre tanta força, nem um único medicamento que consiga tratar do leque de doenças tratadas pela eliminação dos grãos, nada que possa restaurar a vida humana a seu estado original como faz uma vida sem grãos.

Sucintamente, são os seguintes os argumentos básicos apresentados neste livro sobre a reconquista da saúde, na ausência dos queridinhos das orientações nutricionais, do agronegócio, dos gigantes da indústria de alimentos e da grande indústria farmacêutica:

- Você não deve comer nenhuma semente de gramínea, também conhecidas como "grãos", ou será inevitável o comprometimento de sua saúde sob diversos aspectos.

- Anos de ingestão de produtos derivados de grãos, inadequados para o consumo humano, prejudicam a fisiologia, o metabolismo e a saúde de modo tão profundo que você vai precisar descobrir um caminho de volta à saúde. Esse caminho pode envolver o tratamento de problemas como o desequilíbrio da flora intestinal e as carências nutricionais. Ele pode exigir um conhecimento de distúrbios endócrinos. Mas um trajeto completo de volta à saúde pode ser mapeado para a maioria das pessoas, solucionando a maior parte dos distúrbios.

- Embora não sejam diretamente atribuíveis aos grãos, há outras questões de saúde que são características da vida moderna e precisam ser enfrentadas para facilitar a recuperação da saúde total. Como a eliminação dos grãos gera efeitos tão marcantes na saúde, muitas pessoas descobrem uma convicção renovada para corrigir o maior número possível de deficiências nessa área. Neste livro, analisei algumas que vale a pena tratar, resultando em benefícios extraordinários.

É de fato muito simples. Tão simples que deveria ser instintivo, obtido ao final de mais ou menos uma semana de fome, enquanto se estivesse lutando contra os elementos pela sobrevivência. Mas são poucos os que desejam lutar pela sobrevivência enrolados em peles de animais, enquanto esfregam uma varinha para acender o fogo ou esculpem uma lança para cravar em alguma criatura selvagem, sentindo água na boca com a expectativa de comer suas vísceras e sua carne. A maioria de nós está muito distante dessas experiências de sobrevivência, e de forma tão cabal que encaramos cereais matinais em forma de argola, criados pela pulverização e posterior aglutinação do produto das sementes de gramíneas, não apenas como uma coisa que engolimos para o sustento momentâneo, mas também como algo saudável.

Estávamos errados. Por 300 gerações estivemos terrivelmente, tragicamente errados. Mas estivemos *mais* errados durante os últimos cinquenta anos, desde que os grãos foram colocados no altar da convicção dietética. Só porque alguma coisa é gostosa, isso não a torna nutritiva. Só porque alguma coisa está disponível, isso não significa que ela deva servir de sustento para a população humana. Só porque erramos por alguns milhares de anos, isso não faz com que o erro se torne um acerto.

Portanto, chegou a hora de nós mesmos praticarmos um pouco de magia para exorcizar de nossa vida os mantras, encantamentos e sortilégios da "ciência" nutricional convencional.

COMO SEGUIR EM FRENTE NUM MUNDO SEM GRÃOS

Não resta nenhuma dúvida: há desafios significativos à frente à medida que cada vez mais pessoas adotarem uma vida sem grãos.

Afinal, foi o consumo das sementes de gramíneas, as sementes de uma variedade de plantas presentes em todos os cantos da Terra, que permitiu que a população humana chegasse a seu tamanho atual. Esse experimento global começou com alguns milhões de pessoas no início do período neolítico, uns 10 mil anos atrás, e desde então cresceu até os 7 bilhões que habitam todos os continentes – uma população que, segundo previsões, deve atingir 15 bilhões já em 2050. Os bilhões de pessoas do mundo são, agora, alimentados de modo econômico e diligente, mas eles consomem outros recursos. Como não é políticamente correto falar sobre a superpopulação do mundo, acabamos falando sobre ela em suas várias formas de impacto ambiental: mudanças climáticas globais, pesca excessiva e acidificação dos oceanos, diminuição dos recifes de corais, esgarçamento da camada de ozônio, aumento da salinidade e erosão do solo – as questões importantes dos nossos tempos que têm potencial para mudar o planeta que nos gerou.

Todas essas questões ambientais são consequência de tantos seres humanos explorando a vida no planeta, e essa expansão da população foi possibilitada pelas sementes de gramíneas.

Quando a fome atinge a Etiópia ou Bangladesh, nós não enviamos para lá costeletas de porco e abacaxis, despachamos cereais. Quando são feitas grandes transações em alimentos, elas não envolvem ovos, couve ou abacates. Elas envolvem milhões de toneladas de grãos. Quando pecuaristas querem engordar seus animais com maior rapidez e economia, eles substituem a forragem por grãos. As sementes de gramíneas agora desempenham um papel sem precedentes no sustento e no crescimento da população humana.

Eliminá-las por atacado é obviamente impossível e, decerto, desaconselhável. Não podemos negar ao mundo 50% de suas calorias. O resultado seria a fome em escala mundial – sim, os grãos podem ser usados para alimentar os famintos e desesperados. Abolir os grãos é algo que é melhor empreender no plano individual, com plena compreensão dos motivos pelos quais é aconselhável fazê-lo. *Não* estou defendendo ações legislativas ou econômicas destinadas a ditar a dieta para o mundo, nem mesmo só para os Estados Unidos. Essa é uma decisão à qual se chega melhor através da razão e do *insight* científico, não por meio de legislação ou decreto. Remover os grãos da dieta é algo exequível por escolha individual, e é mais viável no mundo desenvolvido, onde temos acesso a muitas outras opções de alimentos. Como isso se desenrolaria num cenário mundial é algo que não pode ser previsto por mim nem por ninguém.

Trata-se, porém, de algo que vai desencadear mudanças – revoluções, na realidade –, que se referem aos alimentos que preferimos consumir, a quais lavouras os agricultores vão querer plantar, às consequências econômicas dessas mudanças, ao tipo de atendimento de saúde de que vamos precisar, ou não, e à duração de nossa vida. Essas são tendências que se desdobrarão ao longo das próximas décadas e dos próximos séculos, não até o próximo mês de janeiro. Mas essas revelações, obtidas por meio da interação emergente entre disciplinas científicas, vão prevalecer. E vão prevalecer porque não se trata apenas de perder uns quilinhos para caber naqueles *jeans* justinhos, tampouco de se livrar de uma azia eventual ou de uma glicemia elevada. Esses *insights* vão prevalecer porque eles nos parecem instintivamente verdadeiros, e porque nenhuma outra prática na saúde tem o potencial para restaurar a condição humana de modo tão completo quanto a eliminação dos grãos.

Essa revelação lhe dá uma vantagem. Se você tem mais energia, menos insônia, menos dor e rigidez nas articulações, menos problemas emocionais e intestinais, e poucos ou nenhum problema de saúde crônico, e não precisa mais carregar de um lado para o outro 15, 25, 50 ou 70 quilos em excesso, você poderá ultrapassar outros seres humanos, apanhados na armadilha do consumo de grãos, na corrida, no desempenho, na inteligência e na ação.

Será que vamos criar um mundo de consumidores e não consumidores de grãos, um mundo em que faremos avaliações sobre as pessoas que conhecermos com base no fato de elas incluírem ou não os grãos em sua dieta? Se eu pudesse escolher entre um colaborador que consumisse grãos e um que não os consumisse, se todos os outros aspectos fossem equivalentes, eu escolheria o "sem grãos". Seria mais provável que ele apresentasse um desempenho estável, tivesse equilíbrio emocional e fosse mais racional; e seria menos provável que tivesse a vida e o trabalho interrompidos por questões de saúde e que se deixasse levar por impulsos. Sem a menor dúvida, eu preferiria trabalhar com quem não consome grãos.

É NATURAL SER SAUDÁVEL

Espero que a esta altura você tenha começado, e talvez até completado, sua experiência inicial sem grãos. Pode não ter sido fácil. Talvez tenha sido turbulenta. Além da agonia da síndrome de abstinência, pode ser que você tenha precisado suportar os olhares estranhos e comentários sarcásticos de parentes, amigos ou colegas de trabalho. Mas, uma vez que você tenha atingido um estilo de vida sem grãos, o saldo é espantosamente revigorante e animador, uma experiência que fica cada vez melhor, à medida que você vai se afastando de algo que nunca deveria ter sido mais do que ração para suas ovelhas.

Sua experiência será diferente da experiência do mundo consumidor de grãos. Ela será espantosamente melhor. A natureza nos equipou com os recursos básicos para gozarmos de excelente saúde. Somos capazes de correr, pular, escalar, caçar, pescar, competir, colher, amar e de nos reproduzir. A natureza não nos deu as ferramentas instintivas para que engordássemos, nos tornássemos diabéticos, causássemos a destruição de nossas articulações, inflamássemos nossos órgãos e sofrêssemos com perturbações digestivas. Tudo isso nós fizemos por nós mesmos. Se tivéssemos seguido o roteiro alimentar elaborado para nós ao longo de milhões de anos de adaptação aos ambientes variados da Terra, nenhum dos problemas de saúde que enfrentamos hoje teria se concretizado. Poderíamos ter morrido da gangrena de um ferimento adquirido enquanto lutávamos com uma presa feroz, mas não teríamos sucumbido aos efeitos incapacitantes, sutis, crônicos e duradouros das sementes de gramíneas. De início, inadvertidamente, mas agora deliberadamente ampliados pelas interpretações equivocadas da "ciência" nutricional, nós da espécie humana atraímos para nós mesmos esses problemas.

Para não terminarmos num tom sombrio, permita-me lembrar que, embutida nisso tudo, está uma poderosa mensagem de otimismo. *Você* está no controle de sua dieta e de sua saúde. Você não precisa se submeter a influências que preferem pôr o lucro, a conveniência e o oportunismo à frente do bem-estar individual.

É provável que você tome banho com sabonete, beba água filtrada, tenha um ambiente climatizado em casa e no trabalho e mude sua roupa de baixo todos os dias. Contudo, por baixo do verniz dos hábitos modernos, você não é muito diferente de um ser humano faminto, desesperado, sem banho, ansioso por sua próxima refeição, preocupado com a segurança de sua prole, reconfortado pela proximidade das poucas dezenas de outros membros da sua espécie, que lhe são caros e com quem você se esforça para sobreviver num mundo inóspito. Uma vez que você entenda qual é a verdade no que diz respeito à dieta e à saúde, estará pessoalmente capacitado para recuperar sua saúde, sob inúmeros aspectos, e estará livre para alcançar seus níveis mais altos de realização.

Você não consome grãos. E detém o poder.

APÊNDICE A

Receitas para a saúde total

ESTA NÃO É uma seção de receitas no sentido convencional. Aqui você não vai encontrar receitas para o café da manhã, almoço ou jantar, nem para sobremesas. Esta é uma pequena coleção de receitas e métodos para criar "alimentos funcionais", ou seja, alimentos criados para ajudar você a alcançar objetivos específicos.

As receitas aqui fornecidas ajudam a melhorar a saúde intestinal ao proporcionar fontes de bactérias saudáveis, como as espécies de *Lactobacillus*, nos iogurtes, quefires e legumes fermentados caseiros. Outras receitas ensinam a fazer alimentos prebióticos, ricos em fibras, para promover a proliferação da flora intestinal salutar. Há uma receita básica de sopa ou caldo, bem como receitas de água de magnésio, para restaurar o magnésio, e de água com eletrólitos, para ser usada sempre que se desejar uma solução para reposição de eletrólitos, em vez de bebidas energéticas açucaradas. Por isso, não espere planejar nenhuma refeição a partir desta seção de receitas. Simplesmente planeje aprender mais algumas lições sobre como cuidar melhor da saúde, de um jeito saboroso.

PREPARE SEUS PRÓPRIOS PROBIÓTICOS: FERMENTAÇÃO

Antes de existir a refrigeração, havia a fermentação – um método pelo qual os seres humanos armazenavam alimentos por mais do que alguns dias, depois de coletá-los na natureza ou de colher o que tinham plantado. Era assim, por exemplo, que nossos antepassados conseguiam colher rabanetes, pepinos ou aspargos no verão para então consumi--los durante o outono e o inverno. Eles deixavam que os alimentos entrassem em processo de fermentação, que é a degradação por bactérias e fungos. Se você come picles *kosher*, *prosciutto*, salame e iogurte, já consome alimentos fermentados, sabendo disso ou não.

Embora durante as primeiras semanas da eliminação dos grãos não seja possível substituir um probiótico de alta potência (especialmente se ele contiver uma grande variedade de cepas de bactérias) por alimentos fermentados, estes podem ser muito úteis para *manter* a saúde do intestino e da flora intestinal a longo prazo.

Existem alguns alimentos que você pode fazer tranquilamente em casa, evitando assim todos os ingredientes nocivos e desnecessários usados pela indústria alimentícia, além de fazer uma boa economia. Comecemos com os iogurtes e quefires, tanto os preparados com laticínios como aqueles feitos com leite de coco.

Iogurte e quefir

Se os laticínios fazem parte de sua dieta, preparar seu próprio iogurte ou quefir permite, para começo de conversa, que você use leite integral. A indústria se rendeu ao conselho tolo de reduzir as gorduras, o que é desejado pela maioria dos consumidores mal informados; e o resultado é que se torna cada vez mais difícil encontrar laticínios integrais nas prateleiras dos mercados. Contorne esse problema produzindo você mesmo o seu.

Pessoas com algum tipo de intolerância a laticínios têm a opção de começar com produtos de leite de coco, ou com leite de amêndoa ou de outras castanhas. Se você ainda não provou iogurte ou quefir feito com leite de coco, prepare-se para uma boa surpresa. Ele tem um sabor singular, efervescente, que combina perfeitamente com as frutas, castanhas e sementes que você quiser acrescentar. O leite de cabra e o de ovelha são alternativas para quem tiver intolerância a laticínios. Algumas pessoas que apresentam intolerância ao leite de vaca descobrem que conseguem tolerar iogurte e quefir, graças ao teor reduzido de lactose nesses alimentos e às mudanças na estrutura da proteína do leite que ocorrem durante a fermentação bacteriana.

Quando você prepara seu próprio iogurte ou quefir, é você que controla os ingredientes usados para acrescentar sabor e doçura. É improvável que você acrescente, por exemplo, xarope de milho rico em frutose, calda de açúcar, néctar de agave, corantes, confeitos coloridos ou bolachas no formato de animais. É mais provável que você acrescente frutinhas orgânicas, frescas ou congeladas, como mirtilos, framboesas, amoras-pretas, *goji-berries*, nozes, pecãs, pistaches, sementes de chia, de abóbora ou de girassol. Você pode deixar o iogurte fermentar por mais tempo para reduzir o teor de açúcar e aumentar a contagem microbiana. E, se usar iogurte ou quefir feitos com leite integral ou com leite de coco, ficará mais satisfeito e obterá todos os benefícios para a saúde proporcionados pela gordura.

No passado, fazer quefir ou iogurte era um pouco mais complicado, já que era necessário prolongar a incubação a uma temperatura por volta de 43°C: alta demais para a temperatura ambiente, baixa demais para um forno. Por isso, muitas pessoas compraram uma iogurteira, ou um aparelho semelhante, para fazer quefires e iogurtes.

As coisas estão um pouco mais simples agora que existem culturas iniciais, tanto para o quefir como para o iogurte, que conseguem cumprir o processo de fermentação do ácido láctico à temperatura ambiente. (Veja o Apêndice D.) Há uma única limitação: embora os fabricantes aleguem que as culturas funcionam à temperatura ambiente, descobri que elas funcionam melhor se a temperatura estiver entre 30°C e 33°C durante as 48 horas ou mais necessárias para criar o produto final fermentado. Num clima temperado, isso não é problema. Num clima frio (como o de onde eu moro, em Wisconsin), onde a temperatura ambiente pode ficar mais próxima de 20°C, tive sucesso quando coloquei no forno o recipiente (apropriado para esse uso) com o quefir ou o iogurte em fermentação e liguei o fogo, selecionando a temperatura de 150°C por uns dois ou três minutos, com intervalos de algumas horas, mantendo a porta do forno fechada. Esse é o tempo suficiente para aquecer o forno e manter o calor acima da temperatura ambiente, mas não tão longo que esquente demais o recipiente, o que mataria a cultura inicial e me forçaria a começar de novo. É claro que uma iogurteira funciona perfeitamente, se você tiver uma.

Após ter começado, você poderá continuar a propagar sua cultura de iogurte ou de quefir com o simples acréscimo de uma colher de sopa do produto final ao próximo lote que for preparar. Isso transfere os organismos fermentadores para o lote novo, ainda não fermentado, e reinicia o processo, o que gera ainda maior economia.

Como a fermentação do ácido láctico requer açúcar, e o leite de coco não possui quase nenhum, é necessário acrescentar um pouco de açúcar para ajudar no processo. Mas não se preocupe. Desde que se permita que a fermentação se conclua, todo o açúcar será convertido em ácido láctico, anulando qualquer efeito que ele poderia ter sobre os níveis de glicose no sangue.

IOGURTE E QUEFIR CASEIROS

1 lata (395 ml) de leite de coco ou 450 ml de leite integral	1 envelope de cultura inicial de quefir ou de iogurte
1 colher de sopa de açúcar (se estiver usando leite de coco)	

Se estiver usando leite de vaca, de cabra ou de ovelha: ponha o leite numa panela média e o aqueça em fogo baixo, mexendo de vez em quando, até a temperatura ficar entre 43°C e 44°C. (Verifique a temperatura com um termômetro culinário.) Deixe o leite esfriar até a temperatura ambiente antes de acrescentar a cultura.

Numa tigela média ou grande, misture o leite de coco, de vaca, de cabra ou de ovelha, já frio, o açúcar (se estiver usando leite de coco) e a cultura inicial. Mexa até ficar homogêneo e então deixe descansar, descoberto, à temperatura especificada nas instruções que acompanham a cultura inicial (com as advertências quanto à "temperatura ambiente" que acabamos de mencionar). Deixe a mistura fermentar por no mínimo 24 horas. (O leite de coco pode precisar de 48 a 72 horas.) Deixe fermentar por mais 24 horas se quiser minimizar o teor de lactose ou de açúcar e aumentar a contagem bacteriana. Seu quefir ou iogurte estará pronto quando atingir a textura aproximada do creme de leite. (Ele vai ficar mais espesso quando for refrigerado.) Guarde num recipiente bem fechado, na geladeira, e consuma no prazo de uma semana.

Legumes fermentados

A fermentação de legumes é mais um método maravilhoso para criar alimentos ricos em bactérias salutares. É interessante que algumas das bactérias que surgem com a fermentação sejam as mesmas que estão entre as cepas mais saudáveis para a flora intestinal humana como, por exemplo, *Lactobacillus plantarum*, *Lactobacillus brevis* e espécies de *Bifidobacterium*.

A fermentação envolve a proliferação de bactérias adequadas para a conservação do alimento, por meio da produção de lactato (responsável pelo "ardido" característico dos alimentos fermentados), e que, ao mesmo tempo, inibem o crescimento de bactérias que não são seguras para consumo. Isso ocorre num ambiente anaeróbico, ou seja, sem oxigênio. Logo, o segredo para uma fermentação bem-sucedida está em manter o oxigênio longe dos legumes em fermentação. Não se deve confundir a fermentação com o processo de fazer picles (imersão em vinagre e salmoura), que não envolve a produção de lactato. A maior parte dos picles e chucrutes comerciais não é produzida por fermentação, mas por conservação em vinagre.

O consumo de legumes fermentados pelo menos algumas vezes por semana é um método fantástico para continuar a inocular seu intestino com cepas salutares de bactérias, do mesmo modo que os humanos vêm fazendo há milhares de anos. São necessários alguns ingredientes básicos.

- Legumes. Cebolas, pimentões, aspargos, pepinos, rabanetes, alho, cenouras, repolhos e vagens, de preferência picados em pedaços pequenos, ou ligeiramente maiores. Todos funcionam bem. Os legumes devem ser crus, não cozidos. Além disso, você pode combinar legumes para obter sabores singulares. As cenouras e as cebolas combinam muito bem.

- Potes grandes ou outros recipientes limpos. (Não é necessário usar tampas herméticas nem fazer sua esterilização.)
- Sal marinho ou outro sal.
- Ervas e temperos. Esses vão variar, dependendo da receita e de seu gosto pessoal. Entre os preferidos estão a pimenta em grão, o endro, dentes de alho, sementes de coentro, de mostarda e de alcaravia. Muitas pessoas usam também folhas de parreira ou outras, tiradas de frutinhas diversas.
- Um prato, pedra ou outro objeto pesado, limpo, que caiba com facilidade dentro do pote ou recipiente e que será usado para fazer pressão sobre os legumes em fermentação.
- Água. Ressalte-se que a água a ser usada não pode conter cloro nem cloramina, que inibem o processo de fermentação. Se sua água for clorada, fervê-la por 20 minutos removerá a maior parte do cloro. Deixe-a esfriar até a temperatura ambiente antes de usar. Se sua água contiver cloramina (o que é muito comum), você simplesmente não poderá usá-la, já que a cloramina demora demais para ser removida por fervura (mais de 24 horas). (Para saber qual produto é usado na água da sua localidade, entre em contato com a companhia responsável pelo fornecimento de água local.) Se sua água contiver cloramina, use água de nascente ou água destilada, ou ainda água filtrada por osmose reversa ou por filtros de carvão. (Para outros sistemas de filtragem, consulte as especificações do produto para verificar se ele remove o cloro e a cloramina.)

Como a panificação ou o trabalho com cerâmica, a fermentação é um mundo muito particular. Essas instruções servem apenas como um guia inicial dos mais básicos. Para quem tiver interesse em se dedicar mais ao processo, há informações úteis no Apêndice D.

LEGUMES FERMENTADOS BÁSICOS

Legumes, cortados em pequenos pedaços
Água (de nascente, destilada, filtrada ou da torneira, preparada segundo as instruções apresentadas)

Sal marinho ou outro
Ervas e especiarias (se for usar)

Ponha os legumes num pote ou recipiente limpo e cubra-os com água (cujo nível deve ficar pelo menos de 2,5 a 5 cm acima dos legumes, depois de estes terem sido forçados para o fundo do recipiente).

Acrescente sal até que a água esteja de leve a moderadamente salgada. Mexa e prove. (Para mim, ganha-se em sabor com uma salmoura moderadamente salgada.) Acrescente as ervas ou temperos de sua preferência. Mexa para incorporar bem e para liberar quaisquer bolhas de ar que estejam presas.

Cubra a preparação com um prato ou outro objeto limpo que caiba dentro do pote e empurre os legumes para baixo, até que fiquem abaixo da superfície da água. Depois cubra com um pano, filme plástico ou papel, para impedir o acesso de moscas e outros insetos. O sistema *não* deve ser vedado, já que o processo de fermentação produz gases que precisam ser liberados.

Deixe descansar antes de consumir. O tempo necessário varia de acordo com os legumes usados e a temperatura ambiente, mas pode se prolongar por semanas ou meses. Se forem necessários períodos mais longos, guarde o recipiente em local fresco. Opcionalmente, depois que a fermentação tiver ocorrido, acrescente ½ xícara de vinagre por litro da mistura fermentada para melhorar o sabor.

Caso se forme qualquer camada branca ou colorida (bolor) por cima, retire-a com uma escumadeira e a descarte. Ela não prejudica o processo.

SOPA E CALDO

Vovó sabia que guardar ossos, uma ou outra sobra de carne, gordura, pele e até mesmo legumes passados, para transformá-los numa sopa ou num caldo delicioso, simplesmente fazia parte de comer bem. Os benefícios para a saúde dessa antiga prática de aproveitamento de ossos guardados só veio a ser valorizada recentemente, com vantagens especiais para a saúde dos ossos e das articulações.

Essa é somente a versão básica de uma receita que pode ter inúmeras variações, como colocar legumes diferentes, um pouco de feijão ou de lentilhas, acrescentar tomates cozidos, entre outras. Nesta versão, incluí vinagre no início para ajudar a extrair os nutrientes dos ossos. Não se preocupe. O ácido acético já terá evaporado com a fervura quando sua sopa ou seu caldo estiver pronto, e não deve restar nenhum sabor avinagrado.

A receita a seguir é para a sopa. Para o caldo, basta passar a mistura por um pano ralo de algodão; guarde o líquido translúcido na geladeira, ou congele-o para armazenar por mais tempo.

Será necessário um caldeirão grande, assim como algumas horas disponíveis, para o cozimento em fogo baixo. Embora o resultado varie, dependendo da quantidade de ossos, carnes e água usados, sem dúvida você terá sopa suficiente para algumas refeições.

SOPA CASEIRA SAUDÁVEL

1,8 a 2,2 kg de ossos (frango, boi, porco, cordeiro, peru etc.)	1 folha de louro
2 cebolas médias, picadas grosseiramente	½ colher de chá de pimenta em grãos
	120 ml de massa de tomate (opcional)
8 cenouras, fatiadas	sal, a gosto
4 a 6 talos de aipo, fatiados	¼ de xícara de vinagre branco ou de maçã
1 ramo de tomilho fresco	

Se estiver usando ossos crus: numa assadeira grande, asse os ossos a 190°C por 30 a 60 minutos. (Para a sopa, gosto de acrescentar um pouco de carne para assar com os ossos, de preferência um corte com gordura.) Deixe esfriar e corte a carne em cubos. Transfira tudo para um caldeirão.

Acrescente as cebolas, as cenouras, o aipo, o tomilho, a folha de louro, a pimenta, a massa de tomate (se usar) e o sal. Cubra com água e acrescente o vinagre.

Ponha o caldeirão em fogo alto e deixe chegar ao ponto de fervura. Reduza o fogo e deixe cozinhar em fogo baixo por pelo menos 6 horas, e por até 48 horas ou mais, mexendo de vez em quando. (Há quem prefira os sabores mais suculentos gerados pelo cozimento prolongado. Para que os legumes fiquem mais crocantes, eles podem ser acrescentados nos últimos 30 minutos do cozimento.)

Remova do fogo, deixe a sopa esfriar ligeiramente e retire os ossos. Se você for guardá-la para outra ocasião, deixe a sopa esfriar, retire os ossos e não descarte a gelatina ou gordura – ela faz bem!

DETONADORES DE GORDURAS

Detonadores de Gorduras são porções de gordura saudável que saciam a fome e o mantêm satisfeito. Você pode comê-los como um lanchinho ou mesmo usá-los para substituir uma refeição. Eles podem ser de utilidade especial quando você está tentando perder peso. Se você estiver tentando atingir a cetose, esses Detonadores de Gorduras podem ajudá-lo a chegar lá e a se manter assim.

Observe que, como o ponto de fusão do óleo de coco é 24,4°C, o melhor é guardar essas gostosuras na geladeira, se você mora num clima quente ou se estiver numa estação quente do ano, para evitar acabar tendo nas mãos uma massa grudenta. Mas eles podem ficar tranquilamente a uma temperatura ambiente que não seja superior a 22,2°C.

O rendimento dessas receitas é de aproximadamente 18 quadradinhos, se forem cortados em pedaços de 4 cm. Usei um tabuleiro de 22 cm × 13 cm, mas qualquer tabuleiro que tenha uma área semelhante (290 cm^2) pode ser usado e renderá quadrados com aproximadamente 1,3 cm de espessura. Uma alternativa é derramar a mistura líquida em mais ou menos 12 forminhas para *cupcake*, de papel ou silicone, dispostas num tabuleiro para *muffins*. Naturalmente, a receita pode ser multiplicada para se adequar a um tabuleiro maior ou para aumentar a espessura.

Como esses Detonadores de Gordura são quase óleo puro, os adoçantes não costumam se dissolver com facilidade, já que não são lipossolúveis. O eritritol e a preparação de estévia à base de glicerina funcionam bem nessa receita, pois se dissolvem com mais facilidade. Outros adoçantes também funcionam, mas você pode sentir uma textura arenosa, decorrente dos cristais não dissolvidos do adoçante.

DETONADOR DE GORDURAS DE LIMÃO E COCO

1 xícara de óleo de coco, derretido
¼ de xícara de coco ralado não adoçado
1 colher de sopa de suco de limão

Adoçante em quantidade equivalente a ½ xícara de açúcar (como estévia pura líquida ou em pó, estévia à base de glicerina, eritritol, fruta-dos-monges, ou xilitol)

Unte um tabuleiro ou um recipiente de 22 cm x 13 cm, ou forre uma forma de *muffins* com forminhas de papel para *cupcake*.

Numa tigela média, junte o óleo de coco, o coco ralado, o suco de limão e o adoçante. Misture muito bem.

Despeje a mistura no tabuleiro e refrigere por no mínimo uma hora. Você pode acelerar o processo de solidificação colocando o tabuleiro no *freezer* por 30 minutos.

Quando estiver sólido, corte em quadradinhos de 4 cm de lado. Guarde-os cobertos na geladeira ou em qualquer lugar com temperatura inferior a 22,2°C.

DETONADOR DE GORDURAS DE COCO TOSTADO E CHOCOLATE

1 xícara de óleo de coco, derretido
30 ml de chocolate 100% (não adoçado ou do tipo Baker's), derretido
½ colher de chá de extrato de coco

Adoçante em quantidade equivalente a ½ xícara de açúcar (como estévia pura líquida ou em pó, estévia à base de glicerina, eritritol, fruta-dos-monges, ou xilitol)
¼ de xícara de coco ralado não adoçado

Preaqueça o forno a 160°C.

Unte um recipiente de 22 cm x 13 cm, ou forre uma forma de *muffins* com forminhas de papel para *cupcake*.

Numa tigela média, junte o óleo de coco, o chocolate, o extrato de coco e o adoçante. Misture muito bem.

Num tabuleiro raso, espalhe o coco ralado numa camada fina. Asse por 4 ou 5 minutos, ou até que o coco esteja ligeiramente dourado. (Preste muita atenção: o coco queima facilmente.) Transfira-o para a mistura de óleo de coco e misture até ficar homogêneo.

RECEITAS PARA A SAÚDE TOTAL | 411

Despeje a mistura no tabuleiro e refrigere por no mínimo uma hora. Você pode acelerar o processo de solidificação colocando o tabuleiro no *freezer* por 30 minutos.

Quando estiver sólido, corte em quadradinhos de 4 cm de lado. Guarde-os cobertos na geladeira ou em qualquer lugar com temperatura inferior a 22,2°C.

RECEITAS PARA A SAÚDE INTESTINAL, INCLUINDO FIBRAS PREBIÓTICAS

Seguem-se algumas formas saborosas de cultivar uma flora intestinal saudável, aumentando espécies que melhoram os hábitos intestinais, reduzem o risco de câncer de cólon e até mesmo produzem benefícios metabólicos, como reduções na glicemia, nos valores de triglicerídeos e de colesterol no sangue. Lembre-se: tomar um probiótico ou consumir alimentos fermentados não basta. Eles simplesmente fornecem os microrganismos para povoar nosso intestino. Essas fibras prebióticas nutrem as bactérias saudáveis, permitindo que elas predominem e superem as espécies indesejáveis.

VITAMINA PARA EXTERMINAR O TRIGO

Esta não é uma vitamina qualquer. A Vitamina para Exterminar o Trigo contém ingredientes que podem ajudá-lo a atravessar o desagradável processo de abstinência do trigo, que ocorre quando você remove de sua dieta os opiáceos derivados do trigo, centeio, cevada e talvez do milho. Ele também faz com que tenha início o processo de restauração das fibras prebióticas.

É recomendado o uso de um liquidificador ou processador de alimentos de alta potência. Ele precisa ser forte o suficiente para o trabalho com a banana verde e dura. Ressalte-se que a banana precisa estar *verde, não pode estar madura,* para fornecer fibras que não são digeríveis por seres humanos mas são digeríveis pela flora intestinal. Uma banana verde rende até 27 g de fibra indigerível. (Nosso objetivo é ingerir de 10 a 20 g por dia.)

Para o magnésio, usei uma mistura de acetato e cloreto de magnésio, com 133 mg de magnésio elementar por colher de chá. Você também pode usar outra fonte de magnésio, líquida ou em pó, mas procure evitar o óxido de magnésio, pois sua absorção é fraca e ele provoca um efeito colateral, a diarreia, que costuma ser comum. A dose de vitamina D pode ser ajustada para as necessidades individuais. Escolhi

5.000 unidades internacionais (UI) por ser uma dosagem comum para adultos, tanto homens como mulheres, mas sinta-se à vontade para ajustá-la. Embora não seja acrescentado potássio, o leite de coco e a banana fornecem quantidades generosas desse nutriente (461 mg, se for usado leite de coco em embalagem cartonada; 1.053 mg, se for usado leite de coco enlatado).

Incluo 5-hidroxitriptofano (5-HTP) para ajudar a lidar com os desejos que algumas pessoas sentem durante a síndrome de abstinência do trigo. Simplesmente comprei cápsulas de 5-HTP e esvaziei uma única (de 50 mg) na mistura. Como ele eleva a serotonina no cérebro, muitas pessoas decidem tomar esse suplemento diariamente por seu efeito positivo sobre o humor. (No entanto, quem estiver tomando um antidepressivo prescrito ou carbidopa, para a doença de Parkinson, não deve usar o 5-HTP, a não ser com a supervisão de um médico, para evitar níveis excessivos de serotonina.) O iodo trata do problema que volta a se manifestar, a carência de iodo como causa de hipotireoidismo leve, que pode paralisar a perda de peso. Se você tem tireoidite de Hashimoto, consulte seu clínico antes de fazer a suplementação com iodo. A *Aloe vera* tem um efeito maravilhosamente tranquilizador no sistema gastrointestinal, à medida que a turbulência provocada pelo consumo anterior de trigo for cedendo.

Todos os ingredientes desta vitamina podem ser modificados – aumentados, reduzidos ou omitidos – para se adequar a suas necessidades individuais. Se você já está tomando vitamina D, por exemplo, não precisa acrescentá-la. Para mudar o sabor, substitua a noz-moscada ralada e a canela por, digamos, um punhado de mirtilos, framboesas ou alguns morangos. Além disso, se você quiser adoçá-la, use o adoçante inócuo de sua preferência (como, por exemplo, estévia, eritritol ou fruta-dos-monges) a gosto.

Rendimento aproximado: 450 ml (2 xícaras)

1 ½ xícara de leite de coco, de amêndoas ou de cânhamo, não adoçado (em embalagem cartonada)

2 colheres de sopa de óleo de coco, derretido

1 banana verde, fatiada grosseiramente

60 ml de suco de *Aloe vera* (babosa) (folha inteira, filtrado)

150 mg de magnésio líquido (magnésio elementar)

5.000 UI de vitamina D_3 em gotas

250 a 500 mg de iodo (iodeto de potássio) em gotas

50 mg de 5-HTP

½ colher de chá de noz-moscada ralada

1 colher de chá de canela em pó

Num liquidificador ou processador de alimentos, bata todos os ingredientes, até a banana ficar reduzida a um purê. Beba imediatamente.

MASSA DE BISCOITOS PARA LIMPEZA INTERNA

Essa é uma forma de obter mais um pouco de fibras prebióticas de fruto-oligossacarídeos (inulina) numa saborosa apresentação, como massa de biscoitos. Embora o rendimento varie, dependendo da preparação que você adquirir, cada porção vai gerar de 2 a 3 g de fibras prebióticas. Se você usar o adoçante Swerve®, ele acrescentará uma quantidade ainda maior de fibras prebióticas.

Para fazer a massa de biscoito com sabor de chocolate, acrescente 1 ½ colher de sopa de cacau em pó não adoçado.

Rendimento aproximado: 8 barras ou 6 forminhas de cupcake

1 xícara de óleo de coco	Adoçante em quantidade equivalente a ½ xícara de açúcar (como estévia pura líquida ou em pó, estévia à base de glicerina, eritritol, fruta-dos-monges, ou xilitol)
3 colheres de sopa de manteiga de amêndoa	
½ xícara de farinha de coco	
¼ de xícara de raspas de cacau	1 colher de chá de canela em pó
2 colheres de sopa de inulina	1 colher de chá de extrato de baunilha

Unte um recipiente de 22 cm x 13 cm ou ponha seis forminhas de papel para *cupcake* numa forma para *muffins*.

Numa panela média, em fogo baixo, derreta o óleo de coco. Incorpore a manteiga de amêndoa, a farinha de coco, as raspas de cacau, a inulina, o adoçante, a canela e a baunilha. Continue a mexer, em fogo baixo, até que tudo esteja muito bem misturado.

Despeje a mistura no tabuleiro preparado ou nas forminhas de *cupcake*. Resfrie na geladeira ou no *freezer*. Corte barras no tamanho desejado e guarde na geladeira.

VITAMINA DE BATATA CRUA COM ESPECIARIAS

Acrescentar uma batata crua a uma vitamina é uma forma de adicionar cerca de 20 g de fibras prebióticas à sua ingestão diária. Como a batata está crua, a quantidade de carboidratos digeríveis é ínfima. No início, 20 g de fibras prebióticas podem ser demais: guarde parte da vitamina para outra hora (coberta na geladeira, mas por não mais que 48 horas) ou divida-a com alguém. Você também pode incluir uma batata crua em outras receitas de vitaminas, que ficarão bem mais espessas. Certifique-se de escolher uma batata que não tenha nenhuma parte verde na casca e descasque-a antes de usar. Isso evita a pequena quantidade da solanina tóxica contida na casca verde.

Como a batata é dura, você vai precisar de um liquidificador ou processador de alimentos de alta potência. Dependendo de sua sensibilidade à doçura, você pode precisar ou não de algum adoçante a mais, como a estévia ou o eritritol.

Rendimento aproximado: 2 xícaras

1 batata média crua, descascada e cortada em cubos	Adoçante em quantidade equivalente a 1 colher de sopa de açúcar (como estévia pura líquida ou em pó, estévia à base de glicerina, eritritol, fruta-dos-monges, ou xilitol)
1 xícara de leite de coco (embalagem cartonada)	
½ colher de chá de canela em pó	
½ colher de chá de noz-moscada ralada	

Num liquidificador ou processador de alimentos, junte a batata, o leite de coco, a canela, a noz-moscada, o adoçante (se for usar) e ¼ de xícara de água. Bata ou processe em alta velocidade até liquefazer a mistura. Acrescente água, se necessário, para obter a consistência desejada.

VITAMINA DE MIRTILO E BANANA VERDE

Essa receita básica pode, naturalmente, ser modificada de inúmeras formas. Basta mudar a pequena quantidade de frutinhas ou acrescentar novos ingredientes, como sementes de chia ou abacate.

Rendimento aproximado: 2 xícaras

1 banana verde, fatiada grosseiramente	Adoçante em quantidade equivalente a 1 colher de sopa de açúcar (opcional, como estévia pura líquida ou em pó, estévia à base de glicerina, eritritol, fruta-dos-monges, ou xilitol)
½ xícara de mirtilos (frescos ou congelados)	
1 xícara de leite de coco (embalagem cartonada)	
2 colheres de sopa de manteiga de amêndoa	

Num liquidificador ou processador de alimentos, junte as frutas, o leite de coco, a manteiga de amêndoa, o adoçante (se for usar) e ½ xícara de água. Bata ou processe até a mistura estar perfeitamente homogênea. Acrescente água, se necessário, para obter a consistência desejada. Sirva imediatamente.

SALADA DE ESPINAFRE E BATATA-DOCE CRUA, COM MOLHO DE ABACATE E LIMÃO-TAITI

Eis mais uma forma de aumentar sua ingestão diária de prebióticos: uma salada toda composta de ingredientes saudáveis que se completa com um molho cremoso, substancial.

Aqui, a batata-doce foi cortada em cubos, mas também funciona cortá-la à *julienne*. Como o molho contém abacate, o melhor é usá-lo imediatamente, ou pelo menos no prazo de 24 horas. O suco de limão ajuda a impedir que ele escureça, mas não por muito tempo.

Rende 4 porções como prato principal ou 6 como acompanhamento; rendimento aproximado do molho: 2 xícaras

Salada

225 g de espinafre cru picado ou de folhas jovens

1 batata-doce média crua, descascada e picada em cubos de cerca de 1 cm

1 cebola vermelha, cortada em fatias finas

120 g de *champignons* pequenos, fatiados

4 ovos cozidos duros, fatiados

5 tiras de *bacon* cozido, escorrido e picado

Numa tigela grande, misture o espinafre, a batata-doce, a cebola, os *champignons*, os ovos e o *bacon*. Misture bem e cubra com o molho (a seguir).

Molho de abacate com limão-taiti

2 abacates médios, descascados

½ xícara de azeite de oliva extravirgem

¼ de xícara de vinagre de arroz

3 colheres de sopa de coentro fresco picado grosseiramente

1 dente de alho ou 1 colher de chá de alho seco em pó

Suco de um limão-taiti pequeno

½ colher de chá de sal marinho

Num liquidificador ou processador de alimentos, junte os abacates, o azeite, o vinagre, o coentro, o alho, o suco de limão, o sal e ¾ de xícara de água. Bata ou processe até a mistura estar uniforme. Use imediatamente ou guarde num recipiente hermeticamente fechado, na geladeira.

HOMUS COM AZEITONAS PICADAS, TOMATES SECOS E ALHO

O grão-de-bico é mais uma fonte de fibras prebióticas. Aqui, nós o revitalizamos como *homus*, combinado com os sabores do alho, das pimentas vermelhas moídas, dos tomates secos dos pinhões e da cebolinha.

É fácil ultrapassar seu limite de carboidratos com o consumo excessivo do grão-de-bico. Mas, quando consumido como um condimento (*homus*), que é usado como pasta para tiras de pimentão, de jacatupé, talos de aipo ou *crackers* de linhaça, a maioria das pessoas mantém-se abaixo do limiar quanto a problemas com a glicose no sangue.

Rendimento aproximado: 2 xícaras

1 lata (440 g) de grão-de-bico drenado
2 dentes de alho
¼ de xícara de azeite de oliva extravirgem
2 colheres de sopa de suco de limão recém-espremido

2 colheres de sopa de óleo de gergelim torrado
½ colher de chá de pimenta vermelha moída
½ colher de chá de sal marinho

Coberturas opcionais

1 colher de sopa de queijo parmesão ou romano ralado fino
2 colheres de sopa de tomates secos bem picados
¼ de xícara de azeitonas gregas *kalamata*

1 colher de sopa de pinhões
1 colher de sopa de cebolinha bem picada
½ colher de chá de páprica

Ponha o grão-de-bico e o alho num processador de alimentos e acione "pulsar" até que os ingredientes se transformem num purê. Passe a mistura para uma cumbuca pequena e acrescente o azeite de oliva, o suco de limão, o óleo de gergelim torrado, a pimenta vermelha moída e o sal. Misture muito bem. Salpique com uma ou mais de uma das coberturas, se quiser. Guarde em um recipiente hermeticamente fechado, na geladeira.

ÁGUA DE MAGNÉSIO

Essa receita simples gera bicarbonato de magnésio, uma forma altamente absorvível de magnésio usada para restaurar o magnésio dos tecidos, e a com menor potencial para provocar diarreia. Para fazê-la, você vai misturar hidróxido de magnésio (leite de magnésia) com ácido carbônico (usado em gaseificação), produzindo água e bicarbonato de magnésio. A mistura já não será gaseificada ou terá apenas um resíduo mínimo de gaseificação. Uma dose de 113 ml fornece 90 mg de magnésio elementar.

Logo, duas doses de 113 ml por dia proporcionam um acréscimo de 180 mg de magnésio elementar à sua dieta.

Ressalte-se que o leite de magnésia *não pode* ter sabor, pois os aromatizantes bloqueiam a reação que gera o bicarbonato de magnésio (e, sem a reação, você vai ficar com um produto inutilizável). Certifique-se de etiquetar sua garrafa, identificando-a para impedir que alguém inadvertidamente beba seu conteúdo, o que pode resultar em diarreia. A água de magnésio não precisa ser refrigerada se for consumida no prazo de duas semanas.

| 1 garrafa (dois litros) de água mineral gaseificada (não de Club Soda) | 3 colheres de sopa de leite de magnésia sem sabor |

Retire da garrafa de água mineral gaseificada algumas colheres de sopa. Agite o leite de magnésia, meça 3 colheres de sopa e acrescente lentamente à água mineral gaseificada.

Feche muito bem e agite até que todos os sedimentos estejam dissolvidos. Deixe a mistura descansar uns 15 minutos e ela ficará clara. Beba uma dose de 113 ml duas vezes por dia.

ÁGUA COM ELETRÓLITOS

Em vez de gastar dez reais numa bebida esportiva que é pouco mais do que água com o equivalente a alguns centavos de eletrólitos e muito açúcar, você pode fazer sua própria bebida, gastando quase nada. Ela pode ser usada para uma variedade de objetivos: para repor eletrólitos durante exercícios pesados, durante alguma doença com diarreia ou simplesmente para beber ao longo do dia, para obter doses saudáveis de eletrólitos necessários. Para mais sabor, esprema um limão-siciliano ou um limão-taiti na água, ou acrescente algumas gotas de estévia líquida, de estévia pura em pó ou de eritritol.

A receita inteira (5 xícaras) contém aproximadamente 90 mg de magnésio (elementar), 600 mg de sódio e 285 mg de potássio. Você pode multiplicar os ingredientes para fazer um volume maior.

Rendimento: 5 xícaras

| 1,1 litro de água | 113 ml de Água de Magnésio (p. 416) |
| 113 ml de água de coco (não adoçada) | ½ colher de chá de bicarbonato de sódio |

Num recipiente grande e limpo, junte a água, a água de coco, a Água de Magnésio e o bicarbonato de sódio. Agite até que tudo esteja dissolvido. Beba à vontade.

APÊNDICE B

Dificuldades com os grãos: fique de olho em fontes ocultas de grãos

A MANEIRA MAIS SEGURA de minimizar sua exposição às sementes de gramíneas consiste em se concentrar em alimentos naturais, de um único ingrediente. Isso inclui legumes e verduras, como o espinafre, a couve, o *radicchio* e a beringela. E também estão incluídos frutas, carnes de aves, de boi, de porco, peixes, castanhas, sementes e laticínios (como queijo e iogurte sem sabor). Alimentos naturais de um único ingrediente não têm nada a ver com os grãos, a não ser, é claro, que alguém tenha acrescentado grãos a eles.

Quando você se arrisca, indo além dos limites dos alimentos naturais de um único ingrediente, por exemplo, quando come em eventos sociais, vai a restaurantes ou compra refeições prontas, sempre existe a possibilidade de uma exposição inadvertida aos grãos, em especial, ao trigo, à cevada e ao amido de milho. Além disso, fique alerta para o potencial de contaminação cruzada por meio de utensílios, de partículas suspensas no ar ou de líquidos que foram expostos a grãos. O problema é maior para pessoas com extrema sensibilidade ao glúten ou com alergia a algum componente dos grãos. Se um alimento indicar "sem glúten" na embalagem, ele deveria ter sido preparado num recinto em que a contaminação cruzada não pudesse ocorrer. A contaminação cruzada é especialmente complicada em restaurantes. Muito poucos estabelecimentos têm capacidade para evitá-la, apesar de um número cada vez maior estar aceitando o desafio, à medida que cresce o mercado para esses alimentos.

Como você verá nas listas das páginas a seguir, os grãos se apresentam sob uma incrível variedade de formas e costumam estar bem escondidos em algum aditivo, espessante ou cobertura. Cuscuz, *matzá*, *orzo*, pão de *graham*, farro, *panko* e farelo, por exemplo, são todos feitos a partir do trigo, enquanto o amido alimentar modificado é feito de trigo ou milho.

Para se qualificar como "sem glúten", em conformidade com os critérios da FDA, os produtos precisam tanto ser isentos de glúten como ter sido produzidos em instalações isentas de glúten, para evitar a contaminação cruzada. O limite estabelecido pela FDA é de não mais que 20 partes por milhão (ppm). Isso quer dizer que os extremamente sensíveis precisam ter consciência de que, ainda que o rótulo de um ingrediente não inclua o trigo nem nenhuma palavra de alerta para o trigo (como em "amido alimentar modificado"), ele *ainda* pode conter alguma quantidade de glúten. Quando ficar em dúvida, entre em contato com o serviço de atendimento ao consumidor do produto em questão, para perguntar se ele foi produzido numa instalação isenta de glúten. É cada vez maior a quantidade de fabricantes que começa a especificar em seus *websites* se os produtos são isentos de glúten ou não.

Ressalte-se que "sem trigo" não é a mesma coisa que "sem glúten". "Sem trigo" pode significar, por exemplo, que, no lugar do trigo, foi usado centeio ou malte de cevada, mas ambos são fontes de glúten. Os muito sensíveis ao glúten, como os celíacos, por exemplo, não deveriam supor que "sem trigo" signifique necessariamente "sem glúten".

É fácil identificar as fontes óbvias de trigo, centeio e cevada, como os pães, as massas e os produtos de confeitaria. O centeio costuma ser identificado como "centeio", enquanto a cevada geralmente aparece como "cevada" ou "malte de cevada".

Veja a seguir uma lista de alimentos não tão óbvios que contêm trigo. Um ponto de interrogação (?) depois de um item quer dizer que ou o produto é variável ou não se tem certeza a respeito de sua composição (dada a relutância dos fabricantes em especificar suas fontes).

Amido alimentar modificado
Amido de trigo hidrolisado
Baguetes
Brioches
Burritos
Centeio
Cevada, malte de cevada
Corante caramelo (?)
Crepes
Croûtons
Cuscuz
Dextrimaltose
Einkorn
Emmer
Emulsificantes
Espelta
Estabilizadores
Farelo
Farelo de trigo
Farinha de Graham
Farro
Fécula
Aromatizante caramelo (?)
Focaccia
Fu (glúten em alimentos asiáticos)
Germe de trigo
Glúten de trigo vital
Kamut
Maltodextrina

Matzá
Molhos de carne
Nhoque
Orzo
Panko (uma mistura de farinha de rosca usada na culinária japonesa)
Proteína vegetal hidrolisada
Proteína vegetal texturizada
Ramen
Rosca
Roux (molho ou espessante à base de farinha de trigo)
Seitan (glúten quase puro usado no lugar da carne)
Semolina
Soba (principalmente trigo--sarraceno, mas costuma incluir trigo também)
Sonhos
Strudels
Tabules
Tortas
Trigo *durum*
Triguilho
Triticale
Triticum
Udon
Wraps

Identificar as fontes de milho também não é muito simples. Embora alimentos como espigas de milho, fubá, xarope de milho rico em frutose e pipoca sejam óbvios, há muitas fontes de milho disfarçadas ou não tão óbvias.

Amido alimentar modificado
Amido hidrolisado de milho
Canjica
Canjiquinha
Maisena

Óleo vegetal
Óleo vegetal misto
Proteína hidrolisada de milho
Zea mays

Uma das dificuldades com produtos derivados do milho é que, além das fontes que acabamos de relacionar, há de fato centenas de ingredientes alimentícios comuns, derivados do milho, como a dextrose, a dextrina, a maltodextrina, o maltitol, a polidextrose, o etanol, o corante caramelo e aromatizantes artificiais. A maioria deles não salta aos olhos como algo feito de milho. Contudo, o processo pelo qual são gerados a partir do milho reduz o teor de proteína a níveis ínfimos; portanto, em geral eles não são um problema de exposição aos grãos para a maioria das pessoas (embora esses açúcares representem outros problemas que lhes são próprios).

Vale ressaltar que muitos medicamentos e suplementos nutricionais podem conter trigo ou milho. Esteja atento para o potencial de ingredientes derivados do milho, se houver uma suspeita de exposição constante.

Os outros grãos, como o arroz, o *teff*, a aveia e o painço, costumam ser mais óbvios. Simplesmente evite um produto quando os vir incluídos na lista dos ingredientes.

APÊNDICE C
Uma lista de compras sem grãos

NESTA SEÇÃO, você encontra uma lista da maioria dos ingredientes de que vai precisar para seguir um estilo de vida sem grãos, saudável e seguro, além de alguns ingredientes básicos necessários para você começar a fermentar alimentos e a acrescentar fibras prebióticas à sua dieta. Muitos dos ingredientes relacionados são úteis para recriar pratos originalmente baseados em grãos de que você ou sua família talvez sintam falta, por tradição ou por hábito. Ou você pode considerar conveniente incluí-los nas refeições em festividades ou quando estiver recebendo visitas. *Muffins* de abóbora-moranga ou um *cheesecake* de mirtilos, por exemplo, podem ser facilmente recriados com ingredientes sem grãos e sem acrescentar açúcar. Muitas receitas condizentes com esse estilo de vida podem ser encontradas no *Wheat Belly Cookbook* e no *Wheat Belly 30-Minute (or Less!) Cookbook*.

Adoçantes. Estévia líquida pura, estévia à base de glicerina, estévia pura em pó, estévia em pó com inulina (não com maltodextrina), eritritol em pó, Swerve® (inulina e eritritol), Truvia® (eritritol e rebiana, um componente isolado da estévia), o adoçante Wheat Free Market® (eritritol e fruta-dos-monges) e o xilitol são as melhores escolhas.

Bananas. Nós usamos bananas verdes, não maduras, em vitaminas, quefires, sorvetes e leite de coco gelado. Como os açúcares de uma banana não madura estão numa forma indigerível, eles nutrem a flora intestinal.

Batatas. Batatas cozidas mandam sua glicemia às alturas, mas batatas *cruas* são indigeríveis e não fazem isso. Entretanto, as fibras não digeríveis são nutritivas para sua flora intestinal. Descasque as batatas e pique em cubinhos para uma salada ou bata-as no liquidificador para engrossar molhos ou vitaminas.

Cacau em pó, não adoçado. O segredo aqui é o "não adoçado". Ghirardelli, Scharffen Berger e Hershey's são todas marcas muito fáceis de encontrar.

Castanhas. Em pães, bolos, biscoitos etc., use amêndoas, pecãs, nozes, pistaches, avelãs, castanhas-do-pará e macadâmias picadas. Compre castanhas torradas a seco ou castanhas que não tenham sido torradas em óleos não salutares, como o óleo hidrogenado de algodão ou o hidrogenado de soja.

Chocolate. Use chocolate 100% puro – cacau com manteiga de cacau, mas sem açúcar – para acrescentar um intenso sabor de chocolate a um prato. Pessoas com sensibilidade a laticínios também podem usar o cacau 100% puro para evitar exposição a eles.

Coco ralado e não adoçado; coco em flocos. O coco não adoçado é maravilhoso para acrescentar textura e sabor a uma variedade de pães, *muffins* e a outras receitas de forno, e para deixá-las mais crocantes. Ele também é uma cobertura fantástica para bolos, *cupcakes* e *muffins* sem grãos. O coco ainda é rico em potássio e em fibras.

Couve-flor. A couve-flor é nosso substituto principal para purê de batatas, arroz, recheios e molhos. Um processador de alimentos é útil para quando você estiver criando essas formas.

Culturas. Existem à venda culturas iniciais para iogurtes e quefires com base em leite (de vaca, cabra, ovelha etc.) ou em leite de coco, o que lhe permite fazer os seus próprios produtos, como parte de uma estratégia mais ampla para restaurar e manter a flora intestinal saudável. (Veja o Apêndice D para informações úteis.)

Extratos. Extratos de amêndoa, coco, baunilha, limão, laranja e menta (de preferência naturais) são úteis para receitas de forno e para preparar Detonadores de Gorduras (veja receitas no Apêndice A).

Farinha de coco. A farinha de coco, resultante da moagem da polpa seca do coco, é um ingrediente do dia a dia na cozinha sem grãos. É melhor usar a farinha de coco como uma farinha secundária, a ser adicionada a farinhas finas e grossas de castanha para criar uma textura mais fina. (Se usada isoladamente, a farinha gera um produto final excessivamente pesado, quase impossível de ser comido.) Guarde-a em um recipiente hermeticamente fechado, pois a farinha de coco absorve muita umidade.

Farinha grossa de amêndoa. Farinha fina de amêndoa. Tanto a farinha grossa como a farinha fina de amêndoa são nossos substitutos preferidos para a farinha de trigo. A farinha grossa é moída a partir de amêndoas inteiras, enquanto a farinha fina é moída a partir de amêndoas branqueadas, sem pele. Qualquer um que não esteja familiarizado com a farinha de amêndoa, de um tipo ou do outro, terá uma agradável surpresa com as maravilhosas receitas de forno que é possível criar com elas. Gosto de reservar a farinha fina para quando uma textura mais leve é desejada, como pão de ló ou num bolo inglês; e uso a mais grossa e mais barata no dia a dia.

Farinhas grossas e finas. De amêndoas, pecãs, nozes, avelãs e castanhas de caju moídas.

Frutas secas. Damascos, oxicocos, sultanas, mirtilos, morangos, tâmaras e figos secos podem ser usados em pequenas quantidades em suas receitas de pães, bolos, biscoitos etc. sem grãos. Compre-os sempre *não adoçados*, pois os que foram imersos em calda de açúcar ou xarope de milho rico em frutose podem apresentar uma significativa carga de açúcar.

Ghee. *Ghee* é manteiga clarificada: o óleo da manteiga com as proteínas sólidas removidas pelo calor. Está entre os laticínios menos problemáticos, já que foi removida a maior parte do soro, da caseína e da lactose.

Goma guar. Um espessante opcional, útil para fazer receitas de pães, bolos, biscoitos etc. quando se desejam coesão e resistência maiores. A goma guar é utilíssima para o preparo de sorvetes ou de sobremesas geladas de coco. Ela aumenta a cremosidade e melhora a sensação da textura.

Goma xantana. Um espessante fibroso, ela ajuda a tornar a massa de pães e bolos sem trigo mais forte e com maior coesão. É também útil para preparar sorvetes e sobremesas geladas de coco.

Inulina. Em sua apresentação em pó, essa é uma forma conveniente e econômica de acrescentar fruto-oligossacarídeos prebióticos a vitaminas, iogurtes e outros alimentos.

Leite de amêndoa, não adoçado. O leite de amêndoa é o líquido obtido quando se espremem amêndoas moídas. Ele é mais ralo do que o leite de vaca. Procure variedades não adoçadas para evitar os açúcares desnecessários adicionados a ele. Se quiser preparar seu próprio leite de amêndoa (que é delicioso), comece deixando amêndoas inteiras de molho em água por 24 horas. Escorra a água, bata as amêndoas no liquidificador, até obter um purê, e coe num pano ralo de algodão. Dilua o líquido com água, usando duas vezes o volume das amêndoas (por exemplo, 2 xícaras de água para 1 xícara de amêndoas) ou até que a mistura esteja com a consistência desejada. Guarde a polpa para receitas de forno ou para engrossar molhos.

Leite de coco. O leite de coco é ótimo para engrossar pratos e substituir o creme de leite azedo em receitas. As variedades em embalagem cartonada são mais ralas e úteis em qualquer ocasião em que você usaria leite, como, por exemplo, no café e em receitas de pães, bolos, biscoitos etc. Quem quiser também pode engrossar a versão em embalagem cartonada, acrescentando coco ralado ou coco em flocos que tenha sido pulverizado num processador de alimentos manual ou elétrico. Como alternativa, moendo a polpa de coco com água e coando o resíduo, você pode fazer leite de coco de qualquer consistência.

Linhaça. A linhaça pode ser comprada moída ou inteira, para você mesmo moer. Rica em fibras e em ácido linolênico (ômega-3 de origem vegetal), é uma versátil farinha de substituição, quando misturada à farinha de amêndoa. A variedade mais adequada para receitas de forno é a linhaça dourada, em vez da marrom. Trata-se de uma fibra fantástica a acrescentar para a saúde intestinal.

Macarrão *shirataki*. Substitutos de talharins e massas feitos com a farinha da raiz *konjac* são seguros, praticamente não apresentando nenhum efeito sobre a glicose no sangue. O *shirataki* vem embalado num líquido, em sacos plásticos e em porções individuais, geralmente encontrados na seção de produtos refrigerados do mercado, não nas prateleiras de macarrão. É preciso escorrer a água, enxaguar o macarrão (não se importe com o cheiro ligeiramente parecido com o de peixe) e, então, fervê-lo rapidamente, para aquecer.

Manteigas de castanhas e de sementes. Amêndoas, amendoins, castanhas-de-caju e sementes de girassol podem ser adquiridos já na forma de manteiga, pré-moídos, ou podem ser moídos a partir das castanhas inteiras no seu processador de alimentos.

Óleos. Tenha sempre à mão azeite de oliva extravirgem, óleos de coco, de abacate, de linhaça, de nozes e azeite de oliva extralight.

Ossos. Guardados das carnes que você comprou ou adquiridos no açougue, são usados para fazer sopas e caldos.

Ovos. Se o seu orçamento permitir, procure ovos orgânicos postos por galinhas de quintal. Ovos realmente saudáveis têm a gema de um amarelo forte, alaranjado ou mesmo avermelhado, além de serem mais saborosos.

Semente de chia. Embora não possam ser usadas como a farinha principal, em receitas de pães, bolos, biscoitos etc., as sementes de chia podem ser acrescentadas (inteiras ou moídas) para criar uma textura mais forte. Elas também podem ser adicionadas a vitaminas, iogurtes, quefires e outros pratos, para engrossar. Sua peculiar capacidade de se expandir, quando hidratadas, faz com que sejam úteis para o preparo de pudins, musses e geleias.

Sementes. Sementes cruas de girassol, de abóbora, de gergelim e de chia são todas boas escolhas. Elas podem ser moídas para se transformar em farinha, a ser utilizada em receitas de pães, bolos, biscoitos etc., ou podem ser usadas inteiras em granolas sem grãos, ou ainda incluídas em biscoitos e barras sem grãos para que estes tenham uma textura melhor e fiquem mais crocantes.

APÊNDICE D

Informações úteis

EXAMES AVANÇADOS DE LIPOPROTEÍNAS
 Existem laboratórios que fazem exames avançados de detecção de lipoproteínas, os quais representam um avanço em comparação com os exames convencionais de colesterol ou os lipidogramas. Peça a seu médico que indique um laboratório que faça esse tipo de exame; ele só vai precisar de alguns minutos pesquisando.
 A interpretação dos resultados exige do profissional de saúde uma formação complementar, bem como uma boa experiência em questões nutricionais.

FERMENTAÇÃO

Livros

Katz, Sandor. *The Art of Fermentation: An In-Depth Exploration of Essential Concepts and Processes from around the World*. White River Junction, VT: Chelsea Green Publishing, 2012.
 O livro de Katz, primorosamente escrito e ilustrado, é a bíblia para tudo o que for fermentado, incluindo análises fascinantes sobre as tradições, as idiossincrasias culturais, a saúde e a ciência subjacentes ao processo. Sua pesquisa abrangeu os mínimos pormenores.

Lewin, Alex. *Real Food Fermentation*. Minneapolis: Quarry Books, 2012. Um livro prático, com os primeiros passos, útil para iniciantes na fermentação.

LIVROS DE CULINÁRIA SEM GRÃOS

Davis, William, MD. *Wheat Belly Cookbook: 150 Recipes to Lose the Wheat, Lose the Weight, and Find Your Path Back to Health*. Emmaus, PA: Rodale, 2013.

Davis, William, MD. *Wheat Belly 30-Minute (or Less!) Cookbook: 200 Quick and Simple Recipes to Lose the Wheat, Lose the Weight, and Find Your Path Back to Health*. Emmaus, PA: Rodale, 2013.

Emmerich, Maria. *The Art of Healthy Eating – Savory: Grain Free Low Carb Reinvented*. Amazon Digital Services, 2012.

Staley, Bill; Mason, Hayley. *Gather: The Art of Paleo Entertaining*. Las Vegas: Victory Belt Publishing, 2013.

Walker, Danielle. *Against All Grain: Delectable Paleo Recipes to Eat Well & Feel Great*. Las Vegas: Victory Belt Publishing, 2013.

NOTAS

CAPÍTULO 1

1. Roberts, C.; Manchester, K. "Dental Disease". In: *The Archaeology of Disease* (Nova York: Cornell University Press, 2005), 63-83; Cohen, M. N.; Crane-Kramer, G. M. M. Resumo do editor. In: *Ancient Health: Skeletal Indicators of Agricultural and Economic Intensification* (Gainesville: University Press of Florida, 2007), 320-43; Cordain, L. "Cereal Grains: Humanity's Double-Edged Sword". In: *Evolutionary Aspects of Nutrition and Health*, Simopoulos, A.P. org. (Basileia: Karger, 1999); 84: 19-73.
2. Cohen, *Ancient Health*, 320-43.
3. "Global and Regional Food Consumption Patterns and Trends", World Health Organization, acesso em: 10 abr. 2014, http://www.who.int/dietphysicalactivity/publications/trs916/en/gsfao_global.pdf.
4. Batista, R. et al. "Microarray Analyses Reveal That Plant Mutagenesis May Induce More Transcriptomic Changes than Transgene Insertion". *Proceedings of the National Academy of Sciences of the United States of America* 105, nº 9 (2008): 3640-45.
5. Pearce, S. et al. "Molecular Characterization of Rht-1 Dwarfing Genes in Hexaploid Wheat", *Plant Physiology* 157 (dez. 2011): 1820-31.
6. Sabelli, P.; Shewry, P. M. "Characterization and Organization of Gene Families at the Gli-1 Loci of Bread and Durum Wheat by Restriction Fragment Analysis". *Theoretical and Applied Genetics* 83 (1991): 209-16.
7. Van den Broeck, H. C. et al. "Presence of Celiac Disease Epitopes in Modern and Old Hexaploid Wheat Varieties: Wheat Breeding May Have Contributed to

Increased Prevalence of Celiac Disease". *Theoretical and Applied Genetics* 121 (2010): 1527-39.
8. Rubio-Tapia, A. et al. "Increased Prevalence and Mortality in Undiagnosed Celiac Disease". *Gastroenterology* 137, nº 1 (jul. 2009): 88-93.
9. Zioudrou, C.; Streaty, R. A.; Klee, W. A. "Opioid Peptides Derived from Food Proteins. The Exorphins". *Journal of Biological Chemistry* 254, nº 7 (10 abr. 1979): 2446-9.
10. Tjon, J. M.; van Bergen, J.; Koning, F. "Celiac Disease: How Complicated Can It Get?" *Immunogenetics* 62, nº 10 (out. 2010): 641-51.
11. Gao, X. et al. "High Frequency of HMW-GS Sequence Variation through Somatic Hybridization between *Agropyron elongatum* and Common Wheat". *Planta* 23, nº 2 (jan. 2010): 245-50.
12. Peumans, W. J.; Stinissen, H. M.; Carlier, A. R. "Isolation and Partial Characterization of Wheat-Germ-Agglutinin-Like Lectins from Rye (*Secale cereale*) and Barley (*Hordem vulgare*) Embryos". *Biochemical Journal* 203, nº 1 (1º abr. 1982): 239-43.
13. Lorenzsonn, V.; Olsen, W. A. "In Vivo Responses of Rat Intestinal Epithelium to Intraluminal Dietary Lectins". *Gastroenterology* 82 (1982): 838-48.
14. Holm, P. B.; Kristiansen, K. N.; Pedersen, H. B. "Transgenic Approaches in Commonly Consumed Cereals to Improve Iron and Zinc Content and Bioavailability". *Journal of Nutrition* 132, nº 3 (mar. 2002): 514S-6S.
15. Gibson, R. "Zinc Nutrition in Developing Countries". *Nutrition Research Reviews* 7 (1994): 151-73; Allen, L. H. "The Nutrition CRSP: What Is Marginal Malnutrition and Does It Affect Human Function?" *Nutrition Reviews* 51 (1993): 255-67.
16. Larré, C. et al. "Assessment of Allergenicity of Diploid and Hexaploid Wheat Genotypes: Identification of Allergens in the Albumin/Globulin Fraction". *Journal of Proteomics* 74, nº 8 (12 ago. 2011): 1279-89.
17. Pastorello, E. A. et al. "Wheat IgE-Mediated Food Allergy in European Patients: Alpha-Amylase Inhibitors, Lipid Transfer Proteins and Low--Molecular-Weight Glutenins. Allergenic Molecules Recognized by Double-Blind, Placebo-Controlled Food Challenge". *Internal Archives of Allergy and Immunology* 144, nº 1 (2007): 10-22.
18. Carrera-Bastos, P. et al. "The Western Diet and Lifestyle and Diseases of Civilization". *Research Reports in Clinical Cardiology* 2 (2011): 15-35.
19. Woodburn, J. "An Introduction to Hadza Ecology". In: *Man the Hunter*, Lee, R. B.; Devore, I. orgs. (New Brunswick: Aldine Transaction, 2009), 49.
20. Pontzer, H. et al. "Hunter-Gatherer Energetics and Human Obesity". *PLoS One* 7, nº 7 (2012): e40503.

21. Dugas, L. R. et al. "Energy Expenditure in Adults Living in Developing Compared with Industrialized Countries: A Meta-Analysis of Doubly Labeled Water Studies". *American Journal of Clinical Nutrition* 93 (2011): 427-41.
22. Mann, G. V. et al. "Cardiovascular Disease in the Masai". *Journal of Atherosclerosis Research* 8, nº 4 (1964): 289-312; Mann, G. V. et al. "Atherosclerosis in the Masai". *American Journal of Epidemiology* 95, nº 1 (jan. 1972): 26-37.
23. Milton, K. "Hunter-Gatherer Diets: Wild Foods Signal Relief from Diseases of Affluence". In: *Human Diet: Its Origin and Evolution*, Ungar, P. S.; Teaford, M. F. orgs. (Westport, Connecticut: Bergin & Garvey, 2002), 111-22.
24. Knowler, W. C. et al. "Diabetes Incidence and Prevalence in Pima Indians: A 19-Fold Greater Incidence than in Rochester, Minnesota". *American Journal of Epidemiology* 108, nº 6 (dez. 1978): 497-505; Knowler, W. C. et al. "Diabetes Incidence in Pima Indians: Contributions of Obesity and Parental Diabetes". *American Journal of Epidemiology* 113, nº 2 (fev. 1981): 144-56.
25. Story, M. et al. "The Epidemic of Obesity in American Indian Communities and the Need for Childhood Obesity-Prevention Programs". *American Journal of Clinical Nutrition* 69, nº 4 (1999): 7475-545.
26. Egeland, G. M.; Cao, Z.; Young, T. K. "Hypertriglyceridemic-Waist Phenotype and Glucose Intolerance among Canadian Inuit: The International Polar Year Inuit Health Survey for Adults 2007-2008". *Canadian Medical Association Journal* 183, nº 9 (14 jun. 2011): E553-58, doi:10.1503/cmaj.101801; Kuhnlein, H. V. et al. "Arctic Indigenous Peoples Experience the Nutrition Transition with Changing Dietary Patterns and Obesity". *Journal of Nutrition* 134, nº 6 (jun. 2004): 1447-53.
27. Zimmet, P. et al. "The Effect of Westernization on Native Populations. Studies on a Micronesian Community with a High Diabetes Prevalence". *Australian and New Zealand Journal of Medicine* 8, nº 2 (abr. 1978): 141-6.
28. "Progress Can Kill: How Imposed Development Destroys the Health of Tribal People". Survival International, 2007, http://assets.survivalinternational.org/static/lib/downloads/source/progresscankill/full_report.pdf.
29. Day, J.; Bailey, A.; Robinson, D. "Biological Variations Associated with Change in Lifestyle among the Pastoral and Nomadic Tribes of East Africa". *Annals of Human Biology* 6, nº 1 (jan.-fev. 1979): 29-39; Christensen, D. L. et al. "Obesity and Regional Fat Distribution in Kenyan Populations: Impact of Ethnicity and Urbanization". *Annals of Human Biology* 35, nº 2 (mar.-abr. 2008): 232-49.
30. Fernandes-Costa, F. J.; Marshall, J.; Ritchie, C. "Transition from a Hunter--Gatherer to a Settled Lifestyle in the !Kung San: Effect on Iron, Folate, and

Vitamin B12 Nutrition". *American Journal of Clinical Nutrition* 40, nº 5 (dez. 1984): 1295-303.
31. Gimeno, S. G. et al. "Cardiovascular Risk Factors among Brazilian Karib Indigenous Peoples: Upper Xingu, Central Brazil, 2000-3". *Journal of Epidemiology and Community Health* 63, nº 4 (abr. 2009): 299-304.
32. Agostinho Gimeno, S. G. et al. "Metabolic and Anthropometric Profile of Aruák Indians: Mehináku, Waurá and Yawalapití in the Upper Xingu, Central Brazil, 2000-2002". *Cadernos de Saúde Pública* 23, nº 8 (ago. 2007): 1946-54.
33. Matthews, D. R.; Matthews, P. C. "Banting Memorial Lecture 2010. Type 2 Diabetes as an 'Infectious' Disease: Is This the Black Death of the 21st Century?" *Diabetic Medicine* 28, nº 1 (jan. 2011): 2-9.
34. Price, W. A. *Nutrition and Physical Degeneration* (Lemon Grove, Califórnia: The Price-Pottenger Nutrition Foundation, 1939; reimpresso em 2008).
35. O'Dea, K. "Marked Improvement in Carbohydrate and Lipid Metabolism in Diabetic Australian Aborigines after Temporary Reversion to Traditional Lifestyle". *Diabetes* 33, nº 6 (jun. 1984): 596-603.
36. O'Dea, K. "Preventable Chronic Diseases among Indigenous Australians: The Need for a Comprehensive National Approach" (trabalho apresentado na Conferência de Juízes Australianos de 2005, em Darwin, jan. 2005), http://melbourneinstitute.com/downloads/conferences/archive/s7b/kerin-odea-p.pdf.
37. "Progress Can Kill: How Imposed Development Destroys the Health of Tribal People". Survival International, 2007, http://assets.survivalinternational.org/static/lib/downloads/source/progresscankill/full_report.pdf.
38. Wadd, W. *Comments on Corpulency, Lineaments of Leanness, Mems on Diets and Dietetics* (Londres: Ebers and Co., 1829), 65.

CAPÍTULO 2

1. Minami, Y. et al. "Isolation and Amino Acid Sequence of a Protein-Synthesis Inhibitor from the Seeds of Rye (*Secale cereale*)". *Bioscience, Biotechnology, and Biochemistry* 62, nº 6 (jun. 1998): 1152-6.
2. Lorenzsonn, V.; Olsen, W. A. "In Vivo Responses of Rat Intestinal Epithelium to Intraluminal Dietary Lectins". *Gastroenterology* 82, nº 5, pt. 1 (maio 1982): 838-48.
3. Fälth-Magnusson, K.; Magnusson, K. E. "Elevated Levels of Serum Antibodies to the Lectin Wheat Germ Agglutinin in Celiac Children Lend Support to the Gluten-Lectin Theory of Celiac Disease". *Pediatric Allergy and Immunology* 6, nº 2 (1995): 98-102.
4. Pusztai, A. et al. "Antinutritive Effects of Wheat-Germ Agglutinin and Other N-Acetylglucosamine-Specific Lectin". *British Journal of Nutrition* 70, nº 1 (jul.

1993): 313-21; Freed, D. L. "Lectins". *British Medical Journal* 290, nº 6468 (23 fev. 1985): 584-6.
5. Cianci, R. et al. "New Insight on the Role of T Cells in the Pathogenesis of Celiac Disease". *Journal of Biological Regulators and Homeostatic Agents* 26, nº 2 (abr.-jun. 2012): 171-9.
6. Messina, J. L.; Hamlin, J.; Larner, J. "Insulin-Mimetic Actions of Wheat Germ Agglutinin and Concanavalin A on Specific mRNA Levels". *Archives of Biochemistry and Biophysics* 254, nº 1 (abr. 1987): 110-5.
7. Jönsson, T. et al. "Agrarian Diet and Diseases of Affluence – Do Evolutionary Novel Dietary Lectins Cause Leptin Resistance?" *BMC Endocrine Disorders* 5 (10 dez. 2005): 10.
8. Chocola, J. et al. "Structural and Functional Analysis of the Human Vasoactive Intestinal Peptide Receptor Glycosylation. Alteration of the Receptor Function by Wheat Germ Agglutinin". *Journal of Biological Chemistry* 268, nº 4 (5 fev. 1993): 2312-8; El Battari, A. et al. "The Vasoactive Intestinal Peptide Receptor on Intact Human Colonic Adenocarcinoma Cells (HT29-D4). Evidence for Its Glycoprotein Nature". *Biochemical Journal* 242, nº 1 (15 fev. 1987): 185-91.
9. Nicol, M. R. et al. "Vasoactive Intestinal Peptide (VIP) Stimulates Cortisol Secretion from the H295 Human Adrenocortical Tumour Cell Line Via VPAC1 Receptors". *Journal of Molecular Endocrinology* 32, nº 3 (jun. 2004): 869-77.
10. Souza-Moreira, L. et al. "Neuropeptides as Aleiotropic Modulators of the Immune Response". *Neuroendocrinology* 94, nº 2 (2011); 89-100.
11. Abad, C.; Waschek, J. A. "Immunomodulatory Roles of VIP and PACAP in Models of Multiple Sclerosis". *Current Pharmaceutical Design* 17, nº 10 (2011): 1025-35.
12. Wu, D.; Lee, D.; Sung, Y. K. "Prospect of Vasoactive Intestinal Peptide Therapy for COPD/PAH and Asthma: A Review". *Respiratory Research* 12 (11 abr. 2011): 45.
13. Gross, K. J.; Pothoulakis, C. "Role of Neuropeptides in Inflammatory Bowel Disease". *Inflammatory Bowel Diseases* 13, nº 7 (jul. 2007): 918-32.
14. Garcia-Garcia, F. et al. "Sleep-Inducing Factors". *CNS and Neurological Disorders – Drug Targets* 8, nº 4 (ago. 2009): 235-44.
15. Herness, S.; Zhao, F. L. "The Neuropeptides CCK and NPY and the Changing View of Cell-to-Cell Communication in the Taste Bud". *Physiology and Behavior* 97, nº 5 (14 jul. 2009): 581-91.
16. Saraceno, R. et al. "The Role of Neuropeptides in Psoriasis". *British Journal of Dermatology* 155, nº 5 (nov. 2006): 876-82.

17. Adler, C. J. et al. "Sequencing Ancient Calcified Dental Plaque Shows Changes in Oral Microbiota with Dietary Shifts of the Neolithic and Industrial Revolutions". *Nature Genetics* 45, nº 4 (abr. 2013): 450-5.
18. Lingström, P.; van Houte, J.; Kashket, S. "Food Starches and Dental Caries". *Critical Reviews in Oral Biology and Medicine* 11, nº 3 (2000): 366-80.
19. "Dental Decay: The Evolution of Oral Diversity". Wellcome Trust/Sanger Institute, 17 fev. 2013, http://www.sanger.ac.uk/about/press/2013/130217.html.
20. Cordain, L. "Cereal Grains: Humanity's Double-Edged Sword". *World Review of Nutrition and Dietetics* 84 (1999): 19-73.
21. Tito, R. Y. et al. "Insights from Characterizing Extinct Human Gut Microbiomes". *PLoS ONE* 7 nº 12 (2012): e51146, doi:10.1371/journal. pone.0051146; De Filippo, C. et al. "Impact on Diet in Shaping Gut Microbiota Revealed by a Comparative Study in Children from Europe and Rural Africa". *Proceedings of the National Academy of Sciences* 107 (2010): 14691.
22. Swidsinski, A. et al. "Active Crohn's Disease and Ulcerative Colitis Can Be Specifically Diagnosed and Monitored Based on the Biostructure of the Fecal Flora". *Inflammatory Bowel Diseases* 14, nº 2 (fev. 2008): 147-61.
23. Perry, G. H. et al. "Diet and the Evolution of Human Amylase Gene Copy Number Variation". *Nature Genetics* 39, nº 10 (out. 2007): 1256-60.
24. Helgason, A. et al. "Refining the Impact of TCF7L2 Gene Variants on Type 2 Diabetes and Adaptive Evolution". *Nature Genetics* 39, nº 2 (fev. 2007): 218-25.
25. Juntunen, K. S. et al. "Structural Differences between Rye and Wheat Breads but Not Total Fiber Content May Explain the Lower Postprandial Insulin Response to Rye Bread". *American Journal of Clinical Nutrition* 78, nº 5 (nov. 2003): 957-64.
26. Stenman, S. M. et al. "Degradation of Coeliac Disease-Inducing Rye Secalin by Germinating Cereal Enzymes: Diminishing Toxic Effects in Intestinal Epithelial Cells". *Clinical and Experimental Immunology* 161, nº 2 (ago. 2010): 242-9; Vainio, E.; Varionen, E. "Antibody Response against Wheat, Rye, Barley, Oats, and Corn: Comparison between Gluten-Sensitive Patients and Monoclonal Antigliadin Antibodies". *Internal Archives of Allergy and Immunity* 106, nº 2 (fev. 1995): 134-8.
27. Peumans, W. J.; Stinissen, H. M.; Carlier, A. R. "Isolation and Partial Characterization of Wheat-Germ-Agglutinin-Like Lectins from Rye (*Secale cereale*) and Barley (*Hordeum vulgare*) Embryos". *Biochemical Journal* 203, nº 1 (1º abr. 1982): 239-43.
28. Curtis, T. Y. et al. "Free Amino Acids and Sugars in Rye Grain: Implications for Acrylamide Formation". *Journal of Agricultural and Food Chemistry* 58 (2010):

1959-69; Postles, J. et al. "Effects of Variety and Nutrient Availability on the Acrylamide-Forming Potential of Rye Grain". *Journal of Cereal Science* 57, nº 3 (maio 2013): 463-70.
29. Caporael, L. "Ergotism: The Satan Loosed in Salem?" *Science* 192 (1976): 21-6.
30. Comino, I. et al. "Significant Differences in Coeliac Immunotoxicity of Barley Varieties". *Molecular Nutrition and Food Research* 56, nº 11 (nov. 2012): 1697-707.
31. Snegaroff, J. et al. "Barley 3-Hordein: Glycosylation at an Atypical Site, Disulfide Bridge Analysis, and Reactivity with IgE from Patients Allergic to Wheat". *Biochimica et Biophysica Acta* 1834, nº 1 (jan. 2013): 395-403.
32. Pechenkina, E. A. et al. "Skeletal Biology of the Central Peruvian Coast: Consequences of Changing Population Density and Progressive Dependence on Maize Agriculture". In: *Ancient Health: Skeletal Indicators of Agricultural and Economic Intensification*. Cohen, M. N.; Crane-Kramer, G. M. M. orgs. (Gainesville: University Press of Florida, 2007), 92-112; Alfonso, M. P.; Standen, V. G.; Castro, V. "The Adoption of Agriculture among Northern Chile Populations in the Azapa Valley, 9000-1000 BP". In: *Ancient Health: Skeletal Indicators of Agricultural and Economic Intensification*. Cohen, M. N.; Crane-Kramer, G. M. M. orgs. (Gainesville: University Press of Florida, 2007), 245.
33. Byrnes, S. E.; Miller, J. C.; Denyer, G. S. "Amylopectin Starch Promotes the Development of Insulin Resistance in Rats". *Journal of Nutrition* 125, nº 6 (jun. 1995): 1430-7.
34. Vainio, E.; Varionen, E. "Antibody Response against Wheat, Rye, Barley, Oats, and Corn: Comparison between Gluten-Sensitive Patients and Monoclonal Antigliadin Antibodies". *International Archives of Allergy and Immunology* 106, nº 2 (fev. 1995): 134-8; Mills, E. N. et al. "Structural, Biological, and Evolutionary Relationships of Plant Food Allergens Sensitizing via the Gastrointestinal Tract". *Critical Reviews in Food Science and Nutrition* 44, nº 5 (2004): 379-407; Pastorello, E. A. et al. "Maize Food Allergy: Lipid-Transfer Proteins, Endochitinases, and Alpha-Zein Precursor Are Relevant Maize Allergens in Double-Blind Placebo-Controlled Maize-Challenge-Positive Patients". *Analytical and Bioanalytical Chemistry* 395, nº 1 (set. 2009): 93-102.
35. Valencia Zavala, M. P. et al. "Maize (*Zea mays*): Allergen or Toleragen? Participation of the Cereal in Allergic Disease and Positivity Incidence in Cutaneous Tests". *Revista Allergia Mexico* 53, nº 6 (nov.-dez. 2006): 207-11.
36. Vainio, "Antibody Response against Wheat, Rye, Barley, Oats, and Corn". 134-8.
37. Cabrera-Chavez, F. et al. "Maize Prolamins Resistant to Peptic-Tryptic Digestion Maintain Immune-Recognition by IgA from Some Celiac Disease Patients". *Plant Foods for Human Nutrition* 67, nº 1 (mar. 2012): 24-30.

38. Spiroux de Vendômois, J. et al. "A Comparison of the Effects of Three GM Corn Varieties on Mammalian Health". *International Journal of Biological Sciences* 5 (2009): 706-26.
39. Seralini, G. E. et al. "Long Term Toxicity of a Roundup Herbicide and a Roundup-Tolerant Genetically Modified Maize". *Food and Chemical Toxicology* 50, nº 11 (nov. 2012): 4221-31.
40. Mezzomo, B. P. et al. "Hematotoxicity of *Bacillus thuringiensis* as Spore-Crystal Strains Cry1Aa, Cry1Ab, Cry1Ac or Cry2Aa in Swiss Albino Mice". *Journal of Hematology and Thromboembolic Diseases* 1 (2013): 1.
41. Spiroux de Vendômois, J. et al. "A Comparison of the Effects of Three GM Corn Varieties on Mammalian Health", 706-26.
42. Xu, W. et al. "Analysis of Caecal Microbiota in Rats Fed with Genetically Modified Rice by Real-Time Quantitative PCR". *Journal of Food Science* 76, nº 1 (jan.-fev. 2011): M88-93.
43. Thongprakaisang, S. et al. "Glyphosate Induces Human Breast Cancer Cells Growth via Estrogen Receptors". *Food and Chemical Toxicology* 59C (10 jun. 2013): 129-36; Liz Oliveira Cavalli, V. L. et al. "Roundup Disrupts Male Reproductive Functions by Triggering Calcium-Mediated Cell Death in Rat Testis and Sertoli Cells". *Free Radical Biology and Medicine* 65 (dez. 2013): 335-46; Gasnier, C. et al. "Glyphosate-Based Herbicides Are Toxic and Endocrine Disruptors in Human Cell Lines". *Toxicology* 262, nº 3 (21 ago. 2009): 184-91.
44. Yadav, S. S. et al. "Toxic and Genotoxic Effects of Roundup on Tadpoles of the Indian Skittering Frog (*Euflictis cyanophlyctis*) in the Presence and Absence of Predator Stress". *Aquatic Toxicology* 132-133 (15 maio 2013): 1-8.
45. Lukacs, J. R. "Climate, Subsistence, and Health in Prehistoric India". In: *Ancient Health: Skeletal Indicators of Agricultural and Economic Intensification*, Cohen, M. N.; Crane-Kramer, G. M. M. orgs. (Gainesville: University Press of Florida, 2007), 245.
46. Sandhu, J. S.; Fraser, D. R. "Effect of Dietary Cereals on Intestinal Permeability in Experimental Enteropathy in Rats". *Gut* 24, nº 9 (set. 1983): 825-30.
47. "Arsenic in Rice and Rice Products", US Food and Drug Administration, http://www.fda.gov/Food/FoodborneIllnessContaminants/Metals/ucm319870.htm.
48. Faita, F. et al. "Arsenic-Induced Genotoxicity and Genetic Susceptibility to Arsenic-Related Pathologies" *International Journal of Environmental Research and Public Health* 10, nº 4 (12 abr. 2013): 1527-46.
49. Chen, Y. et al. "Arsenic Exposure at Low-to-Moderate Levels and Skin Lesions, Arsenic Metabolism, Neurological Functions, and Biomarkers for Respiratory and Cardiovascular Diseases: Review of Recent Findings from the Health

Effects of Arsenic Longitudinal Study (HEALS) in Bangladesh". *Toxicology and Applied Pharmacology* 239, nº 2 (1º set. 2009): 184-92.
50. Vainio, "Antibody Response against Wheat, Rye, Barley, Oats, and Corn", 134-8; Comino, I. et al. "Diversity in Oat Potential Immunogenicity: Basis for the Selection of Oat Varieties with No Toxicity in Coeliac Disease". *Gut* 60, nº 7 (jul. 2011): 915-22.
51. Mishkind, M. L. et al. "Localization of Wheat Germ Agglutinin-Like Lectins in Various Species of the Gramineae". *Science* 220, nº 4603 (17 jun. 1983): 1290-2.
52. Axtell, J. D. et al. "Digestibility of Sorghum Proteins". *Proceedings of the National Academy of Sciences* 78, nº 3 (1981): 1333-5.

CAPÍTULO 3

1. "Feed Grains: Yearbook Tables". USDA Economic Research Service, http://www.ers.usda.gov/data-products/feed-grains-database/feed-grains-yearbook-tables.aspx#26766.
2. Pimentel, D.; Pimentel, M. "Sustainability of Meat-Based and Plant-Based Diets and the Environment". *American Journal of Clinical Nutrition* 78, nº 3 (2003): 660S-3S.
3. Morgan, D. *Merchants of Grain* (Lincoln, NE: Authors Guild, 2000): 181.
4. http://www.supremecourt.gov/Search.aspx?FileName=/docketfiles/13-303.htm.
5. "Agribusiness". Center for Responsive Politics, http://www.opensecrets.org/lobby/indus.php?id=A&year=2012.

CAPÍTULO 4

1. "Gastrointestinal". AstraZeneca Annual Report and Form 20-F Information 2011, http://www.astrazeneca-annualreports.com/2011/business_review/therapy_area_review/gastrointestinal.
2. Bourne, C. et al. "Emergent Adverse Effects of Proton Pump Inhibitors". *La Presse Médicale* 42, nº 2 (fev. 2013): e53-62.
3. Tieyjeh, I. M. et al. "The Association between Histamine 2 Receptor Antagonist Use and *Clostridium difficile* Infection: A Systematic Review and Meta-Analysis". *PLoS ONE* 8, nº 3 (2013): e56498.
4. Biswas, S. et al. "Potential Immunological Consequences of Pharmacological Suppression of Gastric Acid Production in Patients with Multiple Sclerosis". *BMC Medicine* 10 (7 jun. 2012): 57.
5. Vazquez-Roque, M. I. et al. "A Controlled Trial of Gluten-Free Diet in Patients with Irritable Bowel Syndrome-Diarrhea: Effects on Bowel Frequency and Intestinal Function". *Gastroenterology* 145 (2013): 320-8.

6. Ebert, C. et al. "Inhibitory Effect of the Lectin Wheat Germ Agglutinin (WGA) on the Proliferation of AR42J Cells". *Acta Histochemica* 111, nº 4 (2009): 335-42; Santer, R. et al. "The Role of Carbohydrate Moieties of Cholecystokinin Receptors in Cholecystokinin Octapeptide Binding: Alteration of Binding Data by Specific Lectins". *Biochimica et Biophysica Acta* 1051, nº 1 (23 jan. 1990): 78-83.
7. Sonnenberg, A.; Müller, A. D. "Constipation and Cathartics as Risk Factors of Colorectal Cancer: A Meta-Analysis". *Pharmacology* 47, sup. 1 (1993): 224-33.
8. Catassi, C. et al. "Non-Celiac Gluten Sensitivity: The New Frontier of Gluten Related Disorders". *Nutrients* 5, nº 10 (26 set. 2013): 3839-53.
9. Volta, U. et al. "Serological Tests in Gluten Sensitivity (Non Celiac Gluten Intolerance)". *Journal of Clinical Gastroenterology* 46 (2012): 680-5.
10. Lynch, S. R.; Skikne, B. S.; Cook, J. D. "Food Iron Absorption in Idiopathic Hemochromatosis". *Blood* 74 nº 6 (1º nov. 1989): 2187-93.
11. Holm, P. B.; Kristiansen, K. N.; Pedersen, H. B. "Transgenic Approaches in Commonly Consumed Cereals to Improve Iron and Zinc Content and Bioavailability". *Journal of Nutrition* 132, nº 3 (mar. 2002): 514S-6S.
12. Monzón, H. et al. "Mild Enteropathy as a Cause of Iron-Deficiency Anaemia of Previously Unknown Origin". *Digestive and Liver Disease* 43, nº 6 (jun. 2011): 448-53; Davidsson, L. "Approaches to Improve Iron Bioavailability from Complementary Foods". *Journal of Nutrition* 133, nº 5, sup. 1 (maio 2003): 1560S-2S.
13. Elhakim, N. et al. "Fortifying Baladi Bread in Egypt: Reaching More Than 50 Million People through the Subsidy Program". *Food and Nutrition Bulletin* 33, sup. 4 (dez. 2012): S260-71.
14. Wierdsma, N. J. et al. "Vitamin and Mineral Deficiencies are Highly Prevalent in Newly Diagnosed Celiac Disease Patients". *Nutrients* 5, nº 10 (30 set. 2013): 3975-92; Sáez, L. R. et al. "Refractory Iron-Deficiency Anemia and Gluten Intolerance – Response to Gluten-Free Diet". *Revista Española de Enfermedades Digestivas* 103, nº 7 (jul. 2011): 349-54.
15. Roohani, N. et al. "Zinc and Its Importance for Human Health: An Integrative Review". *Journal of Research in Medical Sciences* 18, nº 2 (fev. 2013): 144-57.
16. Sandstead, H. H. "Human Zinc Deficiency: Discovery to Initial Translation". *Advances in Nutrition* 4, nº 1 (1º jan. 2013): 76-81.
17. Holm, P. B. "Transgenic Approaches in Commonly Consumed Cereals". 514S-6S.
18. International Zinc Nutrition Consultative Group (IZiNCG) et al. "International Zinc Nutrition Consultative Group (IZiNCG) Technical Document #1.

Assessment of the Risk of Zinc Deficiency in Populations and Options for Its Control". *Food and Nutrition Bulletin* 25 (2004): S99-203.
19. Prasad, A. S. "Discovery of Human Zinc Deficiency: Its Impact on Human Health and Disease". *Advances in Nutrition* 4, nº 2 (1º mar. 2013): 176-90.
20. Ervin, R. B.; Kennedy-Stephenson, J. "Mineral Intakes of Elderly Adult Supplement and Non-Supplement Users in the Third National Health and Nutrition Examination Survey". *Journal of Nutrition* 132 (2002): 3422-7; Wierdsma, N. J. "Vitamin and Mineral Deficiencies", 3975-92.
21. Gibson, R. S. "History Review of Progress in the Assessment of Dietary Zinc Intake as an Indicator of Population Zinc Status". *Advances in Nutrition* 3 (2012): 772-82.
22. Institute of Medicine, *Dietary Reference Intakes for Vitamin A, Vitamin K, Arsenic, Boron, Chromium, Copper, Iodine, Iron, Manganese, Molybdenum, Nickel, Silicon, Vanadium, and Zinc* (Washington, DC: National Academies Press, 2001).
23. Wierdsma, N. J. "Vitamin and Mineral Deficiencies". 3975-92.
24. Jokinen, O. et al. "Lectin Binding to the Porcine and Human Ileal Receptor of Intrinsic Factor-Cobalamin". *Glycoconjugate Journal* 6, nº 4 (1989): 525-38.
25. Hunger-Battefeld, W. et al. "Prevalence of Polyglandular Autoimmune Syndrome in Patients with Diabetes Mellitus Type 1". *Medizinische Klinik* 104, nº 3 (15 mar. 2009): 183-91.
26. Allen, L. H. et al. "Considering the Case for Vitamin B12 Fortification of Flour". *Food and Nutrition Bulletin* 31, sup. 1 (mar. 2010): S36-46.
27. Arnason, J. A. et al. "Do Adults with High Gliadin Antibody Concentrations Have Subclinical Gluten Intolerance?" *Gut* 33, nº 2 (fev. 1992): 194-7.
28. Choumenkovitch, S. F. et al. "Folic Acid Intake from Fortification in United States Exceeds Predictions". *Journal of Nutrition* 132 (2002): 2792-8; Mason, J. B. et al. "A Temporal Association between Folic Acid Fortification and an Increase in Colorectal Cancer Rates May Be Illuminating Important Biological Principles: A Hypothesis". *Cancer Epidemiology, Biomarkers, and Prevention* 16 (2007): 1325.
29. Vieth, R. "Vitamin D Supplementation, 25-Hydroxyvitamin D Concentrations, and Safety". *American Journal of Clinical Nutrition* 69, nº 5 (maio 1999): 842-56.
30. Cabral, M. A. et al. "Prevalence of Vitamin D Deficiency During the Summer and Its Relationship with Sun Exposure and Skin Phototype in Elderly Men Living in the Tropics". *Journal of Clinical Interventions in Aging* 8 (2013): 1347-51.
31. Lucendo, A. J.; García-Manzanares, A. "Bone Mineral Density in Adult Coeliac Disease: An Updated Review". *Revista Española de Enfermedades Digestivas* 105, nº 3 (maio 2013): 154-62.

32. De Filippo, C. et al. "Impact of Diet in Shaping Gut Microbiota Revealed by a Comparative Study in Children from Europe and Rural Africa". *Proceedings of the National Academy of Sciences of the United States of America* 107, nº 33 (2010): 14691-6.
33. Brown, K. et al. "Diet-Induced Dysbiosis of the Intestinal Microbiota and the Effects on Immunity and Disease". *Nutrients* 4, nº 8 (ago. 2012): 1095-119.
34. Walker, A. W. et al. "Dominant and Diet-Responsive Groups of Bacteria within the Human Colonic Microbiota". *The ISME Journal: Multidisciplinary Journal of Microbial Ecology* 5 (2011): 220-30; Wu, G. D. et al. "Linking Long-Term Dietary Patterns with Gut Microbial Enterotypes". *Science* 334 (2011): 105-8.
35. Sachdev, A. H.; Pimentel, M. "Gastrointestinal Bacterial Overgrowth: Pathogenesis and Clinical Significance". *Therapeutic Advances in Chronic Disease* 4, nº 5 (set. 2013): 223-31.
36. Tursi, A.; Brandimarte, G.; Giorgetti, G. "High Prevalence of Small Intestinal Bacterial Overgrowth in Celiac Patients with Persistence of Gastrointestinal Symptoms after Gluten Withdrawal". *American Journal of Gastroenterology* 98, nº 4 (abr. 2003): 839-43; Khoshini, R. et al. "A Systematic Review of Diagnostic Tests for Small Intestinal Bacterial Overgrowth". *Digestive Diseases and Sciences* 53, nº 6 (jun. 2008): 1443-54.
37. Howell, M. D. et al. "Iatrogenic Gastric Acid Suppression and the Risk of Nosocomial *Clostridium difficile* Infection". *Archives of Internal Medicine* 170, nº 9 (10 maio 2010): 784-90.
38. Arrieta, M. C.; Bistritz, L.; Meddings, J. B. "Alterations in Intestinal Permeability". *Gut* 55 (2006): 1512-20.
39. Bernardo, D. et al. "Is Gliadin Really Safe for Non-Coeliac Individuals? Production of Interleukin 15 in Biopsy Culture from Non-Coeliac Individuals Challenged with Gliadin Peptides". *Gut* 56, nº 6 (jun. 2007): 889-90; Londei, M. et al. "Gliadin as a Stimulator of Innate Responses in Celiac Disease". *Molecular Immunology* 42, nº 8 (maio 2005): 913-8.
40. Wang, W. et al. "Human Zonulin, a Potential Modulator of Intestinal Tight Junctions". *Journal of Cell Science* (2000): 1134435-40.
41. Anderson, O. D. et al. "A New Class of Wheat Gliadin Genes and Proteins". *PLoS ONE* 7, nº 12 (2012): e52139; Sandhu, J. S.; Fraser, D. R. "Effect of Dietary Cereals on Intestinal Permeability in Experimental Enteropathy in Rats". *Gut* 24, nº 9 (set. 1983): 825-30.

CAPÍTULO 5

1. Korponay-Szabó, I. R. et al. "Deamidated Gliadin Peptides Form Epitopes That Transglutaminase Antibodies Recognize". *Journal of Pediatric Gastroenterology and Nutrition* 46, nº 3 (mar. 2008): 253-61.

2. Lo Iacono, O. et al. "Anti-Tissue Transglutaminase Antibodies in Patients with Abnormal Liver Tests: Is It Always Coeliac Disease?" *American Journal of Gastroenterology* 100, nº 11 (nov. 2005): 2472-7.
3. Williams, A. J. et al. "The High Prevalence of Autoantibodies to Tissue Transglutaminase in First-Degree Relatives of Patients with Type 1 Diabetes Is Not Associated with Islet Autoimmunity". *Diabetes Care* 24, nº 3 (mar. 2001): 504-9.
4. Mueller, D. B. et al. "Influence of Early Nutritional Components on the Development of Murine Autoimmune Diabetes". *Annals of Nutrition and Metabolism* 54, nº 3 (2009): 208-17.
5. Mehr, S. S. et al. "Rice: A Common and Severe Cause of Food Protein-Induced Enterocolitis Syndrome". *Archives of Disease in Childhood* 94, nº 3 (mar. 2009): 220-3.
6. Funda, D. O. et al. "Gluten-Free Diet Prevents Diabetes in NOD Mice". *Diabetes/Metabolism Research and Reviews* 15, nº 5 (set.-out. 1999): 323-7.
7. Mueller, D. B. "Influence of Early Nutritional Components", 208-17.
8. Hansen, D. et al. "High Prevalence of Coeliac Disease in Danish Children with Type 1 Diabetes Mellitus". *Acta Paediatrica* 90, nº 11 (nov. 2001): 1238-43.
9. Barera, G. et al. "Occurrence of Celiac Disease after Onset of Type 1 Diabetes: A 6-Year Prospective Longitudinal Study". *Pediatrics* 109, nº 5 (maio 2002): 833-8.
10. Barbeau, W. E. et al. "Elevated CD8 T Cell Responses in Type 1 Diabetes Patients to a 13 Amino Acid Coeliac-Active Peptide from α-Gliadin". *Clinical and Experimental Immunology* (publicação eletrônica em 10 set. 2013): doi:10.1111/cei.12203.
11. Vehik, K. et al. "Increasing Incidence of Type 1 Diabetes in 0– to 17-Year-Old Colorado Youth". *Diabetes Care* 30, nº 3 (mar. 2007): 503-9.
12. Jiskra, J. et al. "IgA and IgG Antigliadin, IgA Anti-Tissue Tranglutaminase and Antiendomysial Antibodies in Patients with Autoimmune Thyroid Diseases and Their Relationship to Thyroidal Replacement Therapy". *Physiological Research* 52, nº 1 (2003): 79-88.
13. Betterle, C. et al. "Celiac Disease in North Italian Patients with Autoimmune Addison's Disease". *European Journal of Endocrinology* 154, nº 2 (fev. 2006): 275-9.
14. Rosmond, R.; Björntorp, P. "The Interactions between Hypothalamic-Pituitary--Adrenal Axis Activity, Testosterone, Insulin-Like Growth Factor I and Abdominal Obesity with Metabolism and Blood Pressure in Men". *International Journal of Obesity and Related Metabolic Disorders* 22, nº 12 (dez. 1998): 1184-96.
15. Silverman, M. N.; Sternberg, E. M. "Glucocorticoid Regulation of Inflammation and Its Behavioral and Metabolic Correlates: From HPA Axis to

Glucocorticoid Receptor Dysfunction". *Annals of the New York Academy of Sciences* 1261 (jul. 2012): 55-63.
16. Zioudrou, C.; Streaty, R. A.; Klee, W. A. "Opioid Peptides Derived from Food Proteins. The Exorphins". *Journal of Biological Chemistry* 254, nº 7 (10 abr. 1979): 2446-9.
17. Bardella, M. T. et al. "Body Composition and Dietary Intakes in Adult Celiac Disease Patients Consuming a Strict Gluten-Free Diet". *American Journal of Clinical Nutrition* 72, nº 4 (out. 2000): 937-9.
18. Vojdani, A.; O'Bryan, T.; Green, J. A. "Immune Response to Dietary Proteins, Gliadin, and Cerebellar Peptides in Children with Autism". *Nutritional Neuroscience* 7, nº 3 (jun. 2004): 151-61; Lahat, E. et al. "Prevalence of Celiac Antibodies in Children with Neurologic Disorders". *Pediatric Neurology* 22, nº 5 (maio 2000): 393-6.
19. Lau, N. M. et al. "Markers of Celiac Disease and Gluten Sensitivity in Children with Autism". *PLoS ONE* 8, nº 6 (18 jun. 2013): e66155.
20. Dohan, F. C.; Levitt, D. R.; Kushnir, L. D. "Abnormal Behavior after Intracerebral Injection of Polypeptides from Wheat Gliadin: Possible Relevance to Schizophrenia". *Pavlovian Journal of Biological Science* 13, nº 2 (1978): 73-82; Okusaga, O. et al. "Elevated Gliadin Antibody Levels in Individuals with Schizophrenia". *World Journal of Biological Psychiatry* 14, nº 7 (set. 2013): 509-15; Dickerson, F. et al. "Markers of Gluten Sensitivity and Celiac Disease in Recent-Onset Psychosis and Multi-Episode Schizophrenia". *Biological Psychiatry* 68, nº 1 (1º jul. 2010):100-4.
21. Kalaydijan, A. E. et al. "The Gluten Connection: The Association between Schizophrenia and Celiac Disease". *Acta Psychiatrica Scandinavica* 113, nº 2 (fev. 2006): 82-90; Jackson, J. et al. "A Gluten-Free Diet in People with Schizophrenia and Anti-Tissue Transglutaminase or Anti-Gliadin Antibodies". *Schizophrenia Research* 140, nº 1-3 (set. 2012): 262-3.
22. Dickerson, F. et al. "Markers of Gluten Sensitivity and Celiac Disease in Bipolar Disorder". *Bipolar Disorders* 13, nº 1 (fev. 2011): 52-8; Dickerson, F. et al. "Markers of Gluten Sensitivity in Acute Mania: A Longitudinal Study". *Psychiatry Research* 196, nº 1 (30 mar. 2012): 68-71.
23. Volta, U. et al. "Serological Tests in Gluten Sensitivity (Nonceliac Gluten Intolerance)". *Journal of Clinical Gastroenterology* 46, nº 8 (set. 2012): 680-5.
24. Choi, S. et al. "Meal Ingestion, Amino Acids, and Brain Neurotrasmitters: Effects of Dietary Protein Source on Serotonin and Cathecolamine Synthesis Rates". *Physiology and Behavior* 98, nº 1-2 (4 ago. 2009): 156-62.

25. Sharma, T. R. et al. "Psychiatric Comorbidities in Patients with Celiac Disease: Is There Any Concrete Biological Association?" *Asian Journal of Psychiatry* 4, nº 2 (jun. 2011): 150-1.
26. Alaedini, A. et al. "Immune Cross-Reactivity in Celiac Disease: Anti-Gliadin Antibodies Bind to Neuronal Synapsin I". *Journal of Immunology* 178, nº 10 (15 maio 2007): 6590-5.
27. Gobbi, G. et al. "Coeliac Disease, Epilepsy, and Cerebral Calcifications. The Italian Working Group on Coeliac Disease and Epilepsy". *Lancet* 340, nº 8817 (22 ago. 1992): 439-43.
28. Hu, W. T. et al. "Cognitive Impairment and Celiac Disease". *Archives of Neurology* 63, nº 10 (out. 2006): 1440-6.
29. Crane, P. K. et al. "Glucose Levels and Risk of Dementia". *New England Journal of Medicine* 369, nº 6 (8 ago. 2013): 540-8.
30. Choi, S. "Meal Ingestion, Amino Acids, and Brain Neurotransmitters", 156-62.
31. Pol, K. et al. "Whole Grain and Body Weight Changes in Apparently Healthy Adults: A Systematic Review and Meta-Analysis of Randomized Controlled Studies". *American Journal of Clinical Nutrition* 98, nº 4 (out. 2013): 872-84.
32. Dall, M. et al. "Gliadin Fragments and a Specific Gliadin 33-mer Peptide Close KATP Channels and Induce Insulin Secretion in INS-1E Cells and Rat Islets of Langerhans". *PLoS ONE* 8, nº 6 (2013): e66474, doi:10.1371/journal.pone.0066474.
33. Cohen, M. R. et al. "Naloxone Reduces Food Intake in Humans". *Psychosomatic Medicine* 47, nº 2 (mar.-abr. 1985): 1332-8; Drewnowski, A. et al. "Naloxone, an Opiate Blocker, Reduces the Consumption of Sweet High-Fat Foods in Obese and Lean Female Binge Eaters". *American Journal of Clinical Nutrition* 61 (1995): 1206-12.
34. Shi, Z. et al. "Vegetable-Rich Food Pattern Is Related to Obesity in China". *International Journal of Obesity* 32, nº 6 (jun. 2008): 975-84.
35. Morton, N. M.; Seckl, J. R. "11beta-Hydroxysteroid Dehydrogenase Type 1 and Obesity". *Frontiers of Hormone Research* 36 (2008): 146-64.
36. Jönsson, T. et al. "Agrarian Diet and Diseases of Affluence – Do Evolutionary Novel Dietary Lectins Cause Leptin Resistance?" *BMC Endocrine Disorders* 5 (10 dez. 2005): 10.
37. "2011 National Diabetes Fact Sheet". Centers for Disease Control, http://www.cdc.gov/diabetes/pubs/factsheet11.htm.
38. "IDF Diabetes Atlas, 6th Edition". International Diabetes Federation, http://www.idf.org/diabetesatlas.

39. Popkin, B. M.; Duffey, K. J. "Does Hunger and Satiety Drive Eating Anymore? Increasing Eating Occasions and Decreasing Time between Eating Occasions in the United States". *American Journal of Clinical Nutrition* 91, nº 5 (maio 2010): 1342-7.
40. "Dietary Guidelines for Americans, 2010". US Department of Agriculture, http://www.health.gov/dietaryguidelines/dga2010/DietaryGuidelines2010.pdf.
41. Foster-Powell, K.; Holt, S.; Brand-Miller, J. "International Table of Glycemic Index and Glycemic Load Values: 2002". *American Journal of Clinical Nutrition* 76 (2002): 5-56.
42. Beck, B. et al. "Effects of Long-Term Ingestion of Aspartame on Hypothalamic Neuropeptide Y, Plasma Leptin and Body Weight Gain and Composition". *Physiology and Behavior* 75, nº 1-2 (1º fev. 2002): 41-7.
43. Marchetti, P. et al. "The Pancreatic Beta Cells in Human Type 2 Diabetes". *Advances in Experimental Medicine and Biology* 771 (2012): 288-309.
44. Ibid.
45. Michailidou, Z. et al. "Omental 11beta-Hydroxysteroid Dehydrogenase 1 Correlates with Fat Cell Size Independently of Obesity". *Obesity* 15, nº 5 (maio 2007): 1155-63.
46. Williams, G. "Aromatase Up-Regulation, Insulin, and Raised Intracellular Oestrogens in Men, Induce Adiposity, Metabolic Syndrome, and Prostate Disease, via Aberrant ER-α and GPER Signalling". *Molecular and Cellular Endocrinology* 351, nº 2 (4 abr. 2012): 269-78.
47. Roelfsema, F. et al. "Prolactin Secretion in Healthy Adults Is Determined by Gender, Age, and Body Mass Index". *PLoS ONE* 7, nº 2 (2012): e31305; Fanciulli, G. et al. "Serum Prolactin Levels After Administration of the Alimentary Opioid Peptide Gluten Exorphin B4 in Male Rats". *Nutritional Neuroscience* 7, nº 1 (fev. 2004): 53-5.
48. Johnson, R. E.; Murah, M. H. "Gynecomastia: Pathophysiology, Evaluation, and Management". *Mayo Clinic Proceedings* 84, nº 11 (nov. 2009): 1010-5.
49. Molteni, N.; Bardella, M. T.; Bianchi, P. A. "Obstetric and Gynecological Problems in Women with Untreated Celiac Sprue". *Journal of Clinical Gastroenterology* 12, nº 1 (fev. 1990): 37-9; Sher, K. S. et al. "Infertility Obstetric and Gynaecological Problems in Coeliac Sprue". *Digestive Diseases* 12, nº 3 (maio-jun. 1994): 186-90; Green, J. R. et al. "Reversible Insensitivity to Androgens in Men with Untreated Gluten Enteropathy". *Lancet* 1, nº 8006 (5 fev. 1977): 280-2.
50. Santen, R. J. et al. "History of Aromatase: Saga of an Important Biological Mediator and Therapeutic Target". *Endocrine Reviews* 30, nº 4 (jun. 2009): 343-75.

51. Lautenbach, A.; Budde, A.; Wrann, C. D. "Obesity and the Associated Mediators Leptin, Estrogen and IGF-I Enhance the Cell Proliferation and Early Tumorigenesis of Breast Cancer Cells". *Nutrition and Cancer* 61, nº 4 (2009): 484-91; Endogenous Hormones and Breast Cancer Collaborative Group et al. "Endogenous Sex Hormones and Breast Cancer in Postmenopausal Women: Reanalysis of Nine Prospective Studies". *Journal of the National Cancer Institute* 94 (2002): 606-16.
52. Kok, P. et al. "Prolactin Release Is Enhanced in Proportion to Excess Visceral Fat in Obese Women". *Journal of Clinical Endocrinology and Metabolism* 89, nº 9 (set. 2004): 4445-9.
53. Lautenbach, A. "Obesity and the Associated Mediators", 484-91.
54. Veronelli, A. et al. "Sexual Dysfunction Is Frequent in Premenopausal Women with Diabetes, Obesity and Hypothyroidism, and Correlates with Markers of Increased Cardiovascular Risk. A Preliminary Report". *Journal of Sexual Medicine* 6, nº 6 (jun. 2009): 1561-8.
55. Bustos, D. et al. "Autoantibodies in Argentine Women with Recurrent Pregnancy Loss". *American Journal of Reproductive Immunology* 55, nº 3 (mar. 2006): 201-7.
56. Pasquali, R.; Patton, L.; Gambineri, A. "Obesity and Infertility". *Current Opinion in Endocrine, Diabetes, and Obesity* 14, nº 6 (dez. 2007): 482-7; Brewer, C. J.; Balen, A. H. "The Adverse Effects of Obesity on Conception and Implantation". *Reproduction* 140, nº 3 (set. 2010): 347-64.
57. Rich-Edwards, J. W. et al. "Adolescent Body Mass Index and Infertility Caused by Ovulatory Disorder". *American Journal of Obstetrics and Gynecology* 171 (1994): 171-7.
58. Gambineri, A. et al. "Obesity and the Polycystic Ovary Syndrome". *International Journal of Obesity and Related Metabolic Disorders* 26 (2002): 883-96.
59. Quinkler, M. et al. "Androgen Generation in Adipose Tissue in Women with Simple Obesity – A Site-Specific Role for 17beta-Hydroxysteroid Dehydrogenase Type 5". *Journal of Endocrinology* 183, nº 2 (nov. 2004): 331-42.
60. Kwiterovich, P. O. "Clinical Relevance of the Biochemical, Metabolic, and Genetic Factors That Influence Low-Density Lipoprotein Heterogeneity". *American Journal of Cardiology* 90, sup. (2002): 30i-47i.
61. Lyons, T. J. "Glycation and Oxidation: A Role in the Pathogenesis of Atherosclerosis". *American Journal of Cardiology* 71, nº 6 (25 fev. 1993): 26B-31B.
62. Lindeberg, S. "Risks with the Paleolithic Diet". In: *Food and Western Disease* (Oxford: Wiley-Blackwell, 2010), 99.

63. Frustaci, A. et al. "Celiac Disease Associated with Autoimmune Myocarditis". *Circulation* 105, nº 22 (4 jun. 2002): 2611-8.
64. Curione, M. et al. "Idiopathic Dilated Cardiomyopathy Associated with Coeliac Disease: The Effect of a Gluten-Free Diet on Cardiac Performance". *Digestive and Liver Disease* 34, nº 12 (dez. 2002): 866-9.
65. Saadeh, D. et al. "Diet and Allergic Diseases among Population Aged 0 to 18 Years: Myth or Reality?" *Nutrients* 5, nº 9 (29 ago. 2013): 3399-423.
66. Hansen, T. E.; Evjenth, B.; Holt, J. "Increasing Prevalence of Asthma, Allergic Rhinoconjunctivitis and Eczema among Schoolchildren: Three Surveys During the Period 1985-2008". *Acta Paediatrica* 102, nº 1 (jan. 2013): 47-52.
67. Quirce, S.; Diaz-Perales, A. "Diagnosis and Management of Grain-Induced Asthma". *Allergy, Asthma, and Immunology Research* 5 nº 6 (nov. 2013): 348-56.
68. Hogan, D. J. et al. "Questionnaire Survey of Pruritus and Rash in Grain Elevator Workers". *Contact Dermatitis* 14, nº 3 (mar. 1986): 170-5.
69. Minford, A. M.; MacDonald, A.; Littlewood, J. M. "Food Intolerance and Food Allergy in Children: A Review of 68 Cases". *Archives of Disease in Childhood* 57, nº 10 (out. 1982): 742-7.
70. Cordain, L. "Implications for the Role of Diet in Acne". *Seminars in Cutaneous Medicine and Surgery* 24, nº 2 (jun. 2005): 84-91.
71. Cordain, L. et al. "Acne Vulgaris: A Disease of Western Civilization". *Archives of Dermatology* 138 (2002): 1584-90.
72. Ibid.
73. Liljeberg Elmståhl, H.; Björk, I. "Milk as a Supplement to Mixed Meals May Elevate Postprandial Insulinaemia". *European Journal of Clinical Nutrition* 55, nº 11 (nov. 2001): 994-9.
74. Gaitanis, G. et al. "Skin Diseases Associated with Malassezia Yeasts: Facts and Controversies". *Clinical Dermatology* 31, nº 4 (jul.-ago. 2013): 455-63.
75. Skayland, J. et al. "In Vitro Screening for Putative Psoriasis-Specific Antigens among Wheat Proteins and Peptides". *British Journal of Dermatology* 166, nº 1 (jan. 2012): 67-73.
76. Michaëlsson, G. et al. "Patients with Psoriasis Often Have Increased Serum Levels of IgA Antibodies to Gliadin". *British Journal of Dermatology* 129, nº 6 (dez. 1993): 667-73.
77. Saraceno, R. "The Role of Neuropeptides in Psoriasis", 876-82.
78. Michaëlsson, G. et al. "Psoriasis Patients with Antibodies to Gliadin Can Be Improved by a Gluten-Free Diet". *British Journal of Dermatology* 142, nº 1 (jan. 2000): 44-51.

79. Beasley, R. "The International Study of Asthma and Allergies in Childhood (ISAAC) Steering Committee. Worldwide Variation in Prevalence of Symptoms of Asthma, Allergic Rhinoconjunctivitis, and Atopic Eczema: ISAAC". *Lancet* 351 (1998): 1225-32.
80. Hansen, T. E.; Evjenth, B.; Holt, J. "Increasing Prevalence of Asthma, Allergic Rhinoconjunctivitis and Eczema among Schoolchildren: Three Surveys During the Period 1985-2008". 47-52.
81. Ciacci, C. et al. "Allergy Prevalence in Adult Celiac Disease". *Journal of Allergy and Clinical Immunology* 113, nº 6 (jun. 2004): 1199-203.
82. Pastorello, E. A. et al. "Wheat IgE-Mediated Food Allergy in European Patients: Alpha-Amylase Inhibitors, Lipid Transfer Proteins and Low--Molecular-Weight Glutenins". *International Archives of Allergy and Immunology* 144, nº 1 (2007): 10-22.
83. Wray, D. "Gluten-Sensitive Recurrent Aphthous Stomatitis". *Digestive Diseases and Sciences* 26, nº 8 (ago. 1981): 737-40.

CAPÍTULO 6

1. Phinney, S. D. et al. "Capacity for Moderate Exercise in Obese Subjects after Adaptation to a Hypocaloric, Ketogenic Diet". *Journal of Clinical Investigation* 66, nº 5 (nov. 1980): 1152-61.
2. Brands, M. W.; Manhiani, M. M. "Sodium-Retaining Effect of Insulin in Diabetes". *American Journal of Physiology – Regulatory, Integrative, and Comparative Physiology* 303, nº 11 (dez. 2012): R1101-9.
3. Caldwell, K. L. et al. "Iodine Status of the US Population, National Health and Nutrition Examination Survey 2003-2004". *Thyroid* 18, nº 11 (nov. 2008): 1207-14.
4. Mao, I. F.; Chen, M. L.; Ko, Y. C. "Electrolyte Loss in Sweat and Iodine Deficiency in a Hot Environment". *Archives of Environmental Health* 56, nº 3 (maio-jun. 2001): 271-7.
5. Qureshi, N. A.; Al-Bedah, A. M. "Mood Disorders and Complementary and Alternative Medicine: A Literature Review". *Journal of Neuropsychiatric Disease and Treatment* 9 (2013): 639-58.
6. Cangiano, C. et al. "Eating Behavior and Adherence to Dietary Prescriptions in Obese Adult Subjects Treated with 5-Hydroxytryptophan". *American Journal of Clinical Nutrition* 56, nº 5 (nov. 1992): 863-7; Jukic, T. et al. "The Use of a Food Supplementation with D-Phenylalanine, L-Glutamine and L-5--Hydroxytryptophan in the Alleviation of Alcohol Withdrawal Symptoms". *Collegium Antropologicum* 35, nº 4 (dez. 2011): 1225-30.

7. Darbinyan, V. et al. "Clinical Trial of *Rhodiola rosea* L. Extract SHR-5 in the Treatment of Mild to Moderate Depression". *Nordic Journal of Psychiatry* 61, nº 5 (2007): 343-8; Chen, Q. G. et al. "The Effects of *Rhodiola rosea* Extract on 5-HT Level, Cell Proliferation and Quantity of Neurons at Cerebral Hippocampus of Depressive Rats". *Phytomedicine* 16, nº 9 (set. 2009): 830-8.
8. Murray, J. A. et al. "Effect of a Gluten-Free Diet on Gastrointestinal Symptoms in Celiac Disease". *American Journal of Clinical Nutrition* 79, nº 4 (abr. 2004): 669-73; Cheng, J. et al. "Body Mass Index in Celiac Disease: Prevalence, Clinical Characteristics, and Effect of a Gluten-Free Diet". *Journal of Clinical Gastroenterology* 44, nº 4 (abr. 2010): 267-71; Venkatasubramani, N.; Telega, G.; Werlin, S. L. "Obesity in Pediatric Celiac Disease". *Journal of Pediatric Gastroenterology and Nutrition* 51, nº 3 (set. 2010): 295-7; Bardella, M. T. et al. "Body Composition and Dietary Intakes in Adult Celiac Disease Patients Consuming a Strict Gluten-Free Diet". *American Journal of Clinical Nutrition* 72, nº 4 (out. 2000): 937-39; Smecuol, E. et al. "Longitudinal Study on the Effect of Treatment on Body Composition and Anthropometry of Celiac Disease Patients". *American Journal of Gastroenterology* 92, nº 4 (abr. 1997): 639-43.
9. Douglas, B. R. et al. "Coffee Stimulation of Cholecystokinin Release and Gallbladder Contraction in Humans". *American Journal of Clinical Nutrition* 52, nº 3 (set. 1990): 553-6.
10. Riordan, A. M. et al. "Treatment of Active Crohn's Disease by Exclusion Diet: East Anglian Multicentre Controlled Trial". *Lancet* 342 (1993): 1131-4.
11. Said, H. S. et al. "Dysbiosis of Salivary Microbiota in Inflammatory Bowel Disease and Its Association with Oral Immunological Biomarkers". *DNA Research* (publicação eletrônica em: 7 set. 2013); Fava, F.; Danese, S. "Intestinal Microbiota in Inflammatory Bowel Disease: Friend or Foe?" *World Journal of Gastroenterology* 17, nº 5 (7 fev. 2011): 557-66.
12. Greenberg, G. R. "Antibiotics Should Be Used as First-Line Therapy for Crohn's Disease". *Inflammatory Bowel Diseases* 10 (2004): 318-20.
13. Jonkers, D. et al. "Probiotics in the Management of Inflammatory Bowel Disease: A Systematic Review of Intervention Studies in Adult Patients". *Drugs* 72, nº 6 (16 abr. 2012): 803-23.
14. Miele, E. et al. "Effect of a Probiotic Preparation (VSL#3) on Induction and Maintenance of Remission in Children with Ulcerative Colitis". *American Journal of Gastroenterology* 104, nº 2 (fev. 2009): 437-43.
15. Kruis, W. "Review Article: Antibiotics and Probiotics in Inflammatory Bowel Disease". *Alimentary Pharmacology and Therapeutics* 20, sup. 4 (2004): 75-8.
16. Lindsay, J. O. et al. "Clinical, Microbiological, and Immunological Effects of Fructo-Oligosaccharide in Patients with Crohn's Disease". *Gut* 55 (2006): 348-55.
17. Fava, F. "Intestinal Microbiota", 557-66.

18. Belluzzi, A. et al. "Effect of an Enteric-Coated Fish-Oil Preparation on Relapses in Crohn's Disease". *New England Journal of Medicine* 334, nº 24 (13 jun. 1996): 1557-60.
19. Jones, V. A. "Comparison of Total Parenteral Nutrition and Elemental Diet in Induction of Remission of Crohn's Disease. Long-Term Maintenance of Remission by Personalized Food Exclusion Diets". *Digestive Diseases and Sciences* 32, sup. 12 (dez. 1987): 100S-7S.
20. Mishkin, S. "Dairy Sensitivity, Lactose Malabsorption, and Elimination Diets in Inflammatory Bowel Disease". *American Journal of Clinical Nutrition* 65, nº 2 (fev. 1997): 564-7.
21. Barrett, J. S. et al. "Comparison of the Prevalence of Fructose and Lactose Malabsorption across Chronic Intestinal Disorders". *Alimentary Pharmacology and Therapeutics* 30, nº 2 (1º jul. 2009): 165-74.
22. DePalma, G. et al. "Intestinal Dysbiosis and Reduced Immunoglobulin-Coated Bacteria Associated with Coeliac Disease in Children". *BMC Microbiology* 10 (24 fev. 2010): 63.
23. Tursi, A.; Brandimarte, G.; Giorgetti, G. "High Prevalence of Small Intestinal Bacterial Overgrowth in Celiac Patients with Persistence of Gastrointestinal Symptoms after Gluten Withdrawal". *American Journal of Gastroenterology* 98 (2003): 839-43.
24. Malterre, T. "Digestive and Nutritional Considerations in Celiac Disease: Could Supplementation Help?" *Alternative Medicine Review* 14, nº 3 (set. 2009): 247-57.
25. Lomer, M. C.; Parkes, G. C.; Sanderson, J. D. "Review Article: Lactose Intolerance in Clinical Practice – Myths and Realities". *Alimentary Pharmacology and Therapeutics* 27 (2008): 93-103.
26. Hafström, I. et al. "A Vegan Diet Free of Gluten Improves the Signs and Symptoms of Rheumatoid Arthritis: The Effects on Arthritis Correlate with a Reduction in Antibodies to Food Antigens". *Rheumatology* (2001): 1175-9.
27. Clark, A. M. et al. "Weight Loss in Obese Infertile Women Results in Improvement in Reproductive Outcome for all Forms of Fertility Treatment". *Human Reproduction* 13 (1998): 1502-5.
28. Kiddy, D. S. et al. "Improvement in Endocrine and Ovarian Function During Dietary Treatment of Obese Women with Polycystic Ovary Syndrome". *Clinical Endocrinology* 36 (1992): 105-11.
29. Green, J. R. et al. "Reversible Insensitivity to Androgens in Men with Untreated Gluten Enteropathy". *Lancet* 1, nº 8006 (5 fev. 1977): 280-2.
30. Camacho, E. et al. "Age-Associated Changes in Hypothalamic-Pituitary-Testicular Function in Middle-Aged and Older Men Are Modified by Weight

Change and Lifestyle Factors: Longitudinal Results from the European Male Ageing Study". *European Journal of Endocrinology* 168 (2013): 445-55.
31. Farthing, M. J. et al. "Male Gonadal Function in Coeliac Disease: 1. Sexual Dysfunction, Infertility, and Semen Quality". *Gut* 23, nº 7 (jul. 1982): 608-14; Farthing, M. J.; Rees, L. H.; Dawson, A. M. "Male Gonadal Function in Coeliac Disease: III. Pituitary Regulation". *Clinical Endocrinology* 19, nº 6 (dez. 1983): 661-71.

CAPÍTULO 7

1. Jarzynska, G.; Falandysz, J. "Selenium and 17 Other Largely Essential and Toxic Metals in Muscle and Organ Meats of Red Deer (*Cervus elaphus*) – Consequences to Human Health". *Environment International* 37, nº 5 (jul. 2011): 882-8; Waegeneers, N. et al. "Accumulation of Trace Elements in Cattle from Rural and Industrial Areas in Belgium". *Food Additives and Contaminants Part A* 26, nº 3 (mar. 2009): 326-32.
2. Ward, M. H. "Too Much of a Good Thing? Nitrate from Nitrogen Fertilizers and Cancer: President's Cancer Panel – Out. 21, 2008". *Reviews on Environmental Health* 24, nº 4 (2009): 357-63; Paik, D. C. et al. "The Epidemiological Enigma of Gastric Cancer Rates in the US: Was Grandmother's Sausage the Cause?" *International Journal of Epidemiology* 30, nº 1 (fev. 2001): 181-2.
3. Massey, R. C. et al. "Volatile, Non-Volatile and Total N-Nitroso Compounds in Bacon". *Food Additives and Contaminants* 8, nº 5 (1991): 585-98; Haorah, J. et al. "Determination of Total N-Nitroso Compounds and Their Precursors in Frankfurters, Fresh Meat, Dried Salted Fish, Sauces, Tobacco, and Tobacco Smoke Particulates". *Journal of Agricultural and Food Chemistry* 49, nº 12 (dez. 2001): 6068-78.
4. Malekinejad, H.; Scherpenisse, P.; Bergwerff, A. A. "Naturally Occurring Estrogens in Processed Milk and in Raw Milk (from Gestated Cows)". *Journal of Agricultural and Food Chemistry* 54, nº 26 (27 dez. 2006): 9785-91.
5. "Sodium Intake in Populations: Assessment of Evidence, 2013". Institute of Medicine, http://www.iom.edu/Reports/2013/Sodium-Intake-in-Populations--Assessment-of-Evidence/Report-Brief051413.aspx.
6. Lang, I. A. et al. "Association of Urinary Bisphenol A Concentration with Medical Disorders and Laboratory Abnormalities in Adults". *Journal of the American Medical Association* 300, nº 11 (17 set. 2008): 1303-10.
7. Mozaffarian, D.; Aro, A.; Willett, W. C. "Health Effects of Trans-Fatty Acids: Experimental and Observational Evidence". *European Journal of Clinical Nutrition* 63, sup. 2 (maio 2009): S5-21.

8. Uribarri, J. et al. "Advanced Glycation End Products in Foods and a Practical Guide to Their Reduction in the Diet". *Journal of the American Dietectic Association* 110, nº 6 (jun. 2010): 911-16.e12.
9. Simonato, B. et al. "Immunochemical and Mass Spectrometry Detection of Residual Proteins in Gluten Fined Red Wine". *Journal of Agricultural and Food Chemistry* 59, nº 7 (13 abr. 2011): 3101-10.

CAPÍTULO 8

1. Lynch, S. R. "Why Nutritional Iron Deficiency Persists as a Worldwide Problem". *Journal of Nutrition* 141, nº 4 (1º abr. 2011): 763S-8S.
2. Davidsson, L. "Approaches to Improve Iron Bioavailability from Complementary Foods". *Journal of Nutrition* 133, nº 5, sup. 1 (maio 2003): 1560S-2S.
3. Santiago, P. "Ferrous versus Ferric Oral Iron Formulations for the Treatment of Iron Deficiency: A Clinical Overview". *Scientific World Journal* 2012 (2012): 846824.
4. Liu, D. Y. et al. "Investigation of the Amount of Dissolved Iron in Food Cooked in Chinese Iron Pots and Estimation of Daily Iron Intake". *Biomedical and Environmental Sciences* 3, nº 3 (set. 1990): 276-80; Brittin, H. C.; Nossaman, C. E. "Iron Content of Food Cooked in Iron Utensils". *Journal of the American Dietetic Association* 86, nº 7 (jul. 1986): 897-901.
5. Gibson, R. S. "History Review of Progress in the Assessment of Dietary Zinc Intake as an Indicator of Population Zinc Status". *Advances in Nutrition* 3 (2012): 772-82.
6. Maret, W. "Zinc and Human Disease". *Metal Ions in Life Sciences* 13 (2013): 389-414.
7. Nielsen, F. H. "Magnesium, Inflammation, and Obesity in Chronic Disease". *Nutrition Reviews* 68, nº 6 (jun. 2010): 333-40; Thomas, D. "A Study on the Mineral Depletion of the Foods Available to Us as a Nation Over the Period 1940 to 1991". *Nutrition and Health* 17, nº 2 (2003): 85-115.
8. Bohn, T. et al. "Phytic Acid Added to White-Wheat Bread Inhibits Fractional Apparent Magnesium Absorption in Humans". *American Journal of Clinical Nutrition* 79, nº 3 (mar. 2004): 418-23.
9. Cohen, L. "Recent Data on Magnesium and Osteoporosis". *Magnesium Research* 1 (1988): 85-7.
10. Rosanoff, A.; Weaver, C. M.; Rude, R. K. "Suboptimal Magnesium Status in the United States: Are the Health Consequences Underestimated?" *Nutrition Reviews* 70, nº 3 (mar. 2012): 153-64; Hovdenak, N.; Haram, K. "Influence of

Mineral and Vitamin Supplements on Pregnancy Outcome". *European Journal of Obstetrics Gynecology and Reproductive Biology* 164, nº 2 (out. 2012): 127-32.
11. Stendig-Lindberg, G.; Tepper, R.; Leichter, I. "Trabecular Bone Density in a Two Year Controlled Trial of Peroral Magnesium in Osteoporosis". *Magnesium Research* 6, nº 2 (1993): 155-63.
12. Genuis, S. J.; Bouchard, T. P. "Combination of Micronutrients for Bone (COMB) Study: Bone Density after Micronutrient Intervention". *Journal of Environmental and Public Health* 2012 (2012): 354151.
13. Kass, L.; Weekes, J.; Carpenter, L. "Effect of Magnesium Supplementation on Blood Pressure: A Meta-Analysis". *European Journal of Clinical Nutrition* 66, nº 4 (abr. 2012): 411-8.
14. MacLaughlin, J.; Holick, M. F. "Aging Decreases the Capacity of Human Skin to Produce Vitamin D3". *Journal of Clinical Investigation* 76, nº 4 (out. 1985): 1536-8; Valcour, A. et al. "Effects of Age and Serum 25-OH-Vitamin D on Serum Parathyroid Hormone Levels". *Journal of Clinical Endocrinology and Metabolism* 97, nº 11 (nov. 2012): 3989-95.
15. Sung, C. C. et al. "Role of Vitamin D in Insulin Resistance". *Journal of Biomedicine and Biotechnology* 2012 (2012): 634195; Schöttker, B. et al. "Strong Associations of 25-Hydroxyvitamin D Concentrations with All-Cause, Cardiovascular, Cancer, and Respiratory Disease Mortality in a Large Cohort Study". *American Journal of Clinical Nutrition* 97, nº 4 (abr. 2013): 782-93; Holick, M. F. "Sunlight and Vitamin D for Bone Health and Prevention of Autoimmune Diseases, Cancers, and Cardiovascular Disease". *American Journal of Clinical Nutrition* 80, sup. 6 (dez. 2004): 1678S-88S.
16. Afzal, S.; Bojesen, S. E.; Nordestgaard, B. G. "Low 25-Hydroxyvitamin D and Risk of Type 2 Diabetes: A Prospective Cohort Study and Meta-Analysis". *Clinical Chemistry* (publicação eletrônica em 11 dez. 2012).
17. George, P. S.; Pearson, E. R.; Witham, M. D. "Effect of Vitamin D Supplementation on Lycaemic Control and Insulin Resistance: A Systematic Review and Meta-Analysis". *Diabetic Medicine* 29, nº 8 (ago. 2012): e142-50; Rosenblum, J. L. et al. "Calcium and Vitamin D Supplementation Is Associated with Decreased Abdominal Visceral Adipose Tissue in Overweight and Obese Adults". *American Journal of Clinical Nutrition* 95, nº 1 (jan. 2012): 101-18.
18. Valcour, A. et al. "Effects of Age and Serum 25-OH-Vitamin D on Serum Parathyroid Hormone Levels". *Journal of Clinical Endocrinology and Metabolism* 97, nº 11 (nov. 2012): 3989-95.
19. Smith, M. B. et al. "Vitamin D Excess Is Significantly Associated with Risk of Atrial Fibrillation". *Circulation* 124 (2011): A14699.

20. Rafferty, T.; O'Morain, C. A.; O'Sullivan, M. "Vitamin D: New Roles and Therapeutic Potential in Inflammatory Bowel Disease". *Current Drug Metabolism* 13, nº 9 (nov. 2012): 1294-302; Tavakkoli, A. et al. "Vitamin D Status and Concomitant Autoimmunity in Celiac Disease". *Journal of Clinical Gastroenterology* 47, nº 6 (jul. 2013): 515-9.
21. Raatz, S. K. et al. "Issues of Fish Consumption for Cardiovascular Disease Risk Reduction". *Nutrients* 5, nº 4 (28 mar. 2013): 1081-97; Mariani, J. et al. "N-3 Polyunsaturated Fatty Acids to Prevent Atrial Fibrillation: Updated Systematic Review and Meta-Analysis of Randomized Controlled Trials". *Journal of the American Heart Association* 2, nº 1 (19 fev. 2013): e005033; Miles, E. A.; Calder, P. C. "Influence of Marine n-3 Polyunsaturated Fatty Acids on Immune Function and a Systematic Review of Their Effects on Clinical Outcomes in Rheumatoid Arthritis". *British Journal of Nutrition* 107, sup. 2 (jun. 2012): S171-84; Laviano, A. et al. "Omega-3 Fatty Acids in Cancer". *Current Opinion in Clinical Nutrition and Metabolic Care* 16, nº 2 (mar. 2013): 156-61.
22. De Lorgeril, M. et al. "Recent Findings on the Health Effects of Omega-3 Fatty Acids and Statins, and Their Interactions: Do Statins Inhibit Omega-3?" *BMC Medicine* 11 (2013): 5.
23. Smyth, P. P.; Duntas, L. H. "Iodine Uptake and Loss – Can Frequent Strenuous Exercise Induce Iodine Deficiency?" *Hormone and Metabolic Research* 37, nº 9 (set. 2005): 555-8.
24. Remer, T.; Neubert, A.; Manz, F. "Increased Risk of Iodine Deficiency with Vegetarian Nutrition". *British Journal of Nutrition* 81, nº 1 (jan. 1999): 45-9.
25. Ghent, W. R. et al. "Iodine Replacement in Fibrocystic Disease of the Breast". *Canadian Journal of Surgery* 36, nº 5 (out. 1993): 453-60.
26. Blount, B. C. et al. "Urinary Perchlorate and Thyroid Hormone Levels in Adolescent and Adult Men and Women Living in the United States". *Environmental Health Perspectives* 114, nº 12 (dez. 2006): 1865-71; Schmutzler, C. et al. "Endocrine Disruptors and the Thyroid Gland – A Combined in Vitro and in Vivo Analysis of Potential New Biomarkers". *Environmental Health Perspectives* 115, sup. 1 (dez. 2007): 77-83.
27. Dasgupta, P. K.; Liu, Y.; Dyke, J. V. "Iodine Nutrition: Iodine Content of Iodized Salt in the United States". *Environmental Science and Technology* 42, nº 4 (15 fev. 2008): 1315-23.
28. Oberlin, B. S. et al. "Vitamin B12 Deficiency in Relation to Functional Disabilities". *Nutrients* 5, nº 11 (12 nov. 2013): 4462-75.
29. Carmel, R. "Biomarkers of Cobalamin (Vitamin B-12) Status in the Epidemiologic Setting: A Critical Overview of Context, Applications, and

Performance Characteristics of Cobalamin, Methylmalonic Acid, and Holotranscobalamin II". *American Journal of Clinical Nutrition* 94, nº 1 (jul. 2011): 348S-58S.
30. Doets, E. L. et al. "Systematic Review on Daily Vitamin B12 Losses and Bioavailability for Deriving Recommendations on Vitamin B12 Intake with the Factorial Approach". *Annals of Nutrition and Metabolism* 62, nº 4 (2013): 311-22.
31. Eussen, S. J. et al. "Oral Cyanocobalamin Supplementation in Older People with Vitamin B12 Deficiency: A Dose-Finding Trial". *Archives of Internal Medicine* 164, nº 10 (23 maio 2005): 1167-72.
32. Sharabi, A. et al. "Replacement Therapy for Vitamin B12 Deficiency: Comparison between the Sublingual and Oral Route". *British Journal of Clinical Pharmacology* 56, nº 6 (dez. 2003): 635-8.
33. Okuda, K. "Intestinal Absorption and Concurrent Chemical Changes of Methylcobalamin". *Journal of Laboratory and Clinical Medicine* 81 (1973): 557-67.
34. "National Nutrient Database for Standard Reference, Release 26". US Department of Agriculture Agricultural Research Service, http://ndb.nal.usda.gov/ndb/foods.
35. Green, R. "Indicators for Assessing Folate and Vitamin B-12 Status and for Monitoring the Efficacy of Intervention Strategies". *American Journal of Clinical Nutrition* 94, nº 2 (ago. 2011): 666S-72S.
36. Institute of Medicine, Food and Nutrition Board, *Dietary Reference Intakes: Thiamin, Riboflavin, Niacin, Vitamin B6, Folate, Vitamin B12, Pantothenic Acid, Biotin, and Choline* (National Academy Press: Washington, DC, 1998).
37. "National Nutrient Database for Standard Reference, Release 26". US Department of Agriculture Agricultural Research Service, http://ndb.nal.usda.gov/ndb/foods.
38. Ebbing, M. et al. "Cancer Incidence and Mortality after Treatment with Folic Acid and Vitamin B12". *JAMA* 302, nº 19 (2009): 2119-26; Mason, J. B. et al. "A Temporal Association between Folic Acid Fortification and an Increase in Colorectal Cancer Rates May Be Illuminating Important Biological Principles: A Hypothesis". *Cancer Epidemiology, Biomarkers, and Prevention* 16 (2007): 1325.
39. Czeizel, A. E. et al. "Prevention of Neural-Tube Defects with Periconceptional Folic Acid, Methylfolate, or Multivitamins?" *Annals of Nutrition and Metabolism* 58, nº 4 (out. 2011): 263-71.
40. Fava, M.; Mischoulon, D. "Folate in Depression: Efficacy, Safety, Differences in Formulations, and Clinical Issues". *Journal of Clinical Psychiatry* 70, sup. 5 (2009): 12-7.

41. Nilsson, A. C. et al. "Including Indigestible Carbohydrates in the Evening Meal of Healthy Subjects Improves Glucose Tolerance, Lowers Inflammatory Markers, and Increases Satiety after a Subsequent Standardized Breakfast". *Journal of Nutrition* 138 (2008): 732-9.

CAPÍTULO 9

1. Khoshini, R. et al. "A Systematic Review of Diagnostic Tests for Small Intestinal Bacterial Overgrowth". *Digestive Diseases and Sciences* 53 (2008): 1443-54.
2. Sachdev, A. H.; Pimentel, M. "Gastrointestinal Bacterial Overgrowth: Pathogenesis and Clinical Significance". *Therapeutic Advances in Chronic Disease* 4, nº 5 (set. 2013): 223-31.
3. Parodi, A. et al. "Small Intestinal Bacterial Overgrowth in Rosacea: Clinical Effectiveness of Its Eradication". *Clinical Gastroenterology and Hepatology* 6 (2008): 759-64; Weinstock, L.; Walters, A. "Restless Legs Syndrome Is Associated with Irritable Bowel Syndrome and Small Intestinal Bacterial Overgrowth". *Sleep Medicine* 12 (2011): 610-3.
4. Dodd, H. M.; Gasson, M. J. "Bacteriocins of Lactic Acid Bacteria" In: *Genetics and Biotechnology of Lactic Acid Bacteria*, Gasson, M. J.; de Vos, W. M., orgs. (Londres: Blackie Academic and Professional, 1994): 211-52.
5. Fitzpatrick, L. R. "Probiotics for the Treatment of *Clostridium difficile* Associated Disease". *World Journal of Gastrointestinal Pathophysiology* 4, nº 3 (15 ago. 2013): 47-52.
6. Venugopalan, V.; Shriner, K. A.; Wong-Beringer, A. "Regulatory Oversight and Safety of Probiotic Use". *Emerging Infectious Diseases* 16, nº 11 (nov. 2010): 1661-5.
7. D'Argenio, G.; Mazzacca, G. "Short-Chain Fatty Acid in the Human Colon. Relation to Inflammatory Bowel Diseases and Colon Cancer". *Advances in Experimental Medicine and Biology* 472 (1999): 149-58.
8. Wong, J. M.; Jenkins, D. J. "Carbohydrate Digestibility and Metabolic Effects". *Journal of Nutrition* 137, sup. 11 (nov. 2007): 2539S-46S.
9. Laden, G.; Wrangham, R. "The Rise of the Hominids as an Adaptive Shift in Fallback Foods: Plant Underground Storage Organs (USOs) and Australopith Origins". *Journal of Human Evolution* 49, nº 4 (out. 2005): 482-98.
10. Muir, J. G.; O'Dea, K. "Measurement of Resistant Starch: Factors Affecting the Amount of Starch Escaping Digestion in Vitro". *American Journal of Clinical Nutrition* 56, nº 1 (jul. 1992): 123-7; Jenkins, D. J. et al. "Digestibility of Carbohydrate Foods in an Ileostomate: Relationship to Dietary Fiber, in Vitro Digestibility, and Glycemic Response". *American Journal of Gastroenterology* 82

(1987): 709-17; Murphy, M. M.; Douglass, J. S.; Birkett, A. "Resistant Starch Intakes in the United States". *Journal of the American Dietetic Association* 108, nº 1 (2008): 67-78.
11. Slavin, J. "Fiber and Prebiotics: Mechanisms and Health Benefits". *Nutrients* 5, nº 4 (22 abr. 2013): 1417-35.
12. Heller, K. J. "Probiotic Bacteria in Fermented Foods: Product Characteristics and Starter Organisms". *American Journal of Clinical Nutrition* 73, sup. 2 (fev. 2001): 374S-79S.
13. Rizkalla, S. W. et al. "Chronic Consumption of Fresh but Not Heated Yogurt Improves Breath-Hydrogen Status and Short-Chain Fatty Acid Profiles: A Controlled Study in Healthy Men with or without Lactose Maldigestion". *American Journal of Clinical Nutrition* 72, nº 6 (dez. 2000): 1474-9; Schillinger, U. "Isolation and Identification of Lactobacilli from Novel-Type Probiotic and Mild Yoghurts and Their Stability During Refrigerated Storage". *International Journal of Food Microbiology* 47, nº 1-2 (1º mar. 1999): 79-87.
14. Ananthakrishnan, A. N. "Environmental Risk Factors for Inflammatory Bowel Disease". *Journal of Gastroenterology and Hepatology* 9, nº 6 (jun. 2013): 367-74.
15. Tjonneland, A. et al. "Linoleic Acid, a Dietary n-6 Polyunsaturated Fatty Acid, and the Aetiology of Ulcerative Colitis: A Nested Case-Control Study within a European Prospective Cohort Study". *Gut* 58 (2009): 1606-11; John, S. et al. "Dietary n-3 Polyunsaturated Fatty Acids and the Aetiology of Ulcerative Colitis: A UK Prospective Cohort Study". *European Journal of Gastroenterology and Hepatology* 22 (2010): 602-6.
16. Nambu, T.; Bamba, T.; Hosoda, S. "Promotion of Healing by Orally Administered Glutamine in Elemental Diet after Small Intestinal Injury by X-Ray Radiation". *Asia Pacific Journal of Clinical Nutrition* 1, nº 3 (set. 1992): 175-82; Buchman, A. L. "Glutamine: Commercially Essential or Conditionally Essential? A Critical Appraisal of the Human Data". *American Journal of Clinical Nutrition* 74, nº 1 (jul. 2001): 25-32.
17. Ananthakrishnan, A. N. "Environmental Risk Factors for Inflammatory Bowel Disease". *Journal of Gastroenterology and Hepatology* 9, nº 6 (jun. 2013): 367-74.
18. Ibid.
19. Langmead, L. et al. "Randomized, Double-Blind, Placebo-Controlled Trial of Oral Aloe Vera Gel for Active Ulcerative Colitis". *Alimentary Pharmacology and Therapeutics* 19 (2004): 739-47.
20. Hanai, H. et al. "Curcumin Maintenance Therapy for Ulcerative Colitis: Randomized, Multicenter, Double-Blind, Placebo-Controlled Trial". *Clinical Gastroenterology and Hepatology* 4, nº 12 (2006): 1502-6.

21. Langmead, L.; Rampton, D. S. "Review Article: Complementary and Alternative Therapies for Inflammatory Bowel Disease". *Alimentary Pharmacology and Therapeutics* 23, nº 3 (1º fev. 2006): 341-9.
22. Yago, M. R. et al. "Gastric Reacidification with Betaine HCl in Healthy Volunteers with Rabeprazole-Induced Hypochlorhydria". *Molecular Pharmaceutics* 10, nº 11 (4 nov. 2013): 4032-7.
23. Rasyid, A.; Lelo, A. "The Effect of Curcumin and Placebo on Human Gall--Bladder Function: An Ultrasound Study". *Alimentary Pharmacology and Therapeutics* 13, nº 2 (1999): 245-9.

CAPÍTULO 10

1. Westman, E. C. et al. "The Effect of a Low-Carbohydrate Ketogenic Diet versus a Low-Glycemic Index Diet on Glycemic Control in Type 2 Diabetes Mellitus". *Nutrition and Metabolism* 5 (19 dez. 2008): 36; Hussain, T. A. et al. "Effect of Low-Calorie versus Low-Carbohydrate Ketogenic Diet in Type 2 Diabetes". *Nutrition* 28, nº 10 (out. 2012): 1016-21.
2. Kayaniyil, S. et al. "Prospective Associations of Vitamin D with α-Cell Function and Glycemia: The PROspective Metabolism and ISlet cell Evaluation (PROMISE) Cohort Study". *Diabetes* 60, nº 11 (nov. 2011): 2947-53.
3. Volpe, S. L. "Magnesium in Disease Prevention and Overall Health". *Advances in Nutrition* 4, nº 3 (1º maio 2013): 378S-83S.
4. Jehle, S. et al. "Partial Neutralization of the Acidogenic Western Diet with Potassium Citrate Increases Bone Mass in Postmenopausal Women with Osteopenia". *Journal of the American Society of Nephrology* 17 (2006): 3213-22.
5. Bodinham, C. L. et al. "Dietary Fibre Improves First-Phase Insulin Secretion in Overweight Individuals". *PLoS ONE* 7, nº 7 (2012): e40834.
6. Ranasinghe, P. et al. "Medicinal Properties of 'True' Cinnamon (*Cinnamomum zeylanicum*): A Systematic Review". *BMC Complementary and Alternative Medicine* 13, nº 1 (22 out. 2013): 275.
7. Barter, P. J. et al. "Apo B versus Cholesterol in Estimating Cardiovascular Risk and in Guiding Therapy: Report of the Thirty-Person/Ten-Country Panel". *Journal of Internal Medicine* 259 (2006): 247-58.
8. Fears, R. "The Contribution of the Cholesterol Biosynthetic Pathway to Intermediary Metabolism and Cell Function". *Biochemical Journal* 199, nº 1 (1º out. 1981): 1-7.
9. Ford, E. S.; Capewell, S. "Trends in Total and Low-Density Lipoprotein Cholesterol among US Adults: Contributions of Changes in Dietary Fat Intake

and Use of Cholesterol-Lowering Medications". *PLoS ONE* 8, nº 5 (22 maio 2013): e65228.
10. Sniderman, A. D. et al. "A Meta-Analysis of Low-Density Lipoprotein Cholesterol, Non-High-Density Lipoprotein Cholesterol, and Apolipoprotein B as Markers of Cardiovascular Risk". *Circulation: Cardiovascular Quality and Outcomes* 4, nº 3 (maio 2011): 337-45; Stalenhoef, A. F.; de Graaf, J. "Association of Fasting and Nonfasting Serum Triglycerides with Cardiovascular Disease and the Role of Remnant-Like Lipoproteins and Small Dense LDL". *Current Opinion in Lipidology* 19 (2008): 355-61; Lamarche, B. et al. "Apolipoprotein A-I and B Levels and the Risk of Ischemic Heart Disease During a Five-Year Follow-Up of Men in the Québec Cardiovascular Study". *Circulation* 94, nº 3 (1º ago. 1996): 273-8; Kwiterovich, P. O. "Clinical Relevance of the Biochemical, Metabolic, and Genetic Factors That Influence Low-Density Lipoprotein Heterogeneity". *American Journal of Cardiology* 90, sup. (2002): 30i-47i.
11. Sobal, G. et al. "Why Is Glycated LDL More Sensitive to Oxidation Than Native LDL? A Comparative Study". *Prostaglandins, Leukotrienes and Essential Fatty Acids* 63, nº 4 (out. 2000): 177-86; Younis, N. et al. "Glycation as an Atherogenic Modification of LDL". *Current Opinion in Lipidology* 19, nº 4 (ago. 2008): 378-84.
12. Marques-Lopes, I. et al. "Post-prandial de novo Lipogenesis and Metabolic Changes Induced by a High-Carbohydrate, Low-Fat Meal in Lean and Overweight Men". *American Journal of Clinical Nutrition* 73, nº 2 (fev. 2001): 253-61.
13. Krauss, R. M. "Dietary and Genetic Effects on Low-Density Lipoprotein Heterogeneity". *Annual Review of Nutrition* 21 (2001): 283-95.
14. Jorde, R.; Grimnes, G. "Vitamin D and Metabolic Health with Special Reference to the Effect of Vitamin D on Serum Lipids". *Progress in Lipid Research* 50, nº 4 (out. 2011): 303-12.
15. De Roos, B.; Mavrommatis, Y.; Brouwer, I. A. "Long-Chain n-3 Polyunsaturated Fatty Acids: New Insights into Mechanisms Relating to Inflammation and Coronary Heart Disease". *British Journal of Pharmacology* 158, nº 2 (set. 2009): 413-28.
16. Duntas, L.; Micic, D. "Adiposopathy and Thyroid Disease: Tracing the Pathway to Cardiovascular Risk". *Expert Review of Cardiovascular Therapy* 10, nº 6 (jun. 2012): 797-803.
17. Kumar, M. et al. "Cholesterol-Lowering Probiotics as Potential Biotherapeutics for Metabolic Diseases". *Experimental Diabetes Research* 2012 (2012): 902917.
18. Santos, F. K. et al. "Systematic Review and Meta-Analysis of Clinical Trials of the Effects of Low Carbohydrate Diets on Cardiovascular Risk Factors". *Obesity Reviews* 13, nº 11 (nov. 2012): 1048-66.

19. Rajpal, D. K.; Brown, J. R. "Modulating the Human Gut Microbiome as an Emerging Therapeutic Paradigm". *Science Progress* 96, pt. 3 (2013): 224-36.
20. Zhang, D. W. et al. "Curcumin and Diabetes: A Systematic Review". *Current Opinion in Lipidology* 19, nº 4 (ago. 2008): 378-84.
21. Gupta, S. C. et al. "Discovery of Curcumin, a Component of Golden Spice, and Its Miraculous Biological Activities". *Clinical and Experimental Pharmacology and Physiology* 39, nº 3 (mar. 2012): 283-99.
22. Ammon, H. P. "Boswellic Acids in Chronic Inflammatory Diseases". *Planta Medica* 72, nº 12 (out. 2006): 1100-16.
23. Sterk, V.; Büchele, B.; Simmet, T. "Effect of Food Intake on the Bioavailability of Boswellic Acids from a Herbal Preparation in Healthy Volunteers". *Planta Medica* 70, nº 12 (dez. 2004): 1155-60.
24. Bai, J. C. et al. "Long-Term Effect of Gluten Restriction on Bone Mineral Density of Patients with Coeliac Disease". *Alimentary Pharmacology and Therapeutics* 11, nº 1 (fev. 1997): 157-64.
25. Burge, R. et al. "Incidence and Economic Burden of Osteoporosis-Related Fractures in the United States, 2005-2025". *Journal of Bone and Mineral Research* 22, nº 3 (mar. 2007): 465-75.
26. Dennison, E.; Mohamed, M. A.; Cooper, C. "Epidemiology of Osteoporosis". *Rheumatic Diseases Clinics of North America* 32 (2006): 617-29.
27. Kurtz, I. et al. "Effect of Diet on Plasma Acid-Base Composition in Normal Humans". *Kidney International* 24 (1983): 670-80.
28. Genuis, S. J.; Bouchard, T. P. "Combination of Micronutrients for Bone (COMB) Study: Bone Density after Micronutrient Intervention". *Journal of Environment and Public Health* 2012 (2012): 354151.
29. Holick, M. F. "Vitamin D: The Underappreciated D-Lightful Hormone That Is Important for Skeletal and Cellular Health". *Current Opinion in Endocrinology and Diabetes* 9 (2002): 87-98.
30. Jenkins, D. J. et al. "Effect of High Vegetable Protein Diets on Urinary Calcium Loss in Middle-Aged Men and Women". *European Journal of Clinical Nutrition* 57, nº 2 (fev. 2003): 376-82.
31. Jackson, R. D. et al. "Calcium plus Vitamin D Supplementation and the Risk of Fractures". *New England Journal of Medicine* 354, nº 7 (16 fev. 2006): 669-83.
32. Bischoff-Ferrari, H. A. et al. "A Pooled Analysis of Vitamin D Dose Requirements for Fracture Prevention". *New England Journal of Medicine* 367, nº 1 (5 jul. 2012): 40-9.
33. Ginde, A. A. et al. "Defining Vitamin D Status by Secondary Hyperparathyroidism in the US Population". *Journal of Endocrinological*

Investigation 35, nº 1 (jan. 2012): 42-8; Hill, K. M. et al. "An Onflection Point of Serum 25-Hydroxyvitamin D for Maximal Suppression of Parathyroid Hormone Is Not Evident from Multi-Site Pooled Data in Children and Adolescents". *Journal of Nutrition* 140, nº 11 (nov. 2010): 1983-8.
34. Vieth, R. "Vitamin D Supplementation, 25-Hydroxyvitamin D Concentrations, and Safety". *American Journal of Clinical Nutrition* 69, nº 5 (maio 1999): 842-56.
35. Jenkins, D. J. et al. "Effect of High Vegetable Protein Diets on Urinary Calcium Loss in Middle-Aged Men and Women". *European Journal of Clinical Nutrition* 57, nº 2 (fev. 2003): 376-82.
36. Xiao, Q. et al. "Dietary and Supplemental Calcium Intake and Cardiovascular Disease Mortality: The National Institutes of Health-AARP Diet and Health Study". *JAMA Internal Medicine* 173, nº 8 (22 abr. 2013): 639-46; Michaëlsson, K. et al. "Long Term Calcium Intake and Rates of All Cause and Cardiovascular Mortality: Community Based Prospective Longitudinal Cohort Study". *BMJ* 346 (12 fev. 2013): f228.
37. Jamal, S. A.; Moe, S. M. "Calcium Builds Strong Bones, and More Is Better – Correct? Well, Maybe Not". *Clinical Journal of the American Society of Nephrology* 7, nº 11 (nov. 2012): 1877-83.
38. Tucker, K. L. et al. "Potassium, Magnesium, and Fruit and Vegetable Intakes Are Associated with Greater Bone Mineral Density in Elderly Men and Women". *American Journal of Clinical Nutrition* 69, nº 4 (abr. 1999): 727-36.
39. Feskanich, D. et al. "Vitamin K Intake and Hip Fractures in Women: A Prospective Study". *American Journal of Clinical Nutrition* 69 (1999): 74-9.
40. Cheung, A. M. et al. "Vitamin K Supplementation in Postmenopausal Women with Osteopenia (ECKO Trial): A Randomized Controlled Trial". *PLoS Medicine* 5, nº 10 (14 out. 2008): e196.
41. Braam, L. A. et al. "Vitamin K1 Supplementation Retards Bone Loss in Postmenopausal Women between 50 and 60 Years of Age". *Calcified Tissue International* 73, nº 1 (jul. 2003): 21-6.
42. Schurgers, L. J. et al. "Role of Vitamin K and Vitamin K-Dependent Proteins in Vascular Calcification". *Zeitschrift für Kardiologie* 90, sup. 3 (2001): 57-63.
43. Iwamoto, J.; Takeda, T.; Ichimura, S. "Effect of Menatetrenone on Bone Mineral Density and Incidence of Vertebral Fractures in Postmenopausal Women with Osteoporosis: A Comparison with the Effect of Etidronate". *Journal of Orthopaedic Science* 6 (2001): 487-92.
44. Ushiroyama, T.; Ikeda, A.; Ueki, M. "Effect of Continuous Combined Therapy with Vitamin K(2) and Vitamin D(3) on Bone Mineral Density and Coagulofibrinolysis Function in Postmenopausal Women". *Maturitas* 41 (2002): 211-21.

45. Koitaya, N. et al. "Effect of Low Dose Vitamin K2 (MK-4) Supplementation on Bio-Indices in Postmenopausal Japanese Women". *Journal of Nutritional Science and Vitaminology* 55, nº 1 (fev. 2009): 15-21.
46. Kanellakis, S. et al. "Changes in Parameters of Bone Metabolism in Postmenopausal Women Following a 12-Month Intervention Period Using Dairy Products Enriched with Calcium, Vitamin D, and Phylloquinone (Vitamin K(1)) or Menaquinone-7 (Vitamin K(2)): The Postmenopausal Health Study II". *Calcified Tissue International* 90, nº 4 (abr. 2012): 251-62, doi:10.1007/s00223-012-9571-z; Knapen, M. H. et al. "Three-Year Low-Dose Menaquinone-7 Supplementation Helps Decrease Bone Loss in Healthy Postmenopausal Women". *Osteoporosis International* 24, nº 9 (set. 2013): 2499-507.
47. Shearer, M. J.; Bach, A.; Kohlmeier, M. "Chemistry, Nutritional Sources, Tissue Distribution, and Metabolism of Vitamin K with Special Reference to Bone Health". *Journal of Nutrition* 126, sup. 4 (abr. 1996): 1181S-6S; Conly, J.; Stein, K. "Reduction of Vitamin K2 Concentrations in Human Liver Associated with the Use of Broad Spectrum Antimicrobials". *Clinical and Investigative Medicine* 17, nº 6 (dez. 1994): 531-9.
48. Cohen, L. "Recent Data on Magnesium and Osteoporosis". *Magnesium Research* 1 (1988): 85-7.
49. *A Report of the Panel on Micronutrients. Dietary Reference Intakes for Vitamin A, Vitamin K, Arsenic, Boron, Chromium, Copper, Iodine, Iron, Manganese, Molybdenum, Nickel, Silicon, Vanadium, and Zinc*. National Academy of Sciences (Washington DC: National Academy Press, 2001).
50. Stendig-Lindberg, G.; Tepper, R.; Leichter, I. "Trabecular Bone Density in a Two Year Controlled Trial of Peroral Magnesium in Osteoporosis". *Magnesium Research* 6, nº 2 (1993): 155-63.
51. Genuis, S. J.; Bouchard, T. P. "Combination of Micronutrients for Bone (COMB) Study: Bone Density after Micronutrient Intervention". *Journal of Environment and Public Health* 2012 (2012): 354151.
52. New, S. A. et al. "Dietary Influences on Bone Mass and Bone Metabolism: Further Evidence of a Positive Link between Fruit and Vegetable Consumption and Bone Health?" *American Journal of Clinical Nutrition* 71, nº 1 (jan. 2000): 142-51.
53. Jehle, S. et al. "Partial Neutralization of the Acidogenic Western Diet with Potassium Citrate Increases Bone Mass in Postmenopausal Women with Osteopenia". *Journal of the American Society of Nephrology* 17 (2006): 3213-22.
54. Bolam, K. A. et al. "The Effect of Physical Exercise on Bone Density in Middle--Aged and Older Men: A Systematic Review". *Osteoporosis International* 24, nº 11 (nov. 2013): 2749-62.

55. Martyn-St.James, M.; Carroll, S. "Effects of Different Impact Exercise Modalities on Bone Mineral Density in Premenopausal Women: A Meta--Analysis". *Journal of Bone and Mineral Metabolism* 28, nº 3 (maio 2010): 251-67.
56. Engelke, K. et al. "Exercise Maintains Bone Density at Spine and Hip EFOPS: A 3-Year Longitudinal Study in Early Postmenopausal Women". *Osteoporosis International* 17, nº 1 (jan. 2006): 133-42.
57. Anderson, G. L. et al. "Effects of Conjugated Equine Estrogen in Postmenopausal Women with Hysterectomy: The Women's Health Initiative Randomized Controlled Trial". *JAMA* 291, nº 14 (14 abr. 2004): 1701-12; Marjoribanks, J. et al. "Long Term Hormone Therapy for Perimenopausal and Postmenopausal Women". *Cochrane Database of Systematic Reviews* 7 (11 jul. 2012): CD004143.
58. Stephenson, K.; Neuenschwander, P. F.; Kurdowska, A. K. "The Effects of Compounded Bioidentical Transdermal Hormone Therapy on Hemostatic, Inflammatory, Immune Factors; Cardiovascular Biomarkers; Quality-of-Life Measures; and Health Outcomes in Perimenopausal and Postmenopausal Women". *International Journal of Pharmaceutical Compounding* 17, nº 1 (jan.-fev. 2013): 74-85.
59. Seifert-Klauss, V. et al. "Progesterone and Bone: A Closer Link Than Previously Realized". *Climacteric* 15, sup. 1 (abr. 2012): 26-31.
60. Wang, Y. J. et al. "Effects of Low-Dose Testosterone Undecanoate Treatment on Bone Mineral Density and Bone Turnover Markers in Elderly Male Osteoporosis with Low Serum Testosterone". *International Journal of Endocrinology* 2013 (2013): 570413.
61. Von Mühlen, D. et al. "Effect of Dehydroepiandrosterone Supplementation on Bone Mineral Density, Bone Markers, and Body Composition in Older Adults: The DAWN Trial". *Osteoporosis International* 19, nº 5 (maio 2008): 699-707; Villareal, D. T.; Holloszy, J. O.; Kohrt, W. M. "Effects of DHEA Replacement on Bone Mineral Density and Body Composition in Elderly Women and Men". *Clinical Endocrinology* 53, nº 5 (nov. 2000): 561-8; Nair, K. S. et al. "DHEA in Elderly Women and DHEA or Testosterone in Elderly Men". *New England Journal of Medicine* 355, nº 16 (19 out. 2006): 1647-59.

CAPÍTULO 11

1. "Body Burden: The Pollution in Newborns". Environmental Working Group, 14 jul. 2005, http://www.ewg.org/research/body-burden-pollution-newborns/test-results.

2. Blount, B. C. et al. "Perchlorate Exposure of the US Population, 2001-2002". *Journal of Exposure Science and Environmental Epidemiology* 17, nº 4 (jul. 2007): 400-7.
3. Sasano, H.; Rojas, M.; Silverberg, S. G. "Analysis of Lectin Binding in Benign and Malignant Thyroid Nodules". *Archives of Pathology & Laboratory Medicine* 113, nº 2 (fev. 1989): 186-9.
4. Akcay, M. N.; Akcay, G. "The Presence of the Antigliadin Antibodies in Autoimmune Thyroid Diseases". *Hepatogastroenterology* 50, sup. 2 (dez. 2003): cclxxix-cclxxx; Jiskra, J. et al. "IgA and IgG Antigliadin, IgA Anti-Tissue Transglutaminase and Antiendomysial Antibodies in Patients with Autoimmune Thyroid Diseases and Their Relationship to Thyroidal Replacement Therapy". *Physiology Research* 52, nº 1 (2003): 79-88.
5. Shimizu, R. et al. "Structure-Activity Relationships of 44 Halogenated Compounds for Iodotyrosine Deiodinase-Inhibitory Activity". *Toxicology* 314, nº 1 (dez. 2013): 22-9.
6. Garber, J. R. et al. "Clinical Practice Guidelines for Hypothyroidism in Adults: Cosponsored by the American Association of Clinical Endocrinologists and the American Thyroid Association". *Endocrine Practice* 18, nº 6 (nov.-dez. 2012): 988-1028.
7. Asvold, B. O. et al. "Thyrotropin Levels and Risk of Fatal Coronary Heart Disease: The HUNT Study". *Archives of Internal Medicine* 168, nº 8 (28 abr. 2008): 855-60.
8. Gore, A. C. "Neuroendocrine Targets of Endocrine Disruptors". *Hormones* 9, nº 1 (2010): 16-27.
9. Duntas, L. H.; Brenta, G. "The Effect of Thyroid Disorders on Lipid Levels and Metabolism". *Medical Clinics of North America* 96, nº 2 (mar. 2012): 269-81.
10. Andersen, S. et al. "Narrow Individual Variation in Serum T4 and T3 in Normal Subjects: A Clue to the Understanding of Subclinical Thyroid Disease". *Journal of Clinical Endocrinology and Metabolism* 87 (2002): 1068-72.
11. Asvold, B. O. et al. "Thyrotropin Levels and Risk of Fatal Coronary Heart Disease: The HUNT Study". *Archives of Internal Medicine* 168, nº 8 (abr. 2008): 855-60.
12. Carlé, A. et al. "Thyroid Peroxidase and Thyroglobulin Auto-Antibodies in Patients with Newly Diagnosed Overt Hypothyroidism". *Autoimmunity* 39, nº 6 (set. 2006): 497-503.
13. Ibid.
14. Economidou, F. et al. "Thyroid Function During Critical Illness". *Hormones* 10, nº 2 (abr.-jun. 2011): 117-24.

15. Clark, C. D.; Bassett, B.; Burge, M. R. "Effects of Kelp Supplementation on Thyroid Function in Euthyroid Subjects". *Endocrine Practice* 9, nº 5 (set.-out. 2003): 363-9.
16. Sund-Levander, M.; Forsberg, C.; Wahren, L. K. "Normal Oral, Rectal, Tympanic, and Axillary Body Temperature in Adult Men and Women: A Systematic Literature Review". *Scandinavian Journal of Caring Science* 16 (2002): 122-28; McGann, K. P. et al. "The Influence of Gender and Race on Mean Body Temperature in a Population of Healthy Older Adults". *Archives of Family Medicine* 2, nº 12 (dez. 1993): 1265-7.
17. Kelly, G. S. "Body Temperature Variability (Part 1): A Review of the History of Body Temperature and Its Variability Due to Site Selection, Biological Rhythms, Fitness, and Aging". *Alternative Medicine Review* 11, nº 4 (2006): 278-93.
18. Cattaneo, C. G. et al. "The Accuracy and Precision of Body Temperature Monitoring Methods during Regional and General Anesthesia". *Anesthesia and Analgesia* 90 (2000): 938-45; Kelly, G. S. "Body Temperature Variability (Part 1): A Review of the History of Body Temperature and Its Variability Due to Site Selection, Biological Rhythms, Fitness, and Aging". 278-93.
19. Saravanan, P. et al. "Psychological Well-Being in Patients on 'Adequate' Doses of l-Thyroxine: Results of a Large, Controlled Community-Based Questionnaire Study". *Clinical Endocrinology* 57, nº 5 (2002): 577-85; Bunevicius, R. et al. "Effects of Thyroxine as Compared with Thyroxine plus Triiodothyronine in Patients with Hypothyroidism". *New England Journal of Medicine* 340, nº 6 (11 fev. 1999): 424-9; Appelhof, B. C. et al. "Combined Therapy with Levothyroxine and Liothyronine in Two Ratios, Compared with Levothyroxine Monotherapy in Primary Hypothyroidism: A Double-Blind, Randomized, Controlled Clinical Trial". *Journal of Clinical Endocrinology and Metabolism* 90, nº 5 (2005): 2666-74; Hoang, T. D.; Olsen, C. H.; Mai, V. Q. "Desiccated Thyroid Extract Compared with Levothyroxine in the Treatment of Hypothyroidism: A Randomized, Double-Blind, Crossover Study". *Journal of Clinical Endocrinology and Metabolism* 98, nº 5 (maio 2013): 1982-90.
20. Gaby, A. "'Sub-Laboratory' Hypothyroidism and the Empirical Use of Armour Thyroid". *Alternative Medicine Review* 9, nº 2 (jun. 2004): 157-79.
21. Economidou, F. et al. "Thyroid Function During Critical Illness". *Hormones* 10, nº 2 (abr.-jun. 2011): 117-24.
22. Querfeld, U. "Vitamin D and Inflammation". *Pediatric Nephrology* 28, nº 4 (abr. 2013): 605-10.
23. Tamer, G. et al. "Relative Vitamin D Insufficiency in Hashimoto's Thyroiditis". *Thyroid* 21, nº 8 (ago. 2011): 891-6.

24. Camurdan, O. M. et al. "Vitamin D Status in Children with Hashimoto Thyroiditis". *Journal of Pediatric Endocrinology and Metabolism* 25, nº 5-6 (2012): 467-70.

CAPÍTULO 12

1. Gore, A. C. "Neuroendocrine Targets of Endocrine Disruptors". *Hormones* 9, nº 1 (2010): 16-27; De Coster, S.; Van Larebeke, N. "Endocrine-Disrupting Chemicals: Associated Disorders and Mechanisms of Action". *Journal of Environmental and Public Health* 2012 (2012): 713696.
2. Post, G. B.; Cohn, P. D.; Cooper, K. R. "Perfluorooctanoic Acid (PFOA), an Emerging Drinking Water Contaminant: A Critical Review of Recent Literature". *Environmental Research* 116 (jul. 2012): 93-117.
3. Deschodt-Lanckman, M. et al. "Wheat Germ Agglutinin Inhibits Basal– and Stimulated-Adenylate Cyclase Activity as well as the Binding of [3H] Caerulein to Rat Pancreatic Plasma Membranes". *Journal of Cyclic Nucleotide Research* 3, nº 3 (jun. 1977): 177-87; Masnikosa, R. et al. "Characterisation of Insulin-Like Growth Factor Receptors and Insulin Receptors in the Human Placenta Using Lectin Affinity Methods". *Growth Hormones and IGF Research* 16 (2006): 174-84; Cuatrecasas, P.; Tell, G. P. "Insulin-Like Activity of Concanavalin A and Wheat Germ Agglutinin – Direct Interactions with Insulin Receptors". *Proceedings of the National Academy of Sciences* 70, nº 2 (fev. 1973): 485-9.
4. Akçay, M. N.; Akçay, G. "The Presence of the Antigliadin Antibodies in Autoimmune Thyroid Diseases". *Hepatogastroenterology* 50, sup. 2 (dez. 2003): cclxxix-cclxxx.
5. Jaeger, C. et al. "Comparative Analysis of Organ-Specific Autoantibodies and Celiac Disease – Associated Antibodies in Type 1 Diabetic Patients, Their First-Degree Relatives, and Healthy Control Subjects". *Diabetes Care* 24, nº 1 (jan. 2001): 27-32.
6. Prázny, M. et al. "Screening for Associated Autoimmunity in Type 1 Diabetes Mellitus with Respect to Diabetes Control". *Physiological Research* 54, nº 1 (2005): 41-8.
7. Fahey, J. W.; Zhang, Y.; Talalay, P. "Broccoli Sprouts: An Exceptionally Rich Source of Inducers of Enzymes That Protect against Chemical Carcinogens". *Proceedings of the National Academy of Sciences* 94, nº 19 (16 set. 1997): 10367-72; Romagnolo, D. F. et al. "Phytoalexins in Cancer Prevention". *Frontiers in Bioscience* 17 (1º jun. 2012): 2035-58.
8. Inder, W. J.; Dimeski, G.; Russell, A. "Measurement of Salivary Cortisol in 2012 – Laboratory Techniques and Clinical Indications". *Clinical Endocrinology* 77, nº 5 (nov. 2012): 645-51.

9. Stephenson, K.; Neuenschwander, P. F.; Kurdowska, A. K. "The Effects of Compounded Bioidentical Transdermal Hormone Therapy on Hemostatic, Inflammatory, Immune Factors; Cardiovascular Biomarkers; Quality-of-Life Measures; and Health Outcomes in Perimenopausal and Postmenopausal Women". *International Journal of Pharmaceutical Compounding* 17, nº 1 (jan.-fev. 2013): 74-85.
10. Bauer, M. E. et al. "Psychoneuroendocrine Interventions Aimed at Attenuating Immunosenescence: A Review". *Biogerontology* 14, nº 1 (fev. 2013): 9-20.

CAPÍTULO 13

1. Shapira, Y.; Agmon-Levin, N.; Schoenfeld, Y. "Defining and Analyzing Geoepidemiology and Human Autoimmunity". *Journal of Autoimmunity* 34, nº 3 (maio 2010): J168-77.
2. Lacroix, I. M.; Li-Chan, E. C. "Investigation of the Putative Associations between Dairy Consumption and Incidence of Type 1 and Type 2 Diabetes". *Critical Reviews in Food Science and Nutrition* 54, nº 4 (2014): 411-32.
3. Alaedini, A. et al. "Immune Cross-Reactivity in Celiac Disease: Anti-Gliadin Antibodies Bind to Neuronal Synapsin I". *Journal of Immunology* 178, nº 10 (15 maio 2007): 6590-95; Hadjivassiliou, M. et al. "Autoantibodies in Gluten Ataxia Recognize a Novel Neuronal Transglutaminase". *Annals of Neurology* 64, nº 3 (set. 2008): 332-43; Karská, K. et al. "Calreticulin – The Potential Autoantigen in Celiac Disease". *Biochemical and Biophysical Research Communications* 209, nº 2 (17 abr. 1995): 597-605.
4. Fasano, A. "Zonulin, Regulation of Tight Junctions, and Autoimmune Diseases". *Annals of the New York Academy of Sciences* 1258, nº 1 (2012): 25-33.
5. Antico, A. et al. "Can Supplementation with Vitamin D Reduce the Risk or Modify the Course of Autoimmune Diseases? A Systematic Review of the Literature". *Autoimmunity Reviews* 12, nº 2 (dez. 2012): 127-36.
6. Franchi, B. et al. "Vitamin D at the Onset of Type 1 Diabetes in Italian Children". *European Journal of Pediatrics* 173, nº 4 (abr. 2014): 477-82.
7. Hyppönen, E. et al. "Intake of Vitamin D and Risk of Type 1 Diabetes: A Birth-Cohort Study". *Lancet* 358, nº 9292 (3 nov. 2001): 1500-3.
8. Yang, C. Y. et al. "The Implication of Vitamin D and Autoimmunity: A Comprehensive Review". *Clinical Reviews in Allergy and Immunology* 45, nº 2 (out. 2013): 217-26; Agmon-Levin, N. et al. "Vitamin D in Systemic and Organ-Specific Autoimmune Diseases". *Clinical Reviews in Allergy and Immunology* 45, nº 2 (out. 2013): 256-66.

9. Calder, P. C. "Omega-3 Fatty Acids and Inflammatory Processes". *Nutrients* 2, nº 3 (mar. 2010): 355-74.
10. Fortin, P. R. et al. "Validation of a Meta-Analysis: The Effects of Fish Oil in Rheumatoid Arthritis". *Journal of Clinical Epidemiology* 48 (1995): 1379-90.
11. Chassaing, B.; Gewirtz, A. T. "Gut Microbiota, Low-Grade Inflammation, and Metabolic Syndrome". *Toxicologic Pathology* 42, nº 1 (jan. 2014): 49-53.
12. De Palma, G. et al. "Intestinal Dysbiosis and Reduced Immunoglobulin-Coated Bacteria Associated with Coeliac Disease in Children". *BMC Microbiology* 10 (2010): 63.
13. Brugman, S. et al. "Antibiotic Treatment Partially Protects against Type 1 Diabetes in the Bio-Breeding Diabetes-Prone Rat. Is the Gut Flora Involved in the Development of Type 1 Diabetes?" *Diabetologia* 49, nº 9 (set. 2006): 2105-8.
14. Walker, A. W. et al. "High-Throughput Clone Library Analysis of the Mucosa--Associated Microbiota Reveals Dysbiosis and Differences between Inflamed and Non-Inflamed Regions of the Intestine in Inflammatory Bowel Disease". *BMC Microbiology* 11 (2011): 7.
15. Frazier, T. H. et al. "Gut Microbiota, Intestinal Permeability, Obesity-Induced Inflammation, and Liver Injury". *Journal for Parenteral and Enteral Nutrition* 35, sup. 5 (set. 2011): 14S-20S.
16. Järup, L. "Hazards of Heavy Metal Contamination". *British Medical Bulletin* 68 (2003): 167-82.
17. Vojdani, A. "Detection of IgE, IgG, IgA and IgM Antibodies against Raw and Processed Food Antigens". *Nutrition and Metabolism* 6 (12 maio 2009): 22.

CAPÍTULO 14

1. Liu, S. et al. "Relation between Changes in Intakes of Dietary Fiber and Grain Products and Changes in Weight and Development of Obesity among Middle--Aged Women". *American Journal of Clinical Nutrition* 78, nº 5 (nov. 2003): 920-7.
2. Yang, Q. "Gain Weight by 'Going Diet?' Artificial Sweeteners and the Neurobiology of Sugar Cravings: Neuroscience 2010". *Yale Journal of Biology and Medicine* 83, nº 2 (jun. 2010): 101-18.
3. Bueno, N. B. et al. "Very-Low-Carbohydrate Ketogenic Diet v. Low-Fat Diet for Long-Term Weight Loss: A Meta-Analysis of Randomised Controlled Trials". *British Journal of Nutrition* 110, nº 7 (out. 2013): 1178-87.
4. Santesso, N. et al. "Effects of Higher– versus Lower-Protein Diets on Health Outcomes: A Systematic Review and Meta-Analysis". *European Journal of Clinical Nutrition* 66, nº 7 (jul. 2012): 780-8.

5. Siri-Tarino, P. W. et al. "Saturated Fat, Carbohydrate, and Cardiovascular Disease". *American Journal of Clinical Nutrition* 91, nº 3 (mar. 2010): 502-9.
6. Fontana, L. et al. "Low Bone Mass in Subjects on a Long-Term Raw Vegetarian Diet". *Archives of Internal Medicine* 165, nº 6 (28 mar. 2005): 684-9; Koebnick, C. et al. "Consequences of a Long-Term Raw Food Diet on Body Weight and Menstruation: Results of a Questionnaire Survey". *Annals of Nutrition and Metabolism* 43, nº 2 (1999): 69-79.
7. Gore, A. C. "Neuroendocrine Targets of Endocrine Disruptors". *Hormones* 9, nº 1 (jan.-mar. 2010): 16-27.
8. Liu, Y. et al. "Association between Perceived Insufficient Sleep, Frequent Mental Distress, Obesity and Chronic Diseases among US Adults, 2009 Behavioral Risk Factor Surveillance System". *BMC Public Health* 13 (29 jan. 2013): 84.
9. St-Onge, M. P. "The Role of Sleep Duration in the Regulation of Energy Balance: Effects on Energy Intakes and Expenditure". *Journal of Clinical Sleep Medicine* 9, nº 1 (15 jan. 2013): 73-80.
10. Nedeltcheva, A. V. et al. "Sleep Curtailment Is Accompanied by Increased Intake of Calories from Snacks". *American Journal of Clinical Nutrition* 89, nº 1 (jan. 2009): 126-33.
11. Killick, R.; Banks, S.; Liu, P. Y. "Implications of Sleep Restriction and Recovery on Metabolic Outcomes". *Journal of Clinical Endocrinology and Metabolism* 97, nº 11 (nov. 2012): 3876-90.
12. Drager, L. F. et al. "Obstructive Sleep Apnea: A Cardiometabolic Risk in Obesity and the Metabolic Syndrome". *Journal of the American College of Cardiology* 62, nº 7 (13 ago. 2013): 569-76.
13. Grossman, E.; Laudon, M.; Zisapel, N. "Effect of Melatonin on Nocturnal Blood Pressure: Meta-Analysis of Randomized Controlled Trials". *Journal of Vascular Health and Risk Management* 7 (2011): 577-84.
14. Wyatt, R. J. et al. "Effects of 5-Hydroxytryptophan on the Sleep of Normal Human Subjects". *Electroencephalography and Clinical Neurophysiology* 30 (1971): 505-9.
15. Trepanowski, J. F. et al. "Impact of Caloric and Dietary Restriction Regimens on Markers of Health and Longevity in Humans and Animals: A Summary of Available Findings". *Nutrition Journal* 10 (7 out. 2011): 107.
16. Beavers, K. M. et al. "Effect of an 18-Month Physical Activity and Weight Loss Intervention on Body Composition in Overweight and Obese Older Adults". *Obesity* (20 ago. 2013): doi:10.1002/oby.20607.
17. Parr, E. B.; Coffey, V. G.; Hawley, J. A. "'Sarcobesity': A Metabolic Conundrum". *Maturitas* 74, nº 2 (fev. 2013): 109-13.

18. Romero-Arenas, S.; Martinez-Pascual, M.; Alcaraz, P. E. "Impact of Resistance Circuit Training on Neuromuscular, Cardiorespiratory and Body Composition Adaptations in the Elderly". *Aging Disease* 4, nº 5 (1º out. 2013): 256-63.
19. Vaidya, D. et al. "Association of Baseline Sex Hormone Levels with Baseline and Longitudinal Changes in Waist-to-Hip Ratio: Multi-Ethnic Study of Atherosclerosis". *International Journal of Obesity* 36, nº 12 (dez. 2012): 1578-84.
20. Stein, D. G. "The Case for Progesterone". *Annals of the New York Academy of Sciences* 1052 (jun. 2005): 152-69.
21. Stephenson, K.; Neuenschwander, P. F.; Kurdowska, A. K. "The Effects of Compounded Bioidentical Transdermal Hormone Therapy on Hemostatic, Inflammatory, Immune Factors; Cardiovascular Biomarkers; Quality-of-Life Measures; and Health Outcomes in Perimenopausal and Postmenopausal Women". *International Journal of Pharmaceutical Compounding* 17, nº 1 (jan.-fev. 2013): 74-85.
22. Huang, G. et al. "Testosterone Dose-Response Relationships in Hysterectomized Women with or without Oophorectomy: Effects on Sexual Function, Body Composition, Muscle Performance, and Physical Function in a Randomized Trial". *Menopause* (publicação eletrônica em 25 nov. 2013).
23. Schulte, D. M. et al. "Caloric Restriction Increases Serum Testosterone Concentrations in Obese Male Subjects by Two Distinct Mechanisms". *Hormone and Metabolic Research* 46, nº 4 (abr. 2014): 283-6.
24. Corona, G. et al. "Dehydroepiandrosterone Supplementation in Elderly Men: A Meta-Analysis Study of Placebo-Controlled Trials". *Journal of Clinical Endocrinology and Metabolism* 98, nº 9 (set. 2013): 3615-26.
25. Muckelbauer, R. et al. "Association between Water Consumption and Body Weight Outcomes: A Systematic Review". *American Journal of Clinical Nutrition* 98, nº 2 (ago. 2013): 282-99.
26. Dewulf, E. M. et al. "Insight into the Prebiotic Concept: Lessons from an Exploratory, Double Blind Intervention Study with Inulin-Type Fructans in Obese Women". *Gut* 62, nº 8 (ago. 2013): 1112-21.
27. Greenberg, J. A. et al. "Coffee, Tea, and Diabetes: The Role of Weight Loss and Caffeine". *International Journal of Obesity* 29, nº 9 (set. 2005): 1121-9.
28. Shelmet, J. J. et al. "Ethanol Causes Acute Inhibition of Carbohydrates, Fat, and Protein Oxidation and Insulin Resistance". *Journal of Clinical Investigation* 81, nº 4 (abr. 1988): 1137-45.

CAPÍTULO 15

1. Bergstrom, J. et al. "Diet, Muscle Glycogen, and Physical Performance". *Acta Physiologica* 71 (1967): 140-50.

2. Phinney, S. D. et al. "Capacity for Moderate Exercise in Obese Subjects after Adaptation to a Hypocaloric Ketogenic Diet". *Journal of Clinical Investigation* 66 (1980): 1152-61.
3. Phinney, S. D. et al. "The Human Metabolic Response to Chronic Ketosis without Caloric Restriction: Physical and Biochemical Adaptation". *Metabolism* 32 (1983): 757-68.

ÍNDICE REMISSIVO

Números de páginas sublinhados indicam caixas de texto.
Referências em **negrito** indicam ilustrações e fotografias.

A
Abacates
   Salada de espinafre e batata-doce crua com molho de abacate e limão--taiti, 414-5
Abortos espontâneos, 114, 158-9, 325
Abstinência. *Ver* Síndrome da abstinência de grãos, pela eliminação dos grãos
Ácido estomacal, baixo. *Ver* Hipocloridria
Ácido fólico, 77, 226-7
Ácidos graxos ômega-3
   carência de, 217, 332
   suplementação de, 217-9, 245, 265, 277-8, 336
Ácidos graxos ômega-6, 217, 219, 245, 354
Acne, 120
Acrilamida, formação de, a partir do centeio e do trigo, 37
Açúcar, evitar, para a flora intestinal saudável, 242
ADA, orientação dietética da, 256, 257, 260-1
Adaptação genética, ao consumo das sementes de gramíneas, 34

Adaptações ao consumo das sementes de gramíneas, 34
Addison, doença de, 93
Adoçantes
   em refrigerantes *diet*, 346
   que contêm frutose, 190
   seguros, 189
Aftas, 123
Aglutinina do germe de trigo (WGA)
   como desreguladora do sistema endócrino, 320
   efeitos nocivos da, 28-9, 45, 117, 149, 231
   no trigo moderno, 10, 37, 38
   peptídeo intestinal vasoativo, bloqueado pela, 29-30, 122
   vitamina B_{12}, absorção da, bloqueada pela, 76
Agricultura familiar, declínio da, 49
Agricultura sustentada pela comunidade (CSA, na sigla em inglês), 203
Agronegócio, governo e o, 56-8
Água com eletrólitos, 416-7
Água, consumo de
   durante a síndrome de abstinência dos grãos, 133

para hidratação, 372
AIEDT, 10-1
Álcool
guia para escolha do, 191-4
impedindo o emagrecimento, 372-3
Álcool, síndrome de abstinência do, 130-1, 137
Alergias
alimentares, 10, 38, 40, 80, 246
alívio de, com a eliminação dos grãos, 155-6
provocadas por grãos, 10, 38, 40, 118-9
Alerta, estado de, pela eliminação dos grãos, 381-2
α-amilase, inibidores da, como alérgenos no trigo moderno, 10
Alimentares, alergias, 10, 38, 40, 80, 246
Alimentos com um único ingrediente, no estilo de vida sem grãos, 174-5, 346, 418
Alimentos crus, para emagrecimento, 354-5
Alimentos desidratados, 203
Alimentos industrializados, 168, 169, 174, 190
Alimentos orgânicos, 188, 189-90, 200
Alimentos plantados em casa, 200
Alimentos que não são grãos, a evitar, no estilo de vida sem grãos, 187
Alimentos sem açúcar, evitar, 184-5
Alimentos sem glúten, 40, 345-6, 418-9
Alimentos sem trigo *versus* sem glúten, 420
Alimentos, fissuras por, durante a crise de abstinência de grãos, 136, 137, 194
Alimentos, intolerâncias a, 246, 249, 374. *Ver também* Laticínios, intolerância a
Alimentos, rótulos de. *Ver* Rótulos de alimentos

Aloe vera, gel de, para a doença inflamatória intestinal, 246
Amaranto, 68-9, 277-8
Amido de milho
aumento da glicose no sangue pelo, 38-9, 101
em alimentos sem glúten, 39
índice glicêmico do, 26, 39, 104
preço baixo do, 169
Amilopectina A, glicemia aumentada pela, 25, 26, 90, 91, 110, 115, 255
Anafilaxia induzida por exercício, dependente do trigo (AIEDT), 10-1
Ansiedade, redução da, após eliminação dos grãos, 144
Anti-inflamatórios, suplementos, 246
Antiácidos, medicamentos, 64, 66-7, 82, 146-7, 232
Antibióticos
C. difficile e, 81-2, 150
doença inflamatória intestinal e, 150, 244
para a disbiose, 235-6, 243-4, 248-9
Aprendizado, capacidade aumentada para, após a eliminação dos grãos, 144-5
Arroz
distúrbios autoimunes associados ao, 90
em rótulos de alimentos, 421
geneticamente modificado, 8, 41-2, 56
história do, 42
problemas decorrentes do, 42-3
questões de segurança acerca do, 40, 41-2
Arsênio, exposição ao, pelo arroz, 44
Articulações, dor e rigidez nas, 141, 154-5, 162, 385, 388
Artrite reumatoide, 83, 86, 88, 94, 154, 155, 197, 217, 282, 332, 333, 337, 338
Asma do padeiro, 10, 119

ÍNDICE REMISSIVO | 473

Asma
alívio da, pela eliminação dos grãos, 155
causas da, 30, 120-1
decorrente da reexposição aos grãos, 161
do padeiro, 10, 120
Associação Norte-Americana de Diabetes (ADA), orientação dietética da, 256, 257, 260-1
Ataxia cerebelar, 99, 145, 197
Aterosclerose, 116, 120, 267, 268, 269, 272
Aumento das mamas, por hormônios sexuais, 113, 197, 325
Autoimunidade
correção de contribuições para destruição da flora intestinal, 336-8
carência de ácidos graxos ômega-3, 336-7
carência de vitamina D, 334-7
exposição a metais pesados, 339
sensibilidades alimentares, 340
descrição da, 328-9
doenças da, 88-90, 90-1, 91-2 (*ver também doenças autoimunes específicas*)
aumento nas, 329
grãos causando a, 85-90, 231, 332-3
lenta reversão da, após a eliminação dos grãos, 333-4
possíveis causas da, 329-31, 338-9
tratamentos naturais *versus* convencionais para, 340
Aveia, 44-5, 421
Azia, 135, 148, 195, 198, 199, 231, 247-9, 396. *Ver também* Refluxo ácido; Esofagite

B
Baixo teor de carboidratos, alimentos com, impedindo o emagrecimento, 346, 347

Bananas
Smoothie de banana verde com mirtilo, 414
Batata
Smoothie de batata crua e especiarias, 413-4
Batatas-doces
limitação das, para controle de carboidratos, 184
Salada de espinafre e batata-doce crua com molho de abacate e limão-taiti, 415
Bebidas gaseificadas, 190, 372
Bebidas
água, 133, 372
alcoólicas, 191-3, 373-4
gaseificadas, 191, 372
no estilo de vida sem grãos, 175-6
refrigerantes *diet*, 346
Beribéri, 42, 47-8
Bile, no processo digestivo, 64, 278
Bipolar, transtorno, 95, 102-3
Bisfenol A (BPA), 112, 190, 302, 320, 423
Bócio, 135, 220-1, 222-3, 309, 310
Boswellia, para reduzir a inflamação, 246, 282-3
BPA. *Ver* Bisfenol A
Brandies, 194
Bulimia, 95-6, 103

C
Caçadores-coletores, sociedades de causas da obesidade, ausentes nas, 22
dieta das, 170-1
efeitos da alimentação moderna sobre as, 15-6, 20
reversão dos, 19-20
problemas das, 20
vantagens para a saúde das, 12-3
Café, 372, 373
Cafeína, sensibilidade à, 149

Cálcio, saúde dos ossos e, 285-6
Caldo de carne, feito em casa, 407-8
Calorias, reduções de, 198-9, 374
Canela, para redução da glicose no sangue, 265
Carboidratos líquidos, 179-80, 183
Carboidratos vazios, sem glúten, 184, 187, 345-6, 347
Carboidratos
  altos, em gramíneas que não são o trigo, 25-6
  aumento dos, após emagrecimento excessivo, 142
  complexos, índice glicêmico dos, 26
  controle dos, como passo 3 no estilo de vida sem grãos, 176, 181, 182, 183-5
  flora intestinal e, 142, 231
  formas seguras de, 142
  ganho de peso a partir dos, 177
  impedindo o emagrecimento, 347-8
  limitação dos, com o diabetes, 231
  líquidos, 179-80, 183
  produção de colesterol a partir dos, 271
  vazios, sem glúten, 184, 345-6, 347
Cardíacas, doenças
  colesterol, responsabilizado pela, 267
  consumo de gorduras, responsabilizado pela, 134, 352
  decorrente de grãos, 115-7
  lipoproteínas prevendo risco de, 272-3
Carências nutricionais
  autoimunidade por, 331-2
  correção de, 243-4, 388
  em veganos e vegetarianos, 76, 77, 210, 211, 212, 221, 225
  fitatos como causa de, 10
  pelo consumo de grãos, 73, 207-8
  de ácidos graxos ômega-3, 217, 332
  de ferro, 34, 70, 73-4, 209-10, 211, 355-6, 388
  de folato, 77, 226, 229-30
  de iodo, 136, 220-3, 304, 309-10, 355-6
  de magnésio, 135, 213, 263, 388
  de vitamina A, 41-2
  de vitamina B_{12}, 76-7, 223-4, 388
  de vitamina D, 77-8, 145, 215-6, 243-4, 263, 285, 286, 315, 331-2, 334
  de zinco, 74-5, 211-2, 388
Carga glicêmica (CG), natureza enganosa da, 178-80
Cárie dentária
  ausente, em culturas primitivas, 17-8
  pelos grãos, 5, 15, 16, 32
Carnes, 176, 187-8, 202
Carregamento de carboidratos, por atletas, 197, 381, 382
Castanhas, no estilo de vida sem grãos, 175
CCQ. *Ver* Colecistoquinina
Celíaca, doença
  acionadores da, 9, 10-1, 40-1, 82
  aglutinina do germe de trigo afetando a, 28
  aveia e a, 45
  carboidratos vazios sem glúten e a, 345-6
  carências nutricionais com a, 73, 74, 75, 76, 77-8, 153, 211, 217, 243-4
  diabetes tipo 1 e a, 90-1, 332
  disbiose com a, 152, 154, 235
  eczema com a, 122-3
  eliminação dos grãos para a, 153, 158, 161, 162, 242
  estomatite aftosa recorrente com a, 123
  evitar a cevada com a, 38
  flora intestinal com a, 152, 162, 164, 338
  hormônios sexuais masculinos e a, 113, 159

ÍNDICE REMISSIVO | 475

incidência da, 72-3
intolerâncias alimentares com a, 154
linfoma intestinal com a, 29, 162
osteoporose ou osteopenia com a, 283
passos para recuperação da, 243-4
probióticos para a, 241
problemas relacionados à fertilidade
   com a, 114
psoríase com a, 122-3
saúde sexual e a, 158
síndrome do intestino irritável,
   semelhante à, 67
tipos de álcool a serem evitados com
   a, 191, 192
Células β do pâncreas
diabetes e as, 259, 320, 321, 334
restauração das, pela vitamina D, 262
Centeio, 35-40, 37, 420
Cérebro, efeitos no
após a eliminação dos grãos, 143-6,
   380-1
da reexposição aos grãos, 161
do consumo de grãos, 95, 102-3
Cerveja, 191-2, 373, 374
Cervejas do tipo *ale*, evitar, 191
Cervejas do tipo *lager*, evitar, 191
Cervejas do tipo *malt liquor*, evitar, 191
Cervejas sem glúten, 191, 192
Cetoacidose diabética, 259, 260-1, 350
Cetose, 348-50
Cevada
   características da, 38
   em rótulos de alimentos, 420
CG, natureza enganosa da, 178-80
Chá, 372, 373
Chocolate
   amargo, 184
   Detonador de Gorduras de Chocolate
      e Coco Torrado, 410
Cigarro, síndrome de abstinência do,
   132

5-hidroxitriptofano (5-HTP)
   como auxiliar para o sono, 364-5
   durante a crise de abstinência de
      grãos, 136, 364-5
Circadianos, ritmos, 30-1, 93, 357, 358,
   363, 386
Clostridium difficile, 67, 80-1, 150, 251
Coco e óleo de coco
   Detonador de Gorduras de Chocolate
      e Coco Torrado, 410-1
   Detonador de Gorduras de Limão e
      Coco, 410
Colecistoquinina (CCQ), 70, 149, 249,
   320, 321
Colesterol total, 186, 237, 269, 270,
   273, 276
Colesterol, exames de
   como algo ultrapassado, 272
   falhas dos, 270-1, 275, 276
   história dos, 269-1
Colesterol, responsabilizado por
   doenças cardíacas, 267
Colite ulcerativa
   carência de vitamina B_{12} na, 76
   carências nutricionais com a, 152, 335
   dieta de eliminação com a, 151
   disbiose e a, 69, 235
   flora intestinal e a, 33, 82, 150-1
   melhora da, pela eliminação dos
      grãos, 149-50, 242
   passos para recuperação da, 243-7
   prebióticos para a, 151
   prevenção da, 30-1
   probióticos para a, 150-1, 241
   resistência aos glicocorticoides com a,
      93-4
Cólon, no processo digestivo, 64
Comercializadoras de grãos, empresas,
   54-5
Commodities, mercado de
   características do, 50-1

grãos no, 51-6
Compulsão alimentar periódica,
   transtorno da, 95-6
Conhaques, 194
Consumo de gramíneas
   história do, 23-4
   pelos ruminantes, 3
   pelos seres humanos, 3-6, 12
Contagem de carboidratos, 183
Contaminação cruzada, exposição aos
   grãos por, 418
Convulsões, 100-1, 145
Corpo, temperatura do, como indicação
   da condição da tireoide, 308-9, 309-11
Cortisol, 30-1
   desregulação do, 93, 387
   impedindo o emagrecimento, 357-8
   disfunção das suprarrenais e o, 94,
      322-4
   gordura visceral e o, 105, 112-3
   papel do, 93
Cozimento a altas temperaturas, evitar,
   191
Crohn, doença de
   alterações na flora intestinal e a, 80,
      150-1
   autoimunidade e a, 88
   carências nutricionais com a, 73-4,
      77, 152, 211, 217, 243-4, 335
   dieta de eliminação com a, 151
   disbiose e a, 69, 235
   melhora da, com a eliminação dos
      grãos, 149-50, 242
   passos para a recuperação depois da,
      243-4
   permeabilidade intestinal e a, 82
   prebióticos para a, 151
   prevenção da, 30-1
   probióticos para a, 150-1, 241
   resistência aos glicocorticoides com a,
      93

CSA, 203
culturas iniciais para, 427
culturas iniciais para, 428
Cúrcuma, curcumina na, 282-3
Curcumina, para reduzir inflamações,
   246, 282-3
Cushing, doença de, 94, 105, 112, 113

D
Déficit de Atenção/Hiperatividade,
   transtorno do, 97, 98, 381
Demência
   causas da, 95, 96, 101, 145, 146
   prevenção da, com a eliminação dos
      grãos, 145-6
Depressão
   causada por grãos, 98, 102-3, 143
   pela crise de abstinência de grãos, 143
   tratamento da, com 5-HTP, 136
Desconforto abdominal, após a
   eliminação dos grãos, 251
Desempenho atlético, melhora do, com a
   eliminação dos grãos, 382-3, 384, 385
Desintoxicação, 297, 321-2
Deterioração neurológica, melhora após
   a eliminação dos grãos, 145, 197
Detonadores de Gordura, 354, 408
   Detonador de Gorduras de Chocolate
      e Coco Torrado, 410-11
   Detonador de Gorduras de Limão e
      Coco, 410
DHEA
   aumentando a densidade óssea, 293
   baixa, tratamento da, 326-7
   promovendo o emagrecimento, 369
Diabetes, 265-9
   adaptações que previnem o, 34
   alterações na flora intestinal e o, 80
   carboidratos limitados com o, 231
   causas do, 40, 82, 106, 110-1, 177,
      255-6

ÍNDICE REMISSIVO | 477

demência com o, 101
em culturas que consomem arroz, 42-3
hipoglicemia e o, 260, 260-1
incidência do, 105-7, **106**
melhora do, com a eliminação dos
  grãos, 254, 256-9
passos para controlar o, 112, 320, 338
persistente, após a eliminação dos
  grãos, 257-8
relato de paciente sobre o, 140, **140**
tipo 1
  causas do, 112, 320, 338
  doenças associadas ao, 332
  grãos relacionados ao, 87, 90, 90-1
  medicamentos para o, 262
  prevenção do, 334
tipo 2
  em sociedades primitivas expostas à
    alimentação moderna, 14, 15, 256
  futuro aumento estimado do, 17
Diarreia, 251
DII. *Ver* Doença inflamatória intestinal
Disbiose. *Ver também* Supercrescimento
  bacteriano no intestino delgado
  (SBID)
  antibióticos para a, 235-6, 243
  carência de ferro com a, 75
  causas da,
    disfunção pancreática, 245
    grãos, 67-8
    intolerância a laticínios, 246
    medicamentos antiácidos, 67
  incidência da, 232
  persistente, após a eliminação dos
    grãos, 247-8, 251, 322
  sintomas da, 69
  transtornos associados à, 232-3
    doença celíaca, 152, 153, 234
    doença inflamatória intestinal, 149
    síndrome do intestino irritável, 67,
      232

Doença cardíaca coronariana, 273-4
Doença hepática não alcoólica, 115
Doença inflamatória intestinal (DII).
  Ver também Crohn, doença de; Colite
  ulcerativa
  carências nutricionais com a, 77, 152
  disbiose e a, 68
  flora intestinal e a, 338
  melhora da, pela eliminação dos
    grãos, 149-50
  pelos grãos, 64
  prebióticos e probióticos para a,
    149-51
  prevenção da, 30-1

E
Economia, no estilo de vida sem grãos,
  197-204
Eczema, 122, 156
Eliminação dos grãos da dieta
  benefícios à saúde pela, 47-8, 165,
    377, 389
  alívio de alergias, 155-6
  controle do diabetes, 254, 256-7,
    262-3, 265
  da semana 2 a 6, 195-6
  gastrointestinais, 147-53, 232
  melhora dos hormônios sexuais,
    158-9, 325, 368
  para a pele, 196-7
  para a tireoide, 298
  para as articulações, 154-5
  para o cérebro, 143-6
  proteção contra desreguladores do
    sistema endócrino, 321
  como escolha individual, 396
  como passo 1 para o estilo de vida
    sem grãos, 172-3
  efeitos da, que mudam a vida, 127-8
  linha do tempo para experiências
    com a, 194-5

normalização do metabolismo após a, 255, 292-3
para controle da hipertensão, 265-7
para controle do diabetes, 255-9, 265
para melhores lipídios e lipoproteínas, 267-77
para prevenção da osteoporose, 283-91
para redução da inflamação, 279-81
redução de calorias pela, 197-8, 200
síndrome de abstinência pela (ver Síndrome de abstinência de grãos)
Eliminação, dieta de, 151, 339
Emagrecimento
aceleração do, pela cetose, 348-9
excessivo, preocupação com, 140-1, 142
fatores não propícios ao, 374-5
jejum intermitente para o, 365-6
melhora dos valores de lipoproteínas, 278
não obtido, motivos para, 343-4
alimentos prejudiciais, 344-7, 351-2
atitude, 375
desequilíbrio de hormônios sexuais, 368-70
desregulações do cortisol, 358-9
disfunção da tireoide, 92, 294, 296, 304, 305, 355-6
estresse, 359
medicamentos de prescrição, 359-60
perda muscular, 367
privação do sono, 361-2
pela eliminação dos grãos, 137-9, 343
benefícios à saúde após o, 139, 258, 259, 266, 387-6
rápido, 137-8, 193
perda muscular com o, 141, 343, 366
promoção do, com
alimentos crus, 354-5
fatores diversos, 372-4

gorduras saudáveis, 352-3
hidratação, 371-2
massa muscular, 367
Embotamento mental, 97, 144, 381
Emoções, influência dos grãos sobre as, 102-3
Encefalopatia por glúten, 101
Endócrinas, glândulas, funções das, 317
Endócrino, desregulação do sistema, 295-6, 299, 302, 303, 315, 318
Endócrino, desreguladores do sistema, 320-2
Endometriose, 160
Energia, aumento da, no estilo de vida sem grãos, 379
Enriquecimento de alimentos, 73, 208, 226
Envelhecimento
disfunção da tireoide com o, 305-6
perda muscular com o, 291
Envenenamento por ergotamina, do centeio, 37
Enxaquecas, relato de paciente sobre, 198, 199
Eritritol, 190
Erupções cutâneas, 156-7
Ervas aromáticas, plantio de, 200
Ervilhas, limitação de, para controle de carboidratos, 183
Esclerose múltipla, 30-1, 67, 79-80, 82, 83, 94, 145, 197
Esofagite, 66-7, 80, 147-8
Espectro Autista, transtorno do, 97, 98, 381
Espelta, 35
Espinafre
Salada de espinafre e batata-doce crua com molho de abacate e limão-taiti, 415
Esquizofrenia paranoide, 97, 99, 102-3
Estatinas, 271, 272, 279-80

ÍNDICE REMISSIVO | 479

Estévia, 189
Estilo de vida sem grãos, 167, 204
   críticos do, 393
   fazendo a transição para o, 171-2
   fortalecimento a partir do, 397-8
   melhora no desempenho humano a
      partir do, 377, 396-7
   aceleração do metabolismo, 382-3
   alerta e clareza mental, 381-2
   aumento da energia, 379
   aumento da libido, 386
   aumento da massa muscular, 384
   estratégias para, 385-6
   melhor sono, 380
   menos desconforto gastrointestinal,
      385-6
   menos rigidez e dores nas
      articulações, 384
   passos para chegar ao
      adicionais, 187-91
   consumo de alimentos verdadeiros
      de um único ingrediente, 174,
      346, 418
   controle dos carboidratos, 176-7,
      181, 182, 183
   eliminação dos grãos, 172-3
   reduzindo custos do, 197-203
Estimulação do apetite, pelos grãos, 95,
   96, 103, 107, 138, 162, 168, 169, 173,
   191, 253, 346, 373
Estomatite aftosa recorrente, 123
Estresse, 323, 357, 358
Estrogênio
   aumento do, pelo ganho de peso, 112
   emagrecimento impedido pelo, 368
   para a densidade óssea, 293
   redução do, pela eliminação dos
      grãos, 325, 386
Exame de sangue, *kits* caseiros para, 429
Exercício
   beneficiado, após a eliminação dos
      grãos, 195-6, 380

emagrecimento e o, 373-4
evitar o, durante a crise de
   abstinência de grãos, 133

F
Farinha de trigo integral, preço baixo
   da, 168
Fasano, Alessio, 82, 83, 87, 88, 333
Feijões, limitação de, para controle de
   carboidratos, 184
Feiras de produtores, 203
Fermentação, informações úteis sobre a,
   427
Fermentados, alimentos, 240-2
   caseiros
      iogurte e quefir, 402-5
      legumes fermentados, 405-7
   finalidade dos, 401-2
   na dieta saudável, 188
   para diarreia, 251
   para doença inflamatória intestinal, 152
   para flora intestinal saudável, 240-2,
      338, 387
Ferro, carência de, 34, 70, 73-4, 208-9,
   210, 355-6, 388
Ferro, suplementação de, 71, 210-1
Fertilidade, redução da, pelos grãos,
   113-5, 158, 159
Fibra
   efeito sobre o funcionamento
      intestinal, 69
   evitar, com inflamação intestinal, 246
   fontes de, 227-8
   na aveia, 45
   para corrigir a flora intestinal, 232
   para prisão de ventre, 69, 251
   prebióticas (*ver* Prebióticas, fibras)
Fígado gordo, 115
Fígado, enzimas do, elevadas, 115
Fígado, no processo digestivo, 64
Fissuras por comida, durante a crise de
   abstinência de grãos, 137, 138, 194

Fitatos, no trigo moderno, 10
Flora bucal, mudanças na, 32, 33
Flora intestinal (*cont.*)
  no supercrescimento bacteriano no intestino delgado, 80-1
  peso e, 373
  restauração da, saudável, 79-80, 148, 232, 233
  alimentos fermentados para, 240-2, 338, 386
  para controle do diabetes, 262, 265
  para melhorar o desempenho humano, 386
  para recuperação após problemas de autoimunidade, 337-8
  prebióticos para, 236-9, 243-4, 262, 265, 338, 386
  probióticos para, 233-6, 243-4, 338, 386
  vitamina K e, 288, 289-90
Flora intestinal
  alterações na composição da, 32, 33, 78-9
  desregulada, 67, 232, 332
  medicamentos que afetam a, 66-7, 81-2, 232
  na doença celíaca, 152, 164, 165
  na doença inflamatória intestinal, 149, 150-1
  prisão de ventre e, 69
  questões de saúde relacionadas à, 33, 79-80
  restrição de carboidratos e, 231
  saudável
    alimentos fermentados que mantêm a, 402
    carboidratos que estimulam a, 142
    para melhorar valores de lipoproteínas, 278
Folato, carência de, 77, 226, 229

Fome, eliminação dos grãos terminando com a, 138
Frankengrãos, 8, 62
Friedewald, William, 269, 270, 272
Fruta-dos-monges, 189
Frutas, sucos de, evitar, para controle de carboidratos, 183-4
Frutas
  de quintal, 201
  limitação das, para controle de carboidratos, 183
  orgânicas, 190-1
  para a saúde dos ossos, 290-1
Frutinhas de quintal, 200
Frutose, adoçantes que contêm, 190
Frutose, má absorção da, com a doença de Crohn, 152

G
Gastrointestinais, exames, laboratórios para, 427-8
Gastrointestinais, problemas
  decorrentes da reexposição aos grãos, 160-1
  decorrentes do consumo de grãos, 64, 66, 71, 83, 230-1, 252
  disbiose, 67-8, 80, 81
  esofagite de refluxo, 66-7
  permeabilidade intestinal, 82-3
  prisão de ventre, 64, 68-70
  refluxo ácido, 66-7
  síndrome do intestino irritável, 67
  urgência evacuatória, 64, 67
  persistentes, após a eliminação dos grãos, 247-50
Gastrointestinal, saúde, após a eliminação dos grãos, 385-6
  restauração da, 230, 231-2
  alimentos fermentados para a, 240-1
  para distúrbios inflamatórios, 242-7
  prebióticos para a, 236-40
  probióticos para a, 234-6

ÍNDICE REMISSIVO | 481

Gastroparesia diabética, 99
Gastroparesia, 100
Gliadina, no trigo moderno, 9
Glicação, 25-6, 45, 178, 180, 191
Glicocorticoides, resistência aos, 93, 322, 323
Glicose no sangue
   aumento da, causado por
      amilopectina A, 25, 26, 90, 91, 110, 115, 255, 256
      carboidratos vazios sem glúten, 184
      grãos que não são o trigo, 25, 26
      grãos, 36, 38-9, 44, 101, 103-4, 110, 120, 255-6
   baixa da, com a eliminação dos grãos, 254
   controle da, com o manejo de carboidratos, 177
   índice glicêmico e, 25, 26, 40-1, 101, 103, 110, 111, 178
   medidor para testar, 179, 181, 181-2, 182, 348
   taxa alta da
      aumento de triglicerídeos com, 112
      demência decorrente de, 95, 101, 146
      diabetes decorrente de, 255-6
Glicotoxicidade, 112, 180
Glutamina, para inflamação intestinal, 245
Glúten, no trigo moderno, 9
Glúten, sensibilidade ao
   carboidratos vazios, sem glúten e, 345-6
   fontes ocultas de grãos afetando a, 418, 419
   não celíaca, 72-3
   permeabilidade intestinal e a, 67
   tipos de álcool a evitar com a, 191, 192
Golden Rice, 7, 41-2
Gordura visceral
   cortisol e a, 105, 112-3

pelos grãos, 105, 113
perda de,
   após a eliminação dos grãos, 141, 158, 159, 196, 254, 257, 258, 260, 281
   benefícios à saúde da, 279, 380, 387-8
   hormônios sexuais e a, 112, 325, 368, 370
   sobrecarga de ferro com a, 210
Gorduras hidrogenadas, 187, 191, 352
Gorduras trans, 187, 191, 352
Gorduras, na dieta
   da carne, 202
   durante a crise de abstinência de grãos, 134
   emagrecimento e as, 142, 352, 353, 373-4
   no estilo de vida sem grãos, 176, 186
   partículas pequenas de LDL provenientes de, 274
   responsabilizadas por doenças cardíacas, 134, 352
   tipos a evitar, 191, 352
Governo, agronegócio e o, 56-8
Gramíneas
   benefícios aos não humanos das, 167
   características das, 23
Grão-de-bico
   Homus com azeitonas picadas, tomates secos e alho, 416
Grãos integrais,
   ganho de peso pelo consumo dos, 103, 104, 342
   promovidos como saudáveis, 49, 59, 60, 73, 112, 115, 207-10, 298, 330, 342, 391, 392, 393
   promovidos para a redução do diabetes, 258
   promovidos para a saúde do coração, 117-8

recomendações do USDA para os, 108
Grãos que não são o trigo, 25-6, 35-40, 42-6
Grãos. *Ver também* Grãos integrais
   carências nutricionais decorrentes dos (*ver* Carências nutricionais, pelo consumo de grãos)
   como *commodity*, 52-6
   como desreguladores do sistema endócrino, 320
   como gramíneas da família do trigo, 35
   como ração para animais, 51, 55
   componentes prejudiciais dos, 9-10, 47-8, 67
   crescimento populacional e os, 395-6
   defensores dos, 71, 72-3
   fontes ocultas dos, 418-20
   onipresença dos, 168-9
   problemas de saúde decorrentes dos, 15, 16, 20, 62, 122-3, 160, 253, 394
   alergias, 118-9
   asma, 118-9
   desregulação do cortisol, 93-5
   desregulações dos hormônios sexuais, 112-5, 325
   diabetes (*ver* Diabetes; Pré-diabetes)
   distúrbios autoimunes, 85-91, 231, 332-3
   distúrbios cerebrais, 95-9, 102-3
   distúrbios da pele, 120-3
   doença cardíaca, 115-7
   ganho de peso, 103-4
   gastrointestinais (*ver* Gastrointestinais, problemas)
   hipotireoidismo, 92-3
   procura do consumidor pelos, 49-50
   que não são o trigo
      problemas decorrentes dos, 25-7
      tipos de, 35-9, 42-5

Graves, doença de, 93, 223, 298, 304, 310, 320, 328

H
Hashimoto, tireoidite de, 93, 223, 298, 304, 306, 310, 315, 320, 328, 332, 335
HbA1c, exame da, 182-3
HDL, colesterol, 115, 116, 219, 270, 275, 276, 280
HDL, partículas grandes de, 274, 275
Helicobacter pylori, 148
Hemocromatose, 34, 73, 208
Hemoglobina A1c, exame da, 182-3
Hidratação
   durante a crise de abstinência de grãos, 133
   para o emagrecimento, 371-2
   para tratar da prisão de ventre, 249
Hidrocortisona, para a desregulação do cortisol, 324
Hipertensão pulmonar, 30-1
Hipertensão
   medicamentos para a, 254, 266, 267
   pulmonar, 30-1
   redução da, 213-4, 265-6
Hipertireoidismo, 91-2, 304, 306, 315, 320
Hipocloridria, 148, 152, 211, 232, 248
Hipoglicemia, 260, 260-1, 360
Hipotálamo, 318-9
Hipotensão, 366-7
Hipotireoidismo
   brando, 299
   diagnóstico do, 301-2, 305, 306-8, 311-2
   emagrecimento impossibilitado pelo, 92, 304, 305, 309, 354
   incidência do, 305
   pela carência de iodo, 136-7, 222, 309-10

pelos grãos, 223, 320
persistente, após a eliminação dos grãos, 321
sintomas do, 93, 304-5, 306-7, 308
tratamento do, 313-5, 387
Homus
Homus com azeitonas picadas, tomates secos e alho, 416
Hormônio do crescimento bovino, 58
Hormônios bioidênticos, 292, 369
Hormônios sexuais
desregulação dos, pelos grãos, 112-5, 157, 368
desregulação persistente dos, 325-7
em desequilíbrio, impedindo o emagrecimento, 368-71
melhora dos, pela eliminação dos grãos, 157-8, 325, 368
Hormônios. *Ver também* Hormônios sexuais; *hormônios específicos*
humanos, compostos que mimetizam os, 318
produção de, pelas glândulas endócrinas, 317
Humor, impacto dos grãos sobre o, 102-3, 143, 382

I
IG. *Ver* Índice glicêmico
IGF, acne e, 120
Índice de massa corporal (IMC), 11-2, 114
Índice glicêmico (IG)
de carboidratos complexos, 27
de produtos de grãos integrais e refinados, 107
efeito sobre a glicose no sangue, 26, 27, 40, 101, 103, 110, 112, 178-80
natureza enganosa do, 178-80
Indigestão persistente, após a eliminação dos grãos, 247-9

Infertilidade, decorrente dos grãos, 111-5, 325
Inflamação intestinal, causas da, 245-6, 248
Inflamação
intestinal, 245-6, 249
redução da, 281-2
sinais de, 279
Ingredientes, sem grãos, 422-5
Inhames, limitação de, para controle de carboidratos, 184
Insulina
alta
efeitos da, 106, 256, 346-7
pelos grãos, 36, 120
controle da glicose no sangue e a, 178
diabetes tipo 1 e a, 320, 321
fatores que bloqueiam a, 259
injetável, 256, 262, 360
Intermitente, jejum, 203, 365-6
Intestinal, linfoma, 30, 68, 162
Intestino delgado, no processo digestivo, 65
Intestino permeável, 82, 83, 332
Iodo, carência de, 136-7, 220-3, 304, 308-9, 355-6
Iodo, suplementação de, 137, 222-3, 309, 396
Iodo
funções do, 309
para proteção contra desreguladores do sistema endócrino, 321
Iogurte, feito em casa, 402-4

J
Jejum intermitente, 203, 365-6

K
Kamut, 35
Krill, óleo de, 219

L

Lactose, intolerância à, 402
Laticínios, intolerância a, 151, 154, 246, 402
Laticínios
  emagrecimento impedido pelos, 351-2
  evitar, por uma flora intestinal saudável, 242
  integrais, 354
  limitação dos, para controle de carboidratos, 184
  orgânicos, 188
Laxantes, para prisão de ventre, 69, 248-9
LDL, colesterol, 45, 136, 186, 237, 241, 270, 271, 272, 274, 275, 276, 297
LDL, partículas pequenas de, 117, 274, 275
Legumes
  economia com, 203
  fermentados, 405-7
  no estilo de vida sem grãos, 174-5
  orgânicos, 188, 197
  para proteção contra desreguladores do sistema endócrino, 322
  para saúde dos ossos, 289-90
Leguminosas, limitação das, para controle dos carboidratos, 185
Leite de coco enlatado, evitando exposição ao BPA pelo, 190, 423
Leptina, bloqueadores da, 29, 105
Libido, 325, 386
Licores, seguros, 194
Linfoma intestinal, 29, 69, 162
Lipidogramas. *Ver* Colesterol, exames de
Lipogênese *de novo*, 111, 115
Lipoproteínas de muito baixa densidade (VLDL, na sigla em inglês), partículas de, 115-6, 271, 273-4
Lipoproteínas, exames de
  benefícios dos, 272-7
  laboratórios que oferecem, 275, 427-8
Lipoproteínas, valores das, estratégias para melhorar, 273-4, 275-8
Lipotoxicidade, 112
Lista de compras sem grãos, 422-5
Lista de compras, sem grãos, 422-5
Livros de culinária sem grãos, 429
  Barriga de trigo, 142, 189, 202, 422
LSD, 37, 253

M

Magnésio, água de, 416
Magnésio, carência de, 134, 213, 263, 388
Magnésio, suplementação de, 134, 213-4, 249, 263, 265, 289
Massa de biscoitos para limpeza interna, 413
Massa muscular, aumento da, 141, 291, 368, 384
Medicamentos
  antiácidos, 63, 66-7, 82, 147-8, 232
  eliminação dos grãos, reduzindo a necessidade de, 203-4, 254, 262, 388
  impedindo o emagrecimento, 359-60
  para distúrbios autoimunes, 340
  para osteoporose, 283, 284
  para pressão sanguínea, 254, 266, 267
  prisão de ventre decorrente de, 70-1
  que baixam o colesterol, 271, 272, 278-9
  trigo ou milho em, 421
Medidores de glicose, de punção digital, 179, 181, 181-2, 182, 348
Melatonina, como auxiliar do sono, 363-4
Menstruais, irregularidades, 114, 115, 158, 159, 197
Mental, clareza, pela eliminação dos grãos, 381-2
Metabólica, taxa, 367, 374

Metabólicas, desregulações
normalização (*ver* Eliminação dos
grãos da dieta, normalização do
metabolismo após a
problemas de saúde por, 254
Metabolismo
acelerado, após a eliminação dos
grãos, 382-3
definição de, 254
Microrganismos, afetados pelos grãos,
31, 32
Milho
alergias ao, 40
fontes ocultas do, 420
geneticamente modificado, 8, 40, 41,
56
história do, 38
índice glicêmico do, 26
perturbações autoimunes associadas
ao, 90
problemas decorrentes do, 38-9
utilizações para o, 38
Miocardiopatia, 118
Miocardite, 118
Mirtilos
Smoothie de banana verde com
mirtilo, 414
Modificação genética (GM)
de grãos, 8, 40, 41, 42, 55
questões de segurança acerca da, 40-2
rotulagem de alimentos e a, 56
Monocultura, 49-50
Mutagênese, do trigo moderno, 7, 8, 9
MyPlate e MyPyramid, recomendações
dos programas, 59, 108

N
Neuropatia periférica, 99, 146, 197

O
Obesidade, 20-1, 176. *Ver também*
Sobrepeso

Obsessivo-compulsivo, Transtorno, 98
Óleo de peixe, líquido, na forma de
triglicerídeos, 430
Óleo de peixe, suplementos, 219-20,
245, 430
Óleos
durante a síndrome de abstinência de
grãos, 135
gordura reservada para usar como,
202
no estilo de vida sem grãos, 175,
183-4
para o emagrecimento, 352, 353
tipos a evitar, 352-3
Orientação dietética
da Associação Norte-Americana de
Diabetes, 256, 257, 260-1
do USDA, 59, 108
erros na, 391-2, 394
Ossos, para sopa, 202
Ossos, saúde dos
cálcio e, 287-8
gaseificação prejudicando a, 190
melhora da, com
frutas e legumes, 290
hormônios bioidênticos, 292
magnésio, 213, 289-90
potássio, 289-90
reposição hormonal, 291-2
treinamento de força, 290
vitamina D, 285-6
vitamina K, 287-8
Osteopenia, 282-91
Osteoporose, 282-91
Ovário policístico, síndrome do (SOP),
114-5, 159, 163-4, 264
Ovos, 202

P
Painço, 46, 47, 255, 421
Paladar, distorções do, 30-1

Pâncreas
  disbiose e o, 69
  melhora do, com a eliminação dos grãos, 149
Pancreática, disfunção, 245
Paranoide, esquizofrenia, 97, 98, 102-3
Pelagra, 39, 48
Pele, saúde da, 120-1, 156-7. *Ver também distúrbios específicos da pele*
Peptídeo intestinal vasoativo (VIP, na sigla em inglês), 29-30, 93, 121-2
Perda muscular, causas da, 141, 291, 343, 367
Permeabilidade intestinal
  causas da, 245-6, 249, 332, 338
  distúrbios associados à, 67, 82, 83
Pernas inquietas, síndrome das, 195, 234, 363, 380
Peso, ganho de,
  aumento do estrogênio pelo, 113
  medicamentos que provocam, 359-60
  pela reexposição aos grãos, 162
  pelos carboidratos, 178
  pelos grãos, 103, 104, 342
Pólipos nasais, 155
Potássio
  para a saúde dos ossos, 290-1
  para controle do diabetes, 262
Pré-diabetes, 101, 106, 107, 110-1, 232, 258
Prebióticas, fibras, 236-9
  cetose e, 350
  emagrecimento com, 373
  fontes alimentares de, 237-8, 348
  fontes de, 429-30
  para controle do diabetes, 262, 264
  para diarreia, 251
  para doença inflamatória intestinal, 151-2, 246
  para restaurar a flora intestinal saudável, 236-9, 243, 262, 264, 338, 387

receitas com, 411-7
Premarin, 292, 327
Pressão sanguínea alta. *Ver* Hipertensão
Price, Weston, 17-8
Primitivas, sociedades
  dietas sem grãos de, 12-4
  efeito da alimentação moderna sobre, 15-7, 20
  reversão do, 18-9
  saúde dental em, 17-8
Prisão de ventre
  grãos causadores da, 64, 69-71, 231
  tratamento da, 249-50, 386
Probióticos
  durante a síndrome de abstinência de grãos, 135-6, 401-2
  para a doença inflamatória intestinal, 150-1
  para diarreia, 251
  para restaurar a flora intestinal saudável, 234-5, 243, 338, 387
Produtos químicos, desreguladores do sistema endócrino, 295, 300-1, 313
Progesterona, 292, 327, 369
Prolactina, 112, 139, 159, 325
Prolaminas, 87
Proteínas, durante a síndrome de abstinência de grãos, 135
Psoríase, 30-1, 121-2, 157

Q
Quefir, caseiro, 402-5
Queijos, no estilo de vida sem grãos, 176, 184

R
Ração para animais, grãos como, 50, 55
Receitas
  ingredientes sem grãos para, 422-6
  para alimentos funcionais, 401-4
Reexposição aos grãos, 131, 133, 143, 160-1, 164-5

Refluxo ácido
alívio proporcionado pela eliminação dos grãos, 67, 146-7, 209, 333
alterações da flora intestinal e, 80
medicamentos para, 66-7
persistente, após eliminação dos grãos, 247-50
relato de paciente sobre, 198, 199
Refluxo, esofagite de. *Ver* Esofagite
Refrigerantes *diet*, 346
Refrigerantes, açúcar em, 176-7
Refrigerantes, evitar, 190-1
Reposição hormonal, terapia de, saúde dos ossos e a, 291-2
Reto, no processo digestivo, 65
Rhodiola, durante a crise de abstinência de grãos, 137
Ricina, 28
Rins, cetose e os, 349-50
Rótulos de alimentos
alimentos geneticamente modificados em, 56
identificação de grãos em, 174, 418-9
Rum, 194
Ruminantes
consumo de gramíneas pelos, 3, 25
domesticação dos, 11

S
Sal iodado, 220-1, 222, 356
Sal
durante a crise de abstinência de grãos, 133-4
hipertensão e o, 226
iodado, 220-1, 222, 356
quantidade na dieta saudável, 188-9
Salada
Salada de espinafre e batata-doce crua com molho de abacate e limão-taiti, 415-6
Saúde do coração, aveia e a, 45

Saúde intestinal, receitas para, 411-7
SBID. *Ver* Supercrescimento bacteriano no intestino delgado
Seborreia, 121, 156, 157
Seios da face, problemas nos, 155-6, 161
Sementes de gramíneas. *Ver também* Grãos
adaptações ao consumo de, 34
como causa de problemas de saúde, 26
como *commodity* alimentar, 6-7
como inadequado, 391
consumo humano de, 5-7, 12
Sementes
no estilo de vida sem grãos, 175
protegidas por patentes, 56
Sensibilidade ao glúten sem doença celíaca (SGSDC), 72-3
Sensibilidades alimentares, autoimunidade e, 339-40
Serotonina, aumento da, pelo 5-HTP, 137
SII. *Ver* Síndrome do intestino irritável
Síndrome da abstinência de grãos
controle da, 133-6, 208
pela eliminação dos grãos, 129-30, 204
sintomas da, 132-3, 194-5
Síndrome da carência dos grãos, 228-9
Síndrome de enterocolite induzida por proteína alimentar, 90
Síndrome do intestino irritável (SII), 33, 67, 68, 72-3, 148, 232, 333, 386
Sistema digestivo
componentes e ação do, 64-8
desregulações do (*ver* Problemas gastrointestinais, pelo consumo de grãos)
Smoothies
Smoothie de batata crua com especiarias, 413-4

Smoothie de mirtilo e banana verde, 414
Smoothie para exterminar o trigo, 137, 411-2
Sobrepeso, 21, 368, 369. *Ver também* Obesidade
Sódio, nitrito de, evitar, 187-8
Sono, apneia do, 363, 380
Sono, auxiliares naturais do, 363-4
Sono, privação do, riscos à saúde pela, 361-2
Sono
    melhora do, após a eliminação dos grãos, 195, 380, 388
    para melhor desempenho do ser humano, 388
    peptídeo intestinal vasoativo, para promover o, 30-1
    quantidade suficiente de, 362-3
SOP. *Ver* Ovário policístico, síndrome do
Sopa
    feita em casa, 407-8
    guardar ossos para, 202
Sorgo, 45-6
Soro de leite, impedindo o emagrecimento, 351
Sucesso, histórias de, 343, 389
    Amy, 198-99, **198**
    Dottie, 160
    John, 140, **140**
    Kersten, 163-4, **163**
    Melissa Ann, 264
    Tami, 109-10, **110**
    Wayne, 380
Suicidas, pensamentos, pela reexposição aos grãos, 143-4, 162
Supercrescimento bacteriano no intestino delgado (SBID), 67-8, 79, 80-1, 162-3, 235
Suplementos
    ácido fólico, 77, 226-7

    ácidos graxos ômega-3, 217-9, 245, 265, 278-9, 336-7
    anti-inflamatórios, 246
    cálcio, 287-8
    ferro, 71, 210-1
    fibra, 250
    glutamina, 249
    iodo, 136, 222-3, 309-10, 356
    magnésio, 134, 213-4, 250, 263, 265, 289-90
    óleo de peixe, 218-9, 245, 430
    para perda de peso, a evitar, 375
    para redução da glicose no sangue, 265
    para reduzir efeitos da reexposição aos grãos, 164-5
    potássio, 263, 289-90
    trigo ou milho em, 420
    vitamina B_{12}, 223-4
    vitamina D, 216-7, 262, 265, 278, 285-6, 336, 386-7
    zinco, 212
Suprarrenais, disfunção das, 93-4, 320-1, 322-4, 357

T

T3 e T4, hormônios, 92, 221, 229, 230, 231, 303, 304-5, 312, 313-4, 357, 387
Tamanho das porções, emagrecimento e o, 375
Teff, 68-9, 255, 420
Testosterona
    aumento da, pela eliminação dos grãos, 159, 386
    baixa, persistente, tratamento da, 325-6
    emagrecimento e a, 369, 370
    gordura visceral e a, 112
    para a saúde óssea masculina, 292
Tireoide, condição da
    exames indicadores de, 303-5, 310-2
    perfeita, sinais de, 309

Tireoide, disfunção da
    descartada por médicos, 315-6
    desregulação do sistema endócrino e,
        297, 300-1, 302, 313, 315, 317-8
    impossibilidade de emagrecer por,
        294, 297, 303, 355-6
    inflamação autoimune, 298, 305, 315
        (ver também Graves, doença de;
        Hashimoto, tireoidite de)
    tipos de, 91-2, 223, 303 (ver também
        Hipertireoidismo;
        Hipotireoidismo)
Tireoide, glândula
    aumentada, 300
    função da, 91, 294, 295
    efeito sobre lipídios e lipoproteínas,
        278
    iodo e, 220-2
Tireoide, hormônio estimulante da
    (TSH), 301-3, 305, 306, 307, 308,
    312
Tireoide, hormônios da, 299, 300-2. Ver
    também Tireoide, hormônio
    estimulante da (TSH); T3 e T4,
    hormônios
Tireoide, saúde da, eliminação dos
    grãos para a, 298
Transglutaminases, enzimas, 87
Treinamento de força, 142, 291, 368,
    384-5
Triglicerídeos, 111, 115, 116, 136, 218,
    259, 265, 266, 269, 270, 274, 275-6,
    277, 278, 292, 296-7, 304, 369, 411
Trigo
    alergias ao, 10, 38
    fontes ocultas de, 420-1
    grãos aparentados do, 35
    moderno
        mudanças no, 9-10
        mutagênese do, 7, 8, 9
        modificação genética e, 8, 40, 56

Triguilho, 35, 46
Triticale, 35, 47
TSH. Ver Tireoide, hormônio
    estimulante da

U
Uísques, 193-4
Úlceras orais, 123
Úlceras pépticas, flora intestinal e as,
    33
Úlceras
    pépticas, flora intestinal e, 33
    por Helicobacter pylori, 148
Urgência evacuatória, grãos provocando
    a, 64, 67, 231
Uvas, de quintal, 201

V
Veganos, carências nutricionais em, 75,
    76, 209, 210, 211, 225
Vegetarianos, carências nutricionais em,
    75, 76, 209, 210, 211, 221, 225
Vesícula biliar
    benefícios à, com a eliminação dos
        grãos, 149
    disbiose e a, 69
Vinho, 181, 373
VIP. Ver Peptídeo intestinal vasoativo
Vísceras, 176, 186-7
Vitamina A, carência de, Golden Rice e a,
    40-1
Vitamina B_{12}
    carência de, 75-6, 224-5, 388
    fontes alimentares de, 225
    suplementos de, 224-5
Vitamina D, carência de, 78, 145-6,
    215-6, 243-4, 262, 285, 286, 315,
    331-2
Vitamina D, suplementação de, 146-7,
    262, 263, 278, 285-6, 336, 387

Vitamina K, para a saúde dos ossos, 288-9
VLDL, partículas de. *Ver* Lipoproteínas de muito baixa densidade, partículas de
Vodcas, 193

W
WGA. *Ver* Aglutinina do germe de trigo
Wheat Belly
   blog e mídias sociais, 109-10, 158, 189, 343, 389
   livros de culinária, 142, 189, 202, 422

Barriga de trigo
   livro, 54, 63, 127, 140, 160, 163, 167, 172, 198, 199, 264
Wine coolers, 191

X
Xarope de milho rico em frutose, 38, 168-9, 190
Xilitol, 189

Z
Zinco, carência de, 75-6, 211-2, 388
Zinco, suplementação de, 212